高等医学院校系列教材

供中西医结合、中医学、护理学、维医学、哈医学、
卫生事业管理、全科医学、医疗保险等专业使用

人体机能学

第 3 版

主　编　孙　湛　关亚群　章　乐

主　审　张建龙

副主编　凌　灿　巩雪俐　马小娟　于文燕　李秀娟　何　丽

编　者（按姓氏笔画排序）

于文燕（新疆医科大学）　　　　　　马小娟（新疆医科大学）

马旭升（新疆第二医学院）　　　　　古丽妮尕尔·安外尔（新疆医科大学）

包雅丽（新疆医科大学）　　　　　　巩雪俐（新疆医科大学）

西尔艾力·买买提（新疆医科大学）　朱彦刘莹（新疆第二医学院）

孙　湛（新疆医科大学）　　　　　　关亚群（新疆医科大学）

李秀娟（新疆医科大学）　　　　　　李曹龙（新疆第二医学院）

何　丽（新疆第二医学院）　　　　　张　甜（新疆医科大学）

迪娜·艾尼瓦尔（新疆医科大学）　　秦国华（新疆第二医学院）

凌　灿（新疆医科大学）　　　　　　章　乐（石河子大学医学院）

董祥雨（新疆第二医学院）

科学出版社

北　京

内 容 简 介

本教材为适应医学教育教学改革和医学模式转变，本着淡化学科界限、按系统-器官重组课程内容的原则编写而成。本教材中将以往生理学、生物化学和病理生理学的基本内容，从正常人体功能和代谢表现到疾病状态下的变化有机融合在一起，使医学相关专业学生能从本教材中学习掌握人体机能和代谢的基本理论、基本知识和基本技能，并理解临床疾病的常见基本病理过程和重要系统变化的发生、发展机制。本教材满足了高等医学院校医学相关专业教学大纲、教学特点及国家执业医师资格考试大纲的要求，在编写过程中，力求简明通俗，便于自学；基本避免了以往课程内容重复的现象，化解了内容多与学时少的矛盾；在加强基本知识、基本理论和基本技能学习的同时，注意理论联系实践、联系临床，做到早实践、早临床。另外，为了配合本教材的教学安排，还配套有《人体机能学实验教程》，以便读者学习使用。

本教材可供中西医结合、中医学、护理学、维医学、哈医学、卫生事业管理、全科医学、医疗保险等专业人员使用。

图书在版编目（CIP）数据

人体机能学 / 孙湛，关亚群，章乐主编. -- 3 版. 北京：科学出版社，2025. 1. -- （高等医学院校系列教材）. -- ISBN 978-7-03-081097-7

Ⅰ. R33

中国国家版本馆 CIP 数据核字第 2025WB2919 号

责任编辑：张天佐 / 责任校对：宁辉彩
责任印制：张　伟 / 封面设计：陈　敬

科 学 出 版 社 出版

北京东黄城根北街 16 号
邮政编码：100717
http://www.sciencep.com
固安县铭成印刷有限公司印刷
科学出版社发行　各地新华书店经销
*

2007 年 2 月第　一　版　　开本：787×1092　1/16
2025 年 1 月第　三　版　　印张：20 1/5
2025 年 1 月第二十一次印刷　字数：490 000

定价：98.00 元
（如有印装质量问题，我社负责调换）

第 3 版前言

党的二十大报告提出，"坚持以人民为中心发展教育，加快建设高质量教育体系，发展素质教育，促进教育公平"。在 20 世纪 90 年代初，我校与国内其他数所院校一样，针对社区医学和全科医学专业适用型医务人才培养的目标，在课程体系、教学内容和教学方法上进行了实质性的改革，本着淡化学科界限、强调人整体意识的原则，对基础医学课程进行了重组和优化，内容上做了合理的增减，实现了学科之间的有机融合。人体机能学就是将以往的生理学、生物化学和病理生理学的基本内容有机融合在一起的一门综合性课程，目的是使刚进入医学大门的学生能从本教材中学习掌握有关人体机能、代谢的基本知识，初步理解常见疾病的发生机制。这种融合不仅符合临床思维模式，而且打破了过去将正常与疾病分离的倾向。同时，还基本上解决了教学内容不断增加和课时逐渐减少的矛盾，达到了贯彻"少而精"的教学原则和减轻学生负担的目的。目前人体机能学已从社区和全科医学专科专业的教学扩展到了护理、中医学、中西医结合、卫生事业管理等专业的教学。在 20 世纪 90 年代我们使用的是校内讲义授课，到 2000 年开始使用由原西安医科大学樊小力教授主编、美国中华医学基金会资助出版的面向 21 世纪课程教材《人体机能学》。在此教材使用 6 年后，鉴于教学过程中出现的问题和学科的发展，急需调整和增补内容，以临床执业医师资格考试大纲规定和相应专业教学大纲、培养目标及教学特点为依据，结合我们在教学改革和教学研究实践中的体会及我校的教学具体情况编写了第 1 版教材。随着医学教育的发展，我们充实了相应的内容，编写了第 2 版教材。在教学使用的不断推广下，我们联合石河子大学和新疆第二医学院的教师一起编写了第 3 版教材。本教材的编写一直力求简明通俗，便于自学，注重先进性、科学性和实用性。为了配合本教材的教学，我们编写了教学大纲、考试大纲和相应的《人体机能学实验教程》，可供学习者参考。

此次编写工作以及过去的教学实践，均获得了新疆医科大学校领导、教务处、教师发展中心、基础医学院，以及相关教研室的大力支持与积极配合，对此深表感谢！由于编者的水平有限，教材中难免存在不足之处，恳请读者提出宝贵意见，以便再版时修正。

编　者
2024 年 11 月

第1版前言

为适应 21 世纪医学科学的发展和医学模式的转变，提高医学生全面素质教育，高等医学教育的变革和创新势在必行。教育部在全国高等院校启动的"面向 21 世纪教学内容和课程体系改革计划"及时而有力地推动了医学教育改革的进程。在 20 世纪 90 年代初，我校与国内其他数所院校一样，针对社区医学和全科医学专业适用型医务人才培养的目标，在课程体系、教学内容和教学方法上进行了实质性的改革，本着淡化学科界限、强调人整体意识的原则，对基础医学课程进行了重组和优化，内容上做了合理的增减，实现了学科之间的有机融合。人体机能学就是将以往的生理学、生物化学和病理生理学的基本内容有机融合在一起的一门综合性课程，此种融合使刚进入医学大门的学生能从本书中学习掌握有关人体机能、代谢的基本知识，初步理解常见疾病的发生机制。这种融合不仅符合了临床思维模式，而且打破了过去那种正常与疾病分离的倾向。同时，还基本上解决了教学内容不断增加和课时逐渐减少的矛盾，达到了贯彻"少而精"的教学原则和减轻学生负担的目的。

目前在我校，人体机能学已从社区和全科医学专科专业教学扩展到了护理、中西医结合、卫生事业管理等本科专业的教学。在 20 世纪 90 年代我们使用的是校内讲义授课，到 2000 年开始使用由原西安医科大学樊小力教授主编、美国中华医学基金会资助出版的面向 21 世纪课程教材《人体机能学》。此教材使用已 6 年，根据教学过程的问题和学科的发展亟须调整和增补。因此，我们以第 6 版教材《生理学》、《生物化学》、《病理生理学》和樊小力教授主编的《人体机能学》为参考，以临床执业医师考试大纲规定和相应专业教学大纲与培养目标及教学特点为依据，结合我们在教学改革和教学研究实践中的体会以及我区我校的教学具体情况编写了本教材。在编写过程中，力求简明通俗，便于自学，注重科学性和实用性。为了配合本教材的教学，我们编写了教学大纲和考试大纲，可供学习时参考。

在过去的教学实施过程和此次编写过程中，得到了新疆医科大学校领导、教务处、教学科研服务中心与教材科、基础医学院和相关教研室的大力支持和配合，在此深表感谢！

由于水平有限和编写时间及校审仓促，本书难免存在问题，恳请使用者提出宝贵意见，给予批评指正。

张建龙　康福信　关亚群

2006 年 6 月

目　　录

第一章 绪 论

　　内容提要 ①各种生物体都具有一些共同的基本生命特征，包括新陈代谢、兴奋性、适应性和生殖。②能引起生物体发生反应的各种内、外环境变化称为刺激；生物体受到刺激后产生动作电位的能力称为兴奋性；动作电位的出现是兴奋的标志。③细胞直接接触的是内环境，内环境稳态对维持生命来说至关重要。④当机体内、外环境发生改变时，为了保证机体能够适应这种改变，维持内环境的相对稳定，机体内部必须进行一系列的调节活动，主要包括神经调节、体液调节和自身调节。⑤反射是神经调节的基本形式，反射活动的结构基础是反射弧，它由感受器、传入神经、神经中枢、传出神经和效应器5个部分组成。神经调节的特点是反应迅速、精确、局限、短暂。⑥体液调节多为激素调节，调节特点是反应较为缓慢、持久、弥散。⑦人体的各种功能调节系统可以看作是"自动控制系统"，反馈控制系统作用包括负反馈和正反馈两种形式，负反馈是维持机体稳态的重要形式。

第一节 概 述

一、人体机能学的研究内容

　　人体机能学是研究人体各种正常功能、代谢活动及其原理和疾病状态时的变化与机制的一门学科，它是将生理学、生物化学和病理生理学的基本内容有机融合而设立的一门基础医学课程。

　　人体的功能十分复杂，在研究人体的生命活动规律及其机制时，必然要从不同角度、不同水平进行探讨。因此，人体机能学的研究内容包括了分子、细胞、器官、系统不同水平及人体整体所表现的各种生命现象、活动规律，各部分之间的相互关系，内在的生物化学反应以及人体与环境之间的相互作用、疾病状态下的各种功能和代谢变化及其机制。

二、人体机能学与医学的关系

　　人体机能学是医学主干课程，与医学的关系非常密切。人们在长时间与疾病做斗争的过程中，逐渐认识和积累起关于人体正常功能与代谢的知识，并且由一些科学工作者将这些知识总结概括为人体机能学的理论。随着社会的进步、科学技术的发展，新知识、新技术不断涌现和医学模式的转变，对人体机能学的研究更加深入，其理论知识也在不断更新和提高，而人体机能学的这些新成就又迅速应用于临床实践，促进了临床医学的发展。例如，心肌电生理的研究促进了对心律失常的认识和防治。我们学习人体机能学，就要学好这一学科的基本理论、基本知识和基本技能。只有掌握和熟悉了正常人体功能、代谢与患病机体的生命活动规律，才能深刻地认识和掌握疾病的发生、发展规律及防治疾病的原理与措施，才能更好地指导医疗实践，并在实践中有所创新和发展。

第二节 生命活动的基本特征

　　通过对各种生物体生命活动的观察和研究，我们发现生命活动至少包括新陈代谢、兴奋性、适应性和生殖四种基本特性。生殖有专门章节讨论，本节只讨论新陈代谢、兴奋性和适应性。

一、新陈代谢

活的机体在适宜的环境中，总是不断地更新自身组织结构，同时又在不断地清除自身衰老的组织结构，此过程称为新陈代谢（metabolism）。它包括同化作用和异化作用两方面。前者是指机体从外界环境中摄取营养物质，并利用体内能量把它们代谢合成为机体自身物质的过程。后者是指机体把自身物质进行分解，同时释放出能量以供机体生命活动的需要，并把分解代谢终产物排出体外的过程。因此，在新陈代谢中，既有物质代谢又有能量代谢，机体只有在不断地与环境进行物质与能量交换的基础上才能实现自我更新。新陈代谢一旦停止，机体生命也就完结，所以新陈代谢是机体生命活动的基本特征。

二、兴奋性

所谓兴奋性，是指一切活的细胞、组织或机体对刺激产生反应的能力或特性。几乎有机体的所有组织细胞受到刺激后都有不同程度、不同表现形式的反应能力，如各类肌细胞的收缩、腺体的分泌、神经冲动的发放等。随着研究的深入，生理学对兴奋性有了确切的新含义，即活的组织细胞受到刺激后产生动作电位的能力或特性。在机体中，肌肉、腺体、神经等组织细胞具有产生动作电位的能力，称为可兴奋性组织或可兴奋性细胞。动作电位的出现是兴奋的标志，有无产生动作电位的能力是衡量可兴奋性细胞有无兴奋性的标志。

刺激是指能引起细胞、组织或机体发生反应的各种内、外环境的变化。但并不是任何一种环境变化都能引起机体发生反应，只有那些能被机体感受的环境变化才有可能引起反应。刺激按性质可分为物理性刺激（如机械、温度、电、压力、声、光等）、化学性刺激（如酸、碱等）及生物性刺激（如细菌、病毒及其毒素等）。对于人类而言，社会因素也可能构成刺激，对人体的功能代谢及对疾病的发生发展都具有十分重要的作用。

刺激能否引起组织细胞产生兴奋，首先取决于组织细胞本身是否具有兴奋性，只有可兴奋细胞，才有可能在刺激的作用下产生兴奋。其次取决于刺激的强度、刺激作用的时间及刺激强度的时间变率。在研究中，一般把刺激作用时间及刺激强度的时间变率固定在某一恒定数值，常以刺激强度的大小作为衡量组织细胞兴奋性大小的标志，把能使细胞产生反应即产生动作电位的最小刺激强度称为阈强度或阈值。刺激强度小于阈值的刺激称为阈下刺激，阈下刺激不能引起组织细胞兴奋；而把刺激强度等于或大于阈值的刺激分别称为阈刺激和阈上刺激，它们均能使细胞兴奋。所以说阈值是引起细胞、组织或机体产生反应的临界刺激强度。阈值可以作为衡量细胞兴奋性大小的标志，一般认为兴奋性大小与阈值呈反变关系，即阈值越大，细胞的兴奋性越小；反之，阈值越小，则细胞的兴奋性越大。

细胞、组织或机体对刺激所产生的活动状态的改变称为反应。反应按其外在表现有两种形式：一是由相对静止状态变为明显的活动状态，或由较弱的活动变为较强的活动，称为兴奋；二是相反的过程，即由明显的活动状态变为相对静止，或由较强的活动变为较弱的活动，可称为抑制。

三、适应性

生物体所处的环境无时无刻不在发生着变化，如大气的气压、温度、湿度等在不同季节气候中的变化差别很大。人类在长期进化过程中，已逐步建立了一套通过自我调节以适应生存环境改变需要的反应方式。机体按环境变化调整自身生理功能的过程称为适应（adaptation）。机体能根据内、外环境的变化调整体内各种活动，以适应变化的能力称为适应性。适应可分为生理性适应和行为性适应两种，如长期居住在高原地区的人，其血中红细胞数和血红蛋白含量比居住在平原地区的人要高，以适应高原缺氧的生存需要，这属于生理性适应；寒冷时人们通过添衣和取暖活动来抵御严寒，而炎热的季节，人们利用通风对流来降低环境温度，这是行为性适应。

适应能力是生物体应对环境变化的一种生存能力，也是一种习服现象，即机体为了适应新的生存环境变化而产生一系列的适应性改变。这种适应过程与环境变化的强度和适应的持续时间有关。长期刺激与适应的结果可通过基因水平的固化而保留给后代，如长期生活在寒带的人群比生活在热带的人群的抗寒能力强；而长期生活在热带的人群的耐热能力则优于生活在寒带的人群。疾病的过程其实也是机体对致病因素的一个异常的适应过程。正如寒武纪时期软体生物从无壳到有壳的进化历程一样，从进化的角度来看，疾病也是生理功能适应内、外环境变化的异乎寻常的反应，这种反应的结果不管机体能否适应都可能在分子或基因水平积累成进化的记录。一旦条件成熟，将为人类基因的进化提供一个适应性的结果。

第三节　机体的内环境和稳态

一、机体的内环境

生理学将机体生存的外界环境称为外环境（external environment），包括自然环境和社会环境。体内各种组织细胞直接接触并赖以生存的环境称为内环境（internal environment）。由于体内细胞直接接触的环境就是细胞外液，所以通常把细胞外液称为内环境。机体生存在两个环境中，一个是不断变化着的外环境，另一个是比较稳定的内环境，因而机体在外环境不断变化的情况下仍然能很好地生存，内环境的相对稳定是机体能自由和独立生存的首要条件。

二、内环境的稳态

内环境的稳态（homeostasis）是指内环境的理化性质，如温度、pH、渗透压和各种液体成分等的相对恒定状态，也称自稳态。内环境的稳态并非固定不变，而是可在一定范围内变动但又保持相对恒定的状态，简言之，其是一种动态平衡。例如，人的正常体温可在37℃上下波动，但每天的波动幅度不超过1℃；血浆 pH 可在 7.35～7.45 波动；血浆中 K^+ 浓度仅在 3.5～5.5mmol/L 狭小范围内波动。

三、稳态的维持和生理意义

稳态的维持是机体自我调节的结果。在正常情况下，由于细胞的代谢，机体将不断消耗氧和营养物质，并不断产生 CO_2 和 H^+ 等代谢产物，外界环境因素，如高温、严寒、低氧或吸入过多 CO_2、饮食不当引起腹泻或呕吐等也会干扰稳态。但机体可通过多个系统和器官的活动，使遭受破坏的内环境得到及时恢复，从而维持其相对稳定。例如，通过加强散热或产热可调节体温；经由呼吸系统的活动可摄入 O_2 和排出 CO_2 等。稳态的维持还有赖于运动系统的活动，使机体得以觅食和脱离险境。神经和内分泌系统则通过调节各系统的活动，使稳态的调节更趋协调和完善。稳态的生理意义：因为细胞的各种代谢活动都是酶促生化反应，因此，细胞外液中需要有足够的营养物质、O_2 和水分，以及适宜的温度、离子浓度、酸碱度和渗透压等。细胞膜两侧一定的离子浓度和分布也是可兴奋细胞保持其正常兴奋性和产生生物电的重要保证。稳态的破坏将影响细胞功能活动的正常进行，如高热、低氧、水与电解质及酸碱平衡紊乱等都将导致细胞功能的严重损害，引起疾病，甚至危及生命。

在生理学中，目前关于稳态的概念已被大大扩展，不再局限于内环境的理化性质，而是扩大到泛指体内从细胞和分子水平、器官和系统水平到整体水平的各种生理功能活动在神经和体液等因素调节下保持相对稳定的状态。

第四节 人体功能活动的调节

当机体内、外环境发生改变时，为了保证机体能够适应这种改变，维持内环境的相对稳定，机体内部必须进行一系列的调节活动来维持这种稳态，这种过程称为生理功能的调节（regulation）。其主要调节方式有以下3种：神经调节（neural regulation）、体液调节（humoral regulation）和自身调节（autoregulation）。这些调节活动既可以单独存在、独立完成，也可相互配合、协同完成，共同实现维持机体内环境的相对稳定，保证生命活动的正常进行。

一、基本调节方式

（一）神经调节

机体的许多生理功能是由神经系统的活动来进行调节的。反射（reflex）是神经调节的基本形式。反射活动的结构基础称为反射弧（reflex arc），它由5个基本部分组成，即感受器、传入神经、神经中枢、传出神经和效应器。反射要在反射弧的结构和功能都完整的基础上才能正常进行，反射弧中的任一环节被阻断，反射将不能完成。

神经调节的特点：反应迅速、精确、局限、短暂。

（二）体液调节

体液调节是指机体的某些细胞能生成并分泌某些特殊的化学物质，后者经由体液运输，到达全身的组织细胞或体内某些特殊的组织细胞，通过作用于细胞上相应的受体，对这些组织细胞的活动进行调节。体内有多种内分泌腺细胞，能分泌各种激素（hormone），激素由血液运输至全身，调节细胞的活动，如胰岛B细胞分泌的胰岛素能调节细胞的糖代谢，促进细胞对葡萄糖的摄取和利用，在维持血糖浓度稳定中起重要作用。有一些激素可不经过血液运输，而是经由组织液扩散作用于邻近的细胞，调节这些细胞的活动，这种调节是局部性的体液调节，称为旁分泌调节。另外，下丘脑内有一些神经细胞也能合成激素，激素随神经轴突的轴质流至末梢，由末梢释放入血，这种方式称为神经分泌。除激素外，体内有些物质，包括某些代谢产物（如CO_2），对有些细胞、器官的功能也能起调节作用。

体内多数内分泌腺或内分泌细胞接受神经的支配，这时的体液调节即成为神经调节反射弧的传出部分，此调节称为神经-体液调节，如交感-肾上腺髓质系统兴奋。

体液调节的特点：反应比较缓慢、持久而弥散。

（三）自身调节

机体内某些器官、组织或细胞在不依赖于神经或体液调节的情况下自身对刺激产生的适应性反应称为自身调节。例如，血管壁的平滑肌在受到牵拉刺激时，会发生收缩反应。当小动脉的灌注压力升高时，对血管壁的牵张刺激增加，小动脉的血管平滑肌就收缩，使小动脉的口径缩小，因此当小动脉的灌注压力升高时，其血流量不致增大。这种自身调节对于维持组织局部血流量的相对恒定起一定的作用。

二、体内的控制系统

人体生理功能的各种调节形式可以用自动控制理论加以解释。控制系统的基本组成包括控制部分、受控制部分和监测装置（图1-4-1）。

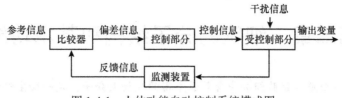

图 1-4-1 人体功能自动控制系统模式图

（一）反馈控制系统

反馈控制系统的特点是一个闭环系统，即在控制部分和受控制部分之间存在着双向信息联系，即控制部分发出控制信号支配受控部分的活动，同时受控部分的功能状态经监测装置检测后发出反馈信号改变控制部分的活动。受控部分发出反馈信号影响控制部分活动的过程称为反馈（feedback）。如果反馈信号作用的结果是减弱控制部分的活动则为负反馈。也就是说，当某种生理活动过强时，通过反馈调控作用可使该生理活动减弱，而当某种生理活动过弱时，又可反过来引起该生理活动增强，如机体内环境稳态的维持、动脉血压调节的减压反射、呼吸运动调节的肺牵张反射、抗利尿激素分泌调节、体温的调节等。其意义在于使机体的某项生理功能保持稳定。如果作用的结果是增强控制部分的活动则为正反馈，如血液凝固、排尿反射、分娩、细胞膜钠通道的开放和钠离子内流互相促进等。其意义在于使机体的某项生理功能在同一方向上不断加强，使这一功能得以迅速完成。体内的正反馈控制系统远较负反馈控制系统少，但在排泄、分娩等生理活动中，正反馈调节具有重要的生理意义。

（二）前馈控制系统

当控制部分发出信号，指令受控部分进行某一活动时，受控部分不发出反馈信号，而是由某一监测装置在受到刺激后发出前馈信号，作用于控制部分，使其及早做出适应性反应，及时调控受控部分的活动。前馈控制系统可以避免负反馈调节时矫枉过正产生的波动和反应的滞后现象，使调节控制更快、更准确。例如，人在参加赛跑前，尽管信号枪还没响起，通过前馈调节，参赛者已出现心率加快，心输出量增加，肺通气量增加，肾上腺素分泌增加等一系列应急反应，以提前适应赛跑时机体血供和耗氧量增加的需要。可见，这种前馈活动使机体的调节控制更富有预见性和适应性。

（孙 湛）

思 考 题

1. 何谓兴奋性？兴奋的标志是什么？
2. 何谓内环境？如何理解内环境稳态的意义？
3. 简述生理功能调节的主要方式及其特点。
4. 负反馈、正反馈有什么不同，各有什么生理意义？

第二章　细胞的分子结构和基本功能

内容提要　①蛋白质是细胞组分中含量最丰富的生物大分子，是一切生命活动的执行者。蛋白质的基本组成单位是氨基酸，构成人体的氨基酸共有 20 种。每一种蛋白质都有其特定的空间构象和生物学功能。蛋白质的一级结构决定高级结构，最终决定蛋白质的功能。蛋白质空间结构则是蛋白质特有性质和功能的结构基础。②核酸为生命的最基本物质之一，负责储存和传递遗传信息。核酸是以核苷酸为基本组成单位的生物大分子。天然存在的核酸分为脱氧核糖核酸（DNA）和核糖核酸（RNA）两类。DNA 的二级结构是典型的双螺旋结构。RNA 通常以单链形式存在，主要有 3 种类型：信使 RNA（mRNA）、转运 RNA（tRNA）、核糖体 RNA（rRNA）。③酶是生物体活细胞产生的具有特殊催化活性和特定空间构象的生物大分子，又称为生物催化剂，其化学本质主要是蛋白质，极少数是核酸。酶除具有一般催化剂的特点外，还有极高的催化效率、高度的特异性、敏感性及可调节性等特点。酶促反应受多种因素的调控，这些因素主要包括酶浓度、底物浓度、pH、温度、抑制剂和激活剂等。④细胞膜主要由脂质、蛋白质和糖类等物质组成。细胞膜转运物质的方式有单纯扩散、易化扩散、主动转运和胞饮、胞吐作用。单纯扩散和易化扩散都是顺浓度差和电位差移动的，是不需要细胞另外供能的被动转运。而主动转运则是物质分子逆浓度差和电位差的转运过程，需要由细胞代谢供给能量，它是人体最重要的物质转运形式。钠泵活动是主动转运的典型代表。钠泵的本质是 Na^+-K^+ 依赖式 ATP 酶，当细胞内 Na^+ 和细胞外 K^+ 增多时被激活。⑤细胞通过特异性膜通道、受体-G 蛋白-第二信使系统及酪氨酸激酶受体完成跨膜信号转导功能。⑥细胞内高 K^+ 和静息状态下膜对 K^+ 有通透性，是形成静息电位的基础。动作电位的去极相是由于 Na^+ 通道开放，Na^+ 内流形成；复极相是由于对 K^+ 的通透性增大，K^+ 外流形成。动作电位的超射值相当于 Na^+ 的平衡电位。动作电位具有不融合、不衰减传导、"全或无"等特点。各种可兴奋细胞，在接受一次有效刺激时出现兴奋，其兴奋性可发生一系列的变化，即经历一个绝对不应期、相对不应期、超常期、低常期以后，其兴奋性才能恢复正常。给可兴奋细胞一个阈刺激（或阈上刺激），就可使静息电位去极化达到阈电位，从而爆发动作电位；若给予一个阈下刺激，则可引起局部兴奋。局部兴奋呈电紧张性扩布，可以总和，不具有"全或无"的特征。可兴奋细胞的细胞膜任何一处产生的动作电位以局部电流的方式沿着细胞膜向周围传播，有髓纤维呈跳跃式传导。⑦骨骼肌兴奋-收缩耦联的结构基础是三联体，耦联因子是 Ca^{2+}。给肌肉一个有效刺激，只能引起一个单收缩，若给予两个或两个以上的刺激，并且相邻的两个刺激的间隔时间小于单收缩的时程时，即可发生收缩的总和。前、后负荷和肌肉收缩能力，均可影响肌肉的收缩和做功。前负荷可以影响肌肉的初长度，在最适初长度下，骨骼肌的收缩效果最佳。在有后负荷的条件下，肌肉所能产生的张力和它的缩短速度呈反比关系，在中等程度的后负荷情况下，所能完成的机械功最大。

第一节　生物大分子

一、蛋　白　质

　　蛋白质（protein）是生物体最基本的组分，是体现生命活动最重要的基础物质和功能分子，它不仅构成细胞的基本骨架，还参与机体的一切生理活动，如酶的催化作用，血液凝固，组织的更新和修复，蛋白质、多肽激素的调节作用，肌肉的收缩功能，抗体、补体的免疫功能，膜蛋白的信息传递功能，以及思维、记忆、情感等，无一不是通过蛋白质来实现的。因此，要了解蛋白质的功能及其在生命活动中的重要性，必须从了解它的结构入手。

（一）蛋白质的分子组成

1. 蛋白质的元素组成 组成蛋白质分子的元素主要有碳（50%～55%）、氢（6%～7%）、氧（19%～24%）、氮（13%～19%）和硫（0%～4%），有些蛋白质还含有磷或金属元素铁、铜、锰、锌、钴、钼等，个别蛋白质还含有碘。各种蛋白质的含氮量很接近，平均为16%，即1g蛋白质氮相当于6.25g蛋白质。因为生物组织中绝大部分氮元素存在于蛋白质中，所以可按下式大致计算出样品中蛋白质的含量：每克样品中含氮的克数 ×6.25×100=100g 样品中蛋白质的含量。

2. 蛋白质的基本组成单位——氨基酸（amino acid） 蛋白质用酸、碱或酶进行彻底水解，最终产物为氨基酸，因此氨基酸是蛋白质的基本组成单位。

（1）氨基酸的结构：组成蛋白质的氨基酸，除脯氨酸外，其结构上有共同的特点，即与羧基相邻的 α-碳原子上有一个氨基，因此称为 α-氨基酸。除甘氨酸外，所有 α-氨基酸中的 C_α 均为不对称碳原子，因此有两种构型，即 D 型和 L 型。天然蛋白质分子中的氨基酸都是 L-α-氨基酸。构成人体的氨基酸仅有20种，每种氨基酸的 C_α 上具有不同侧链（R）结构，这使其理化性质有很大差异，对蛋白质结构也有很大影响。氨基酸结构通式如下：

$$^+H_3N—\underset{H}{\overset{R}{C_\alpha}}—COO^-$$

（2）氨基酸的分类：根据20种 L-α-氨基酸的 R 侧链的结构和理化性质可将氨基酸分成5类。①非极性脂肪族氨基酸；②极性中性氨基酸；③芳香族氨基酸；④酸性氨基酸；⑤碱性氨基酸（表2-1-1）。

表 2-1-1 氨基酸分类

结构式	中文名	英文名	缩写	符号	等电点（pI）
1. 非极性脂肪族氨基酸					
H—CHCOO⁻ NH₃	甘氨酸	Glycine	Gly	G	5.97
CH₃—CHCOO⁻ NH₃	丙氨酸	Alanine	Ala	A	6.00
CH₃—CH—CHCOO⁻ CH₃ NH₃	缬氨酸	Valine	Val	V	5.96
CH₃—CH—CH₂—CHCOO⁻ CH₃ NH₃	亮氨酸	Leucine	Leu	L	5.98
CH₃—CH₂—CH—CHCOO⁻ CH₃ NH₃	异亮氨酸	Isoleucine	Ile	I	6.02
CH₂ CHCOO⁻ CH₂ NH₂ CH₂	脯氨酸	Proline	Pro	P	6.30
CH₃SCH₂CH₂—CHCOO⁻ NH₃	甲硫氨酸（蛋氨酸）	Methionine	Met	M	5.74
2. 极性中性氨基酸					
HO—CH₂—CHCOO⁻ NH₃	丝氨酸	Serine	Ser	S	5.68

结构式	中文名	英文名	缩写	符号	等电点（pI）
$HS-CH_2-CHCOO^-$ 　$|$ 　NH_3^+	半胱氨酸	Cysteine	Cys	C	5.07
$H_2N-C-CH_2-CHCOO^-$ （O）$|$ 　NH_3^+	天冬酰胺	Asparagine	Asn	N	5.41
$H_2N-C-CH_2CH_2-CHCOO^-$ （O）$|$ 　NH_3^+	谷氨酰胺	Glutamine	Gln	Q	5.65
$HO-CH-CHCOO^-$ （CH_3）$|$ 　NH_3^+	苏氨酸	Threonine	Thr	T	5.60

3. 芳香族氨基酸

结构式	中文名	英文名	缩写	符号	等电点（pI）
$\bigcirc-CH_2-CHCOO^-$ 　$|$ 　NH_3^+	苯丙氨酸	Phenylalanine	Phe	F	5.48
$HO-\bigcirc-CH_2-CHCOO^-$ 　$|$ 　NH_3^+	酪氨酸	Tyrosine	Tyr	Y	5.66
$CH_2-CHCOO^-$ 　$|$ 　NH_3^+	色氨酸	Tryptophan	Trp	W	5.89

4. 酸性氨基酸

结构式	中文名	英文名	缩写	符号	等电点（pI）
$HOOCCH_2-CHCOO^-$ 　$|$ 　NH_3^+	天冬氨酸	Aspartic acid	Asp	D	2.97
$HOOCCH_2CH_2-CHCOO^-$ 　$|$ 　NH_3^+	谷氨酸	Glutamic acid	Glu	E	3.22

5. 碱性氨基酸

结构式	中文名	英文名	缩写	符号	等电点（pI）
$NH_2CNHCH_2CH_2CH_2-CHCOO^-$ （NH）$|$ 　NH_3^+	精氨酸	Arginine	Arg	R	10.76
$NH_2CH_2CH_2CH_2CH_2-CHCOO^-$ 　$|$ 　NH_3^+	赖氨酸	Lysine	Lys	K	9.74
$HC=C-CH_2-CHCOO^-$ 环 $-CHCOO^-$ NH_3^+	组氨酸	Histidine	His	H	7.59

3. 蛋白质分子中氨基酸的连接方式　蛋白质分子是由一条或几条多肽链组成的，多肽链的基本组成单位是氨基酸，氨基酸之间主要以肽键相连。一个氨基酸的 α-羧基与另一个氨基酸的 α-氨基脱水缩合所形成的酰胺键称为肽键。

$$NH_2-\underset{R_1}{\underset{|}{CH}}-\underset{O}{\overset{\|}{C}}-[OH \quad H]+NH-\underset{R_2}{\underset{|}{CH}}-\underset{O}{\overset{\|}{C}}-OH \xrightarrow{-H_2O} NH_2-\underset{R_1}{\underset{|}{CH}}-[\underset{O}{\overset{\|}{C}}-\underset{H}{\underset{|}{N}}]-\underset{R_2}{\underset{|}{CH}}-\underset{O}{\overset{\|}{C}}-OH$$

氨基酸通过肽键连接起来的化合物称为肽（peptide）。两个氨基酸脱水缩合形成二肽，二肽通过肽键与另一分子氨基酸缩合生成三肽，此反应继续进行，依次生成四肽、五肽……。一般而言，由 2～20 个氨基酸相连而成的称为寡肽（oligopeptide），而更多的氨基酸相连而成的肽称为多肽（polypeptide）。因为多肽呈链状，故称为多肽链。多肽链中的氨基酸分子因脱水缩合而基团不全，故被称为氨基酸残基。蛋白质和多肽在分子量上很难划出明确界限，在实际应用中，通常将含有 51 个氨基酸残基的胰岛素称为蛋白质。多肽链有两端，有游离氨基的一端称氨基末端或 N 端，有游离羧基的一端称为羧基末端或 C 端。

用 X 射线衍射技术证明，肽键中的 C—N 键长为 0.132nm，介于 C—N 单键（0.149nm）和 C=N 双键（0.127nm）之间，故肽键中的 C—N 键具有部分双键的性质，不能自由旋转，而使得肽键中的 C、O、N、H 四个原子（还可包括 Cα₁、Cα₂ 共 6 个原子）处于一个平面上，此平面称为肽键平面或肽单元（图 2-1-1）。但分别与 N 和羧基碳相连的 N—Cα 和 C—Cα 键都是典型的单键，可以自由旋转。

肽键是蛋白质分子中氨基酸之间的主要连接键。多肽链是蛋白质分子的基本结构。

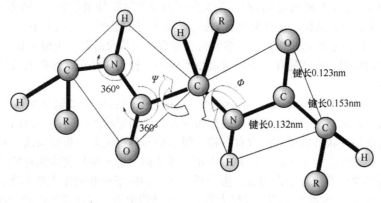

图 2-1-1　肽键平面

（二）蛋白质的分子结构

蛋白质分子是由许多氨基酸通过肽键相连形成的生物大分子。每种蛋白质都有其一定的氨基酸组成、排列顺序，以及肽链的特定空间排布。因此，由氨基酸排列顺序及肽链的空间排布等所构成的蛋白质分子结构，才真正体现蛋白质的个性，是每种蛋白质具有独特生理功能的结构基础。蛋白质分子结构分成一、二、三和四级四个结构层次，后三者统称为高级结构或空间构象。但并非所有的蛋白质都有四级结构，由一条肽链形成的蛋白质只有一级、二级和三级结构，由两条或两条以上多肽链形成的蛋白质才可能有四级结构。

1. 蛋白质的一级结构（primary structure）　蛋白质的一级结构是指多肽链中从 N 端至 C 端的氨基酸排列顺序。在蛋白质分子的一级结构中肽键是主要化学键，此外，蛋白质分子中所有二硫键的位置也属于一级结构范畴（图 2-1-2A）。蛋白质分子的一级结构最先研究清楚的是牛胰岛素。牛胰岛素是由胰岛 B 细胞分泌的一种蛋白质激素，它是由 A、B 两条多肽链构成。A 链由 21 个氨基酸残基组成，B 链由 30 个氨基酸残基组成（图 2-1-2B）。蛋白质的生物学活性与空间结构密切相关，而一级结构是空间结构形成的基础。

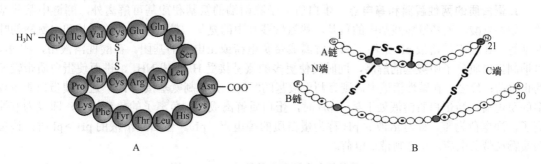

图 2-1-2　一级结构和牛胰岛素结构简图

2. 蛋白质的空间构象 蛋白质分子的多肽链并非呈线性伸展，而是有规律地折叠和盘绕，形成特有的空间构象，包括二级结构、三级结构和四级结构。三级结构上还存在结构域。

（1）蛋白质的二级结构（secondary structure）：蛋白质分子的二级结构是指蛋白质局部肽段（含有 3～30 个氨基酸残基）主链原子的空间布局，即主链构象，不包括侧链构象及肽段与肽段之间的空间布局。

由于肽键不能自由旋转，只有 C_α 所连接的单键能旋转，这些单键的旋转决定了肽键平面的相对关系，因此肽键平面成为肽链盘曲、折叠的基本单位。常见的二级结构主要有 α 螺旋、β 折叠（β 片层）、β 转角与 Ω 环。其结构的稳定主要依靠肽键之间的羰基氧和亚氨基氢之间的氢键维持。

1）α 螺旋（α helix）：多肽链的主链围绕中心轴呈有规律的螺旋式上升，螺旋的走向为顺时针方向，即右手螺旋，氨基酸侧链伸向螺旋外侧。

2）β 折叠（β 片层，β-pleated sheet）：为某些蛋白质多肽链伸展状态，每个肽单元以 C_α 为旋转点，依次折叠成锯齿状结构，氨基酸残基侧链交替地位于锯齿状结构的上下方。

3）β 转角和 Ω 环：β 转角是指蛋白质多肽链在形成空间构象时常会出现 180° 的回折，转折处的结构称为 β 转角结构。Ω 环是存在于球状蛋白质中的一种二级结构。这类肽段形状像希腊字母 Ω，所以称 Ω 环。

（2）蛋白质的三级结构（tertiary structure）：是指整条肽链中全部氨基酸残基的相对空间位置，也就是整条肽链所有原子在三维空间的排布位置。已知球状蛋白质的三级结构有某些共同特征，如折叠成紧密的球状或椭球状；含有多种二级结构并具有明显的折叠层次，即一级结构上相邻的二级结构常在三级结构中彼此靠近并形成超二级结构，进一步折叠成相对独立的三维空间结构；以及疏水侧链常分布在分子内部等。蛋白质三级结构的形成和稳定主要靠次级键——疏水作用力、离子键（盐键）、氢键和范德瓦耳斯力等。三级结构中由一段肽链形成的一种结构紧密、独立、稳定、有特定功能的结构单位，称为结构域（domain）。

（3）蛋白质的四级结构（quaternary structure）：许多蛋白质由不止一条肽链构成，每一条肽链都有特定且独立的三级结构，称为该蛋白质的一个亚基，这类蛋白质称为多亚基蛋白，其中含有 2～10 个亚基的称为寡聚蛋白。蛋白质的四级结构是指多亚基蛋白所含全部亚基的数目、种类、空间布局及亚基之间的相互结合和相互作用，但不包括亚基的三级结构。稳定四级结构的作用力主要来自相邻亚基接触部位一些氨基酸 R 基的相互作用，包括疏水作用、范德瓦耳斯力、离子键和氢键等。含有四级结构的蛋白质分子中，亚基单独存在不具有活性，只有完整的四级结构才有生物学功能。分子中的几个亚基可以相同，也可以不同。例如，过氧化氢酶分子由四个相同的亚基缔合而成；血红蛋白分子由四个亚基组成，两条 α 链，两条 β 链。

3. 蛋白质结构与功能的关系 生物体内蛋白质种类繁多，结构各不相同，功能也各有差异。蛋白质的功能与其特异的构象有密切关系，而一级结构是空间构象的基础。因此，蛋白质的一级结构与空间结构都与蛋白质的功能密切相关。结构是功能的基础，结构若改变，其功能必随之改变。

（三）蛋白质的理化性质

1. 蛋白质的两性解离和等电点 蛋白质分子除两端的氨基和羧基可解离外，侧链中某些基团，如谷氨酸、天冬氨酸残基中的羧基，赖氨酸残基中的氨基，精氨酸残基的胍基和组氨酸的咪唑基等，在一定的溶液 pH 条件下都可解离成带负电荷或正电荷的基团。在酸性溶液中，H^+ 多，可抑制蛋白质分子中羧基的解离，同时又使更多的氨基接受 H^+ 形成 NH_3^+，进而使蛋白质带较多的正电荷；反之，在碱性溶液中，则有利于羧基的解离，并抑制氨基接受 H^+，进而使蛋白质带较多的负电荷。当蛋白质溶液处于某一 pH 时，蛋白质解离成正、负离子的趋势相等，即成为兼性离子，净电荷为零，此时溶液的 pH 称为蛋白质的等电点（pI）。蛋白质溶液的 pH＞pI 时，该蛋白质颗粒带负电荷，反之则带正电荷。

$$\underset{\substack{\text{（负离子）}\\ \text{pH}>\text{pI}}}{Pr<{NH_2 \atop COO^-}} \underset{OH^-}{\overset{H^+}{\rightleftharpoons}} \underset{\substack{\text{（兼性离子）}\\ \text{pH}=\text{pI}}}{Pr<{NH_3^+ \atop COO^-}} \underset{OH^-}{\overset{H^+}{\rightleftharpoons}} \underset{\substack{\text{（正离子）}\\ \text{pH}<\text{pI}}}{Pr<{NH_3^+ \atop COOH}}$$

体内各种蛋白质的等电点不同，但大多数接近于 pH 5.0。所以在体液 pH 7.4 的环境下，大多数蛋白质解离成负离子。蛋白质分子带正电在电场中向负极泳动，反之，带负电则向正极泳动。带电性质及分子大小不同的蛋白质在电场中泳动速度不同，因此可利用电泳法来分离、纯化、鉴定和制备蛋白质。

2. 蛋白质的高分子性质 蛋白质属于生物大分子之一，分子量多在 1 万～100 万之间，分子颗粒大小在 1～100nm 的胶粒范围，因此蛋白质溶液是胶体溶液。蛋白质颗粒表面大多为亲水基团（羧基、氨基和羟基等），可吸引水分子，使颗粒表面形成一层水化膜，从而阻断蛋白质颗粒的相互聚集，防止溶液中蛋白质的沉淀析出。除了水化膜是维持蛋白质胶体稳定的重要因素外，蛋白质胶粒表面在一定的 pH 条件下带有相同的电荷，因而颗粒之间有静电排斥力，也起到稳定胶粒的作用。若去除蛋白质胶粒两个稳定因素，蛋白质极易从溶液中沉淀析出（图 2-1-3）。

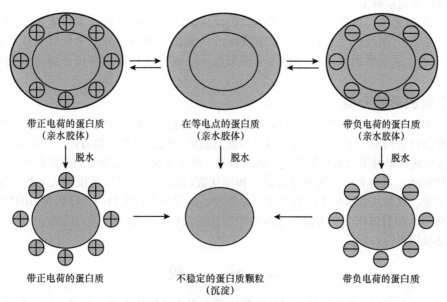

图 2-1-3 溶液中蛋白质的聚沉

蛋白质溶液具有许多高分子溶液的性质，如扩散速度慢、黏度大、不能透过半透膜等。利用蛋白质不能透过半透膜的特性，可以将蛋白质和混在蛋白质中的小分子物质分离开。将含有小分子杂质的蛋白质溶液放在半透膜袋内，然后将袋子浸于蒸馏水中，小分子杂质从袋内扩散出来，而蛋白质仍留袋内的方法称为透析法。利用透析法可以纯化蛋白质。临床上对肾衰竭的患者常做腹膜透析或血液透析，除去血液中蓄积的非蛋白氮化合物等。

3. 蛋白质的变性与复性 在某些物理和化学因素作用下，蛋白质特定的空间结构被破坏，从而导致其理化性质的改变和生物活性的丧失，称为蛋白质的变性（denaturation）。蛋白质的变性主要是发生二硫键和非共价键的破坏，不涉及一级结构的改变。能使蛋白质变性的因素很多，物理因素有加热、紫外线照射、高压、震荡、超声波等，化学因素有强酸、强碱、尿素、重金属离子、生物碱试剂、乙醇等有机溶剂。变性的实质是维系蛋白质分子空间结构的次级键的断裂，破坏了其正常的空间结构，但肽键并未断开，一级结构仍然完整。有些变性是可逆的，有些变性是不可逆的。若蛋白质变性程度较轻，去除变性因素后，有些蛋白质仍可恢复或部分恢复其原有的构象和功能，这种现象称为蛋白质的复性。

变性蛋白质在理化性质及生物学性质方面会有明显改变。如溶解度下降、失去结晶能力、紫外吸收改变等。生物学性质的改变，如酶、激素、抗体等变性后失去原来的生理功能，但变性蛋白质易水解，故容易消化。

蛋白质变性的原理有重要的实用价值。在医学上，变性因素常被用来消毒及灭菌，如用酒精、加热和紫外线消毒灭菌；用热凝法检查尿蛋白，也是基于蛋白质变性的原理；制备或保存酶、疫苗、免疫血清等蛋白质制剂时选择适当条件，以防其变性而失去活性也是基于变性作用。

4. 蛋白质的沉淀　加入某些化学试剂使蛋白质从溶液中析出的现象称为蛋白质的沉淀。常用的沉淀剂有中性盐、有机溶剂、重金属盐及生物碱试剂等。高浓度中性盐可使蛋白质分子脱水并中和其所带电荷，从而降低蛋白质的溶解度并沉淀析出，即盐析。但这种作用并不引起蛋白质的变性，因此这个性质可用于蛋白质的分离。

5. 蛋白质的紫外吸收及重要的呈色反应　由于蛋白质分子中含有共轭双键的酪氨酸和色氨酸，因此在 280nm 波长处有特征性吸收峰。在此波长范围内，蛋白质的 OD_{280} 与其浓度成正比，因此可做蛋白质定量测定。

蛋白质溶液无色，可与某些试剂发生呈色反应。①茚三酮反应：蛋白质分子中含有游离氨基，与水合茚三酮反应呈紫色；②双缩脲反应：蛋白质和多肽分子中的肽键在稀碱溶液中与硫酸铜共热，呈现紫色或红色，称为双缩脲反应。这些呈色反应可用于蛋白质的定性或定量测定。

（四）蛋白质的分类

蛋白质种类繁多，结构复杂。可按其组成或形状等进行分类。按组成，蛋白质可分为单纯蛋白质和结合蛋白质两类。单纯蛋白质是指仅由氨基酸组成的蛋白质，如清蛋白、球蛋白。结合蛋白质是由蛋白质（单纯蛋白质）与非蛋白质（辅基）两部分组成的结构复杂的蛋白质，如核蛋白、糖蛋白。按形状，蛋白质可分为纤维状蛋白和球状蛋白两大类。纤维状蛋白大多数为结合蛋白，如皮肤、肌腱、软骨及骨组织中的胶原蛋白，毛发、指甲中的角蛋白等。球状蛋白的形状近似于球形或椭圆形，多数球状蛋白可溶于水或稀中性盐溶液中，如酶类、蛋白质激素、免疫球蛋白、补体等都是球状蛋白。

二、核　酸

核酸（nucleic acid）是生物体内以核苷酸为基本组成单位的生物大分子。核酸包括脱氧核糖核酸（deoxyribonucleic acid，DNA）和核糖核酸（ribonucleic acid，RNA）两大类。DNA 是遗传信息的储存和携带者，与生物体的繁殖、遗传和变异密切相关，并决定细胞和个体的基因型，大部分分布在细胞核内，小部分分布于线粒体、叶绿体和质粒等。RNA 主要参与遗传信息的表达，决定蛋白质的生物合成，大部分分布在细胞质，小部分分布在细胞核。根据 RNA 的不同功能可将其分为信使 RNA（messenger RNA，mRNA）、转运 RNA（transfer RNA，tRNA）和核蛋白体 RNA（ribosomal RNA，rRNA）等。

（一）核酸的化学组成

1. 核酸的元素组成　组成核酸的元素有 C、H、O、N、P 等，其中 P 的含量在各种核酸分子中比较恒定，为 9%～10%。所以测定核酸样品中磷的含量，可以估计核酸的含量。

2. 核酸的基本结构单位——核苷酸

（1）核苷酸的组成：核酸在核酸酶的作用下水解为核苷酸（nucleotide），核苷酸再水解可产生核苷及磷酸，核苷进一步水解，可产生戊糖和含氮碱基。

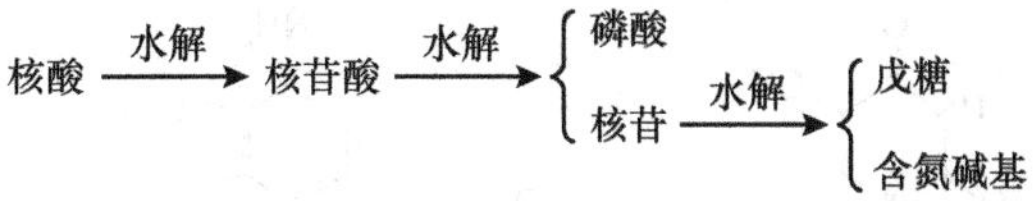

$$核酸 \xrightarrow{\text{水解}} 核苷酸 \xrightarrow{\text{水解}} \begin{cases} 磷酸 \\ 核苷 \xrightarrow{\text{水解}} \begin{cases} 戊糖 \\ 含氮碱基 \end{cases} \end{cases}$$

1）碱基（base）：构成核苷酸中的碱基主要有 5 种，分属于嘌呤（purine）和嘧啶（pyrimidine）两类含氮杂环化合物。嘌呤类包括腺嘌呤（adenine，A）和鸟嘌呤（guanine，G）两种。嘧啶类包括胞嘧啶（cytosine，C）、胸腺嘧啶（thymine，T）和尿嘧啶（uracil，U）3 种。DNA 和 RNA 中均含有腺嘌呤、鸟嘌呤和胞嘧啶，胸腺嘧啶出现于 DNA 分子中，而尿嘧啶仅出现于 RNA 分子中。各种主要碱基的结构式如下。

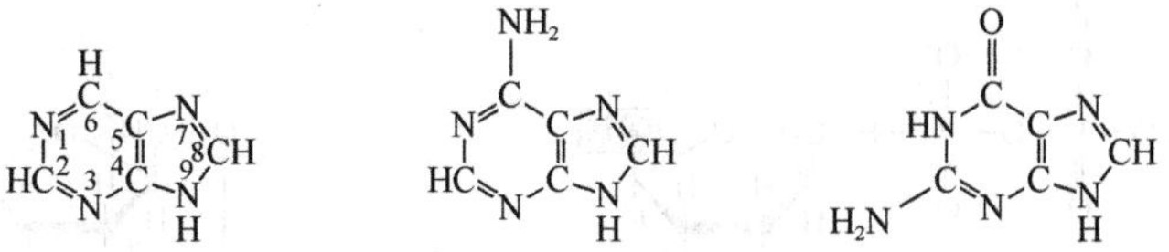

嘌呤　　　　　　　腺嘌呤　　　　　　　鸟嘌呤

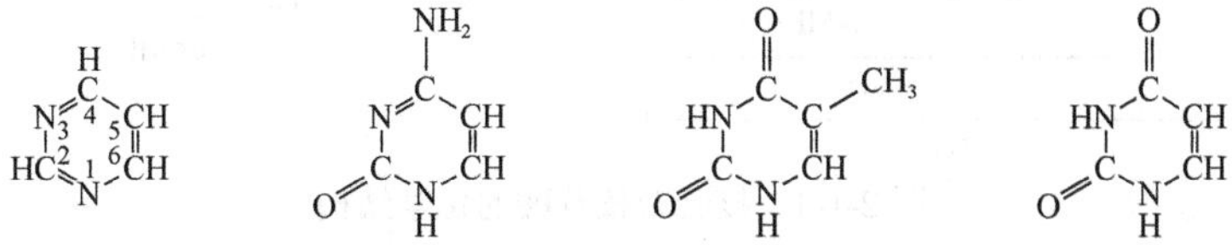

嘧啶　　　　　　胞嘧啶　　　　　　胸腺嘧啶　　　　　　尿嘧啶

核酸分子中除以上 5 种碱基外，在有些 RNA 分子（尤其是 tRNA）中还含有稀有碱基，如甲基化的嘌呤、二氢尿嘧啶、次黄嘌呤等。稀有碱基是指除 A、G、C、U 外的一些碱基。

2）戊糖：构成核酸的戊糖包括核糖（ribose）和脱氧核糖（deoxyribose）两种。RNA 分子中所含的戊糖为 β-D-核糖，DNA 分子中所含的戊糖为 β-D-2'-脱氧核糖。为了与碱基编号相区别，核糖或脱氧核糖中的碳原子标以 C-1',C-2'，两种戊糖结构式如下。

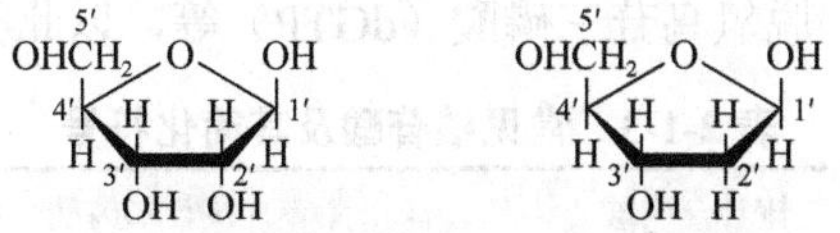

β-D-核糖　　　　　　　β-D-2'-脱氧核糖

DNA 和 RNA 基本组成成分的异同点见表 2-1-2。

表 2-1-2　核酸的基本组成成分

基本组分	DNA	RNA
磷酸	磷酸	磷酸
戊糖	β-D-2'-脱氧核糖	β-D-核糖
嘌呤	A、G	A、G
嘧啶	C、T	C、U

（2）核苷酸的分子结构

1）核苷（nucleoside）：碱基与戊糖脱水缩合通过糖苷键相连形成的化合物称为核苷。碱基和核糖脱水缩合形成核糖核苷，碱基和脱氧核糖脱水缩合形成脱氧核糖核苷。通常是戊糖 C-1' 上的羟基与嘧啶碱 N-1 或嘌呤碱 N-9 相连。核苷可根据碱基和戊糖来命名，如鸟嘌呤与核糖缩合生成的核苷，称为鸟嘌呤（核糖）核苷，简称鸟苷，胸腺嘧啶与脱氧核糖缩合生成的脱氧核苷，称为胸腺嘧啶脱氧核糖核苷，简称脱氧胸苷等（图 2-1-4）。

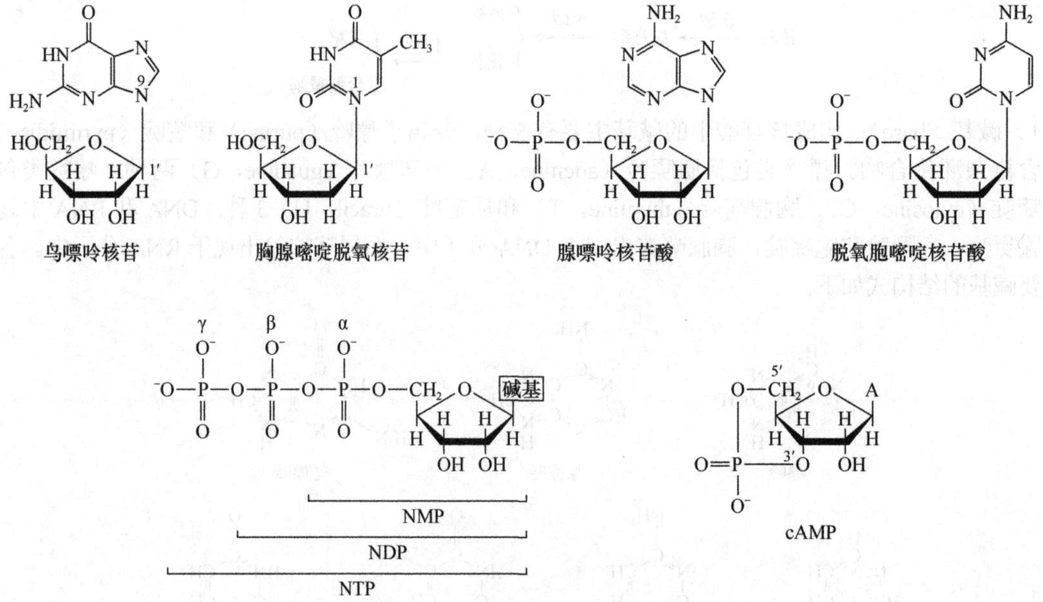

图 2-1-4 核苷及核苷酸的化学结构

2）核苷酸（nucleotide）：核苷的磷酸酯称为核苷酸，包括核糖核苷酸和脱氧核糖核苷酸。核苷的戊糖环上 2′、3′、5′ 位各有一个自由羟基，都可与磷酸结合形成三种不同的核苷酸，但生物体内游离存在的多是 5′-核苷酸。含有一个、两个和三个磷酸基团的核苷酸分别称为核苷一磷酸（nucleoside monophosphate，NMP）、核苷二磷酸（nucleoside diphosphate，NDP）和核苷三磷酸（nucleoside triphosphate，NTP），第一、二、三位磷酸基分别标记为 α、β 和 γ（图 2-1-4）。在对核苷酸命名时，须先加上碱基名称才构成各种核苷酸的命名。如腺苷一磷酸（AMP）简称腺苷酸（AMP），尿苷二磷酸（UDP），脱氧鸟苷三磷酸（dGTP）等，以此类推（表 2-1-3）。

表 2-1-3 常见核苷酸及其简化符号

核苷	核苷一磷酸	核苷二磷酸	核苷三磷酸
腺苷	AMP	ADP	ATP
鸟苷	GMP	GDP	GTP
胞苷	CMP	CDP	CTP
尿苷	UMP	UDP	UTP
脱氧腺苷	dAMP	dADP	dATP
脱氧鸟苷	dGMP	dGDP	dGTP
脱氧胞苷	dCMP	dCDP	dCTP
脱氧胸苷	dTMP	dTDP	dTTP

3. 重要的核苷酸衍生物 cAMP（3′,5′-环腺苷酸，图 2-1-4）和 cGMP（3′,5′-环鸟苷酸）是多种激素作用的第二信使，调节细胞内多种物质代谢。黄素腺嘌呤二核苷酸（FAD）、烟酰胺腺嘌呤二核苷酸（NAD^+）等核苷酸的衍生物是体内一些重要酶的辅酶，参与生物氧化和各种物质代谢过程。

（二）核酸的分子结构

核酸是核苷酸的聚合物。在核酸分子内，核苷酸或脱氧核苷酸按照一定的排列顺序以 3′,5′-磷酸二酯键相互连接形成的多聚核苷酸或脱氧核苷酸链即为 RNA 或 DNA。这些核苷酸的连接具有严格的方向性，即前一位核苷酸的 3′-OH 与下一位核苷酸的 5′-磷酸基之间脱水形成 3′,5′-磷酸二酯键，从而构成一个没有分支的线性大分子（图 2-1-5A）。

1. DNA 的分子结构

（1）DNA 的一级结构：是指 DNA 链中脱氧核糖核苷酸的组成和排列顺序。由于组成 DNA 的脱氧核糖核苷酸彼此之间的差别仅在于碱基部分，故 DNA 的一级结构也就是 DNA 分子中碱基的组成和排列顺序。组成 DNA 分子的四种脱氧核糖核苷酸以不同的数量、比例及排列顺序形成各种特异性的 DNA 片段，进而造就了自然界丰富的物种和个体之间的千差万别。DNA 的书写方式可有多种，从繁到简有结构式、线条式缩写和文字式等（图 2-1-5B），在线条式缩写中，竖线表示戊糖的呋喃环，A、C、G、T 表示不同的碱基，P 表示磷酸基；文字式缩写更为简单，直接表示了碱基排列顺序。按照规则，DNA 的书写应从 5′ 到 3′。

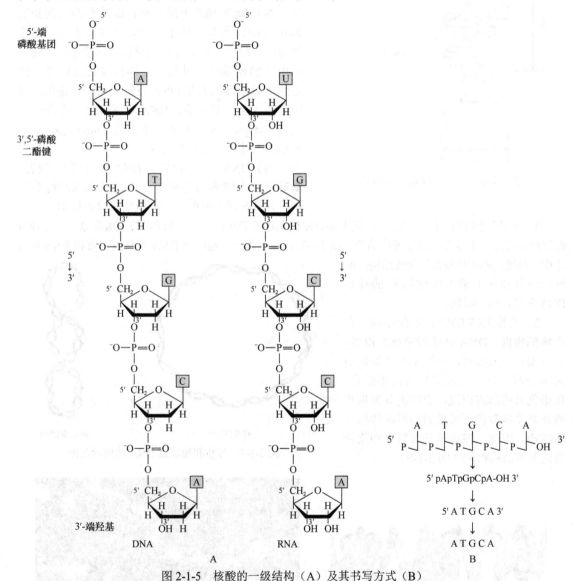

图 2-1-5 核酸的一级结构（A）及其书写方式（B）

（2）DNA 的二级结构——双螺旋结构

1）DNA 双螺旋结构的研究背景：20 世纪 40 年代末至 50 年代初期，Erwin Chargaff 等采用层析和紫外吸收分析等技术研究了 DNA 分子的碱基成分，提出了关于 DNA 分子碱基组成的 Chargaff 规则：①腺嘌呤与胸腺嘧啶的摩尔数总是相等（A=T），鸟嘌呤的摩尔数总是与胞嘧啶相等（G=C）；且 A+G=T+C；②不同生物种属的 DNA，碱基组成不同；③同一个体不同器官、不同组织的 DNA 具有相同的碱基组成。

2）DNA 双螺旋结构模型要点：1953 年 Watson-Crick 在化学分析及 X 射线衍射的基础上提出了 DNA 双螺旋结构模型。其要点如下。①DNA 分子是由两条反向平行的多核苷酸链围绕同一个中心轴盘绕而成的右手双螺旋结构（图 2-1-6）。亲水的脱氧核糖基和磷酸基间隔排列构成双螺旋的骨架位于外侧，碱基位于内侧。A 与 T 配对，形成两个氢键；G 与 C 配对，形成三个氢键。这种 A-T、G-C 的配对关系，称为碱基互补原则。②DNA 双螺旋的直径为 2.37nm，螺距为 3.54nm，每一圈螺旋含 10.5 个碱基对，碱基平面间的距离为 0.34nm。③两条链中的碱基以其疏水的、近于平面的环形结构彼此靠近而堆积，碱基平面与螺旋的中心轴相垂直。碱基对之间的氢键及碱基平面之间的碱基堆积力是 DNA 双螺旋结构稳定的主要因素。④从外观上看，DNA 双螺旋分子存在一个大沟（major groove）和一个小沟（minor groove）。该结构与基因表达调控有关。

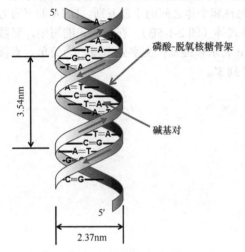

图 2-1-6 DNA 双螺旋结构模型

（3）DNA 的三级结构：DNA 在双螺旋结构的基础上，在细胞内还将进一步折叠形成超螺旋结构，并且在蛋白质的参与下组装成致密结构。

1）原核生物 DNA 的高级结构：绝大部分原核生物的 DNA 都是共价闭环的双螺旋分子。这种双螺旋还需要进一步盘绕形成超螺旋结构（图 2-1-7）。在细菌中，超螺旋 DNA 再与蛋白质和 RNA 相互作用，高度压缩形成致密的类核结构。此外，还有独立于染色体 DNA 外的环状 DNA 分子，称为质粒。

2）真核生物 DNA 的高级结构：在真核细胞内，DNA 分子较原核大得多，故压缩得更为致密，在细胞生活周期的大部分时间里，它通常与蛋白质结合，以染色质的形式出现，于细胞分裂期形成在光学显微镜下可见到的串珠样核小体结构。因此，核小体是真核生物染色质的基本结构单位（图 2-1-8）。

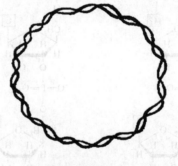
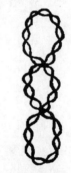

环状DNA   超螺旋DNA

图 2-1-7 环状和超螺旋 DNA 结构示意图

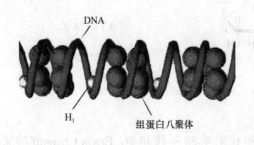
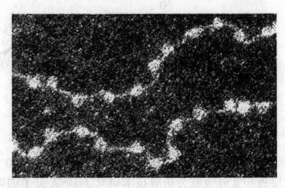

图 2-1-8 核小体结构示意图

2. RNA 的分子结构　RNA 是由核糖核苷酸通过 3′,5′-磷酸二酯键连接而成。RNA 通常以单链形式存在，但也可以有复杂的局部二级或三级结构。由于 RNA 的功能是多样性的，RNA 的种类、大小和结构都比 DNA 要多样化。

（1）信使 RNA（mRNA）：mRNA 上有三联体密码子，是蛋白质合成的直接模板。5′ 端有一个 7-甲基鸟嘌呤三磷酸核苷的"帽子结构"（m^7GpppN）。在 3′ 端有一段长短不一的多腺苷酸 [poly(A)] 结构，通常称为多聚 A 尾。

（2）转运 RNA（tRNA）：是在蛋白质合成过程中作为转运各种氨基酸的载体。各种 tRNA 在二、三级结构上有共同特点：① tRNA 中稀有碱基和稀有核苷较多，如甲基化的嘌呤、二氢尿嘧啶、次黄嘌呤、假尿嘧啶核苷等；② tRNA 分子内有一些能互补配对的局部双链区，这些双链区构成茎，中间不能配对的部分则膨出，形成一种茎-环结构或发夹结构。这些茎-环结构的存在，使得 tRNA 形成了共有的三叶草形二级结构（图 2-1-9）。该结构可分成 5 个部分：氨基酸臂、二氢尿嘧啶（DHU）环、反密码子环、假尿苷酸-胞苷酸环（TψC 环）及附加叉（图 2-1-9A）。DHU 环由 8～12 个核苷酸组成，以含有二氢尿嘧啶核苷酸为特征。反密码子环由 7 个核苷酸组成，反密码子环中间的 3 个碱基称为反密码子，与 mRNA 上相应的三联体密码子可形成碱基互补。TψC 环由 7 个核苷酸组成，其名称的由来也是以其含有的稀有碱基为特征。附加叉又称可变环或额外环，含有 3～18 个核苷酸，不同的 tRNA，其结构差异较大；③所有 tRNA 的 3′-端碱基顺序是 CCA-OH。tRNA 的共同三级结构呈一个倒 L 形（图 2-1-9B）。

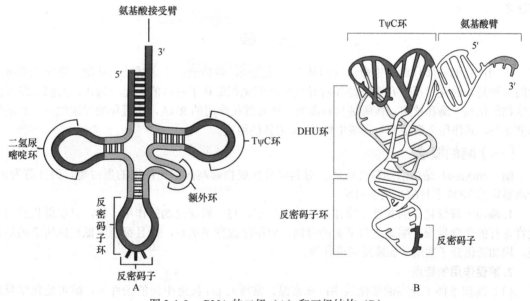

图 2-1-9　tRNA 的二级（A）和三级结构（B）

（3）核蛋白体 RNA（rRNA）：原核生物的 rRNA 共有 5S、16S、23S 三种，真核生物有 18S、5S、5.8S 及 28S 四种。rRNA 单独时不执行其功能，它需要与多种蛋白质结合构成核蛋白体或核糖体，参与蛋白质的合成。核蛋白体由大、小两个亚基组成，是蛋白质合成的场所。

（三）核酸的理化性质及其应用

1. 核酸的一般理化性质　核酸为多元酸，具有较强的酸性。DNA 是线性高分子，因此黏度很大，而 RNA 分子较小，黏度较 DNA 小。DNA 分子在外部机械力的作用下易发生断裂，为基因组 DNA 的提取带来一定困难。DNA 和 RNA 分子中所含碱基的共轭双键的性质，使得 DNA 和 RNA 溶液均具有紫外吸收特征，最大吸收峰在 260nm，该特征可用于对 DNA 和 RNA 的检测、定量及纯度的测定。

2. 核酸的变性、复性和分子杂交

（1）变性：DNA 的变性是指在某些理化因素作用下，DNA 双链间氢键断裂、双螺旋结构解开变成单链，而不涉及核苷酸间共价键的断裂，即 DNA 由稳定的双螺旋结构变成无规则线团的现象。变性后核酸的理化性质及生物学功能均发生改变。引起 DNA 变性的因素有加热、强酸、强碱、乙醇、尿素等。变性 DNA 有增色效应、黏度降低等理化性质的变化。

在一定的离子强度及 pH 条件下，将 DNA 的稀溶液连续加热，随着温度的升高，DNA 的变性从开始解链到完全解链是在一个很狭窄的温度范围内完成。DNA 变性 50% 时所对应的温度称为 DNA 的解链温度（melting temperature, T_m）。一种 DNA 分子 T_m 值的大小与其所含碱基中的 G+C 比例相关，G+C 比例越高，T_m 值越高。DNA 的 T_m 值可以根据其 G+C 含量计算。

（2）复性：变性的 DNA 在适当条件下，两条彼此分开的多核苷酸链又可以重新结合成双螺旋结构的现象称为复性。热变性后，若 DNA 分子缓慢冷却到室温，则变性 DNA 的两条多核苷酸链可重新聚合，形成原来的双螺旋结构，并恢复其本来的理化性质和生物学功能。

（3）分子杂交：在 DNA 复性过程中，如果将不同来源的两条 DNA 单链分子放在同一溶液中，或者将 DNA 和 RNA 分子放在一起，双链分子即可形成杂交双螺旋。这种相互结合可以发生在序列完全互补的核酸分子间，也可以发生在那些碱基序列部分互补的不同 DNA 之间或 DNA 与 RNA 之间，这种现象称为核酸分子杂交。杂交技术已广泛用于核酸结构及功能的研究，也可用来测定基因突变。在遗传性疾病的诊断、肿瘤病因学的研究及基因工程等方面，杂交技术是重要的方法之一。

三、酶

生物体内的物质代谢是生命活动的基本特征之一，也是一切生命活动的基础。物质代谢所包含的多种复杂的化学反应几乎都是在特异性生物催化剂催化下进行的。迄今为止，人们已发现两类生物催化剂：酶和核酶。核酶是具有高效、特异催化作用的 RNA，是近年来发现的一类新的生物催化剂，其作用主要是参与真核生物 RNA 前体的剪接。

（一）酶的概念

酶（enzyme）是由活细胞合成的、对其特异性底物起高效催化作用的蛋白质。到目前为止，分离鉴定的 3000 多种酶都是蛋白质。

1. 酶与一般催化剂的共性　酶作为生物催化剂，与一般催化剂的作用一样，只能催化热力学允许进行的化学反应，缩短达到平衡的时间，而不能改变平衡点，并且都能降低反应所需的活化能，增加活化分子数量，加速反应进行等。

2. 酶促作用的特点

（1）温和条件下极高的催化效率：在常温、常压及 pH 接近中性的条件下，酶可使化学反应速度成亿倍地增加，而且比一般催化剂高 $10^7 \sim 10^{13}$ 倍。例如，脲酶催化尿素水解的速度是 H^+ 的 6×10^6 倍，而且不需要较高的反应温度；在 0℃ 时，1 分子的过氧化氢酶 1min 能催化 500 万个过氧化氢分子分解，比铁离子催化相同反应的速度快 10^9 倍。

（2）高度的特异性：酶对其所催化的底物有较严格的选择性。一种酶只作用于一类化合物或一定化学键，催化一定的化学反应，得到一定的产物，这种现象称为酶的特异性。根据酶对其底物结构选择程度的差异，将酶的特异性分为 3 种类型。

1）绝对特异性（absolute specificity）：某些酶只能催化一种底物，进行一种专一反应，这种特异性称为绝对特异性。例如，脲酶只能催化尿素水解为 NH_3 及 CO_2。

2）相对特异性（relative specificity）：某些酶对于同一类化合物或一种化学键具有催化作用，这种不严格的特异性称为相对特异性。例如，脂肪酶不仅水解脂肪，也能水解其他简单酯类，蔗糖酶不仅水解蔗糖，也水解棉子糖中的同一种糖苷键。

3）立体异构特异性（stereospecificity）：一种酶仅作用于立体异构体中的一种称为立体异构特异性。例如，L-氨基酸氧化酶仅作用于 L-氨基酸，对 D-氨基酸则无作用。

（3）对环境因素的敏感性：酶的化学本质是蛋白质，溶液 pH、反应体系温度、有机溶剂等常会改变酶活性。容易引起蛋白质变性的因素也可使酶蛋白发生变性失活。酶的稳定性通常较低，即使在最适宜的条件下储存，原有的活性也会逐渐降低。

（4）酶活性的可调节性：生物体细胞都能通过调节代谢途径中的限速酶活性而精确调节代谢速度，也可通过改变酶的合成和降解速度而调节酶的含量，并尽可能有效地利用能量和适应外部环境的变化以满足生命活动的需要。

（二）酶的分子组成和结构

1. 酶的分子组成　按照化学组成，酶可分为单纯酶（simple enzyme）及缀合酶（conjugated enzyme）两类。单纯酶是仅由肽链构成的酶，当这类酶被水解时，其水解产物仅为氨基酸。例如，唾液淀粉酶、胃蛋白酶、脂肪酶等。缀合酶是由蛋白质部分与非蛋白质部分结合构成。蛋白质部分称为酶蛋白，非蛋白部分称为辅助因子，辅助因子是金属离子或小分子有机化合物。酶蛋白与辅助因子结合形成的复合物称为全酶（holoenzyme），对于缀合酶来说，只有全酶才具有催化作用，酶蛋白与辅助因子单独存在时，均无催化活性。

按与酶蛋白结合的紧密程度及作用特点不同，辅助因子可分为辅酶和辅基，辅酶与酶蛋白结合得较疏松，用透析或超滤等方法易除去。辅酶在反应中作为底物接收质子或基团后离开酶蛋白，参加另一酶促反应，并将所携带的质子或基团转移出去，或者相反。而辅基与酶蛋白结合得比较牢固，不易用透析或超滤等方法除去，在反应中辅基不能离开酶蛋白。

金属离子是最多见的辅助因子，常见的有 K^+、Na^+、Mg^{2+}、Cu^{2+}（Cu^+）、Zn^{2+}、Fe^{2+}（Fe^{3+}）等。小分子有机化合物是一些化学性质稳定的小分子物质，主要作用是在反应中传递电子、质子或一些基团。已证明有些维生素或其衍生物是某些辅酶或辅基的组成成分。

酶的种类很多，但辅酶或辅基的种类却不多。通常一种酶蛋白只能与一种辅酶或辅基结合成为一种特异性的酶；但同一种辅酶或辅基却常能与多种不同的酶蛋白结合，构成多种特异性很强的全酶。所以酶的特异性是由酶蛋白决定的，而辅基或辅酶只是在酶催化的反应中起传递电子、质子或基团的作用，或在代谢过程中充当代谢物的载体。

2. 酶的分子结构

（1）酶的必需基团和活性中心：酶是具有一定空间结构的大分子，其分子中存在着许多化学基团，其中有些基团与活性密切相关，这些与酶活性有关的化学基团称为酶的必需基团（essential group）。常见的必需基团有组氨酸残基上的咪唑基，丝氨酸残基上的羟基，半胱氨酸残基上的巯基和酸性氨基酸残基上的羧基等。必需基团在一级结构上可能相距很远，但在空间结构上彼此靠近，在酶分子上形成具有特定空间结构的区域，并直接参与将底物转变为产物的反应过程，这个区域称为酶的活性中心（active center）。

活性中心是酶起催化作用的关键部位，当被抑制剂占据，或它的空间结构被破坏时，酶便失去活性。必需基团可分为两类：能与底物结合的必需基团称为结合基团（binding group）；影响底物中某些键的稳定性，催化底物发生化学变化并将其转变成产物的基团称为催化基团（catalytic group），有的必需基团可同时具有这两种作用。还有一种必需基团位于酶活性中心以外的部位，是维持酶的构象所必需的，称为活性中心外必需基团（图 2-1-10）。

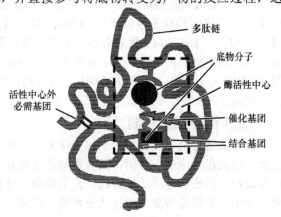

图 2-1-10　酶的活性中心示意图

（2）酶原与酶原激活：有些酶在细胞内合成或初分泌时，没有催化活性，这种无活性的酶的前体称为酶原（zymogen）。酶原在一定条件下转变成有活性酶的过程称为酶原激活（activation of zymogen）。酶原激活的机制是分子内肽键的断裂，释放出一些无活性的肽，留下的酶分子发生构象的改变，从而形成酶的活性中心，表现出酶活性。因此，酶原激活的实质是酶的活性中心的形成或暴露的过程。

胰蛋白酶的酶原激活是一个典型的例子。胰蛋白酶原进入小肠后，在 Ca^{2+} 的存在下受肠激酶或胰蛋白酶的激活，肽链 N 端水解脱下一个六肽，由于酶分子结构发生变化，使组氨酸、丝氨酸、缬氨酸、异亮氨酸、甘氨酸等氨基酸残基聚集到一起而形成酶的活性中心，于是胰蛋白酶原就转变成有活性的胰蛋白酶（图 2-1-11）。

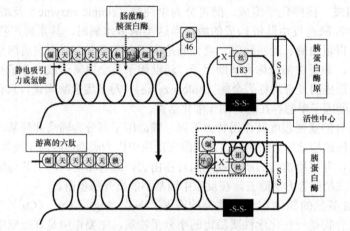

图 2-1-11　胰蛋白酶原激活过程示意图

在组织细胞内，某些酶以酶原形式存在，且酶原激活具有重要的生理意义。消化道内蛋白酶以酶原形式分泌，不仅保护消化器官本身和细胞外间质蛋白质不至于因酶的催化作用而被破坏，而且保证酶在其特定的部位与环境发挥催化作用。例如，胰腺分泌的胰蛋白酶原，要在肠道内经激活后才能水解蛋白质，这样就保护了胰腺不受酶的破坏。急性胰腺炎时由于某种原因，胰蛋白酶原在胰腺内被激活而变为有活性的胰蛋白酶，以致胰腺细胞遭到蛋白酶的严重破坏。正常情况下血管内凝血酶原不被激活，血流通畅，一旦血管破损，则凝血酶原激活转变为凝血酶，血液凝固，催化纤维蛋白原变成纤维蛋白，阻止大量失血而保护机体。

（3）同工酶（isoenzyme）：是指催化相同化学反应，而酶蛋白的分子结构、理化性质及免疫学性质不同的一组酶。同工酶存在于同一种属或同一个体的不同组织，甚至同一组织或同一细胞中。例如，乳酸脱氢酶是由心肌型（H 型）和骨骼肌型（M 型）两种亚基组成的四聚体，这两种亚基以不同比例构成五种同工酶：LDH_1（H_4）、LDH_2（H_3M）、LDH_3（H_2M_2）、LDH_4（HM_3）和 LDH_5（M_4）。LDH 的同工酶在各组织中的分布有很大差异，从而使不同组织与细胞具有不同的代谢特点。同工酶的测定已应用于临床实践。如正常血浆 LDH_2 的活性高于 LDH_1，心肌梗死时表现出 LDH_1 大于 LDH_2，肝病时 LDH_5 活性升高。同工酶谱的检测对代谢调节、分子遗传、个体发育、细胞分化及肿瘤等方面的研究都有重要意义。

（三）酶促反应机制

1. 降低活化能　在任何一个热力学允许的化学反应体系中，底物分子所含能量的平均水平较低。因此在反应的一瞬间，只有那些能量较高，已达到或超过一定能量水平的分子才能参与化学反应，即底物分子必须超过一定的能阈，才能成为活化状态，这种分子称为活化分子。底物分子由一般状态转变为活化状态所需的能量，即活化分子所具有的高出平均水平的能量称为活化能。反应体系的活化分子越多，反应速度就越快。酶和一般催化剂加速化学反应的机制都是能降低反应的活化能，而酶与一般催化剂的重要区别之一是酶使反应的活化能降低得更多，因而催化的反应速度更快（图 2-1-12）。

2. 诱导契合学说 20 世纪 60 年代科什兰（Koshland）提出诱导契合学说来解释酶-底物复合物形成的机制。该学说认为，当酶分子与底物分子接近时，酶蛋白受底物分子的诱导，其构象发生了有利于和底物结合的变化，以使酶与底物分子互相契合，进行反应。

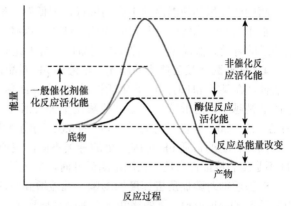

图 2-1-12 酶促反应活化能的改变

（四）酶促反应动力学

酶促反应动力学研究的是酶催化反应速度及其影响因素。影响酶促反应速度的因素主要有温度、pH、底物浓度、酶浓度、激活剂和抑制剂等。

1. 底物浓度对酶促反应速度的影响 酶促反应体系中，在酶浓度、pH 和温度等条件不变的情况下，底物浓度的变化对反应速度的影响呈矩形双曲线（图 2-1-13）。

从图 2-1-13 可以看出，当底物浓度很低时，底物浓度增加，反应速度随之加快，反应速度与底物浓度成正比（曲线 a 段）；当底物浓度较高时，继续增加底物浓度，反应速度亦随之加快，但不显著，反应速度与底物浓度不成正比（曲线 b 段）；当底物增加至一定浓度时，反应速度趋于恒定，达到最高水平，继续增加底物浓度，反应速度不再加快，这时的反应速度称为最大反应速度（曲线 c 段）。

2. 酶浓度对酶促反应速度的影响 在酶促反应中，当底物浓度足够大，酶被底物饱和时，则酶促反应速度与酶浓度成正比（图 2-1-14）。

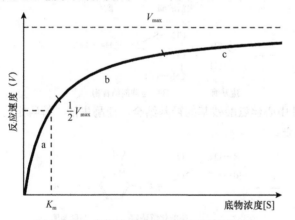

图 2-1-13 底物浓度对酶促反应速度的影响

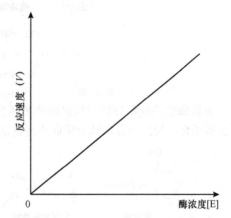

图 2-1-14 酶浓度对酶促反应速度的影响

3. 温度对酶促反应速度的影响 酶是生物催化剂，温度对酶促反应速度具有双重影响。一方面，反应速度随温度升高而加快；另一方面，酶蛋白变性失活的程度，随温度升高也迅速增加，从而减慢反应速度。这两种效应综合的结果是在某一温度范围内表现出酶反应速度最大，此温度称为酶促反应的最适温度。人体内多数酶的最适温度在 37℃ 左右，低于最适温度时，反应速度随温度的升高而增加；而高于最适温度时，反应速度随温度升高而逐渐减慢。大多数酶在 60℃ 时开始变性，80℃ 时变性已不可逆。温血动物酶的最适温度为 35～40℃。

酶的活性虽然随温度的下降而降低，但低温一般不破坏酶的活性，当温度回升后酶可恢复活性。临床上低温麻醉便是利用酶的这一性质，以减慢组织细胞代谢速度，提高机体对氧和营养物质缺乏的耐受。低温保存菌种及酶制品也是基于此原理。

4. pH 对酶促反应速度的影响 溶液的 pH 对酶活性影响很大，在一定的 pH 范围内酶才有催化活性。在某一 pH 时酶的催化活性最大，该 pH 称为酶作用的最适 pH。偏离酶的最适 pH 越远，酶的活性越小，过酸或过碱则可使酶完全失去活性。各种酶的最适 pH 不同，如胃蛋白酶的最适 pH 在 1.5～2.0，胰蛋白酶的最适 pH 为 8.0。动物体内大多数酶的最适 pH 接近中性。

同一种酶的最适 pH 可因底物的种类不同，或所用的缓冲剂不同而稍有改变。所以酶的最适 pH 不是酶的特征性常数。在测定酶活性时，应选用适宜的缓冲液以保持酶活性的相对恒定。

5. 激活剂对酶促反应速度的影响 凡能增高酶活性或使酶从无活性变为有活性的物质称为酶的激活剂（activator）。酶的激活剂大多是金属离子，如 K^+、Na^+、Mg^{2+}、Ca^{2+}、Zn^{2+} 等，少数为阴离子如 Cl^-。酶的激活剂可分为两类：一类是必需激活剂，如缺乏则测不到酶活性。必需激活剂的作用类似于底物，但不转变为产物，如己糖激酶的 Mg^{2+}；另一类激活剂称为非必需激活剂，即激活剂不存在时，酶仍有一定活性。如 Cl^- 增强唾液淀粉酶的活性，但无 Cl^- 时唾液淀粉酶仍有一定活性。

6. 抑制剂对酶促反应速度的影响 凡能降低或抑制酶活性但并不使酶变性的物质，称为酶的抑制剂（inhibitor）。抑制剂多与酶的活性中心内、外必需基团结合，从而抑制酶的催化活性。根据抑制剂与酶结合的紧密程度不同，将抑制作用分为不可逆性抑制和可逆性抑制两类。

（1）不可逆性抑制作用（irreversible inhibition）：不可逆性抑制作用的抑制剂通常与酶活性中心上的必需基团以共价键相结合，使酶失活。此种抑制剂通常不能用透析、超滤等方法除去。例如，某些重金属离子（如 Pb^{2+}、Hg^{2+}）及 As^{3+} 可与酶活性中心的巯基结合，产生不可逆性抑制作用。路易氏气是一种含砷化合物，能抑制体内巯基酶活性而使人畜中毒，二巯丙醇可解除重金属盐引起的巯基酶中毒。

有机磷农药能特异性地与胆碱酯酶活性中心丝氨酸残基的羟基结合，使酶失活。解磷定可与有机磷结合，使酶与有机磷分离而恢复其活性。

（2）可逆性抑制作用（reversible inhibition）：可逆性抑制作用的抑制剂通常以非共价键方式与酶蛋白和（或）酶-底物复合物可逆地结合，使酶活性降低或丧失。但可用透析或超滤等方式将抑制剂除去，酶活性得以恢复。可逆性抑制作用主要有竞争性抑制、非竞争性抑制和反竞争性抑制三类。

1）竞争性抑制作用（competitive inhibition）：抑制剂的结构与底物结构相似，它与底物共同竞争酶的活性中心，因此阻碍了底物与酶的结合，使酶活力降低，这种抑制作用称为竞争性抑制作用。抑制作用的强弱取决于抑制剂浓度和底物浓度的相对比例。因此，在抑制剂浓度不变的情况下，增加底物浓度能减弱抑制剂的抑制作用，这是竞争性抑制作用的特点之一。丙二酸与琥珀酸是结构相似的二元羧酸，能竞争性地与酶的活性中心结合，使酶活性下降而减少反应体系中产物的生成。当丙二酸的浓度仅为琥珀酸浓度的 1/50 时，酶活性就可被抑制 50%，在相同丙二酸浓度下，增大琥珀酸浓度可减轻抑制作用。

$$
\begin{array}{c}
\text{COOH} \\
| \\
\text{CH}_2 \\
| \\
\text{CH}_2 \\
| \\
\text{COOH}
\end{array}
\quad
\xrightarrow[\text{琥珀酸脱氢酶}]{\text{丙二酸}\ \begin{array}{c}\text{COOH}\\|\\\text{CH}_2\\|\\\text{COOH}\end{array}}
\quad
\begin{array}{c}
\text{COOH} \\
| \\
\text{CH} \\
|| \\
\text{CH} \\
| \\
\text{COOH}
\end{array}
$$

琥珀酸　　　　　　　　　　　　　　　　延胡索酸

磺胺类药物的抑菌机制属于对酶的竞争性抑制作用。细菌利用鸟苷三磷酸（GTP）从头合成四氢叶酸（FH$_4$）（图 2-1-15），其中 6-羟甲基-7,8-二氢蝶呤焦磷酸和对氨基苯甲酸生成 7,8-二氢蝶酸这步反应是由二氢蝶酸合成酶来催化的。磺胺类药物与对氨基苯甲酸的化学结构相似，竞争性地与二氢蝶酸合成酶结合，抑制 FH$_2$ 以至于 FH$_4$ 合成，干扰一碳单位的代谢，进而干扰核酸合成，使细菌生长受到抑制。人类可直接利用食物中的叶酸，体内核苷酸的合成不受磺胺类药物的干扰。

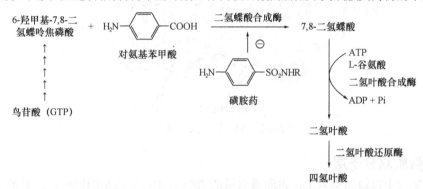

图 2-1-15　细菌从头合成四氢叶酸的途径和磺胺类药物抑菌的作用机制

2）非竞争性抑制作用（non-competitive inhibition）：非竞争性抑制剂与底物结构不相似，抑制剂可与酶活性中心以外的必需基团可逆地结合，不影响酶活性中心与底物的结合，酶与底物的结合也不影响酶与抑制剂的结合，底物与抑制剂之间无竞争关系。但是，生成的酶-底物-抑制剂（ESI）复合物不能进一步释放出产物。这种抑制作用称为非竞争性抑制。如乙二胺四乙酸（EDTA）与酶分子中的金属离子结合引起的抑制作用即属此类。该类抑制作用的特点是抑制作用的程度取决于抑制剂的多少，不能用增加底物的办法消除抑制剂的作用。

3）反竞争性抑制作用（uncompetitive inhibition）：与上述两种抑制作用不同，此类抑制剂只与酶-底物复合物（ES）的特定部位结合，既抑制了 ES 转变为产物，同时也抑制了从 ES 中解离出游离酶。这种抑制作用称为反竞争性抑制作用。

（马旭升）

第二节　细胞膜的结构和跨膜物质转运功能

细胞是构成人体的基本结构和功能单位。细胞膜（cell membrane）也称质膜（plasma membrane），将细胞内容物和细胞周围的环境（主要是细胞外液）分隔开来，使细胞能相对地独立于环境而存在。细胞膜的存在保证了细胞内容物不会流失及其化学组成的稳定，并且在新陈代谢过程中，通过细胞膜进行物质和能量的交换。本节重点讨论质膜的结构和跨膜物质转运以及与后者有关的能量转换问题。

一、细胞膜的化学组成和分子结构

对各种膜型结构的化学分析表明，膜主要由脂质、蛋白质和糖类等物质组成。尽管不同来源的膜中各种物质的比例和组成有所不同，但一般是以蛋白质和脂质为主，糖类只占极少量。

这几种物质分子在膜中以怎样的形式排列和存在，是决定膜的基本生物学特性的关键因素。目前广为接受的是 Singer 和 Nicholson 于 1972 年提出的液态镶嵌模型（fluid mosaic model）学说，其基本内容是：膜的共同结构特点是以液态的脂质双分子层为基架，其中镶嵌着具有不同分子结构和生理功能的蛋白质，后者主要以 α-螺旋或球形蛋白质的形式存在（图 2-2-1）。

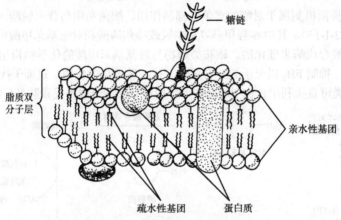

图 2-2-1 细胞膜的液态镶嵌模型

（一）脂质双分子层

在膜的脂质中以磷脂类为主，占脂质总量的 70% 以上；其次是胆固醇，一般低于 30%。脂质分子都是长杆状的双嗜性分子，其一端是亲水性的极性基团，另一端是疏水性的非极性基团，它们在膜中以双分子层形式排列。亲水性极性基团朝向膜的外表面和内表面，疏水性非极性基团在膜的内部两两相对排列，这样的结构最为稳定。此外，脂质的熔点较低，在体温条件下呈溶胶液态，从而使膜具有某种程度的流动性。脂质双分子层的这种稳定性和流动性，可以使细胞承受相当大的压力和外形改变不致破裂，而且即使膜结构有时发生一些较小的断裂，也易于自动融合而修复。因为细胞膜是以脂质双分子为骨架，所以离子和水溶性物质很难通过细胞膜脂质双分子层的疏水区。

（二）细胞膜蛋白质

膜蛋白（membrane protein）是以 α-螺旋或球形结构分散镶嵌在膜的脂质双分子层中的。膜蛋白主要以两种方式存在于膜脂质层中：附着在膜表面的蛋白质分子称为表面膜蛋白（peripheral membrane protein）；有些蛋白质分子的肽链则一次或反复多次贯穿整个脂质双分子层，称为整合膜蛋白（integral membrane protein）。膜结构中的蛋白质，具有不同的分子构象或构型，这决定了它们的不同功能。生物膜所具有的各种功能，在很大程度上取决于膜所含的蛋白质；细胞和周围环境之间的物质、能量和信息交换，大多与细胞膜上的蛋白质分子有关：它可能是载体、通道和离子泵；可能是受体或酶或与免疫功能有关。总之，各种细胞都有其特有的膜蛋白，这是决定细胞功能特异性的一个重要因素。

（三）细胞膜糖类

细胞膜所含糖类甚少，主要是一些寡糖和多糖链，它们都以共价键的形式和膜脂质或蛋白质结合，形成糖脂（glycolipid）或糖蛋白（glycoprotein）。这些糖链绝大多数裸露在膜的外侧。细胞膜糖链的功能意义之一，是以其中单糖排列顺序上的特异性，作为它们所在细胞或它们所结合的蛋白质的特异性"标志"。例如，有些糖链可以作为抗原决定簇，表示某种免疫信息；有些是作为膜受体的"可识别"部分，能特异性地与某种递质、激素或其他化学信号分子相结合。

二、跨细胞膜的物质转运

既然膜主要是由脂质双分子层构成的，那么理论上只有脂溶性物质才有可能通过膜。事实上，一个在一定环境因素影响下进行着新陈代谢的细胞，不断有各种各样的物质（从离子和小分子物质到蛋白质等大分子，以及团块性固形物或液滴）进出细胞，这些物质大多数不溶于脂质。因此，除了极少数脂溶性物质能够直接通过脂质双分子层进出细胞外，大多数物质分子或离子的跨膜转运，都与镶嵌在膜上的某些特殊的蛋白质分子有关。

（一）单纯扩散

单纯扩散（simple diffusion）是指物质从质膜的高浓度一侧通过脂质分子间隙向低浓度一侧进行的跨膜扩散。这是一种物理现象，没有生物学转运机制参与，无须代谢耗能，属于被动转运，也称简单扩散。经单纯扩散转运的物质都是脂溶性（非极性）物质或少数不带电荷的极性小分子物质，如 O_2、CO_2、N_2、类固醇激素、乙醇、尿素、甘油、水等。根据相似相溶原理，高脂溶性物质容易穿越脂质双分子层，因此 O_2、CO_2、N_2 等高脂溶性小分子的跨膜扩散速度很快（如呼吸时肺毛细血管与肺泡之间的气体交换）；水是不带电荷的极性小分子，也能以单纯扩散的方式通过细胞膜，但脂质双分子层对水的通透性很低，故扩散速度很慢（某些组织对水的通透性很大，是因为其细胞膜上存在水通道，见后文）；分子较大的非脂溶性物质，如葡萄糖、氨基酸等，很难直接通过膜脂质双分子层；各种带电离子，尽管其直径很小，但也不能通过膜脂质双分子层。

物质经单纯扩散转运的速度主要取决于被转运物在膜两侧的浓度差和膜对该物质的通透性。浓度差越大、通透性越高，则单位时间内物质扩散的量就越多。另外，物质所在溶液的温度越高、膜有效面积越大，转运速度也越高。

（二）易化扩散

易化扩散（facilitated diffusion）是非脂溶性小分子或带电离子在跨膜蛋白帮助下，顺浓度差和（或）电位差的跨膜转运方式。例如，细胞外液中的葡萄糖可以不断地进入细胞；Na^+、K^+、Ca^{2+}、Cl^- 等离子，顺着它们各自的浓度差，由膜的高浓度一侧快速地移向另一侧。根据参与转运的蛋白质不同，易化扩散可分为由载体介导和通道介导两种不同类型。

1. 经载体介导的易化扩散 葡萄糖和氨基酸通过细胞膜即属于这种类型。载体蛋白转运具有 3 个特点，①特异性：是指载体具有某种特异性结构，能与被转运物质特异性结合，不同的载体转运不同的物质；②饱和现象：载体转运物质的能力不是无限的，载体结合位点的数量是有限的；③竞争性抑制：是指结构相似的物质，能竞争性地与载体上的结合位点结合。

2. 经通道介导的易化扩散 介导这一过程的膜蛋白是通道蛋白，转运的物质是带电离子（如 Na^+、K^+、Ca^{2+}、Cl^- 等）。通道蛋白是膜整合蛋白之一，其内部有一条贯通膜内外的水相孔道，使离子能顺利通过，故这种蛋白质孔道称为离子通道（ion channel），简称通道。由于通道有各自的离子选择性，故分别被命名为 Na^+ 通道、K^+ 通道、Ca^{2+} 通道等。离子通道可被某些药物或毒物选择性阻断，这些物质被称为通道阻断剂。如 Na^+ 通道阻断剂为河鲀毒素（tetrodotoxin，TTX）；K^+ 通道阻断剂为四乙胺（tetramethyl ammonium，TEA）；Ca^{2+} 通道阻断剂有维拉帕米（verapamil）等。

离子跨膜扩散的动力来自膜两侧离子浓度差和电位差（亦称电化学梯度）所形成的扩散势能，离子扩散的条件是离子通道必须是开放的。离子通道大多有"闸门"，在未激活时是关闭的，在一定条件下"门"被打开允许离子通过，这一过程称为门控，时间一般都很短，以数个或数十个毫秒计算。门控离子通道分为三类，①电压门控通道（voltage-gated channel）：这类通道在膜去极化至一定电位时开放，因此也称为电压依从性通道。②配体门控通道（ligand-gated channel）：

这类通道受膜环境中某些化学物质的影响而开放，也称为化学门控离子通道（chemical-gated ion channel）。一般来说，配体来自细胞外液，如激素、递质等。有些细胞内因子也能从细胞内激活离子通道。③机械门控通道（mechanically-gated ion channel）：这类通道当膜的局部受牵拉变形时被激活，如触觉的神经末梢、听觉的毛细胞等都存在类似的通道。

除上述门控通道外，还有一类被称为非门控通道。非门控通道总是处于开放状态，外在因素对之无明显影响。这类通道在维持静息膜电位上特别重要。

细胞膜上除了离子通道外，还存在水通道（water channel）。水的跨膜转运主要是由渗透压差所驱动的。由于细胞膜是脂质双分子层结构，脂质分子间的间隙很小，对水的通透性非常低，所以在大部分细胞，水的跨膜转运速度非常缓慢。在某些组织，水能快速跨膜转运与细胞膜上存在一种称为水通道的特殊膜蛋白——水通道蛋白（aquaporin，AQP）有关。目前至少已鉴定出 10 余种水通道蛋白。每种水通道蛋白都有不同的组织分布和功能特点，如 AQP1 主要分布在红细胞、肾小管，AQP2、AQP3 分布于集合管等。

（三）主动转运

主动转运（active transport）是指细胞在膜蛋白的帮助下，消耗能量所进行的逆浓度差和（或）电位差的转运。依据膜蛋白是否直接分解 ATP 供能，主动转运可分为原发性主动转运和继发性主动转运。一般所说的主动转运是指原发性主动转运。

1. 原发性主动转运　细胞直接消耗 ATP 进行的逆浓度差和（或）电位差的转运过程，称为原发性主动转运（primary active transport）。以神经细胞和肌细胞为例，正常时膜内 K^+ 浓度约为膜外的 30 倍，膜外的 Na^+ 浓度约为膜内的 12 倍。进一步观察表明，这种明显的离子浓度差的形成和维持，要依靠各种细胞的细胞膜上普遍存在着的一种称为钠钾泵（sodium-potassium pump）的结构（简称钠泵）的活动所形成和维持的。

钠泵是镶嵌在膜的脂质双分子层中的一种特殊蛋白质分子，它之所以能对 Na^+、K^+ 进行主动转运，是由于分子本身具有 ATP 酶的活性，可以分解 ATP，使之释放能量，并能利用此能量进行 Na^+ 和 K^+ 的转运。因此，钠泵也就是可称为 Na^+-K^+ 依赖式 ATP 酶的蛋白质。钠泵的启动和活动强度，都与膜内出现较多的 Na^+ 和膜外出现较多的 K^+ 有关。钠泵活动时，泵出 Na^+ 和泵入 K^+ 这两个过程是同时进行的。根据在体或离体情况下的计算，在一般生理情况下，每分解一个 ATP 分子，可以使 3 个 Na^+ 移出膜外，同时有 2 个 K^+ 移入膜内。毒毛花苷是钠泵的特异性阻断剂（图 2-2-2）。

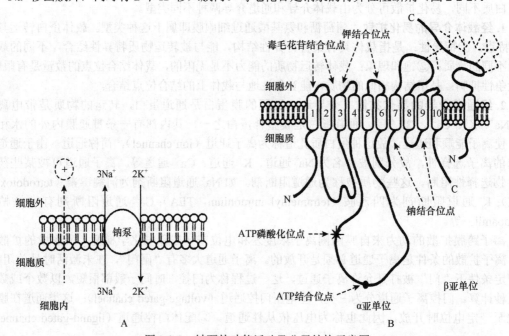

图 2-2-2　钠泵的功能活动及分子结构示意图

　　人体细胞新陈代谢所释放的能量约 25% 用于钠泵的转运，钠泵活动的生理意义：①造成细胞内高 K^+，这是许多代谢过程的必需条件；②钠泵将 Na^+ 排出细胞，将减少水分子进入细胞，对维持细胞的正常体积有一定意义；③逆浓度差和电位差进行转运，最终建立起一种势能储备。这种势能是细胞内外 Na^+ 和 K^+ 等以易化扩散形式进行跨膜转运的能量来源。

　　原发性主动转运是人体最重要的物质转运形式，除钠泵外，目前了解较多的还有钙泵、H^+-K^+ 泵等，这些离子泵蛋白在分子结构上和钠泵类似，都以直接分解 ATP 为能量来源，将有关离子进行逆浓度差的转运。

　　2. 继发性主动转运　　钠泵活动形成的势能储备，可以用于其他物质的逆浓度差跨膜转运，这种间接利用 ATP 能量的主动转运称为继发性主动转运（secondary active transport）。肠道和肾小管上皮细胞对葡萄糖、氨基酸等营养物质的吸收现象就属于继发性主动转运。在完整的在体肾小管和肠黏膜上皮细胞，由于在细胞的基底-外侧膜（即靠近毛细血管和相邻上皮细胞侧的膜）上有钠泵存在，因而能造成细胞内 Na^+ 浓度经常低于小管液或肠腔液中 Na^+ 浓度的情况，于是 Na^+ 可以不断由小管液和肠腔液顺浓度差进入细胞，由势能转化来的能量则用于葡萄糖分子逆浓度差进入细胞。这里，葡萄糖主动转运所需的能量不是直接来自 ATP 的分解，而是来自膜外 Na^+ 的高势能。因此这种类型的转运被称为继发性主动转运。

（四）膜泡运输

　　上面叙述的各种形式的物质跨膜转运，主要涉及小分子量的物质分子或离子。细胞对于一些大分子物质或固态、液态的物质团块，是由膜包围形成囊泡，通过膜包裹、膜融合和膜断裂等一系列过程完成转运，称为膜泡运输（vesicular transport）。膜泡运输包括出胞和入胞。

　　1. 出胞作用（exocytosis）　　是指细胞质内的大分子物质以分泌囊泡的形式排出细胞的过程。主要见于细胞的分泌活动，如内分泌腺细胞把激素分泌到细胞外液中，外分泌腺细胞把酶原颗粒和黏液等分泌到腺管的管腔中，以及神经细胞的轴突末梢把神经递质释放到突触间隙中。

　　2. 入胞作用（endocytosis）　　与出胞相反，指细胞外某些物质团块（如侵入体内的细菌、病毒、异物，或血浆中脂蛋白颗粒、大分子营养物质等）进入细胞的过程。入胞的过程，首先是细胞环境中的某些物质与细胞膜接触，引起该处的质膜发生内陷，以至包被该异物，然后与膜结构断离，最后是异物连同包被它的那一部分质膜整个地进入细胞质中。

（迪娜·艾尼瓦尔）

第三节　细胞的跨膜信号转导

　　人体虽然是由许多形态各异、功能不同的细胞所组成的，但多细胞生物作为一个整体，细胞间必须具备完善的信息传递系统以协调所有细胞的功能活动。细胞间传递信息的物质多达数百种，包括各种神经递质、激素、细胞因子（cytokine）、气体分子（如 NO、CO）等信号物质。这些细胞外信号物质通称为配体（ligand），它们通常由特定的细胞合成和释放，与其邻近或远距离的靶细胞受体相结合，引起相应的效应。细胞外信息以信号形式传递到膜内，引发靶细胞相应的功能效应，这一过程称为跨膜信号转导（transmembrane signal transduction），是细胞的基本功能之一。所谓受体（receptor）是指存在于细胞膜或细胞内的特殊蛋白质，即细胞接收信息的装置，能特异性识别生物活性分子（配体）并与之结合，进而引发特定的生物效应。根据受体分子结构、信号分子和信号转导途径的不同，跨膜信号转导方式大体上可以分为三大类：①离子通道型受体介导的信号转导；②G 蛋白偶联受体介导的信号转导；③酶偶联受体介导的信号转导。

一、离子通道型受体介导的信号转导

　　离子通道型受体指受体兼具离子通道的功能。当配体与受体结合时，离子通道开放，细胞对特定离子的通透性增加，从而引起细胞膜电位改变，实现化学信号的跨膜转导。化学门控离子通道如骨骼肌终板膜中的 N2 型 ACh 受体阳离子通道、γ-氨基丁酸受体和甘氨酸受体等属于离子通道型受体。

二、G 蛋白偶联受体介导的信号转导

G 蛋白偶联受体介导的信号转导是由膜受体（G 蛋白偶联受体）、鸟苷酸结合蛋白（G 蛋白）、G 蛋白效应器、第二信使、蛋白激酶等存在于细胞膜、细胞质及细胞核中一系列信号分子的连锁活动来完成的。

由于这类膜受体都要通过 G 蛋白才能发挥作用，故统称 G 蛋白偶联受体，其介导的信号转导过程大致如图 2-3-1 所示。

G 蛋白偶联受体介导的信号转导有多种方式，当不同的配体与膜受体结合后，可通过激活 G 蛋白进而激活不同的 G 蛋白效应器，在细胞内催化产生环腺苷酸（cAMP）、三磷酸肌醇（IP$_3$）、甘油二酯（DG）等第二信使，分别通过不同的途径激活不同的蛋白激酶或离子通道而发挥信号转导的作用（如 cAMP-PKA 途径、IP$_3$-Ca^{2+} 途径、DG-PKC 途径、G 蛋白-离子通道途径）。体内含氮类激素大多是通过这类转导方式发挥作用的。

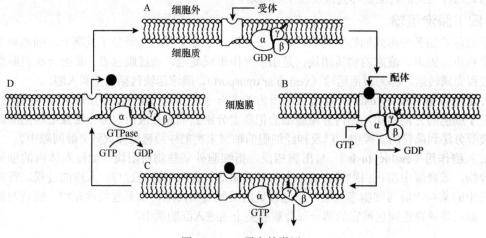

图 2-3-1　G 蛋白的激活

三、酪氨酸激酶受体介导的信号转导

近年来发现，一些肽类激素如胰岛素，以及一些在机体生长、发育过程中出现的统称为细胞因子的物质，包括神经生长因子、上皮生长因子、成纤维细胞生长因子、血小板源性生长因子和血细胞分化过程中的各种集落刺激因子等，当它们作用于相应的靶细胞时，是通过细胞膜中一类称为酪氨酸激酶受体（tyrosine kinase-linked receptor）的特殊蛋白质完成跨膜信号转导的。这类受体在结构上有多种类型，主要区别在于它们肽链中位于膜外的部分，以决定它们对相应配体的特异性结合能力；但它们都只有一个跨膜 α-螺旋和一个较短的膜内肽段。当膜外的肽段同相应的化学信号结合时，可以直接激活膜内侧肽段的蛋白激酶活性，此活性的一个表现是引发此肽段中酪氨酸残基的磷酸化，另一个表现是可以促进其他蛋白质底物中的酪氨酸残基发生磷酸化，由此再引发各种细胞内功能的改变。这一跨膜信号转导途径没有 G 蛋白的参与，也没有第二信使的产生和胞质中蛋白激酶的激活。

总之，细胞的功能及其调控机制是非常复杂的，不能靠单一信号转导来完成。各种信号转导途径之间存在着复杂的信号网络。只有在网络中各条信号通路相互协调，细胞才能对各种刺激做出迅速而准确的反应。

（马旭升）

第四节　细胞的电活动

细胞在进行生命活动时都伴有电现象，称为细胞生物电（bioelectricity）。细胞生物电是由一些带电离子（如 Na^+、K^+、Cl^-、Ca^{2+} 等）跨细胞膜流动产生的，表现为一定的跨膜电位（transmembrane potential）[简称膜电位（membrane potential）]。细胞的膜电位主要有两种表现形式，即安静状态下相对平稳的静息电位和受刺激时迅速发生并向远处传播的动作电位。机体所有的细胞都具有静息电位，而动作电位则仅见于神经细胞、肌细胞和部分腺细胞。临床上诊断疾病时广泛应用的心电图、脑电图、肌电图、胃肠电图和视网膜电图等是在器官水平上记录到的生物电，它们是在细胞生物电活动基础上发生总和的结果。

一、静 息 电 位

（一）静息电位的概念

静息电位（resting potential，RP）是指细胞未受刺激时存在于细胞膜内、外两侧的电位差。在所有被研究过的动、植物细胞中（少数植物细胞例外），静息电位都表现为膜内较膜外为负；如规定膜外电位为 0，则膜内电位大都在 $-100 \sim -10\text{mV}$ 之间。例如，枪乌贼的巨大神经轴突和蛙骨骼肌细胞的静息电位为 $-70 \sim -50\text{mV}$；高等哺乳动物的神经和肌细胞为 $-90 \sim -70\text{mV}$。只要细胞未受到外来刺激而且保持正常的新陈代谢，静息电位就稳定在某一相对恒定的水平。把静息电位存在时膜两侧所保持的内负外正的状态称为极化（polarization）；当静息时膜内外电位差的数值向膜内负值加大的方向变化时，称为超极化（hyperpolarization）；相反，如果向膜内电位负值减小的方向变化，称为去极化或除极化（depolarization）；细胞先发生去极化，然后再向正常安静时膜内所处的负值恢复，则称为复极化（repolarization）。

（二）静息电位产生机制

细胞内外 K^+ 的不均衡分布和安静状态下细胞膜主要对 K^+ 有通透性，可能是使细胞能保持内负外正的极化状态的基础。已知所有生物细胞正常时细胞内的 K^+ 浓度总是超过细胞外 K^+ 浓度很多，而细胞外 Na^+ 浓度总是超过细胞内 Na^+ 浓度很多，这是钠泵活动的结果。由于高浓度的离子具有较高的势能，K^+ 有向膜外扩散的趋势，而 Na^+ 有向膜内扩散的趋势。假定膜在安静状态下只对 K^+ 有通透的可能，那么就只有 K^+ 能以易化扩散的形式移向膜外，由于膜内带负电荷的蛋白质大分子不能随之移出细胞，于是随着 K^+ 的移出，就会出现膜内变负、膜外变正的状态，而这将对 K^+ 的进一步移出起阻碍作用；K^+ 移出越多，膜的外正内负情况越明显，于是很快会出现一种情况，即当移到膜外的 K^+ 所造成的外正内负的电场力，足以对抗 K^+ 由于膜内高浓度而形成的外移趋势时，膜内外不再有 K^+ 的净移动，而膜两侧的电位差即内负外正的情况也稳定在某一数值。这一状态称为 K^+ 平衡电位。Bernstein 正是利用了这一原理来说明细胞跨膜静息电位的产生机制。K^+ 平衡电位所能达到的数值，是由膜两侧最初存在的 K^+ 浓度差的大小决定的，它的精确数值可根据物理化学上著名的能斯特（Nernst）方程算出：

$$E_K = 60\lg[K^+]_o/[K^+]_i \ (\text{mV})$$

式中，E_K 表示 K^+ 平衡电位常数，式中只有 $[K^+]_o$ 和 $[K^+]_i$ 是变数，分别代表膜外和膜内的 K^+ 浓度。例如，在枪乌贼的巨大神经纤维测得的静息电位值为 -77mV，而按当时 $[K^+]_o$ 和 $[K^+]_i$ 值算出的 E_K 为 -87mV，基本符合上述静息电位相当于 K^+ 的平衡电位的解释；并且又相继证明，膜结构中有一种类型的 K^+ 通道在膜静息电位时确实处于开放状态，而 Na^+ 通道则处于关闭状态，使得膜在静息时只可能有 K^+ 的外移而几乎完全没有 Na^+ 的内移。这就说明，细胞内高 K^+ 浓度和安静时膜只对 K^+ 有通透性，是大多数细胞产生和维持静息电位的主要原因。

二、动作电位

（一）动作电位的概念和特点

动作电位（action potential，AP）是指细胞在静息电位的基础上接收有效刺激后产生的一个迅速的可向远处传播的膜电位波动。例如，当神经纤维在安静状况下受到一次阈刺激时，膜内的负电位迅速减小以至消失，进而变成正电位，即膜内电位在短时间内由原来的 –90～–70mV 变到 +20～+40mV 的水平，由原来相对的内负外正变为内正外负，形成动作电位变化曲线的上升支，称为去极相。动作电位上升支中零位线以上的部分，称为超射；其电位数值为 +20～+40mV 称为超射值。但是，由刺激所引起的这种膜内外电位的倒转只是暂时的，很快就出现膜内电位的下降，膜电位趋向原有的负电位状态，就构成了动作电位曲线的下降支，即复极相。由此可见，动作电位实际上是膜受刺激后在原有静息电位基础上发生的一次膜两侧电位的快速倒转和复原，亦即先出现膜的快速去极化而后又出现复极化。在神经纤维，它一般在 0.5～2.0ms 的时间内完成，在描记的图形上表现为一次短促而尖锐的脉冲样变化，故称为锋电位（spike potential）（图 2-4-1）。

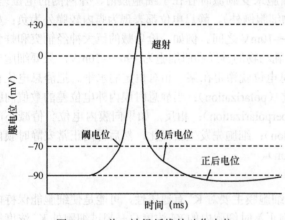

图 2-4-1　单一神经纤维的动作电位

动作电位或锋电位的产生是细胞兴奋的标志，它只在外加刺激达到一定强度时才能出现。但单一神经或肌细胞动作电位的一个重要特点是，只要刺激达到了阈值（阈强度），再增加刺激强度并不能使动作电位的幅度有所增大。也就是说，锋电位在刺激过弱时不出现，但在刺激达到一定强度以后，它并不随刺激的强弱而改变固有的大小和波形。此外，动作电位不是只出现在受刺激的局部，它在受刺激部位产生后，还可沿着细胞膜向周围传播，而且传播的范围和距离并不因原初刺激的强弱而有所不同，直至整个细胞的膜都依次兴奋并产生一次同样大小和形式的动作电位。这种在同一细胞上动作电位大小不随刺激强度和传导距离而改变的现象，称作全或无规则。

在不同的可兴奋细胞，动作电位虽然在基本特点上类似，但它的幅值和持续时间可以各不相同。例如，神经和骨骼肌细胞动作电位的持续时间以一个或几个毫秒计，而心肌细胞的动作电位则可持续数百毫秒。虽然如此，这些动作电位都各自表现出全或无规则。

（二）动作电位的产生机制

由于细胞外高 Na^+，而且膜内静息时原已维持着的负电位也对 Na^+ 的内流起吸引作用，于是膜受到一定的刺激后 Na^+ 迅速内流，结果先是造成膜内负电位的迅速消失；而且由于膜外 Na^+ 较高的浓度势能，Na^+ 在膜内负电位减到零时仍可继续内移，直至内移的 Na^+ 在膜内形成的正电位足以阻止 Na^+ 的净移入。这时膜内所具有的电位值，理论上应相当于根据膜内、外 Na^+ 浓度差代入 Nernst 方程时所得出的 Na^+ 平衡电位值（可写为 E_{Na}）。计算表明，动作电位所能达到的超射值，即膜内正电位的数值，正相当于计算所得的 E_{Na} 值。

但是，膜内电位并不停留在正电位状态，而是很快出现动作电位的复极相，这是因为 Na^+ 通道开放的时间很短，很快就进入失活状态，从而使膜对 Na^+ 的通透性变小。与此同时，电压门控 K^+ 通道开放，于是膜内 K^+ 在浓度差和电位差的推动下又向膜外扩散，使膜内电位由正值又向负值发展，直至恢复到静息电位水平。

简而言之，动作电位的去极相主要是由于膜对 Na^+ 通透性的突然增大引起的 Na^+ 快速内流所形成，去极相发展的最高水平，即动作电位的幅度，接近于静息电位的绝对值与 Na^+ 平衡电位的绝对值之和；动作电位的复极相主要是膜对 K^+ 的通透性增大引起 K^+ 外流所形成的。离子的这种跨膜移动都是不耗能的易化扩散。细胞每兴奋一次或每产生一次动作电位，细胞内 Na^+ 浓度的增加及细胞外 K^+ 浓度的增加都十分微小，但这种微小的变化，也足以激活细胞膜上的钠泵，使它加速运转，逆浓度差将细胞内多余的 Na^+ 运至细胞外，将细胞外多余的 K^+ 运入细胞内，从而使细胞膜内外的离子分布恢复到原先的静息水平。

如上所述，由于神经纤维膜和一般肌细胞膜中具有特殊功能特性的电压门控 Na^+ 通道和 K^+ 通道的存在，可以满意地解释锋电位或动作电位的产生机制。在其他细胞，如心肌细胞，由于细胞表达并在膜结构中装配了更多不同性能的电压门控通道（包括 Na^+、K^+，特别是 Ca^{2+} 通道）和其他通道，使得心肌细胞的动作电位具有不同的形式和时程特点。

（三）动作电位的触发

1. 阈刺激 刺激（stimulus）是指细胞能感受到的内、外环境的变化，包括物理、化学和生物等变化。能使细胞产生动作电位的最小刺激强度，称为阈强度（threshold intensity）或阈值（threshold）。相当于阈强度的刺激称为阈刺激（threshold stimulus）。大于或小于阈强度的刺激分别称为阈上刺激和阈下刺激。

2. 阈电位 当刺入轴突膜内的一个电极同电源负极相连时，不同强度的电刺激只能引起膜内原有负电位即静息电位不同程度地加大，即引起膜不同程度的超极化，这时即使用很强的刺激也不会引发动作电位；相反，当膜内的刺激电极同电源正极相连时，接通电路将在膜内引起去极化，而且当刺激加强使膜内去极化达到某一临界值时，引起细胞膜上一定数量的 Na^+ 通道开放，由此引起的 Na^+ 内流会造成膜的进一步去极化，膜的进一步去极化，又导致更多的 Na^+ 通道开放，有更多的 Na^+ 内流，这种正反馈式的相互促进（或称为再生循环），使膜迅速、自动地去极化，就可在已经出现的去极化的基础上爆发一次动作电位。这个能进一步诱发动作电位的去极化临界膜电位值，称为阈电位（threshold potential）。它是所有可兴奋细胞的一项重要功能指标，如在巨大神经轴突，静息电位为 −70mV，阈电位约相当于 −55mV；在一般细胞，阈电位大都较它们的静息电位的负值少 10～15mV。

3. 局部兴奋及其特性 如前所述，阈下刺激只能引起低于阈电位值的去极化，不能产生动作电位，但它能引起该段膜中所含 Na^+ 通道的少量开放，少量 Na^+ 内流造成原有静息电位的减小，但尚达不到阈电位水平。这种膜局部出现的一个较小的去极化，称为局部反应或局部兴奋。局部兴奋的特点：①它不是"全或无"的，在阈下刺激的范围内，随刺激强度的增大而增大；②不能在膜上做远距离传播，发生在膜的某一点的局部兴奋，可以使邻近的膜也产生类似的去极化，但随距离加大而迅速减小以至消失，称为电紧张性扩布；③局部兴奋是可以互相叠加的，当一处产生的局部兴奋由于电紧张性扩布致使邻近处的膜也出现程度较小的去极化，而该处又因另一刺激也产生了局部兴奋，虽然两者单独出现时都不足以引发一次动作电位，但如果遇到一起时可以叠加起来，以致有可能达到阈电位而引发一次动作电位，这称为兴奋的空间总和；局部兴奋的叠加也可以发生在连续接收数个阈下刺激的膜的某一点，亦即当前面刺激引起的局部兴奋尚未消失时，与后面刺激引起的局部兴奋发生叠加，这称为时间总和。总和现象在神经元细胞体和树突的功能活动中十分重要和常见。

（四）动作电位在同一细胞上的传播

可兴奋细胞的特征之一，是它任何一个部位的膜所产生的动作电位，都可沿着细胞膜向周围传播，使整个细胞的膜都经历一次与被刺激部位同样的跨膜离子移动，表现为动作电位沿整个细胞膜的传导。

1. 传播机制 一条无髓神经纤维的某一小段因受到足够强的外加刺激而出现动作电位，也就是说，该处出现了膜两侧电位的暂时性倒转，由静息时的内负外正变为内正外负，但和该段神经相邻接的神经段仍处于安静时的极化状态；由于膜两侧的溶液都是导电的，于是在已兴奋的神经段和与它相邻的未兴奋的神经段之间，由于电位差的出现而发生电荷移动，称为局部电流（local current）。它的运动方向是，在膜外的正电荷由未兴奋段移向已兴奋段，而膜内的正电荷由已兴奋段移向未兴奋段。这样流动的结果是造成未兴奋段膜内电位升高而膜外电位降低，即引起该处膜的去极化。去极化到阈电位时，也会使该段出现它自己的动作电位。这就是说，所谓动作电位的传导，实际是已兴奋的膜部分通过局部电流"刺激"了未兴奋的膜部分，使之出现动作电位；这样的过程在膜表面连续进行下去，就表现为兴奋在整个细胞的传导（图2-4-2）。

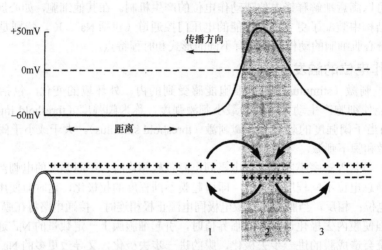

图 2-4-2 无髓鞘神经纤维兴奋的传播原理

图中上方为一从右向左传播中的神经纤维动作电位；下方示意局部电流的形成，局部电流起源于神经纤维膜内侧和膜外侧的兴奋区（图中影区2）与前方未兴奋区（1）之间的电位差，如下图中箭头所示，在兴奋区（2）与尚处于不应期的复极区（3）也存在局部电流

上述兴奋传导机制虽然以无髓神经纤维为例，但兴奋在其他可兴奋细胞（如骨骼肌细胞）中的传导，基本上遵循同样的原理。比较特殊的是兴奋在脊椎动物有髓神经纤维上的传导方式。有髓神经纤维在轴突外面包有一层相当厚的髓鞘，而构成髓鞘主要成分的脂质是不导电或不允许带电离子通过的，因此只有在髓鞘暂时中断的郎飞结处，轴突膜才能和细胞外液接触，使跨膜离子移动得以进行；这样，当有髓纤维受到外来刺激时，动作电位只能在邻近刺激点的郎飞结处产生，而局部电流也只能发生在相邻的郎飞结之间，这就使动作电位的传导表现为跨过每一段髓鞘而在相邻的郎飞结处相继出现，这称为兴奋的跳跃式传导（saltatory conduction）。跳跃式传导时的兴奋传导速度，显然要比上述无髓纤维或肌细胞的传导速度快得多；而且由于跳跃式传导时，单位长度内每传导一次兴奋所涉及的跨膜离子运动的总数要少得多，因此它还是一种更"节能"的传导方式。看来，神经髓鞘在进化过程中的出现，既增加了神经纤维的传导速度，又减少了这一过程中的能量消耗。

2. 传播特点 如果一条神经纤维在它的中间部受到刺激，动作电位将会由中间向纤维两端传导，这是由于局部电流可以出现在原兴奋段的两侧。由此可以理解，兴奋在同一细胞上的传导，并不限于朝向某一方向；体内神经纤维之所以有传入和传出之分，是因为在整体条件下，传入纤维只能在它们和感受器相连接的外周端出现动作电位而传向中枢，而传出纤维只能在它们和细胞体连接处产生动作电位而传向外周，并非由于这些纤维本身只能单方向传导兴奋。另外，由于锋电位产生期间电位变化的幅度和陡度相当大，因此对单一细胞来说，局部电流的强度超出可引起邻近膜兴奋所必需阈强度的数倍，因而以局部电流为基础的传导过程是相当"安全"的，即一般不会因某处动作电位不足致使邻近的膜产生兴奋而引起传导阻滞，这一点与一般化学突触处的兴奋传递有明显的差别。

（五）细胞兴奋后兴奋性的变化

组织细胞在受到刺激产生一次兴奋的过程中，其兴奋性会发生一系列周期性的变化，然后兴奋性才恢复至接受刺激前的正常水平（图2-4-3）。不同的可兴奋性细胞，甚至不同种类动物的同类细胞，周期持续时间都会有所不同。

1. 绝对不应期　此期是组织细胞接收一次有效刺激产生兴奋后的一段极短的时间。在这段时间内，组织细胞的兴奋性下降为零，对任何强度的刺激都不发生反应，即不能再次产生动作电位。此期可以决定两次兴奋的最小时间间隔，确定细胞在单位时间内产生动作电位的最大频率。

2. 相对不应期　短暂的绝对不应期之后，组织细胞进入相对不应期。处在相对不应期时，组织细胞对阈上刺激，即对较强的刺激有可能发生兴奋反应。说明这一时期细胞兴奋性由最低点逐渐恢复，但仍低于组织细胞受刺激之前的正常兴奋性。在这一期，细胞若接收一个额外的阈上刺激，有可能产生一个额外的反应，如心脏期前收缩就是发生在心肌细胞兴奋后的相对不应期内。

3. 超常期　在相对不应期后组织细胞进入超常期。此期组织细胞对阈下刺激也有可能发生兴奋反应，表现为兴奋性略高于正常。

4. 低常期　超常期之后组织细胞进入低常期。此期细胞兴奋性又有所下降而略低于正常。此期过后组织细胞兴奋反应的过程结束，其兴奋性才能完全恢复至正常，为接收下一次刺激产生新的反应做好准备。

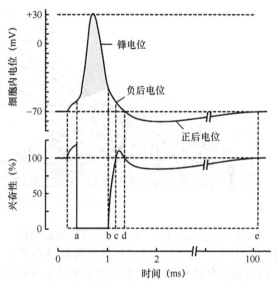

图 2-4-3　兴奋性变化与动作电位的时间关系示意图
ab. 绝对不应期；bc. 相对不应期；cd. 超常期；de. 低常期

（迪娜·艾尼瓦尔）

第五节　肌细胞的收缩

人体各种形式的运动，主要是靠肌细胞的收缩活动来完成的。例如，躯体各种动作的产生由骨骼肌的收缩引起；心脏的泵血功能由心肌的收缩和舒张完成；一些中空脏器如胃肠道、膀胱、子宫、血管等内脏的运动，则与平滑肌的收缩相关联。不同肌肉组织在功能和结构上各有特点，但从分子水平来看，各种收缩活动都与细胞内在的收缩蛋白有关；收缩和舒张过程的控制也有某些相似之处。本节以骨骼肌为重点，阐述肌细胞的收缩原理和肌肉收缩的力学表现。

一、骨骼肌神经肌肉接头处的兴奋传递

运动神经纤维在到达神经末梢处时先脱去髓鞘，以裸露的轴突末梢嵌入到肌细胞膜终板的膜凹陷中，但轴突末梢的膜和终板膜并不直接接触，而是被充满了细胞外液的接头间隙隔开。有时神经末梢下方的终板膜有规则地向细胞内凹入，形成许多皱褶，其意义可能在于增加接头后膜的面积，使它可以容纳较多数目的特殊蛋白质分子，这些蛋白质最初被称为 N 型乙酰胆碱

（acetylcholine，ACh）受体，现已证明它们是一些化学门控离子通道，具有能与 ACh 特异性结合的亚单位。在轴突末梢的轴质中，除了有许多线粒体外，还含有大量直径约 50nm 的无特殊构造的囊泡。囊泡内含有 ACh，ACh 首先在轴质中合成，然后储存在囊泡内。每个囊泡中储存的 ACh 量通常是相当恒定的，而且当它们被释放时，也是通过出胞作用，以囊泡为单位倾囊释放，被称为量子释放（quantal release）。当神经末梢处有神经冲动传来时，在动作电位造成的局部膜去极化的影响下，引起该处膜结构中特有的电压门控 Ca^{2+} 通道的开放，Ca^{2+} 内流启动囊泡的移动，促使囊泡膜与轴突膜的融合，并在融合处出现裂口，使囊泡中的 ACh 全部进入接头间隙。这里 Ca^{2+} 的进入量决定着囊泡释放的数目（图 2-5-1）。

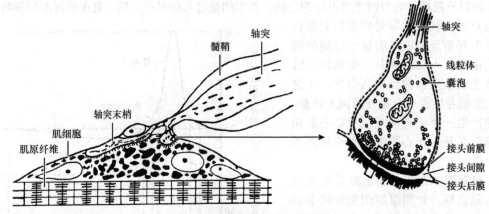

图 2-5-1　神经肌肉接头的结构

当 ACh 分子通过接头间隙到达终板膜表面时，立即同集中存在于该处的特殊化学门控离子通道分子的两个 α 亚单位结合，由此引起的蛋白质分子内部构象的变化会导致通道开放。主要引起 Na^+ 的内流和少量 K^+ 外流，其总的效果是使终板膜处原有的静息电位减小，出现一次较缓慢的膜的去极化，称为终板电位（end-plate potential，EPP）。终板电位通过电紧张性扩散，使与之邻近的一般肌细胞膜（非终板膜）去极化而使之达到阈电位，激活该处膜中的电压门控 Na^+ 通道和 K^+ 通道，引发一次可沿整个肌细胞膜传导的动作电位。终板电位与前述的局部兴奋电反应有类似的性质：不表现全或无规则，其大小与接头前膜释放的 ACh 的量呈正比，无不应期，可表现总和现象等。

正常情况下，一次神经冲动所释放的 ACh 引起的终板电位的大小，大约超过引起肌细胞膜动作电位所需阈值的 3~4 倍，因此每一次神经冲动到达末梢，都能可靠地使肌细胞兴奋和收缩一次，这一点与将来要讨论的神经元之间的兴奋传递有明显不同。接头传递能保持这种 1 对 1 的关系，还要靠每一次神经冲动所释放的 ACh 能够在它引起一次肌肉兴奋后被迅速清除，否则它将持续作用于终板而使终板膜持续去极化，并影响下次到来的神经冲动的效应。ACh 的清除主要靠分布在接头间隙和接头后膜上的胆碱酯酶对它的降解作用。许多药物可以作用于接头传递过程中的不同阶段，从而影响正常的接头传递功能。例如，筒箭毒碱和 α-银环蛇毒素可以同 ACh 竞争性地与终板膜的 ACh 受体亚单位形成牢固的结合，因而可以阻断接头传递而使肌肉失去收缩能力。有类似作用的药物常被称为肌肉松弛剂。机体产生自身抗体破坏 ACh 受体阳离子通道可导致重症肌无力，新斯的明可抑制乙酰胆碱酯酶而改善肌无力患者的症状；有机磷农药中毒却因胆碱酯酶被磷酸化丧失活性而引起中毒症状等。

二、骨骼肌细胞的结构特征

骨骼肌细胞在结构上最突出之点，是它们含有大量的肌原纤维和丰富的肌管系统，而且这些结构在排列上是高度规则有序的。这是肌肉进行机械活动、耗能做功的基础，如图 2-5-2。

1. 肌原纤维和肌节　每个肌纤维都包含大量直径为 1~2μm 的肌原纤维。它们平行排列，纵贯肌纤维全长。每条肌原纤维的全长都呈现规则的明、暗交替，分别称为明带和暗带；在暗带中央，有一段相对透明的区域，称为 H 带，它的长度随肌肉所处状态的不同而有变化；在 H 带中央亦即整个暗带的中央，又有一条横向的暗线，称为 M 线。明带的长度是可变的，它在肌肉安静时较长，并且在一定范围内可因肌肉受被动牵引而变长；在肌肉因收缩而缩短时可变短。明带中央也有一条横向的暗线，称为 Z 线（或 Z 盘）。肌原纤维上每一段位于两条 Z 线之间的区域，称为肌节

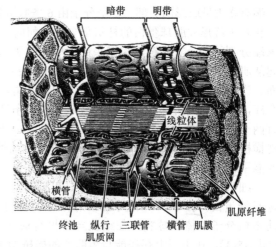

图 2-5-2　骨骼肌细胞的肌原纤维和肌管系统

（sarcomere），是肌肉收缩和舒张的最基本单位，它包含一个位于中间部分的暗带和两侧各 1/2 的明带。由于明带的长度可变，肌节的长度在不同情况下可变动于 1.5~3.5μm，通常在体骨骼肌安静时肌节的长度为 2.0~2.2μm。

2. 肌管系统　指包绕在每一条肌原纤维周围的膜性囊管状结构。由两组独立的管道系统所组成。一部分肌管的走行方向和肌原纤维相垂直，称为横管系统，简称 T 管，是由肌细胞的表面膜向内凹入而成，因而是细胞表面质膜的延续，但凹入的部分形成闭合的管道而不与胞质相通。它们穿行在肌原纤维之间，并在 Z 线的附近形成环绕肌原纤维的管道；横管之间可相互交通，且内腔通过肌膜凹入处的小孔与细胞外液相通。肌原纤维周围还有另一组肌管系统，就是纵管系统，也称肌质网，简称 L 管；它们的走行方向与肌节平行，但主要包绕每个肌节的中间部分；它们也相互沟通，但不与细胞外液或胞质沟通，只是在接近肌节两端的横管时管腔出现膨大，称为终末池，使纵管以较大的面积和横管相靠近。每一横管和来自两侧肌节的纵管终末池，构成所谓三联管结构。横管和纵管的膜在三联管结构处并不接触，中间为约 12nm 宽的胞质，说明它们之间要进行某种形式的信息转导才能实现功能上的联系。横管系统的作用据认为是将肌细胞膜兴奋时出现的电变化沿 T 管膜传入细胞内部，肌质网和终末池的作用是通过 Ca^{2+} 的储存、释放和再积聚，触发肌节的收缩和舒张；而三联管结构正是把肌细胞膜的电变化和细胞内的收缩过程耦联起来的关键部位。

三、骨骼肌细胞的收缩机制

目前公认的肌肉收缩机制是 Huxley 等在 1954 年提出的肌丝滑行学说（sliding filament theory）。其主要内容是：横纹肌收缩时在外观上虽然表现为整个肌肉或肌纤维的缩短，但在肌细胞内并无肌丝或它们所含的蛋白质分子结构的缩短，只是由 Z 线发出的细肌丝主动向粗肌丝间隙滑行，向暗带中央移动，结果使相邻的 Z 线都互相靠近，肌节长度变短，造成整个肌原纤维、肌细胞乃至整条肌肉长度的缩短。直接观察表明，肌肉收缩时并无暗带长度的变化，只能看到明带长度的缩短；与此同时暗带中央 H 带也相应地变窄。这说明细肌丝在肌肉收缩时也没有缩短，只是它们向暗带中央移动，和粗肌丝发生了更大程度的重叠。细肌丝向粗肌丝滑行的机制已从组成肌丝的蛋白质分子结构的水平得到阐明。

1. 肌丝的结构　粗肌丝由肌球蛋白（myosin，亦称肌凝蛋白）分子组成，它们在粗肌丝中呈独特的有规则排列。一条粗肌丝约含有 200 个肌球蛋白分子，每个分子长 150nm，呈长杆状，其

一端有膨大呈球形的头部。每个分子由 6 条肽链构成，包括一对重链和两对轻链。两条重链的尾部相互缠绕形成肌球蛋白的杆状部分，都朝向 M 线聚合成束，形成粗肌丝的主干；两条重链的末端分别结合一对轻链，构成头部，球形的头部连同与它相连的一小段称作桥臂的杆状部分一起从肌丝中向外伸出，形成横桥（cross bridge）。横桥有规则地裸露在 M 线两侧的粗肌丝主干表面。当肌肉安静时，横桥与主干的方向相垂直，由粗肌丝表面突出约 6nm，其分布位置也严格有序，即每个横桥都能分别同环绕它们的 6 条细肌丝相对，有利于它们之间的相互作用。横桥有两个主要特性：一是在一定条件下可以和细肌丝上的肌动蛋白分子呈可逆性地结合，同时出现横桥向 M 线方向扭动；二是具有 ATP 酶的活性，可分解 ATP 获得能量，作为横桥扭动和做功的能量来源。

细肌丝由肌动蛋白、原肌球蛋白和肌钙蛋白 3 种蛋白分子组成。其中肌动蛋白（actin，亦称肌纤蛋白）占 60%，它与肌丝滑行有直接的关系，故和肌球蛋白一同被称为收缩蛋白。肌动蛋白分子单体呈球状，在细肌丝中聚合成两条链并相互缠绕成螺旋状，成为细肌丝的主干（图 2-5-3），在主干上存在能与粗肌丝的横桥相结合的位点。细肌丝中另外两种蛋白分子，即原肌球蛋白和肌钙蛋白，不直接参与肌丝滑行，但可影响和控制收缩蛋白之间的相互作用，故称为调节蛋白。原肌球蛋白（tropomyosin，亦称原肌凝蛋白）分子呈长杆状，由两条肽链缠绕成双螺旋结构，在细肌丝中和肌动蛋白双螺旋并行。肌钙蛋白（troponin）分子呈球形，含有 3 个亚单位，即 TnT、TnC 及 TnI，以一定的间隔出现在原肌球蛋白的双螺旋结构上。静息时，肌钙蛋白的 TnT、TnI 分别与原肌球蛋白和肌动蛋白紧密相连，使原肌球蛋白保持在遮盖肌动蛋白上横桥的结合位点的位置，对两者的结合起阻碍作用。TnC 具有 Ca^{2+} 的结合位点，每分子 TnC 可结合 4 个 Ca^{2+}。

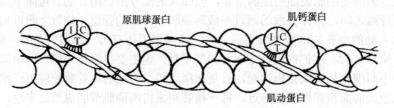

图 2-5-3　细肌丝的分子组成

I、T、C 分别代表肌钙蛋白的三个亚单位

2. 肌丝滑行的过程　根据上述粗、细肌丝的分子结构和功能特点，目前公认的肌丝相互滑行的基本过程为：当细胞质中 Ca^{2+} 浓度升高时，Ca^{2+} 迅速与 TnC 结合，引起肌钙蛋白构型改变，3 个亚单位间的连接由松散状态变得坚固，导致 TnI 与肌动蛋白的结合减弱和原肌球蛋白向肌动蛋白双螺旋沟槽的深部移动，肌动蛋白分子上能与肌球蛋白横桥结合的位点暴露。横桥与肌动蛋白结合后，ATP 酶被激活，水解 ATP 而释放出能量，引起横桥扭动，牵引肌动蛋白丝向 M 线方向移动。ATP 分解后，原来的横桥复位，并迅速与肌动蛋白分离。在 ATP 不断补充的情况下，横桥又重新和细肌丝的下一位点结合，重复上述的反应，如此周而复始，依次将细肌丝向 M 线方向牵拉。横桥与肌动蛋白结合、扭动、复位的过程称为横桥周期（cross-bridge cycle）。横桥的这种循环在一个肌节以至于整个肌肉中都是非同步进行的，这样才可能使肌肉产生恒定的张力和连续的缩短。在一定肌节长度内，细肌丝滑动距离越大，肌张力也越大（图 2-5-4）。活动的横桥数目越多，肌张力和缩短的距离越大。能参与循环的横桥数目及横桥循环活动的进行速度，是决定肌肉缩短程度、缩短速度及所产生张力的关键因素。当 Ca^{2+} 浓度下降到临界阈值（10^{-7}mol/L）以下时，Ca^{2+} 与肌钙蛋白脱离，肌钙蛋白的 TnI 亚单位又重新与肌动蛋白连接，原肌球蛋白也恢复到原来位置，在肌肉弹性的被动牵引下，肌丝复位，肌肉松弛。

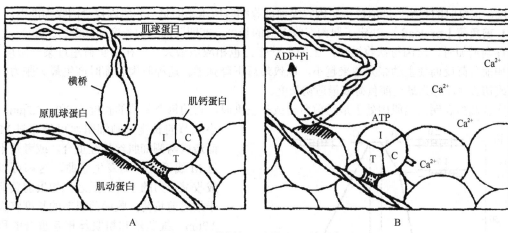

图 2-5-4　横桥扭动与肌丝滑行示意图

A.肌动蛋白上的结合位点被原肌球蛋白遮盖；B.肌动蛋白上的结合位点暴露，横桥与结合位点相结合，继而引起横桥的扭动和细肌丝的滑行

四、骨骼肌细胞的兴奋-收缩耦联

当肌细胞发生兴奋时，首先在肌膜上出现动作电位，然后才发生肌丝滑行、肌节缩短、肌细胞的收缩反应。这种将以膜的电变化为特征的兴奋和以肌丝滑行为基础的收缩联系起来的中介过程称为兴奋-收缩耦联（excitation-contraction coupling）。目前认为，其基本过程包括：①肌膜上的动作电位通过横管系统向肌细胞的深处传导，激活肌膜和横管膜上的 L 型钙通道。②激活的 L 型钙通道通过变构作用（骨骼肌）或内流的 Ca^{2+}（心肌）激活终池膜上的钙释放通道，通道开放，Ca^{2+} 释放入胞质，使胞质内的 Ca^{2+} 浓度从安静时的低于 $10^{-7}mol/L$ 升高至 $10^{-5}mol/L$。③胞质内 Ca^{2+} 浓度的升高启动肌丝滑行过程，肌肉收缩。④在胞质内 Ca^{2+} 浓度升高的同时激活纵管膜上的钙泵，将胞质的 Ca^{2+} 回收入肌质网，使得胞质 Ca^{2+} 浓度降低，和肌钙蛋白结合的 Ca^{2+} 解离，肌肉即舒张（图 2-5-5）。

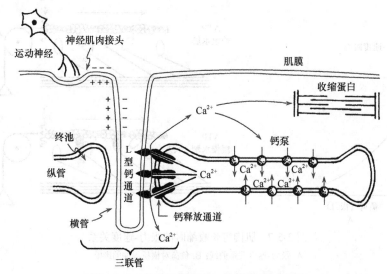

图 2-5-5　骨骼肌的兴奋 - 收缩耦联示意图

五、影响横纹肌收缩效能的因素

肌肉收缩效能表现为收缩时所产生的张力大小、肌肉缩短的程度，以及产生张力或肌肉缩短

的速度。横纹肌的收缩效能取决于肌肉收缩前或收缩时所承受的负荷和肌肉自身的收缩能力。

1. 前负荷（preload） 决定了肌肉在收缩前的长度，亦即肌肉的初长度（initial length）。当前负荷逐渐增加时，肌肉每次收缩所产生的主动张力也相应地增大，但在前负荷超过某一限度后，再增加前负荷反而使主动张力越来越小，以致最后下降到零。这种肌肉收缩时产生最大张力的前负荷或初长度，称为最适前负荷或最适初长度。

实验观察表明，当肌肉处于最适前负荷或初长度时，它的每个肌节的长度为 $2.0 \sim 2.2 \mu m$。减小肌节的长度，则细肌丝可能穿过 M 线而造成两侧细肌丝相互重合，或者是不穿过 M 线而在一侧发生卷曲，这都可以造成收缩张力的下降。反之，如果前负荷大于最适前负荷，收缩前肌节的长度将大于 $2.2 \mu m$，细肌丝和粗肌丝相互重合的程度将逐渐变小，使得肌肉收缩时起作用的横桥数也减少，造成所产生张力的下降。当前负荷使肌节长度增加到 $3.5 \mu m$ 时，细肌丝将全部由暗带拉出，这时肌肉受刺激时不能再产生主动张力（图 2-5-6）。

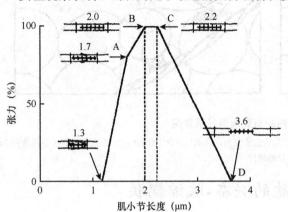

图 2-5-6　肌节的长度-张力关系示意图

2. 后负荷 肌肉开始收缩后所遇到的负荷称为后负荷（afterload）。骨骼肌的前负荷固定不变，人为地改变后负荷，就可以观察不同后负荷对肌肉收缩的影响。在一般情况下，将肌肉的前负荷固定在它的最适前负荷，然后在逐次改变后负荷的条件下观察肌肉收缩的情况。随着后负荷的增加，收缩张力增加而缩短速度减小。当后负荷增加到使肌肉不能缩短时，肌肉可产生最大等长收缩张力（P_0）；当后负荷为零时，肌肉缩短可达最大缩短速度（V_{max}）。肌肉的缩短速度取决于横桥周期的长短，而收缩张力则取决于每瞬间与肌动蛋白结合的横桥数目（图 2-5-7）。

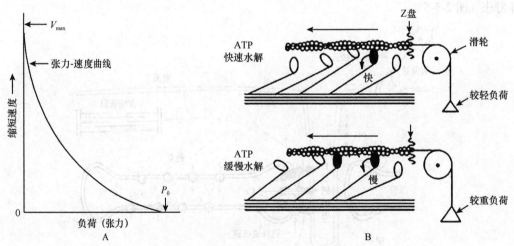

图 2-5-7　肌肉等长收缩时的张力-速度关系

A. 张力-速度关系曲线；B. 负荷对横桥周期的影响

3. 肌肉收缩能力（muscle contractility） 是指与前负荷和后负荷无关的肌肉本身的内在特性，与收缩和舒张过程各环节的肌肉内部功能状态有关，如兴奋-收缩耦联过程中胞质内 Ca^{2+} 的水平和肌球蛋白的 ATP 酶活性等。许多神经递质、体液物质、病理因素和药物都能调节和影响肌肉收缩能力。

六、骨骼肌收缩的外部表现

肌肉收缩的效应为长度的缩短和（或）张力的增加，表现为等张收缩和等长收缩。根据刺激频率的不同，又可以出现单收缩和强直收缩等收缩形式。

1. 等张收缩和等长收缩　当肌肉发生兴奋出现收缩时，根据肌肉的长度与张力的改变，可分为等张收缩和等长收缩两种形式。将肌肉标本一端固定，另一端处于游离状态，电刺激引起肌肉兴奋，于是肌肉开始以一定的速度缩短，这种收缩的特点是肌肉收缩时长度明显缩短但张力始终不变，这种收缩形式称为等张收缩（isotonic contraction）。肌肉长度缩短可使躯体对抗某种阻力而移位，完成一定的物理功。如果在实验时将肌肉两端固定，肌肉收缩时，其长度不能缩短，但肌肉张力增大，这种收缩形式称为等长收缩（isometric contraction）。在体内，肌肉张力增加可保持躯体一定的体位，但无移位和做功。肌肉出现何种收缩形式，取决于肌肉本身的功能状态和肌肉所遇到的负荷条件。一些与维持身体固定姿势和克服外力（如重力）有关的肌肉收缩时以产生张力为主，接近于等长收缩；一些与肢体运动有关的肌肉，则表现为不同程度的等张收缩。在体内，骨骼肌的收缩多表现为既改变长度又增加张力的混合收缩形式。但由于不同部位肌肉的附着或功能特点不同，其收缩形式有所侧重。

2. 单收缩和强直收缩　根据施予肌肉的刺激频率不同，肌肉兴奋收缩时可呈单收缩和强直收缩两种形式。在实验条件下，给予骨骼肌一次单个电刺激，可产生一次动作电位，随后引起肌肉发生一次迅速而短暂的收缩和舒张的过程，称为单收缩（single twitch）。单收缩整个过程可分为收缩期和舒张期。如果给肌肉以连续的短促刺激，随着刺激频率的不同，肌肉收缩会出现不同的形式。当频率较低时，后一个刺激落在前一个刺激引起的收缩过程结束之后，则只引起一连串各自分开的单收缩。随着频率的增加，若后一个刺激落在前一个刺激引起的收缩过程中的舒张期，则形成不完全强直收缩，表现为顶端呈锯齿状的收缩曲线。若刺激频率再增加，每一个后续的刺激落在前一个收缩过程中的收缩期，则各次收缩的张力变化和长度缩短完全融合或叠加起来，就形成完全强直收缩，呈顶端光滑的收缩曲线（图 2-5-8）。不完全强直收缩与完全强直收缩均称为强直收缩（tetanus）。

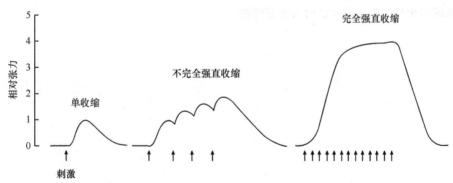

图 2-5-8　不同频率的刺激对肌肉收缩形式的影响

骨骼肌每次受刺激而兴奋时，其绝对不应期甚短，约为 1ms，故能接收较高频率的刺激而再次兴奋；而机械性收缩过程可达 100ms 以上，因此有可能在收缩过程中接收新的刺激并发生新的兴奋和收缩，新的收缩可与前次尚未结束的收缩发生总和。这是强直收缩产生的基础。强直收缩较单收缩能产生更大程度的张力和缩短。在整体内，骨骼肌收缩都属于强直收缩，但其持续时间可长可短，这是由支配骨骼肌的传出神经冲动所决定的。

（迪娜·艾尼瓦尔）

思 考 题

1. 何谓蛋白质的变性？蛋白质变性后哪些性质会发生改变？利用蛋白质变性的原理在医学上有哪些重要的实用价值？

2. 什么是蛋白质的一级结构？常见的蛋白质二级结构主要有哪些？

3. 何谓蛋白质的三级结构？蛋白质三级结构的形成和稳定，主要靠哪些次级键？

4. 在生理 pH 条件下，酸性氨基酸带什么电荷？

5. DNA 二级结构模型的要点是什么？

6. RNA 和 DNA 在组成上有何异同点？

7. 试比较 DNA 和蛋白质的分子组成、分子结构有何不同。

8. 三种主要类型 RNA 的结构特点和功能是什么？

9. 酶与一般催化剂比较有哪些特点？

10. 何谓酶的必需基团？什么是酶的活性中心？

11. 什么是酶原激活？其意义是什么？

12. 试用酶的竞争性抑制原理解释一下磺胺类药物的抑菌机制。

13. 举例说明细胞膜的各种物质转运形式。

14. 试比较单纯扩散和易化扩散的异同。

15. 试述钠泵的本质、作用和生理意义。

16. 什么是静息电位和动作电位？它们是怎样形成的？

17. 用阈刺激或阈上刺激刺激神经干时产生的动作电位幅度有何不同？同样的两种刺激分别刺激单根神经纤维时情况如何？

18. 什么是动作电位的"全或无"现象？它在兴奋传导中有何意义？

19. 局部电位与动作电位相比有何不同？

20. 试比较冲动在神经纤维上传导与在神经肌肉接头处的传递有何不同。

21. 肌丝滑行学说的主要内容是什么？

22. 简述影响横纹肌收缩效能的因素有哪些？

第三章　人体物质代谢

内容提要　①糖是食物中（主要是淀粉）的主要成分，消化吸收后经血液循环运往全身被利用或合成糖原储存。糖类是人体最主要的供能物质，分解代谢主要包括无氧氧化、有氧氧化和磷酸戊糖途径。糖的无氧氧化是指葡萄糖在无氧条件下分解生成乳酸并释放出少量能量的过程。反应在细胞液中进行，整个反应过程有两次底物水平磷酸化，净生成2分子ATP。该途径的限速酶是己糖激酶、磷酸果糖激酶、丙酮酸激酶，主要生理意义：在无氧和缺氧条件下作为糖分解供能的补充途径。糖的有氧氧化是指葡萄糖在有氧条件下彻底氧化分解生成 CO_2 和 H_2O，并释放出大量能量的过程。反应在细胞液和线粒体内进行。代谢途径可分为3个阶段：葡萄糖经糖酵解途径生成丙酮酸；丙酮酸氧化脱羧生成乙酰CoA；乙酰CoA经三羧酸循环彻底氧化分解为 CO_2 和 H_2O。1分子葡萄糖经过有氧氧化，彻底分解成 CO_2 和 H_2O，共生成30/32分子ATP。限速酶包括无氧氧化过程中的3个，以及丙酮酸脱氢酶复合体、柠檬酸合酶、异柠檬酸脱氢酶和 α-酮戊二酸脱氢酶复合体。糖有氧氧化是糖在体内分解供能的主要途径，其中的三羧酸循环是糖、脂类、蛋白质氧化供能的共同途径。磷酸戊糖途径是指从6-磷酸葡萄糖开始的一条旁路代谢途径，限速酶是6-磷酸葡萄糖脱氢酶。该途径的生理意义：提供了 $NADPH+H^+$ 及 5-磷酸核糖两个重要的中间代谢物，$NADPH+H^+$ 可作为供氢体参与体内许多反应，5-磷酸核糖为合成核苷酸提供原料。肝糖原和肌糖原是体内糖的储存形式。糖原的合成与分解代谢主要发生在肝、肾和肌肉组织细胞的细胞液中。糖原合成时葡萄糖的活性供体UDPG，经糖原合酶的作用（限速酶）将葡萄糖基转给糖原引物合成糖原。糖原的分解代谢是指肝糖原分解成葡萄糖的过程，此阶段的限速酶是糖原磷酸化酶。肌肉组织中缺乏葡萄糖-6-磷酸酶，故肌糖原不能直接分解成葡萄糖以维持血糖浓度。糖原合成与分解的生理意义：储存能量及调节血糖浓度。糖异生是由非糖物质（生糖氨基酸、甘油和乳酸）转变为葡萄糖或糖原的过程。反应过程主要沿糖酵解途径逆向反应进行。糖异生的生理意义：在饥饿情况下维持血糖浓度的相对恒定，补充肝糖原和调节酸碱平衡等。血液中的葡萄糖称为血糖。在神经和激素的调节下，血糖浓度的来源与去路保持相对恒定。②脂肪是机体储存能量的主要形式。肝、脂肪组织及小肠是合成甘油三酯的主要场所，合成所需的甘油及脂肪酸主要由葡萄糖代谢提供。脂肪水解产生甘油和脂肪酸，甘油循糖代谢途径代谢，脂肪酸的分解需经活化、进入线粒体、β氧化的过程。脂肪酸在肝内β氧化生成酮体。酮体是肝内生成肝外利用。长期饥饿时脑及肌肉组织主要依靠酮体供能。甘油磷脂的合成是以磷脂酸为前体，需GTP参与。甘油磷脂的降解是在磷脂酶A、B、C、D的催化下水解进行的。胆固醇的合成是以乙酰CoA为原料，限速酶是HMG-CoA还原酶。胆固醇在体内可转化为胆汁酸、类固醇激素、维生素 D_3 及胆固醇酯。血脂不溶于水，以脂蛋白的形式运输。CM主要转运外源性甘油三酯及胆固醇，VLDL主要转运内源性甘油三酯，LDL主要将肝合成的内源性胆固醇转运至肝外组织，而HDL则参与胆固醇的逆向转运。③营养物质在体内氧化分解生成 H_2O 和 CO_2，并逐步释放能量的过程称为生物氧化。生物氧化的方式有脱电子、脱氢及加氧等类型，其本质都是电子转移。线粒体的生物氧化有赖于多种酶和辅酶的作用，从代谢物脱下的氢通过按一定顺序排列在线粒体内膜上的酶和辅酶的逐步传递，最后与氧结合生成水，这一系列起传递作用的酶或辅酶构成呼吸链。呼吸链有4种功能复合体：复合体Ⅰ，又称NADH-泛醌还原酶；复合体Ⅱ，又称琥珀酸-泛醌还原酶；复合体Ⅲ，又称泛醌-细胞色素c还原酶；复合体Ⅳ，又称细胞色素c氧化酶。泛醌和细胞色素c不包含在这些复合体中。细胞内ATP的生成有氧化磷酸化和底物水平磷酸化两种方式。氧化磷酸化是体内生成ATP的主要方式，即代谢物氧化脱氢经呼吸链传递释放能量的同时，偶联ADP磷酸化生成ATP的过程。物质在细胞内氧化分解释放的能量，都必须转化成ATP的形式而被利用，ATP是机体所需能量的直接供给者，磷酸肌酸是储备能源。④氨基酸是蛋白质的基本组成单位。蛋白质是生命活动的物质基础，是三大营养物质之一，因此蛋白质的代谢在生命活动过程中占据十分重要的地位。氨基酸除了参与蛋白质合成外，可分解为氨和含碳链骨架的各种中间代谢物，氨基酸的一般分解代谢途径是针对氨基酸的α-氨基和α-酮酸的共性结构的分解。氨基酸通过转氨基作用、氧化脱氨基作用和联合脱氨基作用而脱去氨基，生成α-酮酸。前者进一步转变为尿素排出体外，后者可彻底氧化分解为CO_2和H_2O，或转变为糖、脂质等。所以氨基酸代谢是蛋白质分解代谢的核心内容，也是蛋白质与糖、脂质及核苷酸代谢相互联系的重要环节。⑤肝是人体的物质代谢中枢，在糖、脂类、蛋白质、维生素和激素等物质代谢中起着非常重要的作用，同时还具有分泌、排泄、生物转化等功能。肝细胞分泌胆汁，在胆汁酸和胆色素代谢中占重要地位。⑥肝功能严重障碍可引起肝性脑病，其发生机制主要有氨中毒学说、假性神经递质学说、血浆氨基酸失衡学说、γ-氨基丁酸学说。⑦能量代谢是体内伴随物质代谢过程而发生的能量释放、转移、储存和利用的过程。影响能量代谢的因素有肌肉活动、精神活动、食物的特殊动力作用、环境温度。基础代谢是指机体处于基础状态下的能量代谢。基础代谢率是指单位时间内的基础代谢，所谓基础状态是指人在室温20～25℃、清晨空腹、清醒而又极安静时的状态。体温的相对恒定是机体进行新陈代谢和正常生命活动的必要条件。正常体温的维持是在体温调节中枢的控制下，产热过程与散热过程取得动态平衡的结果。安静和运动时，人体的主要产热器官分别是内脏和全身的骨骼肌。体表皮肤是人体的主要散热部位，以辐射、传导、对流和蒸发方式来散发体热。皮肤的血流量对体热的散发有重要影响。外周和中枢温度感受器可将体表和体内温度改变的信息传送到体温调节中枢，通过体温调节中枢的活动调节产热和散热过程的平衡，保持体温相对恒定。视前区-下丘脑前部（PO/AH）是体温调节中枢整合机构中的中心部位。PO/AH内调定点的高低决定体温的水平。⑧在致热原的作用下，机体通过一系列环节引起体温调节中枢调定点上移，导致体内的热代谢平衡发生主动调节性升高，从而使体温上升。发热时体内发生以分解代谢增强为主的物质代谢和器官功能的一系列变化。

第一节 糖 代 谢

一、糖的分解代谢

糖在体内的分解代谢主要有3条途径，即糖的无氧氧化、糖的有氧氧化和磷酸戊糖途径。

（一）糖的无氧氧化

1分子葡萄糖在胞质中可裂解为2分子丙酮酸，是葡萄糖无氧氧化和有氧氧化的共同起始途径，称为糖酵解（glycolysis）。在不能利用氧或氧供应不足时，人体将糖酵解生成的丙酮酸进一步在胞质中还原生成乳酸，称为乳酸发酵（lactic acid fermentation）或糖的无氧氧化（anaerobic oxidation of glucose）。

1. 糖的无氧氧化过程　糖的无氧氧化在细胞质中分两个阶段进行：①葡萄糖分解成NADH和丙酮酸，称为糖酵解。②在无氧条件下，NADH把丙酮酸还原成乳酸，并再生NAD^+。

（1）糖酵解过程

1）葡萄糖磷酸化生成葡萄糖-6-磷酸：葡萄糖在己糖激酶或葡萄糖激酶催化下磷酸化，消耗1分子ATP生成葡萄糖-6-磷酸（G-6-P），该反应不可逆，是糖酵解的第一个限速步骤。如从糖原开始，是在磷酸化酶和脱支酶催化下，糖原加磷酸分解，生成葡萄糖-1-磷酸，再由磷酸葡萄糖变位酶催化生成葡萄糖-6-磷酸，不消耗ATP。

2）葡萄糖-6-磷酸转变为果糖-6-磷酸：生成的葡萄糖-6-磷酸在磷酸己糖异构酶催化下，发生异构反应，生成果糖-6-磷酸。

3）果糖-6-磷酸转变成果糖-1,6-二磷酸：在磷酸果糖激酶作用下，消耗1分子ATP，再磷酸化生成果糖-1,6-二磷酸（F-1,6-BP），该反应不可逆，是糖酵解的第二个限速步骤。以上过程从糖原开始消耗1分子ATP，若从葡萄糖开始则消耗2分子ATP。

4）果糖-1,6-二磷酸裂解成 2 分子磷酸丙糖：在醛缩酶催化下，1 分子果糖-1,6-二磷酸裂解为 2 分子磷酸丙糖，即磷酸二羟丙酮和 3-磷酸甘油醛。

5）磷酸二羟丙酮转变为 3-磷酸甘油醛：在磷酸丙糖异构酶催化下，这两种磷酸丙糖可以互变，3-磷酸甘油醛能在酵解途径中继续后续反应，而磷酸二羟丙酮很容易经异构反应转变为 3-磷酸甘油醛。

6）3-磷酸甘油醛氧化成 1,3-二磷酸甘油酸：3-磷酸甘油醛在 3-磷酸甘油醛脱氢酶作用下脱氢，脱下的氢被氧化型辅酶Ⅰ（NAD^+）接受，生成还原型辅酶Ⅰ（$NADH+H^+$）。

7）1,3-二磷酸甘油酸转变为 3-磷酸甘油酸：含有高能磷酸基团的 1,3-二磷酸甘油酸经 3-磷酸甘油酸激酶催化，生成 3-磷酸甘油酸，同时将高能磷酸键转移给 ADP 生成 ATP，这是糖酵解过程中第一次产生 ATP 的反应，将底物的高能磷酸键直接转移给 ADP 生成 ATP，这种 ADP 或其他核苷二磷酸的磷酸化作用与高能化合物的高能键水解直接相偶联的产能方式称为底物水平磷酸化。

8）3-磷酸甘油酸转变为 2-磷酸甘油酸：3-磷酸甘油酸在磷酸甘油酸变位酶催化下，生成 2-磷酸甘油酸。

9）2-磷酸甘油酸脱水生成磷酸烯醇式丙酮酸：经烯醇化酶催化，2-磷酸甘油酸脱水，生成含有高能磷酸键的磷酸烯醇式丙酮酸。

10）磷酸烯醇式丙酮酸发生底物水平磷酸化生成丙酮酸：糖酵解的最后一步反应由丙酮酸激酶催化，将高能磷酸键转给 ADP 生成 ATP，同时生成丙酮酸。此反应不可逆，是糖酵解的第三个限速步骤，也是第二次底物水平磷酸化。

（2）乳酸生成：在无氧条件下，丙酮酸在乳酸脱氢酶（LDH）催化下，接收 3-磷酸甘油醛脱氢时生成的 $NADH+H^+$ 中的 2 个氢，还原为乳酸。NAD^+ 可再接收 3-磷酸甘油醛脱下的氢转变为 $NADH+H^+$，促进糖酵解继续进行。整个糖无氧氧化全过程见图 3-1-1。

糖的无氧氧化过程是产能过程，1 分子葡萄糖产生 2 分子乳酸，在磷酸丙糖阶段经两次底物水平磷酸化，生成 2 分子 ATP，从葡萄糖开始可生成 2 分子磷酸丙糖，所以共生成 4 分子 ATP，由于葡萄糖和磷酸果糖磷酸化消耗 2 分子 ATP，所以净生成 2 分子 ATP。从糖原开始则净生成 3 分子 ATP。己糖激酶、磷酸果糖激酶和丙酮酸激酶在糖的无氧氧化途径中只能催化单向反应，是调节糖的无氧氧化过程的限速酶，其中磷酸果糖激酶是主要的限速酶。

2. 成熟红细胞的糖的无氧氧化　红细胞摄取的葡萄糖约 90% 进行糖的无氧氧化。糖的无氧氧化生成的 ATP 主要用于红细胞膜上离子泵的正常功能，以维持红细胞内外的离子平衡和膜的可塑性。红细胞中的糖的无氧氧化存在 2,3-二磷酸甘油酸（2,3-DPG）支路。在红细胞中，含有 1,3-二磷酸甘油酸变位酶和 2,3-二磷酸甘油酸磷酸酶，前者催化 1,3-二磷酸甘油酸转变为 2,3-DPG，后者可使 2,3-DPG 水解生成 3-磷酸甘油酸，此代谢通路称为 2,3-DPG 支路。

3. 无氧氧化的生理意义

（1）无氧氧化是组织细胞在相对缺氧时快速补充能量的一种有效方式。机体在进行剧烈或长时间运动时，骨骼肌处于相对缺氧状态，则糖的无氧氧化过程加强以补充运动所需能量，剧烈运动后，血中乳酸大量增加就是肌肉中进行大量糖无氧氧化的结果。糖的无氧氧化过程在病理情况下氧供应不足时加强，如严重贫血、大量失血、呼吸障碍、循环障碍等。

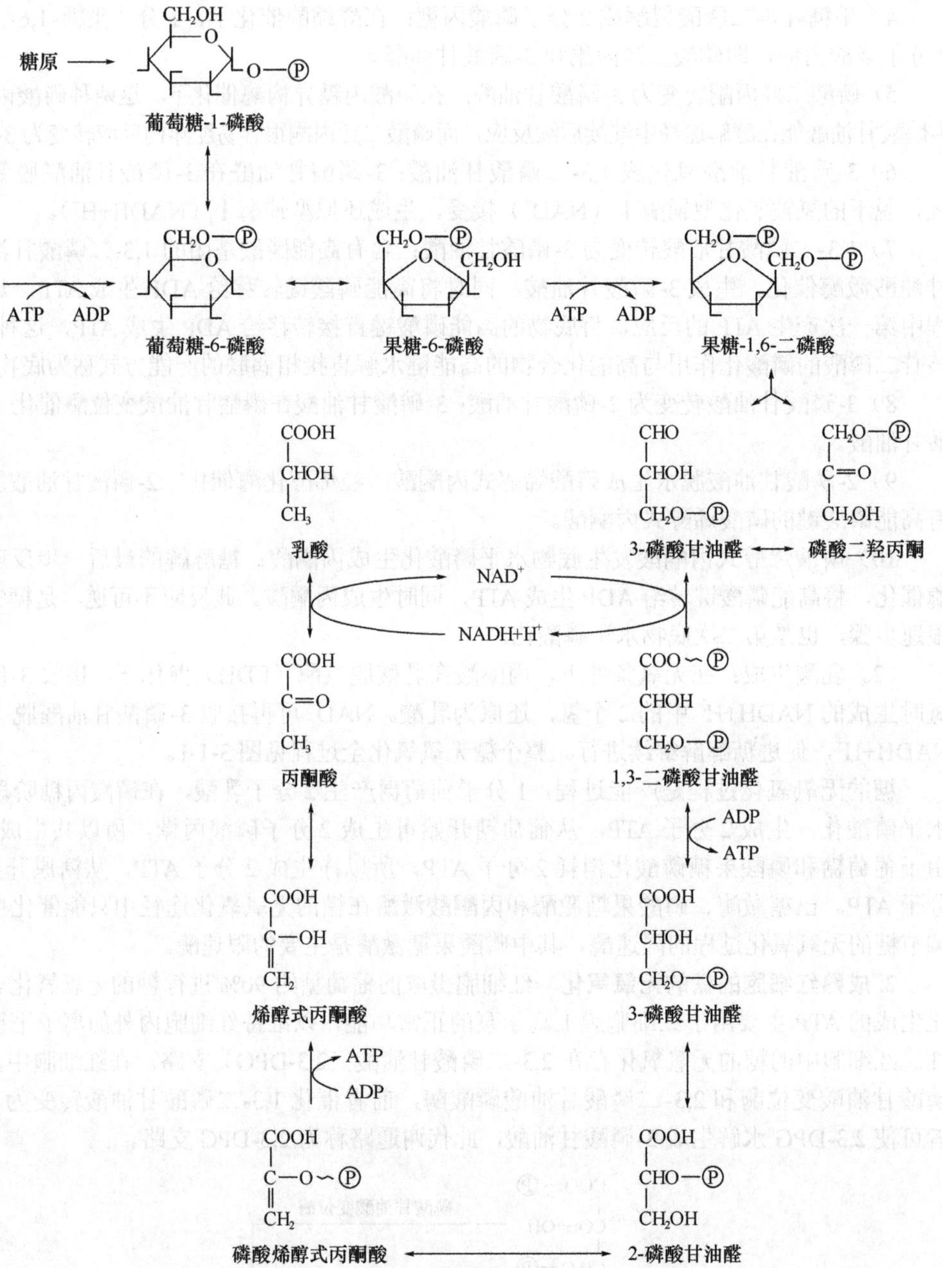

糖原 →

葡萄糖-1-磷酸

葡萄糖   葡萄糖-6-磷酸   果糖-6-磷酸   果糖-1,6-二磷酸

乳酸   3-磷酸甘油醛 ← 磷酸二羟丙酮

丙酮酸   1,3-二磷酸甘油醛

烯醇式丙酮酸   3-磷酸甘油醛

磷酸烯醇式丙酮酸 ← 2-磷酸甘油醛

图 3-1-1　糖的无氧氧化过程

（2）某些组织在有氧时也通过无氧氧化供能。成熟红细胞不含线粒体，只能通过无氧氧化获得能量。视网膜、神经、肾髓质、胃肠道、皮肤等，即使不缺氧也常由糖的无氧氧化提供部分能量。此外，在感染性休克、肿瘤恶病质等病理情况下，糖的无氧氧化也极为活跃，产生的大量乳酸主要被肝利用进行糖异生。

（3）糖的无氧氧化的中间产物是其他小分子代谢物的合成原料。①磷酸二羟丙酮是 3- 磷酸甘油的原料。② 3- 磷酸甘油酸是丝氨酸、甘氨酸和半胱氨酸的合成原料。③丙酮酸是丙氨酸和草酰乙酸的合成原料。

（二）糖的有氧氧化

葡萄糖或糖原在有氧条件下彻底氧化生成二氧化碳和水并释放大量能量的过程称为糖的有氧氧化（aerobic oxidation of glucose），是机体获得能量的最有效途径，在各组织的细胞液和线粒体中进行。

1. 反应过程

（1）从葡萄糖或糖原开始生成丙酮酸：与糖酵解阶段相同，反应在胞液中进行。

（2）丙酮酸氧化脱羧生成乙酰辅酶A（乙酰CoA）：丙酮酸从细胞液进入线粒体后，由丙酮酸脱氢酶复合体催化进行氧化脱羧反应生成乙酰CoA，反应不可逆，产生的1分子NADH+H$^+$可生成2.5分子ATP。

$$CH_3COCOOH + HS\text{-}CoA \xrightarrow[\substack{NAD^+ \qquad\qquad NADH+H^+}]{\substack{TPP, L<_{\underset{S}{S}}^{}, CoA\text{-}SH, FAD \\ \text{丙酮酸脱氢酶复合体}}} CH_3CO\sim SCoA + CO_2$$

丙酮酸脱氢酶复合体包括丙酮酸脱氢酶、二氢硫辛酸乙酰基转移酶、二氢硫辛酸脱氢酶，其辅酶（辅基）有焦磷酸硫胺素（TPP）、硫辛酸、CoA、FAD、NAD$^+$。在丙酮酸脱氢酶复合体的辅酶中TPP含维生素B$_1$，CoA含泛酸，FAD和NAD$^+$分别含维生素PP和维生素B$_2$。若以上维生素缺乏，势必影响丙酮酸氧化脱羧反应。如维生素B$_1$缺乏时，体内TPP不足，丙酮酸氧化受阻，不仅影响ATP的生成，而且丙酮酸在神经末梢堆积，引起周围神经炎。

（3）乙酰CoA的氧化——三羧酸循环：是以乙酰CoA与草酰乙酸缩合形成含有3个羧基的柠檬酸开始，经过一系列反应重新生成草酰乙酸，形成一个循环。由于此循环生成的第一个化合物是含有3个羧基的柠檬酸，故称三羧酸循环（tricarboxylic acid cycle，TAC）或柠檬酸循环。该循环首先由克雷布斯（Krebs）提出，故又称Krebs循环。其反应如下。

1）缩合反应：由柠檬酸合酶催化乙酰CoA与草酰乙酸缩合生成柠檬酸。缩合反应所需能量来自乙酰CoA的高能硫键。此反应在生理条件下不可逆。

（化学反应式：乙酰CoA + 草酰乙酸 —柠檬酸合酶/H$_2$O→ 柠檬酸 + HS—CoA）

2）互变反应：柠檬酸在顺乌头酸酶催化下，先脱水转变为顺乌头酸，再加水异构成异柠檬酸。此反应可逆。

（化学反应式：柠檬酸 ⇌ 顺乌头酸 ⇌ 异柠檬酸）

3）第1次氧化脱羧：由异柠檬酸脱氢酶催化异柠檬酸脱去2H$^+$由NAD$^+$接收，生成NADH+H$^+$，同时在Mg^{2+}或Mn^{2+}的协同下脱去羧基，生成α-酮戊二酸。此反应在生理条件下不可逆，是三羧酸循环的关键调节点。

（化学反应式：异柠檬酸 —NAD$^+$/NADH+H$^+$→ 草酰琥珀酸 —H$^+$/CO$_2$→ α-酮戊二酸）

4）第2次氧化脱羧：由α-酮戊二酸脱氢酶复合体催化α-酮戊二酸氧化脱羧生成琥珀酰CoA。α-酮戊二酸脱氢酶复合体由α-酮戊二酸脱氢酶、二氢硫辛酸琥珀酰转移酶和二氢硫辛酸脱氢酶组成，辅酶与丙酮酸脱氢酶复合体相似，此反应不可逆。

（化学反应式：α-酮戊二酸 + NAD$^+$ + HS—CoA → 琥珀酰CoA + NADH + H$^+$ + CO$_2$）

5）琥珀酸的生成：在琥珀酸硫激酶的催化下，琥珀酰CoA的高能硫键的能量传给鸟苷二磷酸

（GDP）生成鸟苷三磷酸（GTP）与琥珀酸，然后 GTP 将高能键转给 ADP 生成 ATP，此反应可逆。

$$O=C\sim SCoA\ |\ CH_2\ |\ CH_2-COO^-\quad + GDP + Pi \rightleftharpoons \quad COO^-\ |\ CH_2\ |\ CH_2\ |\ COO^-\quad + HS-CoA + GTP$$

琥珀酰CoA　　　　　　　　　　　　　琥珀酸

$$GTP + ADP \longrightarrow GDP + ATP$$

6）草酰乙酸的再生：即琥珀酸转变为草酰乙酸。共有 3 步反应：琥珀酸脱氢酶（辅基为 FAD）催化琥珀酸脱氢生成延胡索酸；延胡索酸酶催化延胡索酸加水生成苹果酸；苹果酸脱氢酶（辅酶为 NAD⁺）催化苹果酸脱氢生成草酰乙酸。

$$CH_2-COO^-\ |\ CH_2-COO^- \xrightarrow[\text{FAD}\quad\text{FADH}_2]{\text{琥珀酸脱氢酶}} \begin{array}{c}CH-COO^-\\ \|\\ CH-COO^-\end{array} \xleftarrow[H_2O]{\text{延胡索酸酶}} \begin{array}{c}HO-C-COO^-\\ |\\ CH_2-COO^-\end{array} \xleftarrow[\text{NAD}^+\quad\text{NADH+H}^+]{\text{苹果酸脱氢酶}} \begin{array}{c}O=C-COO^-\\ |\\ CH_2-COO^-\end{array}$$

琥珀酸　　　　　　　　延胡索酸　　　　　　　苹果酸　　　　　　　草酰乙酸

三羧酸循环的主要特点：①每循环 1 周，就有 1 分子乙酰 CoA 被氧化。反应过程中有 4 次脱氢（其中 3 次以 NAD⁺ 为受氢体，1 次以 FAD 为受氢体），2 次脱羧反应和 1 次底物水平磷酸化生成 1 分子 GTP（或 ATP）。由氧化磷酸化生成 9 分子 ATP，经底物水平磷酸化生成 1 分子 ATP，这样每循环 1 周共产生 10 分子 ATP。②三羧酸循环不可逆。由柠檬酸合酶、异柠檬酸脱氢酶、α-酮戊二酸脱氢酶复合体所催化的反应在生理条件下是不可逆反应，因此整个三羧酸循环不能逆行。上述 3 个酶为三羧酸循环的关键酶（其中异柠檬酸脱氢酶是三羧酸循环中最重要的调节酶）。③三羧酸循环的中间产物，从理论上讲可循环使用而不消耗，但由于其中间产物可参加其他代谢过程而实际上可被消耗。例如，草酰乙酸可转变为天冬氨酸；α-酮戊二酸可转变为谷氨酸；琥珀酰 CoA 可用于合成血红素等。因此，这些中间产物必须不断得到更新和补充，才能保证三羧酸循环的正常进行。④三羧酸循环是糖、脂肪和氨基酸互相转变的联络机构，也是体内糖、脂肪、氨基酸代谢的"枢纽"。三羧酸循环的全过程总结见图 3-1-2。

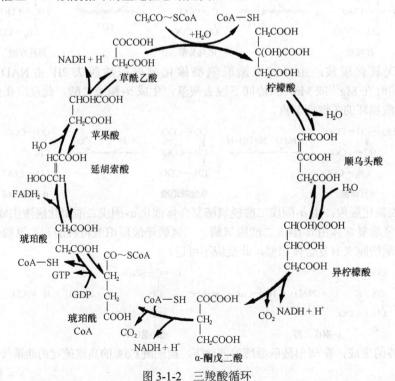

图 3-1-2　三羧酸循环

2. 生理意义 糖的有氧氧化是机体获得能量的主要方式，氧化分解所释放出的能量远远大于糖酵解过程。1 分子葡萄糖经有氧氧化可产生 30 或 32 分子 ATP（表 3-1-1），是糖酵解的 18～19 倍。因此，生理情况下，人体活动所需能量主要来自糖的有氧氧化，它是体内重要的供能途径。

表 3-1-1 葡萄糖有氧氧化时 ATP 的生成与消耗

阶段	反应	辅酶	产生 ATP 的分子数
胞液内反应阶段	葡萄糖→葡萄糖 -6- 磷酸		−1
	葡萄糖 -6- 磷酸→果糖 -1,6- 二磷酸		−1
	2×3- 磷酸甘油醛→2×1,3- 二磷酸甘油酸	NAD^+	3 或 5*
	2×1,3- 二磷酸甘油酸→2×3- 磷酸甘油酸		2
线粒体内反应阶段	2× 磷酸烯醇式丙酮酸→2× 烯醇式丙酮酸		2
	2× 丙酮酸→2× 乙酰 CoA	NAD^+	5
	2× 异柠檬酸→2×α- 酮戊二酸	NAD^+	5
	2×α- 酮戊二酸→2× 琥珀酰 CoA	NAD^+	5
	2× 琥珀酰 CoA→2× 琥珀酸		2
	2× 琥珀酸→2× 延胡索酸	FAD	3
	2× 苹果酸→2× 草酰乙酸	NAD^+	5
1 分子葡萄糖总共获得			30 或 32

*注：①1 分子葡萄糖生成 2 分子 3-磷酸甘油醛，故 ×2。②根据细胞液 $NADH+H^+$ 进入线粒体的方式不同，α-磷酸甘油穿梭经呼吸链产生 1.5 分子 ATP，苹果酸穿梭经呼吸链产生 2.5 分子 ATP。

（三）磷酸戊糖途径

磷酸戊糖途径（pentose phosphate pathway，磷酸戊糖旁路，磷酸己糖旁路）是磷酸己糖转化为磷酸戊糖的途径，其特点是葡萄糖在磷酸化生成葡萄糖 -6-磷酸之后直接发生脱氢和脱羧等反应，生成核糖 -5-磷酸和 NADPH，作为生物分子的合成原料。参与磷酸戊糖途径的各种酶均存在于胞液中。

1. 基本反应过程 葡萄糖 -6- 磷酸在葡萄糖 -6- 磷酸脱氢酶（辅酶为 $NADP^+$）催化下，转变为葡萄糖酸 -6- 磷酸，并产生 $NADPH+H^+$；葡萄糖酸 -6- 磷酸在葡萄糖酸 -6- 磷酸脱氢酶（辅酶为 $NADP^+$）催化下脱氢和脱羧，转变为核酮糖 -5- 磷酸，并产生 $NADPH+H^+$ 和放出 CO_2；核酮糖 -5- 磷酸在异构酶催化下转变为核糖 -5- 磷酸。

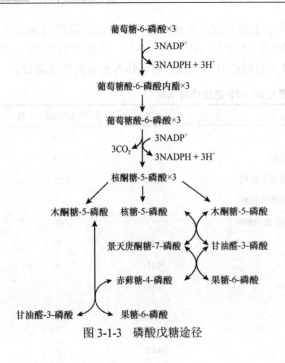

图 3-1-3　磷酸戊糖途径

核糖-5-磷酸再经过一系列的转酮基及转醛基的可逆反应，生成果糖-6-磷酸和甘油醛-3-磷酸，从而进入糖酵解途径继续氧化分解。因此，磷酸戊糖途径又称为磷酸己糖旁路。现将磷酸戊糖途径的反应概括如图 3-1-3。

2. 生理意义　磷酸戊糖途径的主要意义是产生核糖-5-磷酸和 NADPH+H$^+$。

（1）核糖-5-磷酸是体内合成核酸的必需原料。核酸是蛋白质合成不可缺少的物质。因此，在人体损伤后，修复再生作用强的组织，如手术后的组织，此途径往往进行得比较活跃。

（2）NADPH+H$^+$ 作为供氢体的重要生理作用。参与脂肪酸、胆固醇和类固醇等化合物的合成；参与体内某些激素、药物和毒物等的生物转化过程；是谷胱甘肽还原酶的辅酶，这对维持细胞中还原型谷胱甘肽（glutathione，GSH）的正常含量起重要作用。GSH 可保护一些含巯基的膜蛋白免受氧化剂，尤其是过氧化氢的损害。

红细胞中 GSH 可以保护红细胞膜蛋白的完整性。遗传性葡萄糖-6-磷酸脱氢酶缺陷的患者，磷酸戊糖途径不能正常进行，NADPH+H$^+$ 缺乏，GSH 减少，红细胞膜蛋白易遭破坏而发生溶血性贫血。我国南方的一些患者常因食用蚕豆后诱发溶血性贫血，俗称蚕豆病。

二、糖原的合成与分解

糖原是以葡萄糖为基本单位聚合而成的多糖，是体内糖的储存形式。在糖原分子中葡萄糖与葡萄糖分子间以 α-1,4-糖苷键相连构成直链，又以 α-1,6-糖苷键相连构成分支。糖原颗粒存在于各组织细胞的细胞液中，但以肝和肌肉含量最多，肝糖原总量约 70g，肌糖原总量约 250g。

（一）糖原合成

由单糖合成糖原的过程称为糖原合成（glycogenesis），此过程有调节血糖浓度和储存葡萄糖的作用。饭后血糖浓度升高时，葡萄糖（还有少量果糖、半乳糖）可在肝和肌肉等组织中合成糖原。

由葡萄糖合成糖原的步骤如下。

1. 葡萄糖-6-磷酸的生成

$$葡萄糖 +ATP \xrightarrow[\text{葡萄糖激酶（肝）}]{\text{己糖激酶（肌肉）}} 葡萄糖-6-磷酸 +ADP$$

此反应在细胞内不能逆行。逆行时需要葡萄糖-6-磷酸酶的催化作用。

2. 葡萄糖-1-磷酸的生成　由磷酸葡萄糖变位酶催化完成。

$$葡萄糖-6-磷酸 \xrightleftharpoons{\text{磷酸葡萄糖变位酶}} 葡萄糖-1-磷酸$$

3. 尿苷二磷酸葡萄糖（uridine diphosphate glucose，UDPG）的生成　葡萄糖-1-磷酸与尿苷三磷酸（UTP）在 UDPG 焦磷酸化酶的催化下，生成 UDPG，同时放出焦磷酸（PPi）。UDPG 在体内充当葡萄糖供体，可看作"活性葡萄糖"。

$$葡萄糖-1-磷酸 +UTP \xrightarrow{\text{UDPG 焦磷酸化酶}} UDPG+PPi（焦磷酸）$$

4. 从 UDPG 合成糖原 糖原合成时需要体内原有的糖原分子作引物，在糖原合成酶催化下将 UDPG 中的葡萄糖残基转移至糖原引物上，新加入的葡萄糖残基以 1,4-糖苷键和糖原引物连接，每反应一次，糖原引物即增加 1 个葡萄糖单位。

$$UDPG+ 糖原（G_n）\xrightarrow{糖原合成酶} 糖原（G_{n+1}）+UDP$$

糖原合成酶只能延长糖链，不能形成分支。当链长增至超过 11 个葡萄糖残基时，分支酶就将链长约 7 个葡萄糖残基的糖链转移至邻近糖链上以 α-1,6-糖苷键连接而形成糖原的分支。

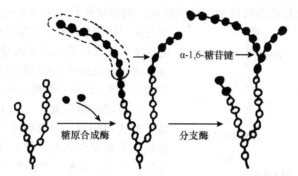

从葡萄糖合成糖原是耗能的过程，每增加 1 个葡萄糖单位，需要消耗 2 分子 ATP（葡萄糖磷酸化和 UDPG 的生成）。糖原合成的限速酶是糖原合成酶。

（二）糖原分解

肝糖原分解为葡萄糖以补充血糖的过程，称为糖原分解（glycogenolysis）。肝细胞含有葡萄糖-6-磷酸酶，所以肝糖原能在此酶的催化下分解成葡萄糖。

肝糖原分解的反应过程如下。

1. 糖原加磷酸分解为葡萄糖-1-磷酸 分解从糖原分子非还原端开始。以 α-1,4-糖苷键相连的葡萄糖单位，在磷酸化酶催化下，加磷酸分解生成葡萄糖-1-磷酸。当分解到距分支处尚有 4 个葡萄糖单位时，再在脱支酶催化下，把其中 3 个葡萄糖单位转移到另外分支的非还原端。以 α-1,6-糖苷键相连的葡萄糖单位，由脱支酶催化，水解生成游离葡萄糖。磷酸化酶是糖原分解的限速酶。

$$糖原（G_n）+H_3PO_4 \xrightarrow{磷酸化酶} 糖原（G_{n-1}）+ 葡萄糖-1-磷酸$$

2. 葡萄糖-1-磷酸转变为葡萄糖-6-磷酸 反应由磷酸葡萄糖变位酶催化完成。该反应可逆。

3. 葡萄糖-6-磷酸水解生成葡萄糖 生成的葡萄糖进入血液补充血糖，因此，肝糖原分解是补充血糖浓度的主要来源之一。肌肉中缺乏葡萄糖-6-磷酸酶，所以肌糖原不能直接分解来补充血糖。肌糖原分解产生的葡萄糖-6-磷酸，经糖酵解途径变成乳酸后，乳酸可循血液循环到肝，通过糖异生作用合成葡萄糖或肝糖原，肝糖原分解再补充血糖，血糖到肌肉再循糖酵解途径变成乳酸，这样就构成了一个循环，称为乳酸循环或 Cori 循环。这也是肌糖原间接补充血糖的途径。糖原的合成与分解可归纳如图 3-1-4。

$$葡萄糖-6-磷酸 +H_2O \xrightarrow{葡萄糖-6-磷酸酶} 葡萄糖 +H_3PO_4$$

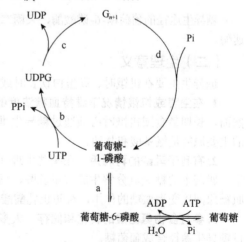

图 3-1-4 糖原的合成与分解

a. 磷酸葡萄糖变位酶；b.UDPG 焦磷酸化酶；c. 糖原合成酶；d. 磷酸化酶

三、糖异生作用

糖异生（gluconeogenesis）是指由非糖物质转变为葡萄糖或糖原的过程。能转变为糖的非糖物质主要是生糖氨基酸、乳酸、甘油和丙酮酸等。在生理情况下肝是糖异生的主要器官；长期饥饿和酸中毒时，肾脏中的糖异生作用大大加强，几乎与肝相等。

（一）糖异生途径

糖异生过程基本上是糖酵解途径的逆向反应。糖酵解途径中大多数酶催化的反应是可逆的，但是由己糖激酶、磷酸果糖激酶和丙酮酸激酶所催化的 3 个反应在细胞内均不可逆（称为能障），所以糖异生途径必须通过另外的酶催化，才能绕过能障逆行生成葡萄糖。现以丙酮酸为例说明糖异生的途径。

1. 丙酮酸羧化支路　丙酮酸不能直接逆转为磷酸烯醇式丙酮酸。但丙酮酸可以在丙酮酸羧化酶的催化下生成草酰乙酸，然后在磷酸烯醇式丙酮酸羧激酶催化下，草酰乙酸脱羧基并从 GTP 中获得磷酸生成磷酸烯醇式丙酮酸，此过程称为丙酮酸羧化支路，是消耗能量的过程（图 3-1-5）。

2. 果糖-1,6-二磷酸转变为果糖-6-磷酸　果糖-1,6-二磷酸生成果糖-6-磷酸的反应是由细胞液中果糖二磷酸酶催化，使1-磷酸基团发生不可逆的水解而生成果糖-6-磷酸。

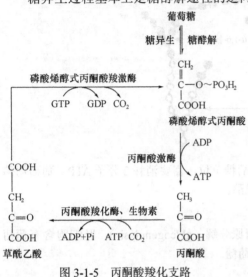

图 3-1-5　丙酮酸羧化支路

果糖-6-磷酸 $\underset{\text{果糖二磷酸酶}}{\overset{\text{磷酸果糖激酶}}{\rightleftharpoons}}$ 果糖-1,6-二磷酸

（ATP → ADP；Pi ← H_2O）

3. 葡萄糖-6-磷酸水解生成葡萄糖　由葡萄糖-6-磷酸酶催化葡萄糖-6-磷酸水解为葡萄糖。

葡萄糖 $\underset{\text{葡萄糖-6-磷酸酶}}{\overset{\text{己糖激酶}}{\rightleftharpoons}}$ 葡萄糖-6-磷酸

（ATP → ADP；Pi ← H_2O）

糖异生途径的葡萄糖-6-磷酸酶、果糖二磷酸酶、磷酸烯醇式丙酮酸羧激酶和丙酮酸羧化酶为限速酶。

（二）生理意义

糖异生主要在饥饿时、高蛋白饮食时或无氧运动后进行。

1. 在空腹或饥饿情况下维持血糖浓度的相对恒定　正常饮食时糖异生并非维持血糖所必需。然而，长期禁食或饥饿时必须通过糖异生维持血糖，以保证脑细胞等对血糖的利用。此时糖异生的主要原料是氨基酸和甘油。

2. 有利于乳酸的再利用　在某些生理（如剧烈运动）和病理（如循环或呼吸功能障碍）状态下，肌肉中的糖无氧分解生成大量乳酸，后者经血液运输到肝可再合成肝糖原和葡萄糖，起到将肌糖原间接变为血糖的作用，对防止乳酸酸中毒的发生也有一定意义。

3. 参与食物氨基酸的转化和储存　大多数氨基酸经过脱氨基等分解代谢产生的 α-酮酸可以通过糖异生途径合成葡萄糖。

四、血　糖

血液中的葡萄糖称为血糖。体内各组织、细胞都需从血液中获得葡萄糖作为能源。有些组织，如大脑几乎完全靠葡萄糖氧化供能。血糖浓度下降时，则影响各组织的生理功能。因此，测定血糖含量对判断糖代谢正常与否有重要意义。

（一）血糖浓度

正常人清晨空腹时，静脉血糖浓度是较恒定的，维持在 3.9～6.1mmol/L。一天之中，血糖浓度常有变动，饭后血糖浓度可以升高，但 2h 后即可恢复正常，在轻度饥饿初期血糖稍低于正常，但短期内也可恢复正常。由此可见，血糖浓度虽有波动，但可保持动态平衡，这对保证组织器官，特别对于脑组织的正常活动具有重要意义。

正常人血糖浓度很少超过 8.88mmol/L，若高于此值，经肾小球滤过后，在肾小管不能全部重吸收时，则可随尿排出，形成糖尿，所以把 8.88mmol/L 的血糖浓度称为肾糖阈。

（二）血糖的来源与去路

血糖浓度能在一定范围内保持恒定是由于血糖的来源与去路保持动态平衡的结果。

1. 血糖的来源　①食物中糖的消化吸收：是血糖的主要来源。②肝糖原分解：是空腹血糖的主要来源。③糖异生：是饥饿时血糖的重要来源。

2. 血糖的去路　①氧化供能；②合成糖原储存于肝脏及肌肉等组织中；③转变成其他糖及糖衍生物，如核糖、氨基糖等；④转变为非糖物质，如脂肪、非必需氨基酸等；⑤当血糖浓度超过了肾糖阈时，则可由尿排出。血糖的来源和去路见图 3-1-6。

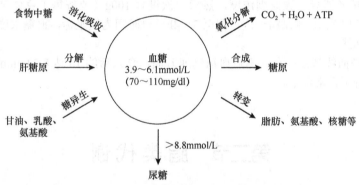

图 3-1-6　血糖的来源和去路

（三）血糖浓度的调节

1. 肝对血糖的调节　肝对维持血糖浓度稳定具有重要的调节作用。当空腹时肝糖原分解增加，以补充血糖浓度；饥饿或禁食时，肝的糖异生作用增加，从而有效地维持血糖浓度。

2. 激素对血糖的调节　调节血糖浓度的激素有两类：一类是降低血糖的激素，为胰岛素；另一类是升高血糖的激素，有肾上腺素、胰高血糖素、糖皮质激素和生长激素等。这两类激素的作用互相对立、互相制约，使调节效能得以加强。激素对糖代谢的影响见表 3-1-2。

表 3-1-2　激素对糖代谢的影响

激素	对糖代谢影响
胰岛素	①促进肌肉、脂肪组织细胞等摄取葡萄糖；②加速糖原合成，抑制糖原分解；③加快糖的有氧氧化；④抑制糖异生；⑤抑制脂肪动员
胰高血糖素	①促进肝糖原分解；②促进糖异生；③促进脂肪动员
肾上腺素	主要在应激状态下发挥作用，促进肝糖原、肌糖原分解
糖皮质激素	①促进肌蛋白分解，加速糖异生；②减少糖的氧化分解
生长激素	抑制外周组织摄取与利用葡萄糖

（四）血糖异常

1. 低血糖 血糖浓度<2.8mmol/L 时称为低血糖。低血糖影响脑的正常功能，可导致头晕、倦怠无力、心悸、手颤、出冷汗、饥饿感，严重时出现昏迷，甚至死亡。

2. 高血糖 空腹血糖浓度>7.0mmol/L 时称为高血糖。如果血糖浓度超过肾糖阈值时，超过了肾小管对糖的最大重吸收能力，多余葡萄糖从尿中排出，则尿中会出现糖，此现象称为糖尿。

（1）生理性高血糖和糖尿：如交感神经兴奋和肾上腺素分泌增多，会出现高血糖和糖尿，多发生在人情绪特别紧张时，称为情感性糖尿；又如正常人，一次性进食大量葡萄糖时，血糖浓度大幅度升高，亦可出现糖尿，称为饮食性糖尿。

（2）病理性高血糖及糖尿：最常见的是由胰岛 B 细胞损害引起的胰岛素分泌不足所致的糖尿病。某些肾脏疾病，肾小管重吸收功能下降，重吸收葡萄糖的能力减弱，使糖肾阈下降，伴有的糖尿称为肾性糖尿。

3. 糖尿病 糖尿病是一种常见的有遗传倾向的代谢性内分泌疾病。主要病因是部分或完全胰岛素缺失、胰岛素抵抗（细胞胰岛素受体减少或受体敏感性降低）。主要症状是多食、多饮、多尿、体重减轻即"三多一少"。化验可发现高血糖，常伴有糖尿和多尿，故称糖尿病。

（五）葡萄糖耐量与耐糖曲线

机体处理给予葡萄糖的能力称为葡萄糖耐量。检查这种能力的试验为糖耐量试验。临床常用的方法是先测受试者清晨空腹血糖浓度，然后一次进食100g（或按每千克体重1.75g）葡萄糖，进食后，每隔半小时或1h测血糖一次，测至3～4h。以时间为横坐标，血糖浓度为纵坐标，绘成曲线，称为耐糖曲线。

正常人的耐糖曲线特点：食入糖后血糖迅速升高，食入后约1h达8.33mmol/L，而后逐渐降低，在2～3h即降至正常水平。

（张　甜）

第二节　脂类代谢

脂类（lipid）是脂肪及类脂的总称。脂肪是由1分子甘油和3分子脂肪酸组成的甘油三酯（triacylglycerol，TG）。类脂包括磷脂（phospholipid，PL）、糖脂（glycolipid）、胆固醇（cholesterol，Ch）及其酯等。

一、脂类的分布和生理作用

（一）甘油三酯的分布和生理作用

1. 分布 甘油三酯是人体内储存最多的能源物质，成人的储脂占体重的10%～20%，女子稍高。以皮下、大网膜、肾周围及肠系膜等处储存最多，通常称为脂库。由于脂库中脂肪代谢活跃，储脂的总量与脂肪酸的组成经常受各种因素的影响而发生较大的变动，故又称为可变脂。

2. 生理作用

（1）氧化供能：1g甘油三酯完全氧化可产生38.9kJ（9.3kcal）能量，比等量的糖或蛋白质约高1倍，脂肪是空腹或禁食时体内能量的主要来源。

（2）食物甘油三酯的摄入还有协助脂溶性维生素吸收的作用。

（3）甘油三酯还具有保持体温，保护、固定内脏器官的作用。此外，脂类中的亚油酸、亚麻酸、花生四烯酸等，是人体不能合成，必须由食物供给的脂肪酸，称为营养必需脂肪酸，这些必需脂肪酸有维持皮肤营养，降低血中胆固醇及抗动脉粥样硬化的作用，并且是合成前列腺素等生理活性物质的原料。

（二）类脂的分布和生理作用

1. 分布　类脂包括磷脂、糖脂、胆固醇及其酯等。类脂分布于人体的各种组织，是构成生物膜的基本成分。全身类脂总量约占体重的 5%，以神经组织中含量最多。类脂的含量比较固定，不受膳食和机体活动的影响，故又称固定脂。

2. 生理作用

（1）维持生物膜的正常结构与功能：生物膜上某些酶的活性或膜蛋白的功能与类脂密切相关，维持包括细胞膜在内的各种亚细胞器膜的完整性，是细胞能够正常进行各种功能活动的重要保证。

（2）胆固醇在体内还可转变为胆汁酸、维生素 D_3、各种类固醇激素等重要物质。

二、血脂及血浆脂蛋白

（一）血脂的种类和含量

血脂是指血浆中所含的脂类，包括甘油三酯、磷脂、胆固醇、胆固醇酯及游离脂肪酸。正常人血脂含量见表 3-2-1。

表 3-2-1　正常人空腹时血浆中各种脂类的含量　　　　　　　单位：mmol/L

脂类	含量
总胆固醇	2.59~6.47
甘油三酯	0.11~1.69
总磷脂	48.44~80.73
游离脂肪酸	0.20~0.60

血脂的来源包括两部分：外源性和内源性。前者是指食物中经消化吸收入血的脂类，后者是指体内合成或从组织中动员出来的脂类。血脂的去路是不断被组织摄取，或作为能源储存，或作为燃料氧化供能，或作为原料构成生物膜或其他物质等。因此，血脂的含量可以反映体内脂类代谢的动态变化状况。由于影响血脂含量的因素较多，如膳食、情绪、运动、遗传、内分泌、其他代谢状况等，血脂含量不如血糖恒定，波动的范围较大。

（二）血浆脂蛋白

脂类物质是脂溶性化合物，必须与血浆内的蛋白质结合，形成水溶性血浆脂蛋白后，才能分散在血液中被输送到全身各组织细胞。

1. 血浆脂蛋白的分类　各种脂蛋白因所含脂类及蛋白质不同，其密度、颗粒大小、表面电荷、电泳行为及免疫性质均有不同。一般用电泳法及超速离心法对脂蛋白进行分类。

（1）超速离心法：因各种脂蛋白所含脂类及蛋白质的质和量不同，故其密度各异。依据密度高低，用超速离心法把脂蛋白分为乳糜微粒（chylomicron，CM）、极低密度脂蛋白（very low density lipoprotein，VLDL）、低密度脂蛋白（low density lipoprotein，LDL）和高密度脂蛋白（high density lipoprotein，HDL）4 类。

（2）电泳法：根据脂蛋白表面电荷多少和颗粒大小，用电泳法从负极到正极依据泳动速度将脂蛋白分离为乳糜微粒、β-脂蛋白、前 β-脂蛋白及 α-脂蛋白四类（图 3-2-1）。

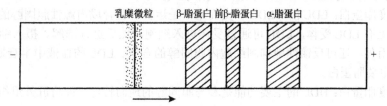

图 3-2-1　血浆脂蛋白电泳图

2. 血浆脂蛋白的组成　不同的脂蛋白，由于所含各种脂质的比例及载脂蛋白的种类与数量不同，它们在组成、性质及功能上均有所区别（表 3-2-2）。

表 3-2-2　血浆脂蛋白分类、性质和功能

分类		物理性质		化学合成部位组成（%）						合成部位	主要生理功能
电泳分离法	超速离心法	微粒直径（nm）	密度（g/mL）	蛋白质	脂类	甘油三酯	磷脂	胆固醇	胆固醇酯		
乳糜微粒	乳糜微粒（CM）	80～500	＜0.95	0.5～2	98～99	80～95	5～7	1～4	3	小肠黏膜细胞	转运外源性甘油三酯及胆固醇
β-脂蛋白	极低密度脂蛋白（VLDL）	25～80	0.95～1.006	5～10	90～95	50～70	16～20	15	10～12	肝细胞	转运内源性甘油三酯及胆固醇
前β-脂蛋白	低密度脂蛋白（LDL）	20～25	1.006～1.063	20～25	75～80	8～10	20～24	45～50	40～42	血浆	转运内源性胆固醇
α-脂蛋白	高密度脂蛋白（HDL）	7.5～10	1.063～1.210	45～55	50	6～8	21～23	20	15～17	肝、小肠及血浆	逆向转运胆固醇

3. 血浆脂蛋白的结构　血浆脂蛋白是由血浆中的脂类与载脂蛋白组成的球状脂蛋白颗粒，表面覆盖含极性的亲水基团——载脂蛋白、磷脂和胆固醇的羟基等；核心为非极性的疏水基团——甘油三酯、胆固醇酯和磷脂分子的脂肪酸链。血浆脂蛋白中的蛋白质部分称为载脂蛋白（apolipoprotein, Apo），是由肝细胞和小肠黏膜细胞合成的球蛋白。现已知的主要有 ApoA、ApoB、ApoC、ApoD、ApoE 等 5 类，每一类又可分成若干亚类，如 ApoA 可分成 A Ⅰ、A Ⅱ 等亚类，ApoC 可分成 C Ⅰ、C Ⅱ、C Ⅲ 等亚类。载脂蛋白不仅在结合和转运脂质及稳定脂蛋白结构上发挥重要作用，而且在调节脂蛋白代谢关键酶活性、参与脂蛋白受体识别方面有重要作用。

4. 血浆脂蛋白的代谢和功能

（1）乳糜微粒：是转运外源性脂肪的主要形式。代谢过程：甘油三酯、胆固醇酯、磷脂、ApoA 及 ApoB 在肠黏膜细胞的内质网中形成新生 CM。CM 通过高尔基体分泌，经淋巴入血，接受 HDL 提供的 ApoC 及 ApoE，形成成熟的 CM。ApoC Ⅱ 激活脂蛋白脂肪酶（lipoprotein lipase, LPL），水解 CM 中的甘油三酯，释放出脂肪酸，可供肝外组织氧化供能或合成脂肪储存。CM 表面的磷脂、胆固醇酯及 ApoA 和 ApoC 重新转移到 HDL，CM 变成 CM 残粒。CM 残粒通过肝细胞膜 ApoE 受体，被肝细胞摄取。残粒中的脂类可用于 VLDL 的合成。在正常人体血浆中，CM 的降解速度很快，半衰期只有 5～15min，故食用大量脂肪后，血浆暂时出现浑浊，数小时后便可澄清，称此现象为脂肪的廓清。

（2）极低密度脂蛋白：主要在肝细胞中合成，主要功能是将肝细胞所合成的内源性脂肪运至全身。代谢过程：肝细胞合成的甘油三酯及胆固醇、胆固醇酯、磷脂和 ApoB 在肝细胞的内质网中形成 VLDL。VLDL 由高尔基体分泌入血，接受 HDL 的 ApoC，其中的 ApoC Ⅱ 激活 LPL，催化 VLDL 中的甘油三酯不断水解为脂肪酸和甘油，为肝外组织所利用，VLDL 进而生成中间密度脂蛋白（IDL）。IDL 中甘油三酯进一步被 LPL 水解，ApoC 也进一步转移到 HDL 中，并接受 HDL 的胆固醇酯转变成 LDL。VLDL 在血中的半衰期为 6～12h。

（3）低密度脂蛋白：LDL 由 VLDL 转变而来，是运输肝脏合成内源性胆固醇的主要形式。肝外组织细胞膜上有 LDL 受体，LDL 可通过受体进入细胞，然后进行降解。摄入细胞内的胆固醇除可被细胞利用外，还可反馈性地抑制细胞内胆固醇的合成。LDL 的血液中半衰期为 2～4d，是空腹血浆中的主要脂蛋白。

（4）高密度脂蛋白：HDL 的主要功能是参与胆固醇的逆向转运，即将肝外组织细胞内的胆固醇，通过血液循环转运到肝，在肝转化为胆汁酸后排出体外。HDL 主要由肝细胞合成，新生的 HDL 呈圆盘状，主要含磷脂、胆固醇、ApoA I 等。进入血液循环后，胆固醇酯化转变为胆固醇酯而进入脂蛋白的核心，消耗的胆固醇可从 VLDL、CM 及肝外细胞膜得到补充。随该过程的不断进行，核心逐渐膨大，双分子层盘状 HDL 变成单脂层球状，形成成熟 HDL。在肝，成熟 HDL 与肝细胞表面 HDL 受体识别，最终被摄入肝进行分解代谢。由于 HDL 中胆固醇的不断升高，意味着清除多余胆固醇的能力加强，因此 HDL 有利于防止动脉粥样硬化的形成。HDL 血液中半衰期为 3～5d。

5. 高脂蛋白血症 空腹血浆中脂类浓度超过正常范围称为高脂血症（hyperlipidemia）。血浆脂类升高，血浆脂蛋白必然升高，故又称为高脂蛋白血症（hyperlipoproteinemia）。1970 年世界卫生组织建议，根据升高的脂蛋白种类的不同，可将高脂蛋白血症分为 6 型（表 3-2-3）。

表 3-2-3 高脂蛋白血症的分型和各种脂蛋白及脂质含量的变化

分型	血浆脂蛋白变化	血脂变化
I	乳糜微粒升高	甘油三酯↑↑↑，胆固醇↑
II a	低密度脂蛋白升高	胆固醇↑↑
II b	低密度、极低密度脂蛋白升高	胆固醇↑↑，甘油三酯↑↑
III	中间密度脂蛋白升高	胆固醇↑↑，甘油三酯↑↑
IV	极低密度脂蛋白升高	甘油三酯↑↑
V	极低密度脂蛋白和乳糜微粒升高	甘油三酯↑↑↑，胆固醇↑

按发病原因不同，高脂蛋白血症又可分为原发性和继发性两种，由先天遗传缺陷所致为原发性高脂蛋白血症；由于肝、肾病变或糖尿病、胰腺炎等其他疾病所引起的为继发性高脂蛋白血症。原发性高脂蛋白血症以 II 型、IV 型多见。II a 型主要是 LDL 受体缺陷，LDL 不能被组织摄取，细胞内合成胆固醇增加，导致血浆胆固醇明显升高。II b 型受膳食的影响较大。IV 型是遗传性或高糖诱发的高脂血症，是较普遍的脂代谢紊乱疾病，它与过胖和低耐糖量有关。

三、甘油三酯的中间代谢

（一）甘油三酯的分解代谢

1. 脂肪动员 储存在脂肪细胞中的甘油三酯，被脂肪酶逐步水解为游离脂肪酸（free fatty acid，FFA）及甘油并释放入血，被全身各组织氧化利用的过程，称为脂肪动员。

脂肪细胞中含有的脂肪酶包括甘油三酯（TG）脂肪酶、甘油二酯（DG）脂肪酶和甘油一酯（MG）脂肪酶。其中甘油三酯脂肪酶是脂肪酶中活性最低的酶，因此是脂肪动员的限速酶。该酶的活性受多种激素的调节，所以又称为激素敏感脂肪酶。能使该酶活性增加的激素，称为脂解激素，如肾上腺素、去甲肾上腺素、胰高血糖素等；反之，能使该酶活性降低的激素，称为抗脂解激素，如胰岛素。这两类激素的协同作用可使机体内脂肪的水解速度得到有效调节，以适应机体的需要。

$$TG \xrightarrow[\text{H}_2\text{O} \quad \text{脂肪酸}]{\text{TG脂肪酶}} DG \xrightarrow[\text{H}_2\text{O} \quad \text{脂肪酸}]{\text{DG脂肪酶}} MG \xrightarrow[\text{H}_2\text{O} \quad \text{脂肪酸}]{\text{MG脂肪酶}} 甘油$$

2. 甘油的代谢 脂肪动员所产生的甘油，由血液运送到富含甘油磷酸激酶的肝、肾和小肠黏膜等组织细胞，经甘油磷酸激酶催化生成 α-磷酸甘油，之后脱氢生成磷酸二羟丙酮，再循糖有氧氧化途径继续分解并释放能量，也可循糖异生途径合成糖原或葡萄糖。

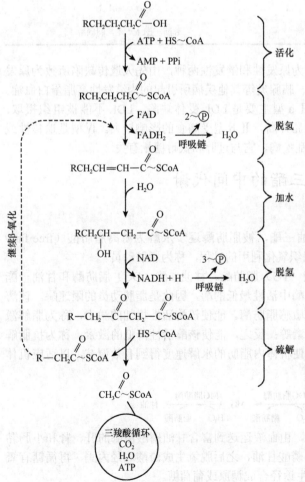

$$\underset{\text{甘油}}{\begin{matrix} CH_2-OH \\ | \\ CH-OH \\ | \\ CH_2-OH \end{matrix}} \xrightarrow[\text{甘油磷酸激酶}]{ATP \quad ADP} \underset{\text{α-磷酸甘油}}{\begin{matrix} CH_2-OH \\ | \\ CH-OH \\ | \\ CH_2-O-\textcircled{P} \end{matrix}} \xrightarrow[\text{α-磷酸甘油脱氢酶}]{NAD^+ \quad NADH+H^+} \underset{\text{磷酸二羟丙酮}}{\begin{matrix} CH_2-OH \\ | \\ C=O \\ | \\ CH_2-O-\textcircled{P} \end{matrix}} \begin{matrix} \nearrow \text{葡萄糖和糖原} \\ \\ \searrow CO_2+H_2O+\text{能量} \end{matrix}$$

3. 脂肪酸的氧化　除成熟的红细胞和大脑组织外，体内大多组织都能够氧化脂肪酸而获得能量，但以肝和肌肉组织最活跃，主要氧化方式是 β-氧化。过程包括脂肪酸的活化，脂酰 CoA 进入线粒体，β-氧化过程，乙酰 CoA 的彻底氧化。

（1）脂肪酸的活化：脂肪酸在氧化前必须活化。活化由线粒体外的脂酰 CoA 合成酶（acyl-CoA synthetase）催化，ATP 供能，生成脂酰 CoA。1 分子脂肪酸活化成脂酰 CoA 消耗 2 个高能磷酸键（相当于消耗 2 分子 ATP）。

$$\text{脂肪酸} + \text{CoA-SH} \xrightarrow[\underset{\text{ATP} \quad Mg^{2+} \quad \text{AMP}}{}]{\text{脂酰CoA合成酶}} \text{脂酰} \sim \text{SCoA} + \text{PPi}$$

（2）脂酰 CoA 进入线粒体：脂酰 CoA 氧化的酶系在线粒体基质内，细胞液中活化的脂酰 CoA 不易透过线粒体内膜，需要位于内膜上的肉碱运载系统的参与及内膜两侧肉碱脂酰转移酶（carnitine acyltransferase）Ⅰ 和Ⅱ的配合，促使脂酰 CoA 转运。

肉碱脂酰转移酶 I 是脂肪酸氧化的限速酶，当脂肪酸的供应量超过该酶的转运能力时，脂酰 CoA 进入内质网合成甘油三酯，如果机体需要靠脂肪酸氧化供能时，该酶活性增强，脂酰 CoA 生成增加。

（3）β-氧化过程：脂酰 CoA 进入线粒体基质后，逐步氧化降解。由于氧化过程是在脂酰基的 β-碳原子上依次进行的，故称为 β-氧化（β-oxidation）。脂酰 CoA 每进行一次 β-氧化，就产生 1 分子乙酰 CoA 和比原来少 2 个碳原子的脂酰 CoA。

β-氧化过程包括以下 4 个连续反应。

①脱氢：脂酰 CoA 在脂酰 CoA 脱氢酶的催化下，在 α 和 β-碳原子上各脱去 1 个氢原子，生成 α,β-烯脂酰 CoA 及 FADH₂，后者经呼吸链氧化可产生 1.5 分子 ATP。②水化：α, β-烯脂酰 CoA 在 α,β-烯脂酰 CoA 水化酶的催化下，加 1 分子水，生成 β-羟脂酰 CoA。③再脱氢：β-羟脂酰 CoA 在 α,β-羟脂酰辅酶脱氢酶的催化下，脱去 2 个氢原子，生成 β-酮脂酰 CoA 及 NADH+H⁺，后者经呼吸链氧化可产生 2.5 分子 ATP。④硫解：β-酮脂酰 CoA 在 β-酮脂酰 CoA 硫解酶的催化下，α 和 β 之间碳链断裂，生成 1 分子乙酰 CoA 和比原来少 2 个碳原子的脂酰 CoA。

新生成的脂酰 CoA 又可进入下一轮 β-氧化的 4 个连续的反应过程。如此反复进行，直到脂酰 CoA 完全降解成乙酰 CoA。乙酰 CoA 可进入三羧酸循环彻底氧化，生成 H₂O 和 CO₂，并释放能量（图 3-2-2）。

图 3-2-2　脂肪酸 β-氧化过程

脂肪酸氧化的能量释放和利用：现以软脂酸为例，计算氧化过程中产生的 ATP。①每分子脂肪酸的活化需消耗 2 分子 ATP。②活化后的脂肪酸每经过一次 β-氧化，可产生 1 分子乙酰 CoA 及 4 分子 ATP。软脂酸需经过 7 次 β-氧化，产生 7×4=28 分子 ATP。③软脂酸可分解为 8 分子乙酰 CoA，经三羧酸循环彻底氧化可产生 8×10=80 分子 ATP。每分子软脂酸在体内彻底氧化总计可产生 28+80−2=106 分子 ATP。

4. 酮体的生成和利用 酮体（ketone body）是肝中脂肪酸分解代谢特有的中间产物，包括乙酰乙酸（acetoacetic acid）、β-羟丁酸（β-hydroxybutyric acid）和丙酮（acetone）。

（1）酮体的生成：酮体合成的部位在肝细胞线粒体内；合成原料为乙酰 CoA；合成过程：2 分子乙酰 CoA 由乙酰乙酰 CoA 硫解酶催化，缩合生成 1 分子乙酰乙酰 CoA；在羟甲基戊二酸单酰 CoA 合成酶（HMG-CoA 合成酶）的催化下，乙酰乙酰 CoA 再与 1 分子乙酰 CoA 缩合成 β-羟甲基戊二酸单酰 CoA（HMG-CoA）；后者在 HMG-CoA 裂解酶催化下，裂解为乙酰乙酸和乙酰 CoA，乙酰乙酸在 β-羟丁酸脱氢酶的催化下，被还原成 β-羟丁酸，极少数乙酰乙酸脱羧形成丙酮（图 3-2-3）。

肝细胞线粒体中含有活性很强的酮体合成酶系，其中 HMG-CoA 合成酶是酮体合成途径的限速酶。但肝缺乏氧化利用酮体的酶，因此不能氧化酮体，所以肝内生成的酮体需经血液循环运输到肝外组织被氧化利用。

（2）酮体的利用：肝外组织（心、肾、脑、骨骼肌等）有活性很强的利用酮体的酶，如琥珀酰 CoA 转硫酶和乙

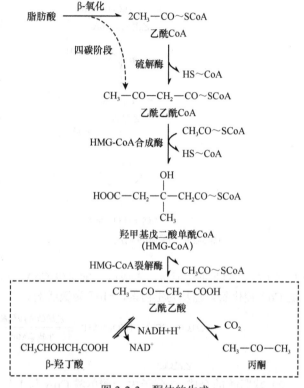

图 3-2-3 酮体的生成

酰乙酸硫激酶。酮体中乙酰乙酸在上述酶的催化下，转变为乙酰乙酰 CoA。后者经硫解酶分解为 2 分子乙酰 CoA，可进入三羧酸循环彻底氧化供能。酮体中 β-羟丁酸先脱氢转变为乙酰乙酸，再按上述途径氧化。丙酮不能被人体利用，可随尿排出，也可经肺呼出体外（图 3-2-4）。

（3）酮体生成的生理意义：酮体是肝输出能源的一种形式。酮体分子小，易溶于水，便于血液运输，容易通过血-脑屏障和毛细血管壁而被人体各组织摄取利用，所以在正常情况下，肝生成的酮体能迅速被肝外组织利用。在长期饥饿及糖供应不足时，酮体将代替葡萄糖成为脑的主要能源。

正常情况下，血中仅含有少量酮体，为 0.03～0.5mmol/L（0.3～0.5mg/dl）。但在病理条件下，如严重糖尿病时，由于脂肪动员加强，肝内酮体生成过多，超过肝外组织利用酮体的能力，而引起血中酮体增多，称为酮血症。尿中酮体增多，称为酮尿症。由于酮体中的乙酰乙酸、β-羟丁酸是酸性物质，血中过多的酮体会导致代谢性酸中毒。丙酮增多时，可从肺呼出，甚至可闻到患者呼出气中有烂苹果味。

（二）甘油三酯的合成代谢

人体内许多组织都能合成甘油三酯，但脂肪组织、肝和哺乳期乳腺等是合成甘油三酯的主要

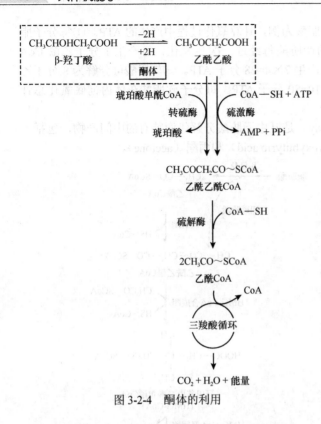

图 3-2-4 酮体的利用

场所。甘油三酯的甘油部分可来自 α-磷酸甘油，脂肪酸除来自食物外，主要由体内合成。

1. α-磷酸甘油的合成 α-磷酸甘油主要由糖代谢的中间产物磷酸二羟丙酮经 α-磷酸甘油脱氢酶催化还原生成，也可来自甘油的磷酸化。

2. 脂肪酸的合成 脂肪酸的合成主要在胞液中进行，由脂肪酸合酶系催化合成软脂酸。

（1）合成部位：在肝、肾、脑、肺、乳腺及脂肪组织的细胞液中，均含有脂肪酸合成的酶系，都能合成脂肪酸，其中以肝最为活跃。

（2）合成原料：乙酰 CoA，主要来自糖的氧化分解；此外，还需 NADPH+H$^+$ 供氢，CO_2、Mg^{2+}、Mn^{2+}、ATP 和生物素参加。

（3）脂肪酸合成的基本过程

1）丙二酸单酰 CoA 的合成：乙酰 CoA 在乙酰 CoA 羧化酶催化下，由碳酸氢盐提供 CO_2，ATP 供给能量，生成丙二酸单酰 CoA。该过程为脂肪酸合成的限速过程，限速酶是乙酰 CoA 羧化酶，辅基为生物素，Mn^{2+} 为激活剂。

$$CH_3CO\sim SCoA + HCO_3^- + ATP \xrightarrow[\text{生物素Mn}^{2+}]{\text{乙酰CoA羧化酶}} \begin{array}{c} CH_2CO\sim SCoA \\ | \\ COOH \end{array} + ADP + Pi$$

乙酰CoA （左）　丙二酸单酰CoA （右）

2）软脂酸的合成：7 分子丙二酸单酰 CoA 与 1 分子乙酰 CoA 在脂肪酸合成酶系的催化下，由 NADPH+H$^+$ 提供氢合成软脂酸。总反应式为：

$$CH_3CO\sim SCoA + 7HOOCCH_2CO\sim SCoA + 14NADPH + 14H^+ \xrightarrow{\text{脂肪酸合成酶系}}$$

乙酰CoA　　　　　　丙二酸单酰CoA

$$CH_3(CH_2)_{14}COOH + 14NADP^+ + 7CO_2 + 8HS\sim CoA + 6H_2O$$

软脂酸

脂肪酸合成酶系是一种多酶复合体，由 7 种酶和 1 种酰基载体蛋白质（acyl carrier protein，ACP）组成，催化乙酰 CoA 与丙二酸单酰 CoA 经缩合、还原、脱水、再还原等反应，每循环一次，增加 2 个碳原子，经过 7 次循环就可增长至 16 碳的软脂酰 ACP，最后经硫酯酶水解生成软脂酸。脂肪酸碳链的延长可在滑面内质网和线粒体中经脂肪酸延长酶体系催化完成。不饱和脂肪酸的合成需要多种去饱和酶催化。

3. 甘油三酯的合成 甘油三酯是以 α-磷酸甘油和脂酰 CoA 为原料，在细胞的内质网中经脂酰基转移酶的催化逐步合成。在甘油三酯的合成过程中 α-磷酸甘油酯酰基转移酶为限速酶。

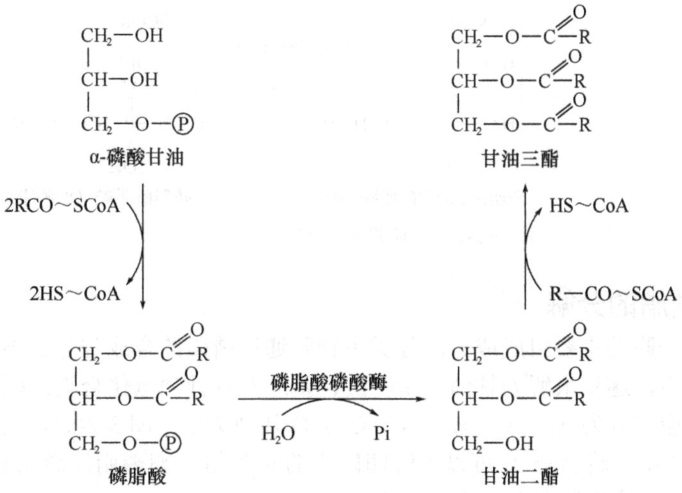

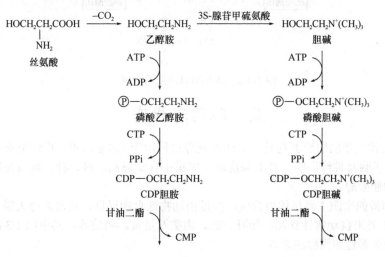

$$\alpha\text{-磷酸甘油} \qquad \qquad 甘油三酯$$

图中文字：
- α-磷酸甘油
- 甘油三酯
- 2RCO~SCoA
- 2HS~CoA
- HS~CoA
- R—CO~SCoA
- 磷脂酸磷酸酶
- H_2O
- Pi
- 磷脂酸
- 甘油二酯

四、磷脂代谢

磷脂是指含有磷酸的脂类。按其组成分为两类：①由甘油构成的磷脂，称为甘油磷脂；②由鞘氨醇构成的磷脂，称为鞘磷脂。甘油磷脂是人体含量最多的磷脂。

（一）甘油磷脂的合成

甘油磷脂是由1分子甘油、2分子脂肪酸、1分子磷酸和1分子取代基团组成。按取代基团的不同分为磷脂酰胆碱（phosphatidylcholine），又称卵磷脂，磷脂酰乙醇胺（phosphatidyl ethanolamine），又称脑磷脂。

1. 合成部位 人体各组织细胞的内质网均含有合成磷脂的酶，所以都能合成甘油磷脂，以肝、肾和肠等组织最活跃。

2. 合成原料 甘油、脂肪酸、磷酸胆碱或磷酸乙醇胺、丝氨酸，此外还需要 ATP 和 CTP 参与。胆碱和乙醇胺可直接来自食物，也可由丝氨酸脱羧生成。

3. 合成过程 乙醇胺与提供甲基的甲硫氨酸在甲基转移酶的催化下可生成胆碱。胆碱和乙醇胺在参加合成代谢之前，先与 ATP 作用生成磷酸胆碱和磷酸乙醇胺，再与 CTP 起反应，生成有活性的胞苷二磷酸胆碱（CDP 胆碱）和胞苷二磷酸乙醇胺（CDP 胆胺），再与甘油二酯作用，生成磷脂酰胆碱（卵磷脂）和磷脂酰乙醇胺（脑磷脂）（图 3-2-5）。

$$HOCH_2CH_2COOH \xrightarrow{-CO_2} HOCH_2CH_2NH_2 \xrightarrow{3S\text{-腺苷甲硫氨酸}} HOCH_2CH_2N^+(CH_3)_3$$

丝氨酸（NH₂）　乙醇胺　胆碱

ATP / ADP

P—OCH₂CH₂NH₂ （磷酸乙醇胺）　P—OCH₂CH₂N⁺(CH₃)₃ （磷酸胆碱）

CTP / PPi

CDP—OCH₂CH₂NH₂ （CDP胆胺）　CDP—OCH₂CH₂N⁺(CH₃)₃ （CDP胆碱）

甘油二酯 / CMP

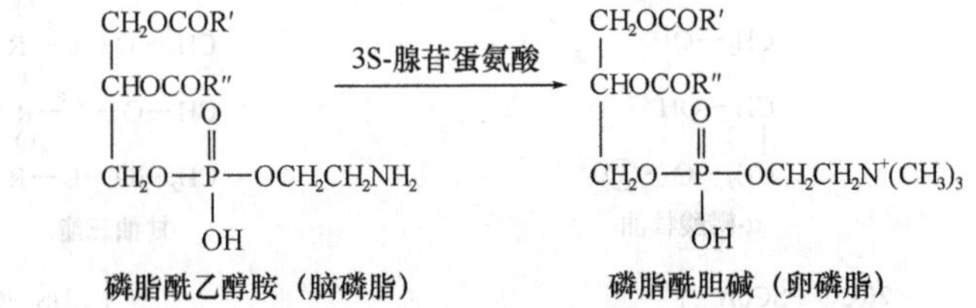

$$
\begin{array}{ccc}
\begin{array}{c}
\text{CH}_2\text{OCOR}' \\
| \\
\text{CHOCOR}'' \\
| \quad\quad \text{O} \\
| \quad\quad || \\
\text{CH}_2\text{O}-\text{P}-\text{OCH}_2\text{CH}_2\text{NH}_2 \\
| \\
\text{OH}
\end{array}
& \xrightarrow{\text{3S-腺苷蛋氨酸}} &
\begin{array}{c}
\text{CH}_2\text{OCOR}' \\
| \\
\text{CHOCOR}'' \\
| \quad\quad \text{O} \\
| \quad\quad || \\
\text{CH}_2\text{O}-\text{P}-\text{OCH}_2\text{CH}_2\text{N}^+(\text{CH}_3)_3 \\
| \\
\text{OH}
\end{array}
\end{array}
$$

磷脂酰乙醇胺（脑磷脂）　　　　　　磷脂酰胆碱（卵磷脂）

图 3-2-5　卵磷脂和脑磷脂的合成过程

（二）甘油磷脂的分解

磷脂是构成生物膜的重要组成成分。各类生物膜通过磷脂的合成与分解不断更新。甘油磷脂可在磷脂酶的作用下，逐步水解为甘油、脂肪酸、磷酸及各种含氮化合物。根据其水解酯键的特异部位不同，将磷脂酶分为 A_1、A_2、B_1、B_2、C 和 D 几种类型（图 3-2-6）。人体肝、肾等组织中均含有磷脂酶 A_1 和 A_2。磷脂酶 A_1 可以水解卵磷脂的 α-酯键；卵磷脂经磷脂酶 A_2 作用后形成具有强烈溶血作用的溶血卵磷脂及多不饱和脂肪酸。

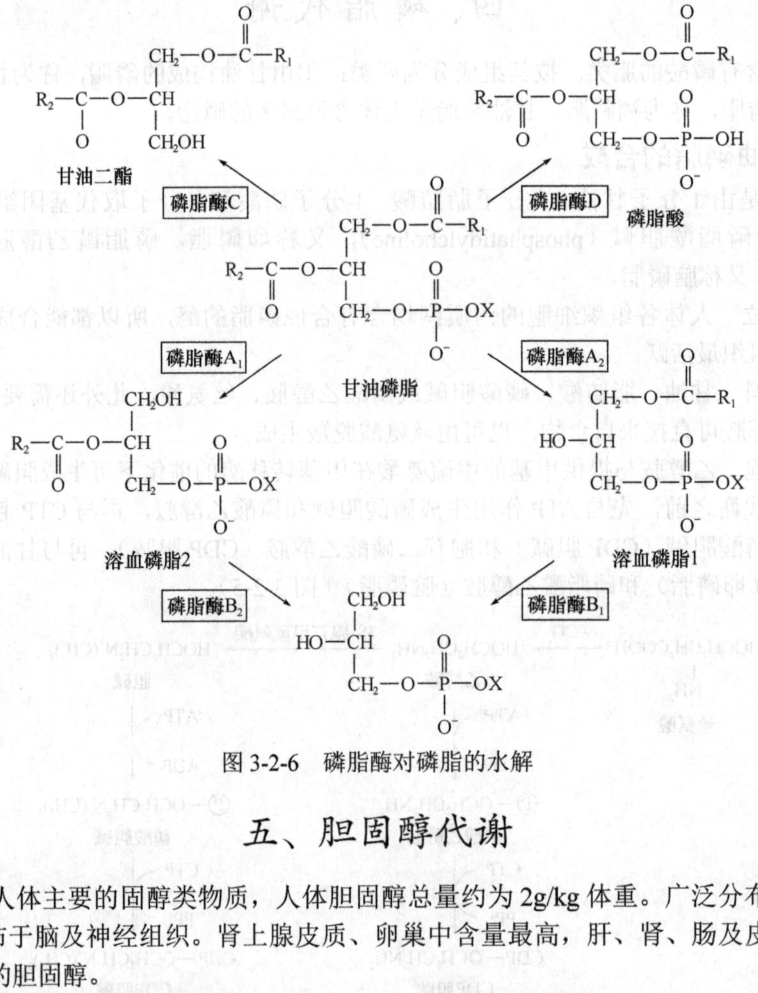

图 3-2-6　磷脂酶对磷脂的水解

五、胆固醇代谢

胆固醇是人体主要的固醇类物质，人体胆固醇总量约为 2g/kg 体重。广泛分布于全身各组织中，约 1/4 分布于脑及神经组织。肾上腺皮质、卵巢中含量最高，肝、肾、肠及皮肤、脂肪组织等也含有较多的胆固醇。

人体内胆固醇的来源主要靠体内合成，少量由动物性食物提供。正常人每天膳食中含胆固醇 300～500mg，主要来自动物性食品，如肝、脑、肉类及蛋黄、奶油等。其中约 1/3 的量可被肠道吸收，成为体内外源性胆固醇的来源。

（一）胆固醇的合成

l. 合成场所与原料 人体内每天新合成的内源性胆固醇 1g 左右，其中约 80% 在肝合成，其次在小肠及其他组织如皮肤、肾上腺皮质、性腺等处合成。

合成胆固醇的原料是乙酰 CoA，以 ATP 供能，NADPH+H$^+$ 供氢。胆固醇合成酶系分布于微粒体和细胞液中。

2. 合成的基本过程 胆固醇的合成过程很复杂，大致可划分为 3 个阶段。

（1）甲羟戊酸（mevalonic acid，MVA）的生成：2 分子乙酰 CoA 在细胞液中缩合生成乙酰乙酰 CoA；再在 HMG-CoA 合成酶作用下，与 1 分子乙酰 CoA 缩合成 HMG-CoA。后者再经 HMG-CoA 还原酶作用，生成甲羟戊酸（MVA）。HMG-CoA 还原酶是胆固醇合成的限速酶。

（2）鲨烯的合成：在 ATP 供能条件下，MVA 经磷酸化、脱羧、脱羟基等反应生成 30 碳的鲨烯。

（3）胆固醇的合成：在细胞液中生成的鲨烯由胆固醇载体蛋白携带入微粒体，经环化等步骤最后转变成 27 碳的胆固醇（图 3-2-7）。

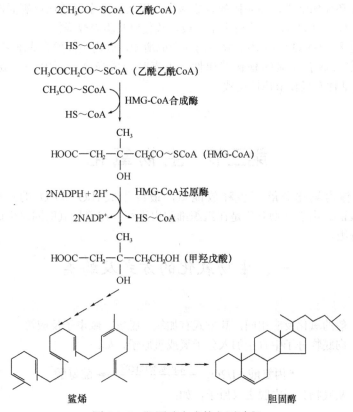

图 3-2-7 胆固醇合成的主要过程

（二）胆固醇的转变

胆固醇除作为细胞结构成分外，在体内还可转变为多种具有重要生理功能的类固醇物质。

1. 转变成胆汁酸 体内 75%～80% 的胆固醇可在肝内转变为胆汁酸。胆汁酸以钠盐或钾盐形式存在于胆汁中，并随胆汁进入肠腔，胆汁酸盐具有协助脂类消化吸收的作用。

2. 转变成类固醇激素 胆固醇在肾上腺皮质内可转变成肾上腺皮质激素（皮质酮、皮质醇等）；在性腺内可转变成性激素（睾酮、孕酮、雌二醇等）。

3. 转变成维生素 D$_3$ 胆固醇在肝、小肠、皮肤等处，可脱氢生成 7-脱氢胆固醇，储存于皮下，经日光（紫外线）照射。可进一步转变成维生素 D_3。维生素 D_3 能促进钙、磷的吸收，有利于骨盐的形成。

4.转变成胆固醇酯 在肝、小肠、肾上腺皮质及主动脉壁等组织中，胆固醇可受脂酰 CoA 胆固醇酰基转移酶（ACAT）的催化形成胆固醇酯。

（三）胆固醇合成过程的调节

胆固醇的合成过程主要是通过对 HMG-CoA 还原酶的调节来实现的。

1.外源性胆固醇摄入过多或内源性胆固醇合成过多，均可反馈性地抑制 HMG-CoA 还原酶的活性，抑制肝内胆固醇的合成。

2.胆汁酸盐可通过增加外源性胆固醇的吸收，从而反馈性地抑制肝和肠黏膜细胞 HMG-CoA 还原酶的活性。

3.胆固醇的合成原料乙酰 CoA、ATP 及 $NADPH+H^+$ 增多时，肝中胆固醇合成增多，因此，饱食热量过多时，胆固醇合成增多，而饥饿时胆固醇合成减少。

4.胰岛素能增强肝中 HMG-CoA 还原酶活性，使血浆胆固醇升高；胰高血糖素和糖皮质激素可降低 HMG-CoA 还原酶活性，使胆固醇合成减少；甲状腺激素可增加该酶活性，同时又能促进胆固醇转变为胆汁酸。总的效应是降解大于合成，故使血浆胆固醇降低。

5.膳食脂肪过多，HMG-CoA 还原酶的诱导合成增加，肝内胆固醇合成增多。

此外，胆固醇合成有明显的昼夜节律性。午夜时合成最高，而中午合成最低，主要是肝 HMG-CoA 还原酶活性有昼夜节律性所致。

（张　甜）

第三节　生物氧化

营养物质在体内氧化分解逐步释放能量，最终生成 H_2O 和 CO_2 的过程称为生物氧化（biological oxidation）。由于生物氧化是在组织细胞内进行，在消耗氧的同时生成 CO_2，所以又称组织呼吸或细胞呼吸。

一、生物氧化的方式及酶类

（一）方式

生物氧化与一般的氧化反应相同，其方式有加氧、脱氢、脱电子反应等。

1.加氧反应 向底物分子中直接加入分子氧或氧原子，如：

$$苯丙氨酸 +1/2O_2 \xrightarrow{苯丙氨酸羟化酶} 酪氨酸$$

2.脱氢反应 从底物分子中脱去氢原子，如：

$$乳酸 \xrightarrow[\substack{NAD^+ \quad NADH+H^+}]{乳酸脱氢酶} 丙酮酸$$

3.脱电子反应 如细胞色素中铁的氧化：

$$Fe^{2+} \xrightarrow{-e} Fe^{3+}$$

（二）参与生物氧化的酶类

1.氧化酶类 此类酶催化代谢物脱氢并以分子氧作为直接受氢体，生成 H_2O。常见的有细胞色素氧化酶、抗坏血酸氧化酶等。

$$AH_2 \xrightarrow{2e} 2Cu^{2+} \xrightarrow{} O^{2-} \xrightarrow{2H^+} H_2O$$
$$A \xleftarrow{} 2Cu^+ \xleftarrow{} 1/2O_2 \xleftarrow{2e}$$

2. 需氧脱氢酶 这类酶催化代谢物脱氢并以氧作为受氢体生成 H_2O_2 而不是 H_2O。需氧脱氢酶类是以黄素单核苷酸（FMN）或黄素腺嘌呤二核苷酸（FAD）为辅基的黄素酶。这类酶习惯上有的被称为氧化酶，如氨基酸氧化酶、黄嘌呤氧化酶等。

$$SH_2 \xrightarrow{} FMN \quad \text{或} \quad FAD \xrightarrow{} H_2O_2$$
$$S \xleftarrow{} FMNH_2 \quad \text{或} \quad FADH_2 \xleftarrow{} O_2$$

3. 不需氧脱氢酶 此类酶催化代谢物脱氢，不能以分子氧为直接受氢体，只能以某些辅酶作为受氢体。不需氧脱氢酶所催化的代谢物脱氢是体内最重要的脱氢方式。

二、生物氧化中 CO_2 的生成

生物氧化中 CO_2 的生成是由有机酸的脱羧基作用生成。根据羧基所在位置及脱羧时是否伴有氧化，可将脱羧反应分成 α-单纯脱羧、α-氧化脱羧、β-单纯脱羧及 β-氧化脱羧。

三、生物氧化中水的生成

生物氧化中代谢物脱下的氢在线粒体中经过呼吸链的传递，最后与氧结合生成水。呼吸链是指存在于线粒体内膜上，由一系列具有传递氢或电子的酶和辅酶构成的氧化还原连锁反应体系。其中传递氢的酶或辅酶称为递氢体，传递电子的酶或辅酶称为递电子体。由于递氢过程也需传递电子，因此呼吸链也称电子传递链。

（一）呼吸链的组成

用胆汁酸盐等反复处理线粒体内膜，可将呼吸链分离得到 4 种具有传递电子功能的酶复合体，分别称为复合体Ⅰ（NADH-泛醌还原酶）、Ⅱ（琥珀酸-泛醌还原酶）、Ⅲ（泛醌-细胞色素 c 还原酶）和Ⅳ（细胞色素 c 氧化酶）。酶复合体是线粒体内膜氧化呼吸链的天然存在形式，而其所含各组分将具体完成电子传递过程。4 种复合体中，复合体Ⅰ、Ⅲ、Ⅳ完全镶嵌在线粒体内膜中，复合体Ⅱ镶嵌在内膜的内侧（图 3-3-1）。

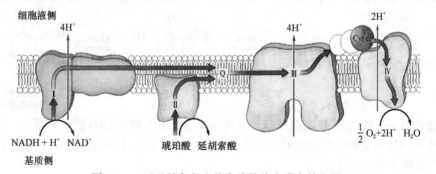

图 3-3-1 呼吸链各复合体在线粒体内膜中的位置

1. 复合体Ⅰ —— NADH-泛醌还原酶 复合体Ⅰ由基质接受还原型 $NADH+H^+$ 中的 $2H^+$ 和 1 对电子经 FMN、铁硫蛋白传递后，再传到泛醌。复合体Ⅰ具有质子泵的功能。

NAD^+ 是多种不需氧脱氢酶的辅酶，是连接作用物与呼吸链的重要环节，其主要功能是接受从代谢物上脱下的 $2H^+$。NAD^+ 分子中的烟酰胺部分能可逆地加氢和脱氢，是双电子传递体。反应时其每分子 NAD^+ 可接受 1 个氢原子和 1 个电子，1 个 H^+ 游离在介质中。

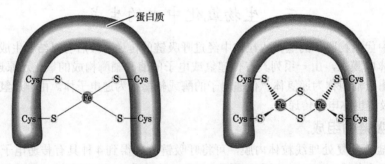

$$NAD^+ \text{或} NADP^+ \qquad\qquad NADH \text{或} NADPH$$

黄素蛋白中含有 FAD 和 FMN 两种辅基。在 FAD 和 FMN 的分子结构中都含有异咯嗪环，可以进行可逆的加氢、脱氢反应。FAD 或 FMN 的异咯嗪环上的第 1 位和第 10 位氮原子可接受代谢物脱下来的氢形成 $FADH_2$ 或 $FMNH_2$。

FMN $\qquad + 2H \qquad\rightleftharpoons\qquad$ $FMNH_2$

铁硫蛋白是分子中含有铁原子和硫原子的蛋白质，其中铁与无机硫原子和蛋白质多肽链上半胱氨酸残基的硫相结合。铁硫蛋白为单电子传递体，其主要通过铁硫蛋白中 Fe^{3+} 与 Fe^{2+} 的变化传递电子（图 3-3-2）。

图 3-3-2　铁硫蛋白示意图

泛醌又名辅酶 Q（coenzyme Q、CoQ），为一脂溶性醌类化合物，其分子中的苯醌结构能可逆地加氢和脱氢，故为递氢体。CoQ 可将 2 个质子释放入线粒体基质内，电子传递给细胞色素。

泛醌（醌型或氧化型）　　$\xrightarrow{H^++e}$　　泛醌H·（半醌型）　　$\xrightarrow{H^++e}$　　二氢泛醌（氢醌型或还原型）

2. 复合体Ⅱ——琥珀酸-泛醌还原酶　复合体Ⅱ主要由含辅基 FAD 的黄素蛋白、铁硫蛋白组成。复合体Ⅱ的作用是催化琥珀酸脱氢生成 $FADH_2$，将电子传递到铁硫中心，然后传递给泛醌。复合体Ⅱ没有质子泵的作用。

3. 复合体Ⅲ——泛醌-细胞色素 c 还原酶　复合体Ⅲ即细胞色素还原酶，主要包括细胞色素 b、细胞色素 c_1 和铁硫蛋白。在电子传递过程中，二氢泛醌被氧化生成泛醌，细胞色素 c 接受电子被还原。与此同时，质子从线粒体内膜基质转移至内膜外，因此复合体Ⅲ具有质子泵的功能。

细胞色素（cytochrome，Cyt）是以血红素为辅基的蛋白质，血红素中的铁原子可通过二价与三价铁的转变传递电子，是单电子传递体。根据细胞色素不同的吸收光谱，可分为细胞色素 a、b、c 三大类。在线粒体呼吸链中存在的 5 种细胞色素 a、a_3、b、c 和 c_1 中，只有细胞色素 c 属于膜周蛋白，溶于水。它还可以在线粒体内膜外侧移动，有利于电子从复合体Ⅲ传递到复合体Ⅳ。复合体Ⅲ具有质子泵的功能。

4. 复合体Ⅳ——细胞色素 c 氧化酶　复合体Ⅳ包括细胞色素 a 和 a_3，它们组成一个复合体，很难分开，是唯一直接将电子传给氧的细胞色素。除含有两个血红素辅基外还含有两个铜原子。在电子传递过程中，铜原子可进行 Cu^+ 与 Cu^{2+} 的互变，将细胞色素 c 的电子传递给氧，使 O_2 还原与 H^+ 生成 H_2O，同时引起质子从线粒体基质向膜间隙移动，因此复合体Ⅳ具有质子泵的功能。

（二）线粒体中重要的呼吸链

线粒体中重要的呼吸链有两条，即 NADH 氧化呼吸链和琥珀酸氧化呼吸链。

1. NADH 氧化呼吸链　是体内最主要的一种呼吸链。代谢物在相应的脱氢酶催化下脱下氢，由 NAD^+ 接受生成 $NADH+H^+$；后者又在 NADH 脱氢酶复合体作用下，经 FMN 传递给 CoQ 生成 $CoQH_2$。$CoQH_2$ 中的 2H 解离成 $2H^+$ 和 2e，其中 $2H^+$ 游离在介质中，2e 则首先由 Cyt b 接受，依次按照 Cyt b → Cyt c_1 → Cyt c → Cyt aa_3 → O_2 的顺序逐步传递给氧，生成 O^{2-}，与游离于介质中的 $2H^+$ 结合生成水（如下）。苹果酸、异柠檬酸、β-羟丁酸等脱下的氢均由这条呼吸链传递生成水。

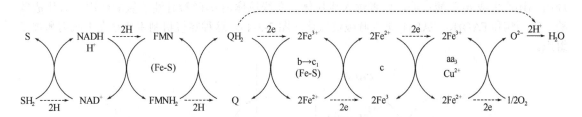

2. 琥珀酸氧化呼吸链　又称 $FADH_2$ 氧化呼吸链。主要由以 FAD 为辅基的黄素蛋白、泛醌和细胞色素组成。它与 NADH 氧化呼吸链的区别在于：琥珀酸在琥珀酸脱氢酶作用下脱下的氢由 FAD 接受生成 $FADH_2$，再将氢传递给 CoQ 生成 $CoQH_2$。接下来的步骤与 NADH 氧化呼吸链传递过程相同（如下）。琥珀酸、α-磷酸甘油、脂酰 CoA 等脱下的 2H 均经此呼吸链氧化成水。

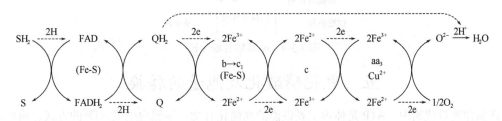

四、线粒体内膜对各种物质的选择性转运

线粒体内生成的 $NADH+H^+$ 可直接进入呼吸链进行氧化磷酸化，但在胞质中生成的 $NADH+H^+$ 不能自由通过线粒体内膜。目前认为，线粒体外的 $NADH+H^+$ 必须通过某种转运机制进入线粒体，即通过苹果酸-天冬氨酸穿梭和 α-磷酸甘油穿梭机制来实现。

1. 苹果酸-天冬氨酸穿梭作用　细胞液中生成的 $NADH+H^+$ 在苹果酸脱氢酶的催化下，使草酰乙酸还原成苹果酸。苹果酸在线粒体内膜转位酶的催化下进入线粒体，并在苹果酸脱氢酶的催化下生成草酰乙酸和 $NADH+H^+$，生成的 $NADH+H^+$ 进入呼吸链氧化（图 3-3-3）。这种穿梭机制主要存在于心肌和肝等组织。

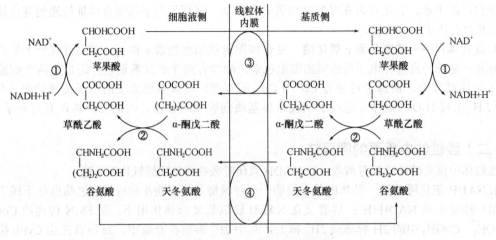

图 3-3-3　苹果酸-天冬氨酸穿梭

①苹果酸脱氢酶；②谷草转氨酶；③α-酮戊二酸载体；④酸性氨基酸载体

2. α-磷酸甘油穿梭作用　细胞液中生成的 $NADH+H^+$ 在 α-磷酸甘油脱氢酶的催化下使磷酸二羟丙酮还原生成 α-磷酸甘油，后者进入线粒体，在线粒体内 α-磷酸甘油脱氢酶作用下氧化成磷酸二羟丙酮和 $FADH_2$，$FADH_2$ 进入呼吸链氧化（图 3-3-4）。这种穿梭机制主要存在于肌肉和神经组织。

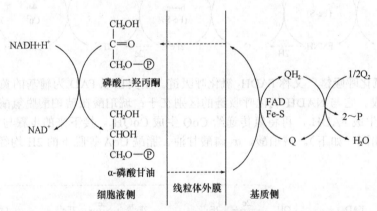

图 3-3-4　α-磷酸甘油穿梭

五、氧化磷酸化及能量的转换

在机体能量代谢中，ATP 是体内主要供能的高能化合物。细胞内生成 ATP 的方式有两种，一种是氧化磷酸化，另一种是底物水平磷酸化（见糖代谢）。氧化磷酸化是人体内生成 ATP 的主要方式，约占生成 ATP 总数的 80%，也是维持生命活动的主要能量来源。

（一）氧化磷酸化

代谢物脱下的氢经线粒体氧化呼吸链传递给氧生成水的同时，释放的能量驱动 ADP 磷酸化生成 ATP，由于是代谢物的氧化反应与 ADP 磷酸化反应偶联发生，又称偶联（氧化）磷酸化。

1. 氧化磷酸化的偶联部位

（1）自由能变化：根据热力学公式进行计算，如生成 1mol ATP 需要能量约为 30.5kJ/mol，则在复合体 Ⅰ、Ⅲ、Ⅳ内各存在一个生成 ATP 的部位。

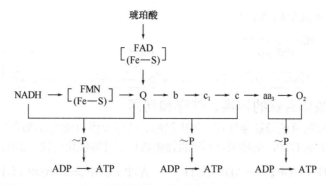

（2）P/O 值：每消耗 1mol 氧原子所消耗的无机磷的摩尔数（或 ADP 的摩尔数），即生成 ATP 的摩尔数。采用离体的完整线粒体与各种不同底物（β-羟丁酸、琥珀酸、维生素 C 等）和 ADP、磷酸、Mg^{2+} 等一起保温的实验，由于氧化磷酸化过程是释放能量使 ADP 磷酸化生成 ATP 过程，必须消耗磷酸，因此测定无机磷酸和氧的消耗量，即 P/O 值，可大致推导出偶联部位。已知 β-羟丁酸的氧化是通过 NADH 进入呼吸链，2H 经 NADH 氧化呼吸链传递到氧生成水，测得 P/O 值约为 2.5，即可生成 2.5 分子的 ATP，推测在 NADH 氧化呼吸链上存在 3 个 ATP 偶联部位。琥珀酸氧化时，测得 P/O 值约为 1.5，$FADH_2$ 氧化呼吸链上可能存在 2 个 ATP 偶联部位。

2. 氧化磷酸化的偶联机制 1961 年英国生物化学家 Peter Mitchell 提出的化学渗透假说阐明了氧化磷酸化的偶联机制。其基本要点为：电子经呼吸链传递释放的能量，通过复合体的质子泵功能，驱动质子从线粒体内膜的基质侧转移到内膜的胞质侧，形成跨线粒体内膜的 H^+ 电化学梯度，并以此储存电子传递释放的能量。当质子顺浓度梯度回流至基质时驱动 ADP 与 Pi 生成 ATP。实验证实，复合体 Ⅰ、Ⅲ、Ⅳ有质子泵功能，一对电子经这些复合体传递分别向膜间隙泵出 $4H^+$、$4H^+$ 和 $2H^+$。合成 1 分子 ATP 需要 $4H^+$，因此 2H 经 NADH 氧化呼吸链传递到氧，约生成 2.5 分子 ATP，经 $FADH_2$ 氧化呼吸链，则约生成 1.5 分子 ATP。

3. 影响氧化磷酸化的因素

（1）ADP+Pi/ATP 对氧化磷酸化的调节作用：实验证明 ADP 和 Pi 不断供应是保证氧化磷酸化正常进行的基本条件。当 ADP 和 Pi 进入线粒体的量增加时，ADP+Pi/ATP 值升高，氧化磷酸化速度加快；反之，ADP+Pi/ATP 值下降，氧化磷酸化速度变慢。这种调节可以使 ATP 产生的数量不至于过多或过少，使 ATP 量适应人体的需求，保证机体合理使用能源，避免浪费。

（2）甲状腺激素的作用：目前认为甲状腺激素能诱导许多组织细胞膜上 Na^+-K^+-ATP 酶的生成，使 ATP 分解成 ADP 和 Pi，进入线粒体的 ADP 量增加导致氧化磷酸化增加。由于 ATP 的合成和分解都增加，使机体耗氧量和产热量均增加，甲状腺功能亢进患者常出现基础代谢率增高，产热量增加。

（3）抑制剂的作用：根据其作用部位不同，分为电子传递链抑制剂、解偶联剂和氧化磷酸化抑制剂。

1）电子传递链抑制剂：阻断电子传递链上某一部位，使物质氧化过程中断，磷酸化也就无法进行。已知的抑制剂主要有鱼藤酮、异戊巴比妥、粉蝶霉素 A 等，该类抑制剂可与 NADH-CoQ 还原酶中的铁硫蛋白专一性结合，从而阻断电子传递。鱼藤酮是一种植物毒素，常用作杀虫剂；异戊巴比妥属于催眠药类；粉蝶霉素 A 结构类似辅酶 Q，可与辅酶 Q 竞争；抗霉素 A 具有阻断电子从细胞色素 b 向细胞色素 c_1 传递的作用；氰化物（CN^-）、CO 及叠氮化物等可与细胞色素氧化酶牢固结合，阻断电子传递给氧。

2）解偶联剂：解偶联剂的作用是氧化过程照常进行，但抑制 ADP 的磷酸化过程。使产能过程与储能过程相脱离。最常见的解偶联剂是 2,4-二硝基苯酚。

3）氧化磷酸化抑制剂：这类抑制剂对电子传递和 ADP 磷酸化均有抑制作用，如寡霉素。

传递链抑制剂作用部位归纳如下：

$$NADH \rightarrow \boxed{FMN \rightarrow (Fe-S)} \rightarrow CoQ \rightarrow \boxed{Cytb \rightarrow Cytc_1} \rightarrow Cytc \rightarrow \boxed{Cytaa_3} \rightarrow O_2$$

鱼藤酮、异戊巴比妥、粉蝶霉素A （作用于 FMN → (Fe-S)）

抗霉素A （作用于 Cytb → Cytc₁）

CN^-、N_3^-、CO （作用于 Cytaa₃）

（二）高能磷酸化合物的转换、储存和利用

1. 高能磷酸化合物的互变与能量储存　体内糖原、磷脂及蛋白质的合成除需要 ATP 直接供能外，尚分别需要 UTP、CTP 和 GTP，生物氧化不能直接生成后三种高能化合物，需由 ATP 转换而来。

$$ATP + UDP \rightleftharpoons ADP + UTP \qquad ATP + CDP \rightleftharpoons ADP + CTP$$

$$ATP + GDP \rightleftharpoons ADP + GTP$$

当体内 ATP 生成增多时，在肌酸激酶的作用下，ATP 和肌酸反应生成磷酸肌酸，后者是肌肉及脑组织中能量的储存形式。磷酸肌酸可储存能量，但不能直接被利用。当体内 ATP 不足时，磷酸肌酸可与 ADP 反应生成 ATP 供机体利用。

$$ATP + 肌酸 \xrightleftharpoons[]{肌酸激酶} ADP + 磷酸肌酸$$

2. ATP 的利用　机体各种生理生化活动所需能量均由 ATP 供应。ATP 在能量的转换、储存和利用中均起重要作用。现总结如下。

氧化磷酸化
底物水平磷酸化 $\}\sim P$

ATP
C
C~P
ADP
Pi

能 $\{$ 肌肉收缩（机械能）
神经传导（电能）
合成代谢（化学能）
维持体温（热能）
其他 $\}$

（张　甜）

第四节　氨基酸代谢

一、蛋白质的营养作用

蛋白质是生命的物质基础，食物蛋白质的主要功能是维持机体的生长发育及组织的更新与修复，对于生长发育时期的婴幼儿，供给丰富的蛋白质尤为重要。食物蛋白质的营养作用首先是供给人体的必需氨基酸，合成机体的结构与功能蛋白质，这一作用不能用其他营养物质代替。机体内蛋白质代谢的概况可通过测定氮平衡来确定。

（一）氮平衡

氮平衡（nitrogen balance）是指机体每日氮的摄入量与排出量之间的关系。蛋白质经分解代谢所产生的含氮物质主要由尿、粪排出。测定每天蛋白质的摄入量（氮摄入量）与尿、粪的氮排出量，即可得出机体的氮平衡状况。氮平衡是研究食物蛋白质的营养价值和需要量的重要指标之一，有以下 3 种情况。

1. 总氮平衡　摄入氮量＝排出氮量，反映体内蛋白质合成与分解处于动态平衡。正常健康成人表现为总氮平衡，每日进食的蛋白质主要用于维持组织细胞结构与功能蛋白质的更新。

2. 正氮平衡　摄入氮量＞排出氮量，反映体内蛋白质合成大于分解，部分摄入的氮用于合成体内蛋白质。此种平衡常见于儿童、青少年、孕妇、乳母及疾病恢复期患者。

3. 负氮平衡　摄入氮量＜排出氮量，表明体内蛋白质的分解量大于其合成量。见于饥饿、营养不良、消耗性疾病、大面积烧伤及大量失血等情况。

（二）蛋白质的生理需要量

在不进食蛋白质时，成人每天最低分解约 20g 蛋白质。由于食物中蛋白质与人体蛋白质的组成存在差异，不可能全部被利用，因此，成年人每日需要补充 30～50g 蛋白质才能保持总氮平衡。为保证长期氮的总平衡及营养需要，我国营养学会推荐：每个从事中等体力劳动、体重 60kg 的成人，每日蛋白质需要量为 80g。

（三）蛋白质的营养价值

构成人体蛋白质的 20 种氨基酸中，有 9 种在体内不能合成。这些体内需要但又不能合成、必须由食物供给的氨基酸称营养必需氨基酸，分别是缬氨酸、异亮氨酸、亮氨酸、苯丙氨酸、甲硫氨酸、色氨酸、苏氨酸、赖氨酸和组氨酸。精氨酸虽然能够在人体内合成，但合成量不多，长期缺乏也能造成负氮平衡，因此有人将其归为必需氨基酸。

一般来说，蛋白质营养价值的高低取决于其所含必需氨基酸的种类、数量及其比例是否与人体所需要的相近似，越接近者营养价值越高。一般来说，动物蛋白所含的营养必需氨基酸的组成和比例与人体蛋白质相近似，易为机体利用，所以动物蛋白质的营养价值比植物蛋白质的高。

（四）食物蛋白质的互补作用

一般来说，含有必需氨基酸种类多和数量足的蛋白质，营养价值高，反之营养价值低。由于动物蛋白所含必需氨基酸的种类和比例与人体相近，故营养价值高。将几种营养价值较低的蛋白质混合食用，必需氨基酸互相补充从而提高营养价值，称为食物蛋白质的互补作用（complementation）。例如，谷类蛋白质含赖氨酸较少而含色氨酸较多，豆类蛋白质含赖氨酸较多而含色氨酸较少，两者混合食用即可提高营养价值。

二、蛋白质的消化、吸收与腐败作用

蛋白质是具有高度种属特异性的生物大分子。食物蛋白质需经消化成为无种属特异性的小分子氨基酸及少量寡肽，方可被吸收。未消化吸收的部分则受到肠道细菌作用发生腐败，大多随粪便排出体外。

（一）蛋白质的消化及吸收

蛋白质消化的本质是食物蛋白在胃肠道蛋白酶的催化作用下，分子中的肽键断裂，形成小肽乃至氨基酸，同时也去除了蛋白质的种属特异性。某些人吃鱼虾等过敏，便是其中一些蛋白质未经彻底消化，而将具有抗原性的异源蛋白吸收所致。

蛋白质消化在胃中开始。胃黏膜细胞所分泌的胃蛋白酶原在胃内经盐酸和胃蛋白酶本身的激活而成为胃蛋白酶。胃蛋白酶的最适 pH 为 1.5～2.5，主要水解芳香族氨基酸、甲硫氨酸或亮氨酸组成的肽键，产物为多肽和少量氨基酸。此外，胃蛋白酶具有凝乳作用，使乳中酪蛋白转化并与 Ca^{2+} 凝集成酪蛋白钙的凝块，使乳汁在胃中停留时间延长，有利于乳汁中蛋白质的充分消化。

在胃中未被消化的蛋白质或经胃蛋白酶水解产生的多肽，随酸性食糜进入小肠。在小肠上部受肠液及胰液中多种蛋白酶消化，继续分解，最后成为氨基酸及二肽而被吸收。小肠是蛋白质消化的主要部位。消化液中的蛋白酶类可根据水解肽键位置不同分为内肽酶和外肽酶两类。

蛋白质消化成的氨基酸和少量寡肽在小肠被吸收。其吸收主要是通过耗能需 Na^+ 的主动转运过程，吸收进入小肠黏膜的寡肽还可受外肽酶、二肽酶的水解，生成氨基酸再进入血液。

（二）蛋白质的腐败作用

食物中的蛋白质约 95% 被消化吸收，小部分未被消化的蛋白质及未被吸收的氨基酸，在大肠下部受细菌的作用发生质变，称为腐败作用。腐败作用是细菌本身的代谢过程，以无氧分解为主。腐败作用的大多数产物对人体有害，但也可以产生少量脂肪酸及维生素，可被机体利用。这里仅介绍几种有害物质的生成。

1.胺类的生成　肠道细菌的蛋白酶使蛋白质水解成氨基酸，再经氨基酸脱羧基作用，产生胺类。如组氨酸脱羧产生组胺，赖氨酸脱羧生成尸胺，鸟氨酸脱羧生成腐胺，酪氨酸脱羧生成酪胺，苯丙氨酸脱羧生成苯乙胺等。

酪胺与苯乙胺，若不能在肝内分解而进入脑组织，则可分别羟化而形成羟苯乙醇胺及苯乙醇胺。因其结构类似于儿茶酚胺，故称为假性神经递质（false neurotransmitter）。假性神经递质增多，可干扰正常神经递质儿茶酚胺的作用，阻碍神经冲动传递，可使大脑发生异常抑制，这可能与肝性脑病症状的发生有关。

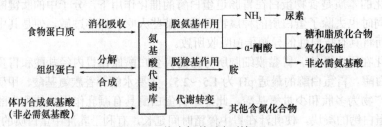

苯乙胺　　　苯乙醇胺　　　酪胺　　　羟苯乙醇胺

2. 氨的生成　肠道的氨主要有两个来源，一是未被吸收的氨基酸在肠道细菌作用下脱氨基生成；二是血液中尿素渗入肠道，受肠菌脲酶的作用水解生成氨。这些氨均可被吸收入血在肝合成尿素。降低肠道的 pH，可减少氨的吸收。

3. 其他有害物质的生成　除了胺类和氨以外，肠道腐败作用还产生一些有毒物质，如苯酚、吲哚、甲基吲哚及硫化氢等。

正常情况下，上述有害产物大部分随粪便排出，只有小部分被吸收，经肝的代谢转变而解毒，故不会发生中毒现象。

三、氨基酸的一般代谢

（一）氨基酸代谢概况

食物蛋白质经消化吸收的氨基酸（外源性氨基酸）与体内组织蛋白质分解产生的氨基酸（内源性氨基酸）混在一起，分布于各种体液中，总称为氨基酸代谢库。氨基酸是合成蛋白质和肽类的原料，也可以转变成某些物质如嘌呤、嘧啶、肾上腺素等。体内氨基酸代谢的概况归纳如图3-4-1。

图 3-4-1　体内氨基酸代谢概况

（二）氨基酸的脱氨基作用

氨基酸分解代谢的最主要方式是通过脱氨基作用产生氨和α-酮酸，人和动物体内氨基酸脱氨基的方式主要有以下几种。

1. 氧化脱氨基作用　是指氨基酸先脱氢生成亚氨基酸，再水解，释放出游离氨的过程和α-酮酸的过程。组织中有数种催化氨基酸氧化脱氨基的酶，其中以 L-谷氨酸脱氢酶活性最强。该酶催化谷氨酸氧化脱氨基生成α-酮戊二酸和氨，以 NAD^+ 或 $NADP^+$ 为辅酶，反应过程如下：

以上反应虽可逆，但由于生成的 NH_3 很快被代谢，因而反应仍以正向反应为主。L-谷氨酸脱氢酶在组织中活性强，分布广，但它的特异性很高，只能催化 L-谷氨酸氧化脱氨。

2. 转氨基作用　在转氨酶的催化下 α-氨基酸与 α-酮酸之间进行氨基和酮基的相互交换，使 α-氨基酸变为相应的 α-酮酸，而原来的 α-酮酸变为相应的 α-氨基酸的过程称为转氨基作用，反应过程如下：

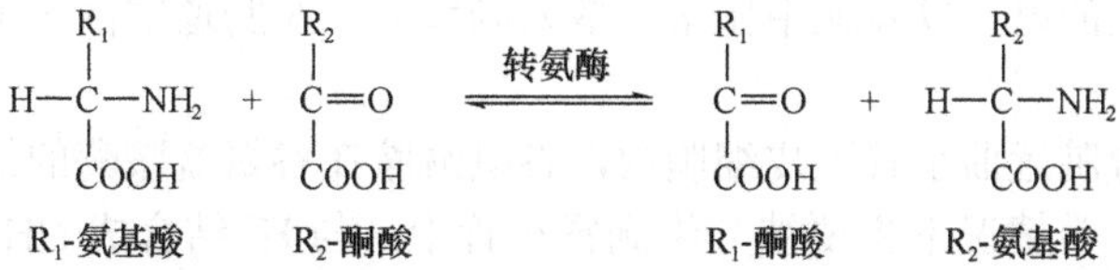

由上述反应可见，转氨基作用并没有真正脱氨，氨基仅仅被转移，无游离氨产生，因此只有氨基酸种类的更新，无氨基酸数量的改变。体内存在多种转氨酶，不同氨基酸与 α-酮酸间的转氨基作用只能由专一的转氨酶催化，其中以 L-谷氨酸与 α-酮酸之间的转氨体系最为重要。如丙氨酸转氨酶［alanine transaminase，ALT，亦称谷丙转氨酶（glutamic-pyruvic transaminase，GPT）］和天冬氨酸转氨酶［aspartate transaminase，AST，亦称谷草转氨酶（glutamic-oxaloacetic transaminase，GOT）］。它们所催化的反应如下：

$$谷氨酸+丙酮酸 \xrightleftharpoons{谷丙转氨酶} \alpha\text{-}酮戊二酸+丙氨酸$$

$$谷氨酸+草酰乙酸 \xrightleftharpoons{谷草转氨酶} \alpha\text{-}酮戊二酸+天冬氨酸$$

正常情况下，转氨酶主要存在于组织细胞内，ALT 在肝细胞中活性最高，AST 在心肌细胞中活性最高，血清中活力很低。当因某种原因使细胞膜的通透性增高或组织坏死、细胞破裂时，有大量转氨酶释放入血液，造成血清转氨酶活力明显升高。例如，急性肝炎患者的血清 ALT 活力显著升高；心肌梗死患者血清 AST 活力显著升高。因此，测定血清转氨酶的活力有重要诊断价值。

各种转氨酶均以磷酸吡哆醛或磷酸吡哆胺（即维生素 B_6 的磷酸酯）为辅酶。它在反应中起传递氨基的作用。

3. 联合脱氨基作用　转氨基作用只是将氨基转移，并没有脱氨，而氧化脱氨主要针对 L-谷氨酸。因此，体内要实现真正意义上的脱氨基作用主要通过转氨酶与 L-谷氨酸脱氢酶的联合脱氨基作用来实现。

转氨酶可催化多种氨基酸与 α-酮戊二酸进行氨基转换，结果生成相应的 α-酮酸和谷氨酸，谷氨酸再经 L-谷氨酸脱氢酶的作用脱去氨基生成 α-酮戊二酸和氨。在此两种酶的联合作用下，多种氨基酸都可以进行脱氨基反应。由于联合脱氨基反应过程可逆，通过其逆过程就可合成非必需氨基酸。由于 L-谷氨酸脱氢酶在肝、肾、脑中活性最强，这种联合脱氨基作用主要在肝、肾、脑等组织中进行。

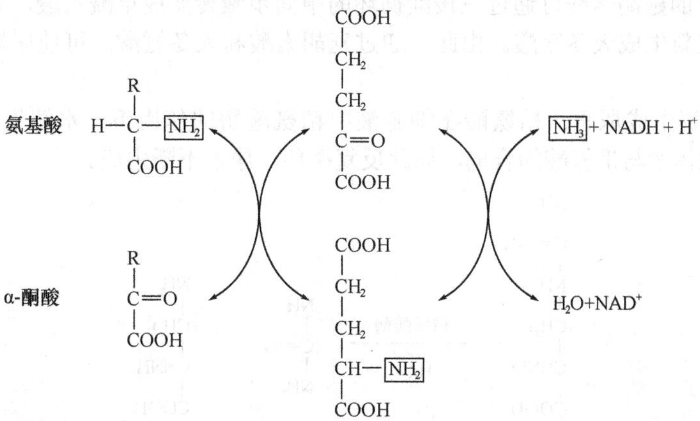

（三）氨的代谢

氨对人体有毒，脑组织对氨的作用尤为敏感。体内的氨主要在肝合成尿素而降解。因此，除门静脉血液外，体内血液中氨浓度很低。正常人血氨水平在47～65μmol/L。

1. 氨的来源

（1）氨基酸脱氨基生成的氨：这是代谢过程中氨的主要来源。

（2）其他含氮物质分解，如核苷酸分解、胺类氧化。

（3）由肠道吸收的氨：此途径吸收的氨主要源于未经消化的蛋白质或未经吸收的氨基酸，在大肠内经腐败作用产生的氨，以及血中尿素扩散入肠管后，在肠道细菌产生的脲酶作用下，水解产生氨。

（4）肾泌氨：在肾脏远曲小管上皮细胞内，谷氨酰胺在谷氨酰胺酶的催化下，水解成谷氨酸和NH_3。这部分氨在正常情况下主要被分泌到肾小管中，与H^+结合成NH_4^+，并以铵盐的形式由尿排出，这对调节机体的酸碱平衡起着重要作用。

2. 氨的去路

（1）合成尿素：氨在体内的主要去路是在肝内生成相对无毒的尿素然后再由肾排出。肝是合成尿素最主要的器官，肾和脑虽也可合成，但合成量甚微。经多年研究证明，尿素是通过鸟氨酸循环合成的。

1）氨基甲酰磷酸的合成：氨与CO_2在肝细胞线粒体的氨基甲酰磷酸合成酶Ⅰ的催化下，合成氨基甲酰磷酸。

$$CO_2+NH_3+H_2O+2ATP \xrightarrow{\text{氨基甲酰磷酸合成酶Ⅰ}} H_2N\text{–}CO\sim P+2ADP+Pi$$

此反应消耗2分子ATP，是不可逆反应。

2）瓜氨酸的合成：在肝线粒体中，鸟氨酸氨基甲酰转移酶催化氨基甲酰磷酸的氨甲酰基转移至鸟氨酸生成瓜氨酸。

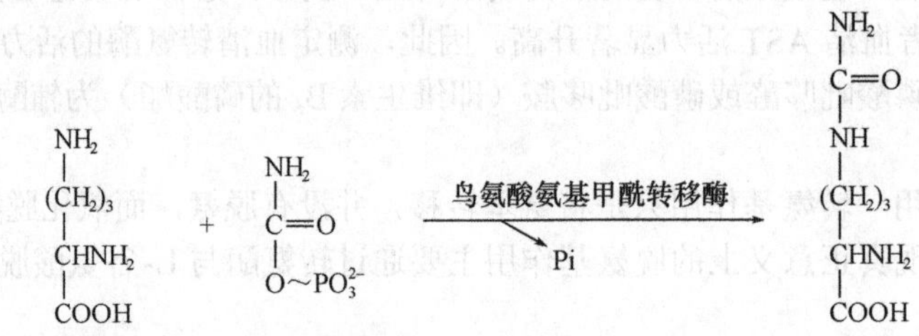

鸟氨酸　　氨基甲酰磷酸　　瓜氨酸

3）精氨酸的合成：瓜氨酸在线粒体内合成后，即被转运到线粒体外，在细胞液中经精氨酸代琥珀酸合成酶的催化，瓜氨酸与天冬氨酸反应生成精氨酸代琥珀酸，后者由精氨酸代琥珀酸裂解酶的催化裂解成精氨酸及延胡索酸。

此步反应产生的延胡索酸可通过三羧酸循环的中间步骤转变成草酰乙酸，后者与谷氨酸经转氨基反应，又可重新生成天冬氨酸。由此，通过延胡索酸和天冬氨酸，可使尿素循环与三羧酸循环联系起来。

4）精氨酸水解生成尿素：精氨酸在细胞液中精氨酸酶的作用下，水解生成尿素和鸟氨酸，鸟氨酸再进入线粒体参与瓜氨酸的合成，如此反复循环，尿素不断生成。

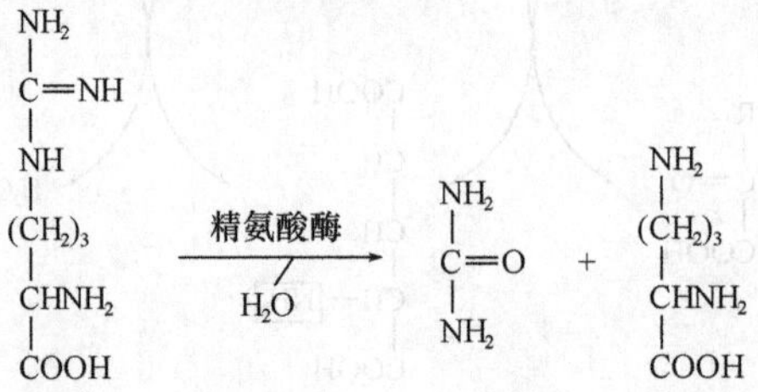

精氨酸　　尿素　　鸟氨酸

尿素是人和其他哺乳动物体内蛋白质分解代谢终产物。合成尿素的 2 个氮原子，一个来自氨基酸脱氨基生成的氨，另一个则由天冬氨酸提供，而天冬氨酸又可由多种氨基酸通过转氨基反应而生成。因此，尿素分子中的 2 个氮原子都是直接或间接来源于多种氨基酸。尿素生成的中间步骤总结如图 3-4-2。

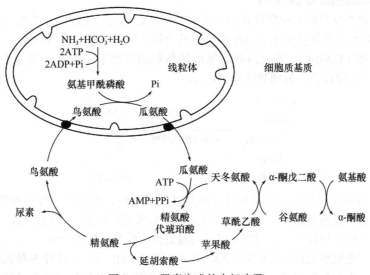

图 3-4-2　尿素生成的中间步骤

（2）合成谷氨酰胺：体内的氨除大部分在肝生成尿素外，还有一小部分氨在谷氨酰胺合成酶的催化下与谷氨酸结合为谷氨酰胺。这一反应由 ATP 供能。

谷氨酰胺合成酶在脑、骨骼肌及肝中活性较高。谷氨酰胺没有毒性，所以谷氨酰胺的生成也是解氨毒的一种方式。谷氨酰胺在脑中固定和转运氨的过程中起着重要作用。临床上对高血氨的患者可服用或输入谷氨酸盐使其转变为谷氨酰胺，以降低氨的浓度。

$$
\begin{array}{c}
\text{COOH} \\
| \\
\text{(CH}_2)_2 \\
| \\
\text{CHNH}_2 \\
| \\
\text{COOH}
\end{array}
\quad
\begin{array}{c}
\text{NH}_3 \\
\\
\\
\text{NH}_3
\end{array}
\quad
\underset{\text{谷氨酰胺酶}}{\overset{\text{谷氨酰胺合成酶}}{\rightleftarrows}}
\quad
\begin{array}{c}
\text{H}_2\text{O} \\
\\
\\
\text{H}_2\text{O}
\end{array}
\quad
\begin{array}{c}
\text{CONH}_2 \\
| \\
\text{(CH}_2)_2 \\
| \\
\text{CHNH}_2 \\
| \\
\text{COOH}
\end{array}
$$

（3）氨的再利用：氨在体内通过联合脱氨基作用的逆过程合成非必需氨基酸，还可以参加嘌呤碱、嘧啶碱的合成。

（四）α-酮酸的代谢

氨基酸脱去氨基后生成的 α-酮酸参与以下代谢途径。

1. 合成非必需氨基酸　α-酮酸可经联合脱氨基作用的逆反应生成非必需氨基酸。

2. 转变为糖及脂肪　大多数氨基酸脱氨基后生成的 α-酮酸在体内能生成糖，这些氨基酸称为生糖氨基酸。少数几种氨基酸如苯丙氨酸、酪氨酸等在体内能生成糖和酮体，称为生糖兼生酮氨基酸。亮氨酸和赖氨酸在体内只能生成酮体，称为生酮氨基酸（表 3-4-1）。

表 3-4-1　氨基酸生糖及生酮性质的分类

类别	氨基酸
生糖氨基酸	丙氨酸、精氨酸、天冬酰胺、天冬氨酸、半胱氨酸、谷氨酸、谷氨酰胺、甘氨酸、组氨酸、甲硫氨酸、脯氨酸、丝氨酸、缬氨酸
生酮氨基酸	亮氨酸、赖氨酸
生糖兼生酮氨基酸	色氨酸、异亮氨酸、苏氨酸、苯丙氨酸、酪氨酸

3. 氧化供能 α-酮酸都可在体内经过三羧酸循环彻底氧化为 CO_2 和 H_2O，并放出能量。

四、个别氨基酸的代谢

（一）氨基酸的脱羧基作用

部分氨基酸可在氨基酸脱羧酶的作用下生成相应的有重要的生理活性的胺类化合物。脱羧酶的专一性很强，除组氨酸脱羧酶不需要辅酶外，其余均以磷酸吡哆醛作为辅酶。

1. γ-氨基丁酸（GABA） 谷氨酸在谷氨酸脱羧酶的作用下，脱去 α-羧基生成 γ-氨基丁酸，γ-氨基丁酸在脑中含量较高，为抑制性神经递质。

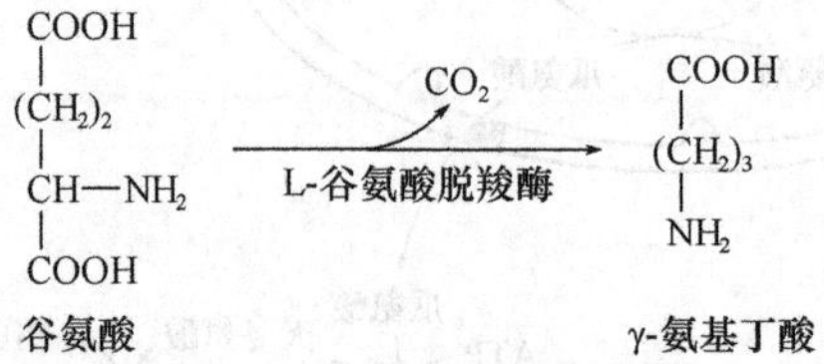

谷氨酸   γ-氨基丁酸

2. 组胺 组氨酸在组氨酸脱羧酶催化下脱羧基生成组胺。组胺是一种强烈的血管扩张因子，能增加血管通透性。在过敏反应、创伤性休克及炎症病变部位均有组胺的释放。组胺可使平滑肌收缩，引起支气管痉挛导致哮喘，组胺还可以刺激胃蛋白酶及胃酸的分泌。

3. 5-羟色胺 色氨酸通过色氨酸羟化酶的作用生成 5-羟色氨酸，再经 5-羟色氨酸脱羧酶的作用生成 5-羟色胺。5-羟色胺广泛分布于体内各组织。脑中的 5-羟色胺可作为神经递质，具有抑制作用，在外周组织中，5-羟色胺有收缩血管的作用，但对骨骼肌血管主要是扩张。

4. 多胺 某些氨基酸脱羧基可以产生多胺类物质。如鸟氨酸脱羧基生成腐胺，然后转变生成精脒和精胺等多胺。精胺与精脒是细胞内调节代谢的重要物质。凡生长旺盛的组织，鸟氨酸脱羧酶的活性和多胺的含量都增加。目前临床检测癌症患者血、尿中多胺含量作为观察病情和辅助诊断癌症的生化指标之一。

（二）一碳单位的代谢

1. 一碳单位的概念 某些氨基酸在分解代谢过程中可产生具有一个碳原子的基团，称为一碳单位或一碳基团。体内的一碳单位有甲基（—CH_3）、亚甲基（—CH_2—）、甲炔基（—CH＝）、亚氨甲基（—CH＝NH）、甲酰基（—CHO）等。CO_2 不属于一碳单位。一碳单位不能游离存在，常与四氢叶酸结合而被转运和参加代谢。

2. 一碳单位的载体 四氢叶酸（FH_4）是一碳单位的载体，也可认为是一碳单位代谢的辅酶。哺乳动物体内 FH_4 可由二氢叶酸（FH_2）还原酶催化，通过叶酸的两步还原，在叶酸分子的第 5、6、7、8 位上加 4 个氢原子，生成四氢叶酸。一碳单位通常结合在 FH_4 分子的第 5 位和第 10 位氮原子上。

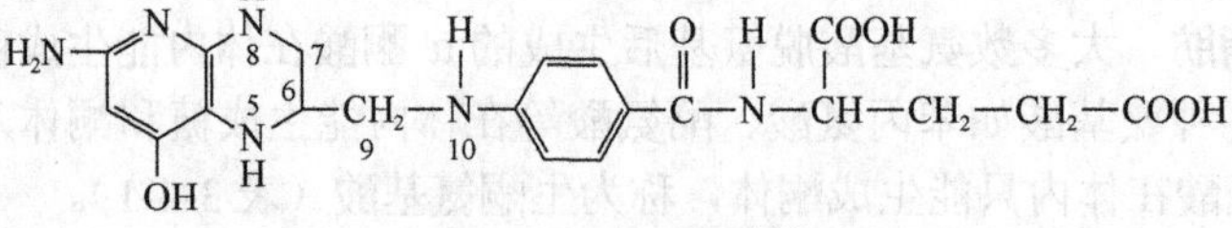

5、6、7、8 四氢叶酸

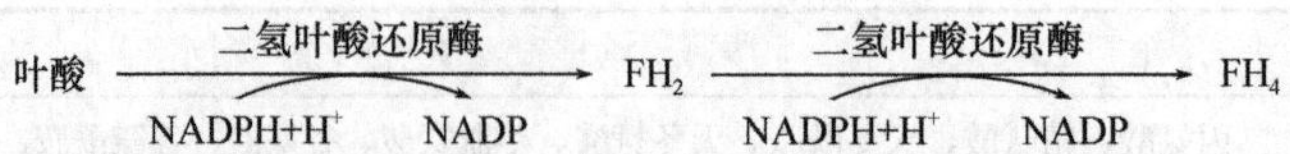

3. 一碳单位的来源与相互转变 一碳单位主要由丝氨酸、组氨酸、甘氨酸和色氨酸等代谢产生。来自不同氨基酸的一碳单位结合到四氢叶酸上，在酶催化下可以互相转变（图 3-4-3）。

4. 一碳单位代谢的生理意义 一碳单位的主要生理功能是作为嘌呤及嘧啶的合成原料，在核酸生物合成中占有重要地位，一碳单位代谢是氨基酸代谢与核酸代谢相互联系的重要途径。

一碳单位代谢的障碍或 FH_4 不足可引起巨幼细胞贫血。N^5-甲基四氢叶酸通过 S-腺苷甲硫氨酸向许多化合物提供甲基。临床上利用磺胺类药物干扰细菌合成叶酸而杀菌；应用叶酸类似物，如甲氨蝶呤等阻碍 FH_4 合成，从而抑制核酸合成而发挥抗癌作用。

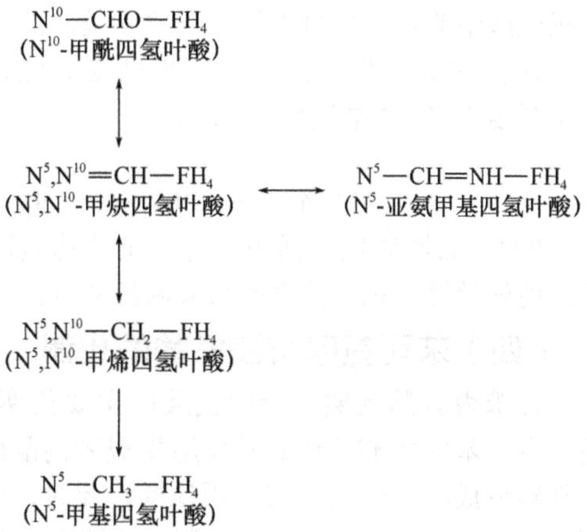

$$N^{10}-CHO-FH_4$$
$$(N^{10}\text{-甲酰四氢叶酸})$$

$$N^5,N^{10}=CH-FH_4 \longleftrightarrow N^5-CH=NH-FH_4$$
$$(N^5,N^{10}\text{-甲炔四氢叶酸}) \quad (N^5\text{-亚氨甲基四氢叶酸})$$

$$N^5,N^{10}-CH_2-FH_4$$
$$(N^5,N^{10}\text{-甲烯四氢叶酸})$$

$$N^5-CH_3-FH_4$$
$$(N^5\text{-甲基四氢叶酸})$$

图 3-4-3　各种不同形式一碳单位的转换

（三）含硫氨基酸的代谢

含硫氨基酸包括甲硫氨酸、半胱氨酸和胱氨酸，这三种氨基酸的代谢是相互联系的。

1. 甲硫氨酸的代谢　甲硫氨酸与 ATP 在腺苷转移酶的催化下，生成 S-腺苷甲硫氨酸（S-adenosyl methionine，SAM），又称活性甲硫氨酸，它可在转甲基酶作用下为体内很多生理活性物质的合成反应直接提供甲基，如肾上腺素、肌酸、胆碱、肉碱等。

甲硫氨酸与 ATP 作用生成活泼的 S-腺苷甲硫氨酸，经转甲基后生成 S-腺苷同型半胱氨酸，再继续接受 N^5-CH_3-FH_4 上的甲基，又重新生成甲硫氨酸。这一过程称为甲硫氨酸循环（图 3-4-4）。

甲硫氨酸循环的生理意义：它能将其他来源的一碳单位转变为活性甲基，参加各种甲基化反应。维生素 B_{12} 是甲基四氢叶酸转甲基酶的辅酶，故维生素 B_{12} 缺乏时，N^5-CH_3-FH_4 上的甲基不能转移，不仅影响甲硫氨酸的生成，也影响 FH_4 的再生，使组织中游离的 FH_4 含量减少，不能重新利用它来转运其他一碳单位，导致核酸合成障碍，影响细胞分裂，可产生巨幼细胞贫血。

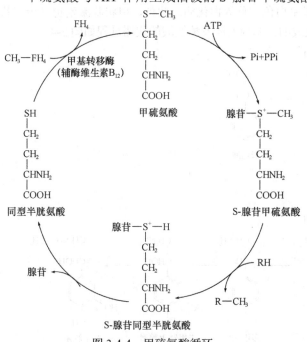

图 3-4-4　甲硫氨酸循环

2. 半胱氨酸与胱氨酸的代谢

（1）半胱氨酸与胱氨酸的互变：半胱氨酸含有巯基（—SH），胱氨酸含有二硫键（—S—S—），二者可以通过氧化还原反应相互转变：

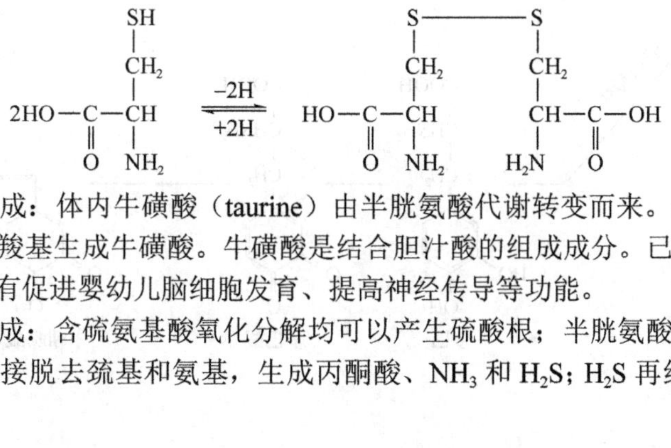

$$2HO-C-CH \underset{+2H}{\overset{-2H}{\rightleftharpoons}} HO-C-CH \quad CH-C-OH$$

（2）牛磺酸的生成：体内牛磺酸（taurine）由半胱氨酸代谢转变而来。半胱氨酸首先氧化成磺基丙氨酸，再脱去羧基生成牛磺酸。牛磺酸是结合胆汁酸的组成成分。已发现脑组织中含有较多的牛磺酸，可能具有促进婴幼儿脑细胞发育、提高神经传导等功能。

（3）硫酸根的生成：含硫氨基酸氧化分解均可以产生硫酸根；半胱氨酸是体内硫酸根的主要来源。半胱氨酸可直接脱去巯基和氨基，生成丙酮酸、NH_3 和 H_2S；H_2S 再经氧化而生成 H_2SO_4。

半胱氨酸中的巯基也可先氧化成亚磺基，然后再生成硫酸。

体内的硫酸根一部分以无机盐形式随尿排出，另一部分则经 ATP 活化生成活性硫酸根基 3′-磷酸腺苷-5′-磷酰硫酸（PAPS）。

$$半胱氨酸 \longrightarrow H_2S \longrightarrow SO_4^{2-} \xrightarrow[\text{ATP PPi}]{} AMP{-}SO_3 \xrightarrow[\text{ATP ADP}]{} PAPS$$

PAPS 的性质比较活泼，可使某些物质形成硫酸酯。如与某些固醇类激素形成硫酸酯而被灭活；使软骨等组织中的多糖形成硫酸酯等。

（四）苯丙氨酸与酪氨酸的代谢

1. 苯丙氨酸代谢　苯丙氨酸的主要代谢是经苯丙氨酸羟化酶作用生成酪氨酸，此反应不可逆。少量苯丙氨酸经转氨基作用生成苯丙酮酸。当苯丙氨酸羟化酶先天性缺乏时，苯丙氨酸不能正常转变成酪氨酸而生成苯丙酮酸，此时，尿中出现大量苯丙酮酸等代谢产物，称为苯丙酮酸尿（phenylketonuria，PKU）。苯丙酮酸的堆积对中枢神经系统有毒性，使脑发育障碍，患儿智力低下。

2. 酪氨酸代谢　酪氨酸分解可生成乙酰乙酸和延胡索酸，所以苯丙氨酸和酪氨酸均为生糖兼生酮氨基酸。酪氨酸另一代谢途径是生成多巴，多巴脱羧变为多巴胺，再经羟化作用生成去甲肾上腺素，后者甲基化转变为肾上腺素。多巴胺、去甲肾上腺素和肾上腺素统称为儿茶酚胺，三者均为神经递质。人体毛发、皮肤等组织所含的色素均由多巴氧化转变生成。先天性酪氨酸酶缺陷的患者，因黑色素合成障碍则毛发、皮肤皆呈白色，称为白化病。此外，甲状腺激素也是由甲状腺球蛋白分子中的酪氨酸残基经碘化作用生成的。苯丙氨酸及酪氨酸的代谢过程如图 3-4-5。

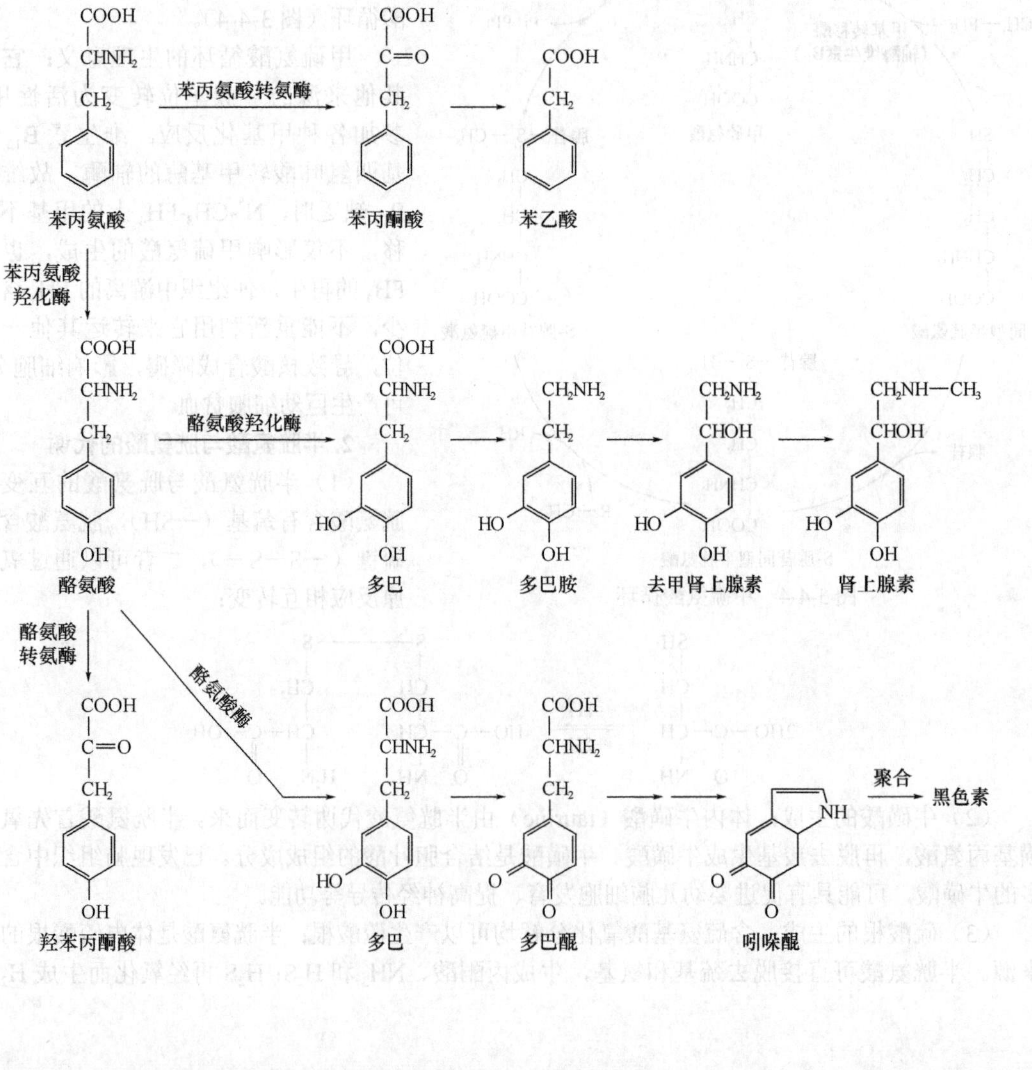

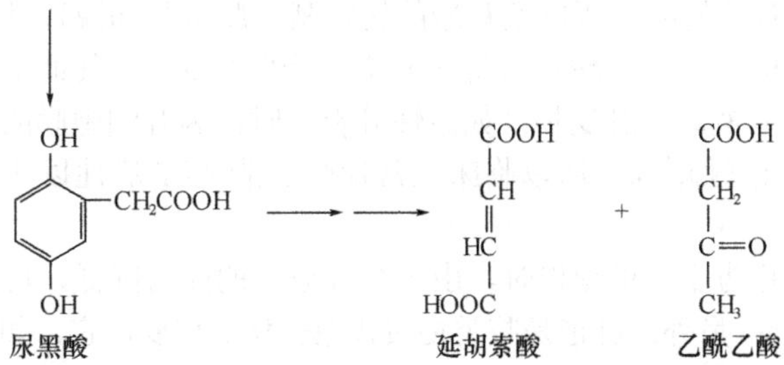

图 3-4-5　苯丙氨酸及酪氨酸的代谢过程

（董祥雨）

第五节　肝脏代谢

一、肝在物质代谢中的作用

（一）肝在糖代谢中的作用

肝在糖代谢中的重要作用是维持血糖浓度的相对恒定。这一作用是通过糖原合成和分解及糖异生作用来实现的。

当餐后血糖浓度升高时，肝利用血糖合成糖原（肝糖原占肝重的 5%～6%）。过多的糖则可在肝转变为脂肪及加速磷酸戊糖循环等，从而降低血糖，维持血糖浓度的恒定。反之，当血糖浓度降低时，肝糖原分解作用增强，肝糖原迅速分解为葡萄糖释放入血以补充血糖，保证全身（特别是脑组织）糖的供应。在饥饿 10 余小时后，绝大部分肝糖原被消耗。此时糖异生作用增强，肝细胞加速利用乳酸、甘油和生糖氨基酸等非糖物质异生为糖，从而保证在糖来源不足的情况下，仍能维持血糖浓度相对恒定。肝功能严重受损时，肝糖原合成、分解及糖异生作用降低，血糖难以维持正常水平。因此，在进食后易出现一时性高血糖，饥饿时又易出现低血糖。临床上，可通过耐量试验（主要是半乳糖耐量试验）及测定血中乳酸含量来观察肝糖原生成及糖异生是否正常。

（二）肝在脂类代谢中的作用

肝在脂质的消化、吸收、分解、合成及运输等代谢过程中均起重要作用。

肝合成的胆汁酸盐可乳化脂类、促进脂类的消化吸收，当肝受损或胆管阻塞时，胆汁的排泄减少，影响脂类的消化吸收。患者常出现脂肪泻、厌油腻食物等临床症状。

肝是氧化分解脂肪酸的主要场所，也是人体内生成酮体的主要场所。肝中活跃的 β-氧化过程，释放出较多能量，以供肝自身需要。生成的酮体不能在肝氧化利用，而经血液运输到其他组织（心、肾、骨骼肌等）氧化利用，作为这些组织良好的供能原料。

肝也是合成脂肪酸和脂肪的主要场所，还是人体中合成胆固醇最旺盛的器官。肝合成的胆固醇占全身合成胆固醇总量的 80% 以上，是血浆胆固醇的主要来源。此外，肝还合成并分泌卵磷脂-胆固醇酰基转移酶（LCAT），促使胆固醇酯化。当肝严重损伤时，不仅胆固醇合成减少，血浆胆固醇酯的降低也往往出现更早和更明显。

肝还是合成磷脂的重要器官。肝内磷脂的合成与甘油三酯的合成及转运有密切关系。磷脂合成障碍将会导致甘油三酯在肝内堆积，形成脂肪肝（fatty liver）。

（三）肝在蛋白质代谢中的作用

在蛋白质合成中，肝除了合成其本身结构蛋白质外，还合成血浆清蛋白、纤维蛋白原、凝血酶原和部分球蛋白等多种蛋白质。清蛋白是维持血浆胶体渗透压的主要成分，故肝功能严重受损时会出现水肿。

肝细胞内含有许多与氨基酸代谢有关的酶,所以氨基酸的转氨基、脱氨基和脱羧基作用等都在肝内进行。肝内转氨酶活性较高,特别是丙氨酸转氨酶(ALT)活性明显高于其他组织。在正常情况下,肝细胞内的 ALT 很少进入血液。当肝受损(如急性肝炎)时,因肝细胞膜的通透性增大,ALT 大量进入血液导致血清 ALT 活性增高。所以临床上常检验血清 ALT 活性以协助肝疾病的诊断。

肝是合成尿素最主要的器官,当肝功能严重受损时,由于合成尿素的能力降低,可使血氨浓度升高,这是诱发肝性脑病的原因之一;另外,肝也是胺类物质代谢转化的重要器官,如酪氨酸脱羧产生酪胺、苯丙氨酸脱羧产生苯乙胺,进入大脑后可分别被羟化生成羟苯乙醇胺和苯乙醇胺,其结构类似于神经递质儿茶酚胺,故又称假性神经递质,它们可以取代或干扰大脑正常神经递质的作用,当肝功能严重减退时,假性神经递质含量升高,这可能是肝性脑病产生的另一机制。

(四)肝在维生素代谢中的作用

肝分泌的胆汁酸盐可促进脂溶性维生素 A、维生素 D、维生素 K、维生素 E 的吸收,其中维生素 K 参与凝血因子 II、VII、IX、X 在肝的合成,维生素 K 的缺乏可导致凝血障碍;肝能将 β-胡萝卜素转化为维生素 A,后者是视紫红质的组分,与暗视觉有关;肝还能将维生素 D_3 转化为 25-(OH)D_3,促进钙的吸收,故维生素 A、维生素 D、维生素 K 吸收障碍,可分别出现夜盲症、佝偻病和出血倾向。此外,肝还可利用许多维生素合成辅酶,如维生素 B_1 在肝中可与焦磷酸结合成焦磷酸硫胺素(TPP),维生素 PP 可合成 NAD^+ 和 $NADP^+$ 等。

(五)肝在激素代谢中的作用

肝与体内多种激素的灭活及排泄有密切关系,是激素灭活的重要器官。肝灭活的激素主要有性激素(包括雌激素和雄激素)、肾上腺皮质激素等类固醇激素,还有胰岛素、甲状腺激素、肾上腺素、抗利尿激素等也在肝灭活。当肝功能受损时,激素灭活减弱,血中激素水平增高。如胰岛素水平增高,易发生低血糖;血中抗利尿素浓度增高,导致水钠潴留,这是肝性腹水或水肿的重要原因之一。血中雌激素水平增高,会使皮肤表面毛细血管扩张出现蜘蛛痣、肝掌等,这对肝病有诊断意义。

二、肝的生物转化作用

(一)生物转化概念

人体内有一些非营养性物质,它们既不构成组织细胞的成分,又不能氧化供能,故称为非营养物质,非营养物质都是有机化合物。机体对非营养物质进行化学变化,使其极性增加,水溶性增大,或使毒性发生改变,以利于随胆汁、尿液排出体外的过程称生物转化。生物转化主要在肝中进行。

非营养物质按来源可分为两类:①内源性物质,包括氨、胺、激素、胆红素、神经递质、蛋白质在肠道的腐败产物等;②外源性物质,包括药物、毒物、食品添加剂、环境污染物质等。

多数物质经生物转化后活性降低或失去毒性,但也有一些物质经生物转化后毒性反而增强,如对硫磷经肝转化后生成对氧磷,其水溶性虽增加 100 倍,但其毒性也极大地增强了。致癌物 3,4-苯并芘、黄曲霉毒素等都是经过肝生物转化后产生致癌作用的。因此,不能将生物转化作用一概视为解毒作用。

生物转化作用的生物学意义:使脂溶性较强的物质获得极性基团,增强水溶性,以利于从肾排出,对某些毒物药物进行解毒;使某些维生素转变为有活性的维生素,对某些激素进行灭活。

(二)生物转化的反应类型

1. 第一相反应——氧化、还原和水解反应

(1)氧化反应:肝细胞的线粒体、微粒体及细胞液中含有参与生物转化的氧化酶系。

1）加单氧酶系：此酶系存在于肝细胞的微粒体中，催化多种化合物（如药物、毒物和类固醇激素等）的芳香族环上和侧链烃基的羟化，以及脂肪族烃链的羟化，反应特点是直接激活氧分子，使一个氧原子加到底物分子上，另一个氧原子被 NADPH 还原而生成 H_2O。即一个氧分子发挥两种功能，故又称为混合功能氧化酶，亦称为羟化酶。在生物转化过程中，其作用最为重要。反应通式为：

$$RH+O_2+NADPH+H^+ \xrightarrow{\text{加单氧酶}} ROH+NADP^++H_2O$$

加单氧酶系重要的生理意义在于参与药物和毒物的转化。其羟化作用不仅加强作用物的水溶性以利于排泄，而且参与体内许多代谢过程，如维生素 D_3 的活化（羟化）、胆汁酸及类固醇激素合成过程中所需的羟化等。

2）单胺氧化酶系：此酶存在于肝细胞的线粒体中，体内许多生理活性物质，如 5-羟色胺、儿茶酚胺类，以及体内代谢产生或从肠道吸收的胺类化合物均可被单胺氧化酶催化氧化脱氨生成相应的醛类。反应通式为：

$$RCH_2NH_2+O_2+H_2O_2 \xrightarrow{\text{单胺氧化酶}} RCHO+NH_3+H_2O$$

3）脱氢酶系：以 NAD^+ 为辅酶，存在于肝细胞的细胞液及微粒体中，有醇脱氢酶及醛脱氢酶，分别作用于醇类及醛类，使其氧化生成相应的醛或酸。反应通式为：

$$RCH_2OH \xrightarrow[NAD^+ \quad NADH+H^+]{\text{醇脱氢酶}} RCHO \xrightarrow[NAD^+ \quad NADH+H^+]{\text{醛脱氢酶}} RCOOH$$

（2）还原反应：在肝细胞的微粒体中含有还原酶系，主要有硝基还原酶和偶氮还原酶两类。硝基还原酶以 NADH 作为供氢体，催化硝基化合物上的硝基还原成氨基。偶氮还原酶以 NADPH 作为供氢体，催化偶氮化合物还原，最后生成胺。

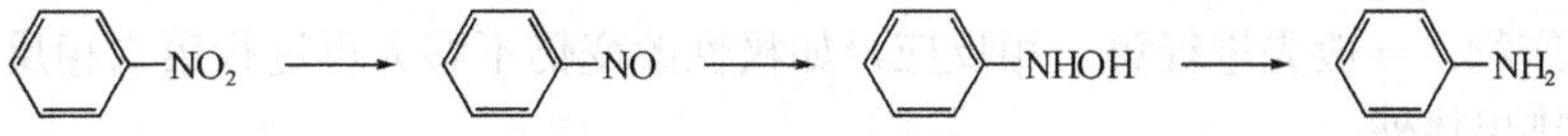

硝基苯 → 亚硝基苯 → 苯胲 → 苯胺

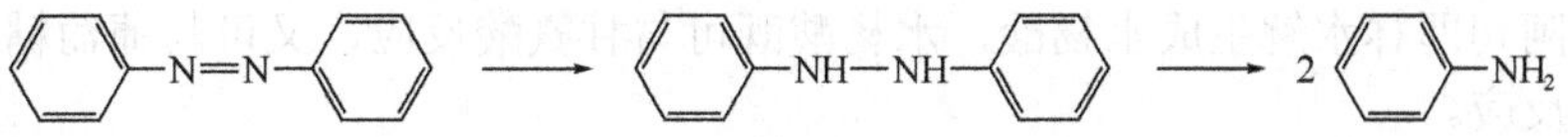

偶氮苯 → → 2 苯胺

（3）水解反应：有酯酶、酰胺酶及糖苷酶催化的反应，可水解含有酯键、酰胺键、糖苷键的化合物。

2. 第二相反应——结合反应 有些脂溶性化合物经第一相反应后，分子极性变化还不够大，还需进一步与体内一些极性很强的物质或化学基团结合，才能使它们的分子极性、溶解度和生物学活性发生明显变化。此类结合反应为第二相反应。常见的供结合物质有葡萄糖醛酸、硫酸、乙酰基及甘氨酸等。

（1）葡萄糖醛酸结合：供体为 UDPGA（尿苷二磷酸葡萄糖醛酸），底物为含有醇、酚、胺及羧基等极性基团化合物。催化反应为：

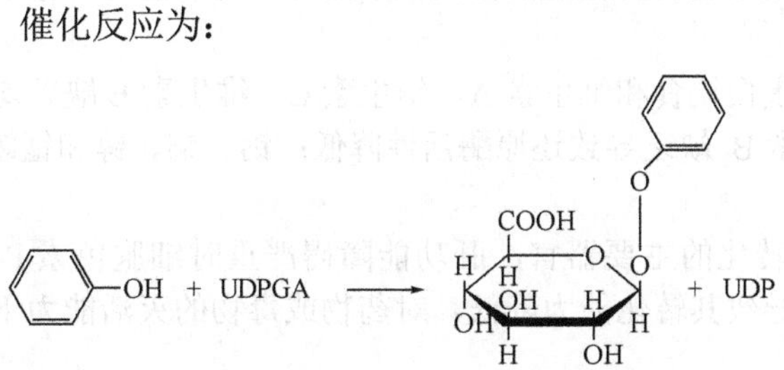

苯酚 + UDPGA → 苯-β-葡萄糖醛酸苷 + UDP

胆红素、类固醇激素、吗啡、苯巴比妥类药物等均可在肝与葡萄糖醛酸结合而进行生物转化。临床上，用葡萄糖醛酸类制剂治疗肝病，其原理是增强肝的生物转化功能。

（2）硫酸结合：供体为 PAPS（3′-磷酸腺苷-5′-磷酰硫酸）。各种醇、酚和芳香胺类化合物均可在硫酸转移酶催化下与硫酸结合，反应产物是硫酸酯。如雌酮在肝内与硫酸结合形成雌酮硫酸酯而失活。

（3）乙酰基结合：在乙酰基转移酶的催化下，各种芳香胺（如苯胺、磺胺、异烟肼等）的氨基与乙酰基结合，形成乙酰基化合物。乙酰辅酶 A 是乙酰基的直接供体。例如，磺胺类药物在肝内有相当大的部分就是以这种方式丧失其抑菌功能，并从尿中排出。

（4）甘氨酸结合：某些毒物、药物的羧基与辅酶 A 结合形成酰基辅酶 A，然后再与甘氨酸结合，生成相应的结合产物，此反应在肝细胞的线粒体中进行，由酰基转移酶催化。

此外，甲基、谷胱甘肽、谷氨酰胺等也可参与结合反应。

由上可见，肝的生物转化作用范围是很广的。很多有毒物质进入人体后迅速集中在肝进行解毒。然而另一方面，正是由于这些有害物质容易在肝聚集，如果毒物的量过多，也容易使肝本身中毒。因此，对肝病患者，要限制服用主要在肝内解毒的药物，以免中毒。

（三）生物转化反应的特点

1. 生物转化反应的连续性 一种物质的生物转化过程往往相当复杂，常需要连续进行几种反应，产生几种产物。一般先进行第一相反应，如极性改变仍不够大再进行第二相反应，极性进一步加强，才能排出体外。

2. 生物转化反应类型的多样性 同类或同种物质在体内可进行多种不同的反应，产生不同的产物。例如，阿司匹林水解生成水杨酸，水杨酸既可与甘氨酸反应，又可与葡萄糖醛酸结合，还可以进行氧化反应。

3. 解毒与致毒的双重性 生物转化后，多数物质毒性减弱或消失，但有些物质的毒性反而增强了。

（四）生物转化的影响因素

生物转化作用受遗传多态性、年龄、性别、营养、疾病、诱导物和抑制剂等因素的影响。

1. 遗传多态性 生物转化存在明显的个体差异。

2. 年龄 ①新生儿肝脏的生物转化酶系尚不完善，转化能力较弱；②老年人肝血流量减少，肾清除率下降，某些药物的血浆半衰期延长；③新生儿和老年人临床用药应减量、慎用甚至禁用。

3. 性别 肝微粒体某些生物转化酶活性因性别而异，这可能与性激素对某些生物转化酶的影响有关。

4. 营养 禁食、低蛋白饮食和维生素 A、维生素 C、维生素 E 缺乏均可导致肝微粒体生物转化酶系活性降低；维生素 B_2 缺乏导致还原酶活性降低；钙、铜、锌和锰缺乏导致细胞色素 P_{450} 酶系活性降低。

5. 疾病 肝是生物转化的主要器官，肝功能障碍严重时细胞色素 P450 酶系活性降低 50%，如加上肝血流量减少，导致其转化能力降低，对药物或毒物的灭活能力下降，所以肝病患者应当谨慎用药。

6. 诱导物 有些药物既是生物转化酶系的诱导物，长期应用诱导其合成增加，又是其底物，被其灭活，导致有效剂量越来越大，产生耐药性。

7. 抑制剂 有些药物是生物转化酶系的抑制剂，同时应用时抑制其他药物代谢，导致药效增强甚至引发中毒。

三、胆汁酸代谢

胆汁由肝细胞分泌，储存于胆囊，再排入肠腔。胆汁呈黄褐色或金黄色，有苦味。正常成人每日分泌胆汁 300～700ml，主要成分是胆汁酸盐，占固体成分的 50%～70%，其余是胆红素、胆固醇、磷脂及黏蛋白等。

胆汁具有双重功能，一是作为消化液，促进脂类的消化吸收；二是作为排泄液，能将体内某些代谢物（胆红素、胆固醇等）及肝细胞生物转化的生物异源物（如药物、毒物等）排至肠道，随粪便排出。这些都与胆汁酸代谢密切相关。胆汁酸常以钠盐或钾盐形式存在，形成胆汁酸盐，故胆汁酸与胆汁酸盐为同义词。

（一）胆汁酸的分类

按胆汁酸在体内的来源和生成部位分为初级胆汁酸和次级胆汁酸。肝细胞以胆固醇为原料直接合成的胆汁酸称为初级胆汁酸，包括胆酸、鹅脱氧胆酸及它们与甘氨酸和牛磺酸的结合产物。

次级胆汁酸是初级胆汁酸在肠道细菌作用下生成，包括脱氧胆酸和石胆酸以及它们与甘氨酸和牛磺酸的结合产物。

胆汁酸按结构也可分为两类，一类是游离型胆汁酸，包括胆酸、鹅脱氧胆酸、脱氧胆酸和石胆酸；另一类是结合型胆汁酸，是游离型胆汁酸与甘氨酸、牛磺酸的结合产物，包括甘氨胆酸、牛磺胆酸、甘氨鹅脱氧胆酸和牛磺鹅脱氧胆酸。

（二）胆汁酸代谢

1. 初级胆汁酸的生物合成 初级胆汁酸是以胆固醇为原料，在肝细胞内经过复杂的酶促过程合成的，正常成人每日合成 0.4～0.6g 初级胆汁酸。

（1）游离型初级胆汁酸的生成：肝细胞微粒体及细胞液中存在 7α-羟化酶，使胆固醇在 7 位碳原子上羟化转变为 7α-羟胆固醇，然后再经羟化，侧链氧化断裂，形成游离型初级胆汁酸——胆酸及鹅脱氧胆酸。

（2）结合型初级胆汁酸的生成：初级游离胆汁酸侧链上的羧基可与甘氨酸或牛磺酸结合生成初级结合型胆汁酸，且以甘氨酸结合为主，主要以钠盐形式在胆汁中起作用。人胆汁中的胆汁酸一般以结合型为主。部分胆汁酸的结构见图 3-5-1。

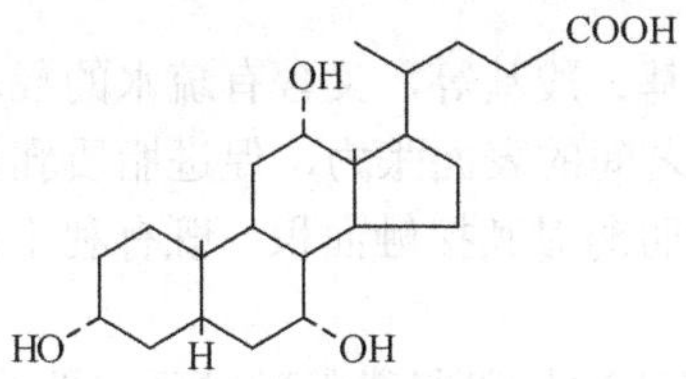

胆酸

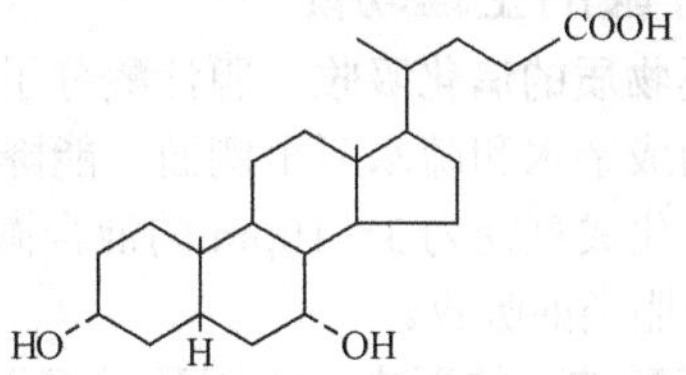

鹅脱氧胆酸

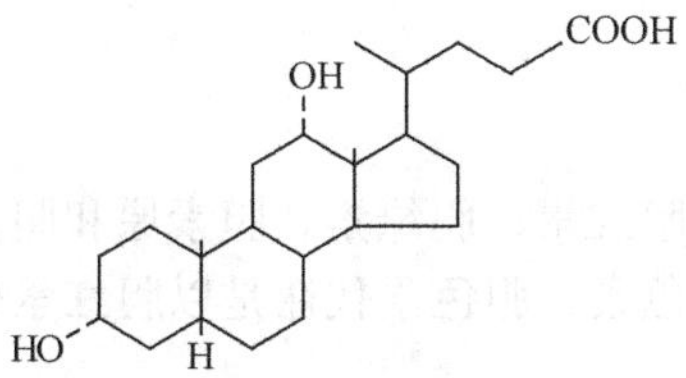

脱氧胆酸

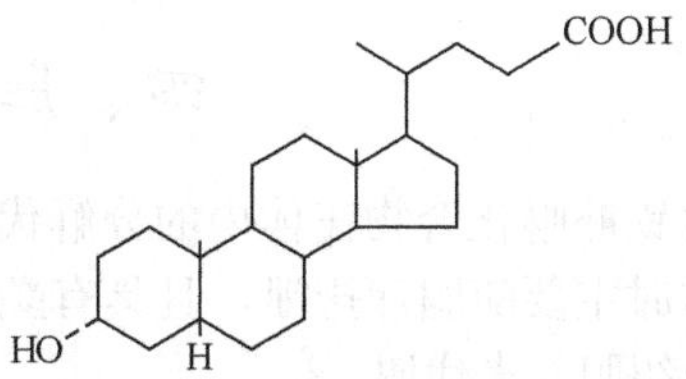

石胆酸

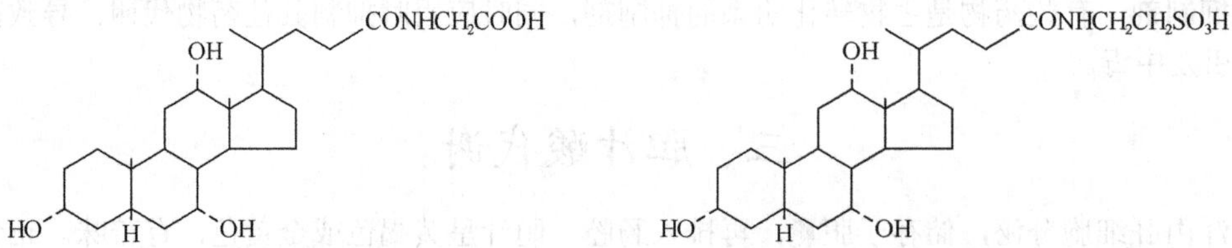

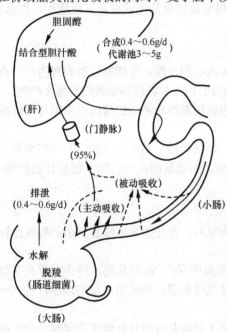

图 3-5-1　几种胆汁酸的结构式

（图中结构式标注）甘氨胆酸　牛磺胆酸

2. 次级胆汁酸的生物合成及胆汁酸的肠肝循环　肝细胞合成的初级胆汁酸随胆汁流入肠道，在协助脂类消化吸收的同时，受小肠下段及大肠细菌的作用，一部分结合型胆汁酸被水解，脱去牛磺酸或甘氨酸成为游离型胆汁酸，后者进一步 7-脱羟转变成次级胆汁酸。胆酸转变成脱氧胆酸，鹅脱氧胆酸转变为石胆酸。

随胆汁进入肠道中的胆汁酸，绝大部分（约95%）又被重吸收入血，包括各种初级和次级、游离和结合型的胆汁酸，其中结合型胆汁酸在回肠部以主动吸收为主，游离型胆汁酸在小肠各部及大肠被动重吸收。石胆酸溶解度较小，大部分不被重吸收而随粪便排出。重吸收的胆汁酸经门静脉重新入肝，在肝细胞内，游离型胆汁酸重新转变成结合型胆汁酸，与重吸收及新合成的结合型胆汁酸一同重新随胆汁入肠，构成胆汁酸的肠肝循环（图 3-5-2）。

胆汁酸的肠肝循环具有重要的生理意义。肝内胆汁酸代谢池 3～5g，而体内每日需 12～32g 胆汁酸用于乳化脂肪。故人体每天会进行 6～12 次肠肝循环，使有限的胆汁酸得以发挥最大的乳化作用，以保证脂类的消化吸收。此外，胆汁酸的重吸收也有助于胆汁分泌，并使胆汁中的胆汁酸与胆固醇比例恒定，不易形成胆固醇结石。

图 3-5-2　胆汁酸的肠肝循环

（三）胆汁酸的生理功能

1. 促进脂类物质的消化吸收　胆汁酸分子含有亲水的羟基、羧基等，又含有疏水的羟基和甲基。两类基团构成亲水和疏水两个侧面，能降低油、水两相之间的表面张力，促进脂质乳化，使脂肪等在水中乳化成直径为 3～10μm 的混合微团，增加了脂肪酶对其接触面积，既有利于消化酶作用，又有利于脂类的吸收。

2. 抑制胆固醇结石的形成　胆固醇难溶于水，必须与胆汁酸盐和卵磷脂形成可溶性的微团，才能通过胆汁排出体外而不被析出。此外，鹅脱氧胆酸还可使胆固醇结石溶解。

四、胆色素代谢

胆色素是含铁卟啉化合物在体内的分解代谢产物，包括胆红素、胆绿素、胆素原和胆素等化合物。因其正常时主要随胆汁排泄，且具有颜色，故称为胆色素。胆色素代谢是以胆红素代谢为中心，故重点介绍胆红素代谢。

（一）胆红素的来源、生成与转运

1. 胆红素的来源　体内 80% 的胆红素来自衰老红细胞破坏后释放出的血红蛋白。血红蛋白在肝、脾、骨髓等网状内皮系统分解为珠蛋白及血红素，血红素分解生成胆红素。其余 20% 胆红素来自肌红蛋白、过氧化物（氢）酶及细胞色素等的分解产物。

2. 胆红素的生成　人类红细胞平均寿命为 120d，衰老的红细胞可被肝、脾及骨髓网状内皮细胞识别并吞噬，释放出的珠蛋白分解成氨基酸，被重新利用或代谢。血红素则在肝、脾、骨髓单核吞噬细胞系统中的血红素加氧酶（heme oxygenase，HO）的催化下，α-亚甲基桥氧化断裂，释放出一分子一氧化碳（CO）和 Fe^{2+}，并生成胆绿素。胆绿素在细胞质基质胆绿素还原酶催化下，还原成胆红素。胆绿素还原酶活性很强，反应迅速，所以血液中无胆绿素堆积（图 3-5-3）。

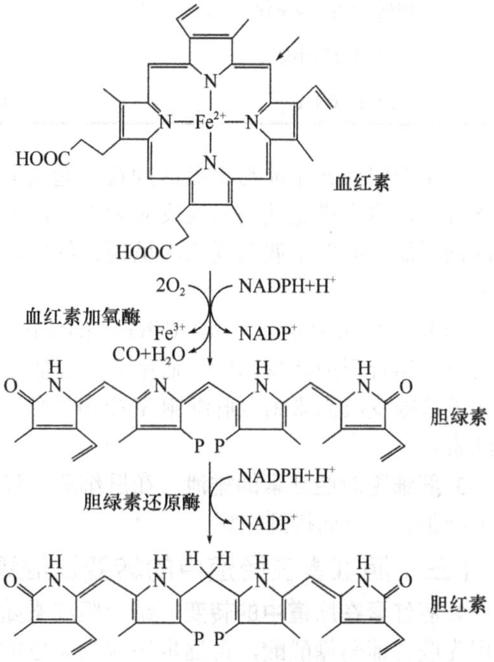

3. 胆红素在血液中的运输　胆红素的脂溶性极强，故在网状内皮系统中生成的胆红素很易透过细胞膜进入血液，在血中主要与血浆清蛋白可逆性结合，形成胆红素-清蛋白复合物而被运输。这些胆红素因尚未进入肝细胞进行生物转化反应，故称为未结合胆红素。未结合胆红素水溶性增强，既有利于运输，又限制了胆红素自由通过生物膜所造成的毒性作用。未结合胆红素不能经肾小球滤过，故正常人尿液中无胆红素。

某些具有有机阴离子化合物如磺胺类药物、脂肪酸、胆汁酸、水杨酸类等，可与胆红素竞争，与清蛋白分子上的高亲和力结合部位结合，此时如血中胆红素浓度过高，可使胆红素游离出来。游离胆红素过多时可与脑部基底核的脂类结合，干扰脑正常功能，称胆红素脑病或核黄疸。

图 3-5-3　胆红素的生成

（二）胆红素在肝细胞内的代谢

胆红素在肝细胞内的代谢包括肝细胞对胆红素的摄取、转化和排泄 3 个过程。

1. 肝细胞对胆红素的摄取　血中胆红素-清蛋白复合物随血液循环运至肝，很快被肝细胞摄取，肝细胞内的配体蛋白——Y 蛋白和 Z 蛋白，分别与胆红素结合成胆红素-Y 蛋白及胆红素-Z 蛋白，以与 Y 蛋白结合为主。Y 蛋白与胆红素的亲和力比 Z 蛋白大，当 Y 蛋白的结合量接近饱和时，Z 蛋白与胆红素的结合才增加。新生儿生理性黄疸就是因为婴儿出生 7 周时，Y 蛋白才达到成人水平。临床上可用苯巴比妥诱导 Y 蛋白葡萄糖醛酸转移酶的生成，加速对胆红素的摄取、结合而消除黄疸。

2. 肝细胞对胆红素的转化　胆红素-Y 蛋白或胆红素-Z 蛋白复合物在肝细胞内被转运至滑面内质网，在 UDP-葡萄糖醛酸转移酶（UGT）的催化下由 UDPGA 提供葡萄糖醛酸基，结合形成葡萄糖醛酸胆红素。这种在肝脏经历生物转化作用的胆红素称为结合胆红素。

由于胆红素分子中有两个羧基均可与葡萄糖醛酸上的羟基结合，故可形成两种结合物，即双葡萄糖醛酸胆红素和单葡萄糖醛酸胆红素，但以双葡萄糖醛酸胆红素（占 70%～80%）为主，此外，尚有小部分胆红素可转变成其他形式的结合胆红素，如与活泼硫酸、甲基、乙酰基和甘氨酸等结合的胆红素。

这种发生结合反应的胆红素称为直接胆红素（direct bilirubin）或结合胆红素，相应的未与葡萄糖醛酸结合的胆红素则称为间接胆红素或未结合胆红素。在肝细胞内经结合转化后，其理化性质发生了改变，从极性很低的未结合胆红素转变为极性很强的结合胆红素，既有利于胆红素的排泄，又消除了其对细胞的毒性作用。两种胆红素的区别见表 3-5-1。

表 3-5-1　两种胆红素理化性质比较

指标	未结合胆红素	结合胆红素
水溶性	小	大
脂溶性	大	小
与血浆蛋白亲和力	大	小
对细胞的透性及毒性	大	小
能否透过肾小球	不能	能
与重氮试剂反应	间接反应	直接反应

未结合胆红素不能与重氮试剂直接起反应，必须加入乙醇或尿素才能与重氮试剂生成紫色偶氮化合物，称为重氮试剂间接反应阳性，故未结合胆红素又称为间接胆红素。结合胆红素加入重氮试剂后能立即发生偶氮反应，呈现紫红色，此为重氮试剂阳性反应，故结合胆红素又称直接胆红素。

当肝内 Y 蛋白缺乏，或 UDPGA 来源不足，或葡萄糖醛酸转移酶缺乏时，胆红素被肝细胞摄取及进行结合反应皆受影响，血中未结合胆红素升高，可导致黄疸。若非先天性缺陷，可给予苯巴比妥或糖皮质激素刺激肝细胞 Y 蛋白生成，并诱导葡萄糖醛酸转移酶的合成，降低血中未结合胆红素。

3. 肝细胞对胆红素的排泄　在肝细胞中经转化生成的结合胆红素经高尔基体、溶酶体等运输到毛细胆管，进而排到胆囊。

（三）胆红素在肠道中的转变及胆素原的肠肝循环

1. 胆红素在肠道中的转变　结合胆红素随胆汁排入肠道后，在回肠下段及结肠中，受肠菌酶作用先脱去葡萄糖醛酸，再逐步还原为无色的胆素原族化合物，即尿胆素原、中胆素原和粪胆素原。胆素原在肠管下端排出并与空气接触后可被氧化成尿胆素、中胆素和粪胆素，统称为胆素。胆素呈黄褐色，是粪便中的主要色素。

$$胆红素 \xrightarrow{+4H} 中胆红素 \xrightarrow{+4H} 中胆素原 \xrightarrow{+4H} 粪（尿）胆素原 \xrightarrow[空气]{-2H} 粪（尿）胆素$$

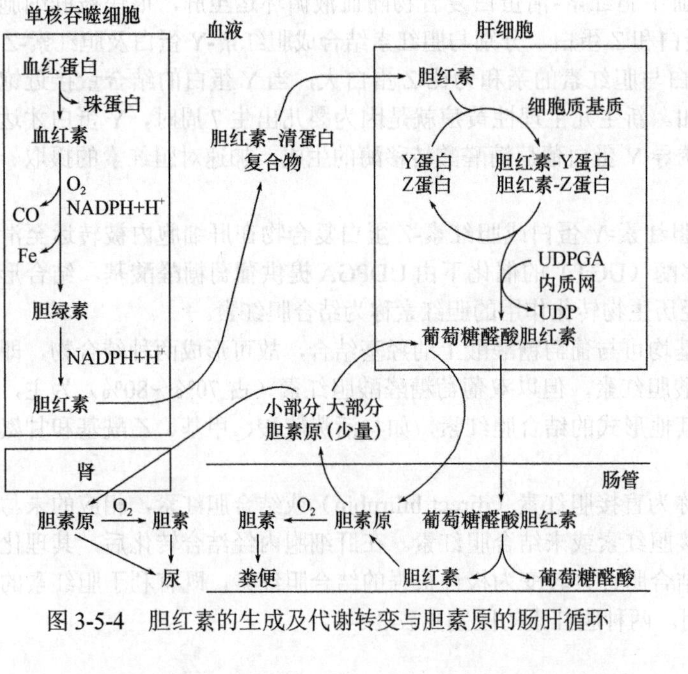

图 3-5-4　胆红素的生成及代谢转变与胆素原的肠肝循环

2. 胆素原的肠肝循环　生理条件下，小肠下段产生的胆素原有 80%～90% 随粪便排出，并氧化为粪胆素，只有 10%～20% 被肠黏膜重吸收，再经门静脉入肝。其中大部分以胆素原型再次随胆汁排入肠道，形成胆素原的肠肝循环。小部分进入体循环通过肾小球滤过随尿排出，即为尿胆素原，被氧化后为尿胆素，此为尿液的主要颜色。

综上所述，胆红素的正常代谢过程可概括如图 3-5-4。

（董祥雨）

第六节　肝功能不全

一、概　　述

各种致肝损伤因素损害肝细胞，使其代谢、合成、解毒、分泌、生物转化及免疫等功能严重障碍，机体可出现黄疸、出血、感染、肾功能障碍及肝性脑病等临床综合征，称为肝功能不全（hepatic insufficiency）。肝功能不全晚期一般称为肝衰竭（hepatic failure），主要临床表现为肝性脑病及肝肾综合征。

二、肝性脑病

（一）概念

肝性脑病（hepatic encephalopathy，HE）是指在排除其他已知脑疾病前提下，继发于肝功能障碍的一系列严重的神经精神综合征。肝性脑病早期表现为可逆性的，主要包括人格改变、智力减弱、意识障碍等特征，晚期发生不可逆性肝昏迷（hepatic coma），甚至死亡。

（二）临床表现

按神经精神症状的轻重分为4期：一期（前驱期），轻微的神经精神症状，可表现为轻度知觉障碍、欣快或焦虑、精神集中时间缩短等，轻微扑翼样震颤；二期（昏迷前期），一期症状加重，出现嗜睡、淡漠、轻度时间及空间感知障碍、言语不清、明显的人格障碍及行为异常，明显的扑翼样震颤；三期（昏睡期），有明显的精神错乱、时间及空间定向障碍、健忘、言语混乱等症状，表现为昏睡但能唤醒；四期（昏迷期），昏迷，不能唤醒，对疼痛刺激无反应，无扑翼样震颤。

（三）发病机制

肝性脑病的发病机制尚不完全清楚，其神经病理学变化多被认为是继发性变化，肝性脑病的发生发展主要是由于脑组织的功能和代谢障碍所引起。目前，解释肝性脑病发病机制的学说主要有氨中毒学说、假性神经递质学说、氨基酸失衡学说、γ-氨基丁酸（γ-aminobutyric acid，GABA）学说等。每个学说都能从一定角度解释肝性脑病的发生发展，并对肝性脑病的临床治疗提供了理论依据。

1. 氨中毒学说　肝硬化患者摄入含氮物质出现行为异常及类似于肝性脑病的症状；临床上约80%的肝性脑病患者血及脑脊液中氨水平升高，且降血氨治疗有效。这些研究结果为氨中毒学说的确立提供了充分的依据。

正常人氨的生成和清除之间维持着动态平衡，血氨浓度不超过59μmol/L。当氨生成增多而清除不足时，可使血氨水平增高，过量的氨通过血脑屏障进入脑内，作为神经毒素诱发肝性脑病。

（1）血氨增高的原因

1）氨清除不足：即肝尿素合成减少。肝功能严重障碍时，由于代谢障碍，供给鸟氨酸循环的ATP不足，鸟氨酸循环的酶系统严重受损，以及鸟氨酸循环的各种底物缺失等均可使由氨合成尿素明显减少，导致血氨增高；此外，肝硬化患者常有门体侧支循环形成，或者门腔静脉吻合术后形成门腔分流，使肠道吸收的氨经侧支循环绕过肝脏进入体循环，引起血氨升高。

2）氨产生增多：①肠道氨生成增多。肝硬化使门静脉回流受阻，致使消化道黏膜淤血、水肿，使食物的消化、吸收和排空均出现障碍，因肠内容物（特别是未消化的蛋白质）停留时间过长，同时肠道内细菌生长活跃，结果肠菌产生的氨基酸氧化酶和尿素酶增多，作用于肠道内氨基酸大量产氨。②当合并肾功能不全时，血浆中过多的尿素可从血液弥散至肠腔，并在肠道细菌尿素酶的作用下分解成氨，这些氨再被吸收入血使血氨升高。③肌肉产氨增多。肝性脑病前期，患者高度不安与躁动，使肌肉活动增强，肌肉中腺苷酸分解代谢增强，产氨增多并吸收入血使血氨升高。

另外，体液和肠道 pH 对血氨浓度与氨吸收的影响不容忽视。氨在体液中通常以两种方式存在，即游离氨（NH_3）和离子铵（NH_4^+）。在生理 pH 条件下，NH_4^+ 占血氨总量的 98.5%。当体液 pH<7.35 时，体液偏酸，NH_4^+ 增多；当 pH>7.45 时，则 NH_4^+ 减少，NH_3 相应增多。NH_3 不带电荷，故易通过血脑屏障进入脑细胞发挥毒性作用。肠腔（主要是在结肠）内 pH 为 5～6 时，NH_3 与 H^+ 结合形成 NH_4^+ 而不被吸收，若 pH 升高则有利于 NH_3 形成，易弥散入血。实验证明，结肠内 pH 降至 5.0 时，不仅可阻止氨的吸收，而且有利于血液中的 NH_3 向肠腔扩散，称为酸透析。

（2）氨对脑的毒性作用

1）氨使脑内神经递质发生改变：正常状态下，脑内兴奋性神经递质与抑制性神经递质保持平衡。而脑内氨水平升高则直接影响脑内神经递质的水平及神经传递，在肝性脑病的发生发展过程中，神经传递障碍所起的作用要强于且早于能量代谢障碍。现认为氨中毒时脑内兴奋性神经递质减少（如乙酰胆碱、谷氨酸）和抑制性神经递质增多（γ-氨基丁酸、谷氨酰胺），两者之间的平衡失调导致了中枢神经功能紊乱（图 3-6-1）。

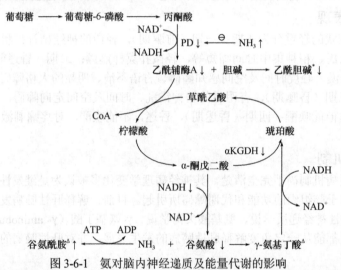

图 3-6-1　氨对脑内神经递质及能量代谢的影响

PD. 丙酮酸脱氢酶；αKGDH. α-酮戊二酸脱氢酶；* 中枢兴奋性递质；Δ 中枢抑制性递质。目前认为肝性脑病时，谷氨酸主要是由 α-酮戊二酸经转氨基作用生成，只有极少部分来源于氨与 α-酮戊二酸反应过程

2）干扰脑细胞能量代谢：脑是机体消耗能量最高的器官，能量主要来源于葡萄糖的生物氧化过程。而正常的大脑皮质能量代谢是保持意识清醒和精神正常的基本条件。大量的氨进入脑组织后，可从多个方面影响脑细胞的葡萄糖生物氧化过程，使脑细胞 ATP 的生成不足，引起脑功能障碍。主要有：抑制丙酮酸脱氢酶的活性，妨碍丙酮酸的氧化脱羧过程，使 NADH 和乙酰辅酶 A 生成减少，进而三羧酸循环过程停滞，可使 ATP 产生减少；抑制 α-酮戊二酸脱氢酶，使三羧酸循环反应过程不能正常进行，ATP 产生减少；α-酮戊二酸经转氨基生成谷氨酸过程，消耗了大量 NADH，NADH 是呼吸链中完成递氢过程的重要物质，其大量消耗使 ATP 产生减少；大量的氨与谷氨酸结合生成谷氨酰胺时，消耗了大量 ATP。

3）氨对神经细胞膜的影响：氨增高可干扰神经细胞膜 Na^+-K^+-ATP 酶活性，影响细胞内外 Na^+、K^+ 分布。但细胞膜对 NH_4^+ 的选择性通透强于 K^+，铵离子可与钾离子竞争入胞，结果为细胞外 K^+ 浓度增高。细胞内外 Na^+、K^+ 分布异常直接影响膜电位、细胞的兴奋及传导等活动。

临床观察发现，有部分（10%～20%）肝性脑病患者血氨保持正常水平；有些肝硬化患者血氨虽然明显增高，但却不发生肝性脑病；也有些患者肝昏迷的程度与血氨浓度无关，说明氨中毒学说还不能完全解释肝性脑病的发生。

2. 假性神经递质学说

（1）概念：化学结构上与正常（真性）神经递质——去甲肾上腺素和多巴胺相似，但生理效应极弱的化学物质，称为假性神经递质，如苯乙醇胺和羟苯乙醇胺（图3-6-2）。

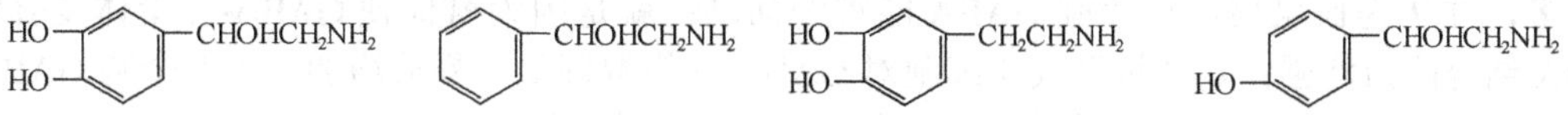

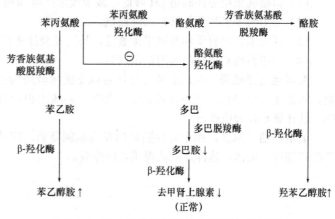

图 3-6-2 正常和假性神经递质

（2）假神经递质的形成：食物中蛋白质在消化道中经水解产生氨基酸，其中芳香族氨基酸如苯丙氨酸和酪氨酸，经肠道细菌释放的氨基酸脱羧酶被分解为苯乙胺和酪胺。正常情况下，苯乙胺和酪胺进入肝，在单胺氧化酶作用下，被氧化分解而解毒。当肝功能严重障碍时，由于肝细胞单胺氧化酶的活性降低，这些胺类不能被有效分解，进入体循环；或苯乙胺和酪胺经侧支循环绕过肝脏直接进入体循环而进入脑内，分别在β-羟化酶作用下，生成苯乙醇胺和羟苯乙醇胺。

（3）假性神经递质的毒性作用：当假性神经递质增多时，可竞争性取代脑干网状结构上行激动系统内的去甲肾上腺素和多巴胺被神经元摄取，并储存在突触小体的囊泡中。但其被释放后的生理效应则远较去甲肾上腺素和多巴胺弱，脑干网状结构上行激动系统的唤醒功能不能维持，从而发生昏迷。

3. 氨基酸失衡学说　肝性脑病患者或门体分流术后动物，常表现血浆氨基酸的失平衡，即芳香族氨基酸（aromatic amino acid，AAA）增多，而支链氨基酸（branched chain amino acid，BCAA）减少，两者比值（BCAA/AAA）可由正常的3～3.5下降至0.6～1.2。

（1）血浆氨基酸失衡的原因：肝功能严重障碍时，肝细胞灭活胰岛素和胰高血糖素能力降低，使两者浓度增高。但胰高血糖素升高更显著，导致血中胰岛素/胰高血糖素比值降低，分解代谢增强。其中胰高血糖素使组织蛋白分解代谢增强，大量芳香族氨基酸由肝和肌肉释放入血，而肝功能严重障碍时，芳香族氨基酸的降解能力降低；同时因肝的糖异生途径障碍，使芳香族氨基酸转变为糖的能力降低。这些均可使血中芳香族氨基酸含量增高。另外，血中胰岛素水平增高，可促进肌肉和脂肪组织对支链氨基酸的摄取和利用，使血浆中支链氨基酸含量下降。

（2）血浆氨基酸失衡与肝性脑病发病的关系：生理情况下，芳香族氨基酸与支链氨基酸借同一载体转运系统通过血-脑屏障并被脑细胞摄取。血中芳香族氨基酸的增多和支链氨基酸的减少，则必然使芳香族氨基酸（主要是苯丙氨酸、酪氨酸）进入脑内增多。

当进入脑内的苯丙氨酸和酪氨酸增多时，高水平苯丙氨酸可抑制酪氨酸羟化酶的活性，从而使正常神经递质生成减少。苯丙氨酸可在芳香族氨基酸脱羧酶作用下，生成苯乙胺，进一步在β-羟化酶作用下生成苯乙醇胺。而高水平酪氨酸也可在芳香族氨基酸脱羧酶作用下生成酪胺，进一步在β-羟化酶作用下生成羟苯乙醇胺（图3-6-3）。因而，苯丙氨酸和酪氨酸进入脑内增多，使脑内产生大量假性神经递质，抑制正常神经递质的合成及作用。

由此可见，血中氨基酸的失平衡可使脑内产生大量假性神经递质，并使正常神经递质的产生受到抑制，最终导致昏迷。事实上，氨基酸失

图 3-6-3 脑内正常和假性神经递质的产生过程

衡学说是假性神经递质学说的补充和发展。

4. GABA 学说　　GABA 属于抑制性神经递质，在中枢通过突触后抑制和突触前抑制发挥作用。早期 GABA 学说认为，肝功能不全时，血浆中 GABA 累积增加，血-脑屏障通透性增高，GABA 入脑增多参与了肝性脑病的发生发展，但最近大量研究表明，肝性脑病时脑内 GABA 并不增多，并认为血氨增高可增强 GABA 能神经活动：就是因为氨促使 GABA-A 受体复合物与GABA 结合能力增强；氨使星形胶质细胞对 GABA 的摄取降低、释放增加，虽然全脑 GABA 水平不变，但突触间隙 GABA 水平增高，促使 GABA-A 受体活性增强。

肝性脑病的发病机制是非常复杂的，每个学说均有它的特点和不足，现在人们正倾向于将几种学说综合起来，称为"综合学说"。

（四）肝性脑病的诱因

1. 氮的负荷增加　　氮的负荷过重是诱发肝性脑病最常见的原因。肝硬化患者常见的上消化道出血、过量蛋白质饮食、输血等外源性氮负荷过重，可通过促进血氨增高而诱发肝性脑病。由于肝肾综合征等所致的氮质血症、低钾性碱中毒或呼吸性碱中毒、便秘、感染等内源性氮负荷过重等，也常诱发肝性脑病。

2. 血-脑屏障通透性增强　　一些神经毒性物质在正常时不能通过血-脑屏障，血-脑屏障通透性增高，可使神经毒性物质入脑增多，参与肝性脑病的发病过程。细胞因子水平增高、能量代谢障碍等可使血-脑屏障通透性增高。

3. 脑敏感性增高　　严重肝病患者，体内各种神经毒性物质增多，在毒性物质的作用下，脑对药物或氨等毒性物质的敏感性增高，因而，当使用止痛、镇静、麻醉及氯化铵等药物时，则易诱发肝性脑病。

总之，凡能增加毒性物质的来源，提高脑对毒性物质的敏感性及使血-脑屏障通透性增高的因素，均可成为肝性脑病的诱因，促进肝性脑病的发生。

（五）肝性脑病防治的病理生理基础

1. 防止诱因

（1）减少氮负荷：严格控制蛋白质摄入量，减少组织蛋白质的分解，减少氮负荷。

（2）防止上消化道大出血。

（3）防止便秘，以减少肠道有毒物质进入体内。

（4）注意预防因利尿、放腹水、低血钾等情况诱发肝性脑病。

（5）由于患者血-脑屏障通透性增高、脑敏感性增强，肝性脑病患者用药要慎重，特别是要慎用止痛、镇静、麻醉等药物，防止诱发肝性脑病。

2. 降低血氨

（1）口服乳果糖等使肠道 pH 降低，减少肠道产氨和利于氨的排出。

（2）应用天冬氨酸鸟氨酸制剂降血氨。

（3）纠正水、电解质和酸碱平衡紊乱，特别是要注意纠正碱中毒。

（4）口服新霉素等抑制肠道细菌产氨。

3. 其他治疗措施　　可口服或静脉注射以支链氨基酸为主的氨基酸混合液，纠正氨基酸的不平衡。可给予左旋多巴，促进患者清醒。此外，临床上也配合采取保护脑细胞功能、维持呼吸道通畅、防止脑水肿等措施。

4. 肝移植　　总之，由于肝性脑病的发病机制复杂，应结合患者的具体情况，采取一些综合性治疗措施进行防治，这样才能获得满意的疗效。

（巩雪俐）

第七节　能量代谢与体温

一、能量代谢

人体生命活动的最基本特征是新陈代谢，在新陈代谢过程中，物质代谢和能量代谢是伴随发生的。人体通过不断地从外界摄取营养物质来构建、更新自身；同时，通过能量代谢用于维持体温和进行各种生命活动。生理学中将人体内物质代谢过程中所伴随着的能量的释放、转移、储存和利用称为能量代谢（energy metabolism）。

（一）机体能量的来源与利用

1. 可利用的能量形式　机体所需要的能量来源于三大营养物质——糖、蛋白质、脂肪，但机体的组织细胞并不能直接利用它们氧化分解产生的能量来进行各种生理活动，而是利用这些能量来合成含有高能磷酸键的高能磷酸化合物。机体最主要的高能磷酸化合物是 ATP，ATP 既是体内重要的储能物质，又是直接的供能物质，它所释放的能量可供机体完成各种生理活动的需要。生理条件下，1mol 的 ATP 分子断裂 1 个高能磷酸键可释放 33.47kJ 的能量。人体在生命活动过程中不断消耗 ATP，同时营养物在体内氧化分解所释放的能量不断地使 ADP 重新氧化磷酸化而得到补充。

体内含有高能磷酸键的分子，除 ATP 外，还有磷酸肌酸（CP）等。CP 是由肌酸和磷酸合成的，主要存在于肌肉组织中。其所含高能磷酸键的量为 ATP 的 3～8 倍。但 CP 不是细胞活动的直接供能者，它主要是与 ATP 进行能量转移。当物质氧化释放的能量过剩时，可通过 ATP 转给肌酸储存起来。另外，在 ATP 释放能量后，CP 可将所储存的能量转给 ADP，生成 ATP，以补充ATP 的不足。所以，CP 可被看作是 ATP 的储存库。从整个能量代谢过程来看，ATP 的合成与分解是体内能量转换和利用的关键环节。

2. 糖、脂肪、蛋白质的能量转化

（1）糖（saccharide）的主要功能是供给机体生命活动所需要的能量。食物中的糖经过消化的最终分解产物包括葡萄糖、果糖、半乳糖，其中最主要的是葡萄糖，占 80%。体内的糖代谢主要是葡萄糖的代谢。在一般情况下，绝大多数组织细胞有足够的氧供应，能够通过糖的有氧氧化获得能量。糖酵解虽然只能释放少量能量，但在人体处于缺氧状态时极为重要，因为这是人体能源物质唯一不需氧的供能途径。某些细胞（如成熟红细胞）由于缺乏有氧氧化的酶系，也主要依靠糖酵解来供能。然而，脑组织所消耗的能量主要来自糖的有氧氧化，所以对缺氧非常敏感，对血糖的依赖性也较高。如果血糖水平低于正常值的 1/3～1/2，即可出现脑的功能障碍和发生低血糖休克等。

（2）脂肪（fat）在体内的主要功能是储存和供给能量。从体内能量的储存形式来看，脂肪储存的能量远比糖多。通常成人糖的储存量仅约 150g，而储存的脂肪则可占体重的 20% 左右，有的甚至更多。而且，每克脂肪在体内氧化所释放的能量约为糖有氧氧化释放能量的 2 倍。由于糖在脂肪代谢途径可转化为脂肪，所以摄取过多的糖可能是导致肥胖的重要原因之一。超重和肥胖可引发许多不良后果，因此对于判断个体超重和肥胖标准的研究具有非常重要的意义。目前在发达国家已为多数人所接受的判断方法为体重指数计算法，即将个体的体重（kg）除以其身高（m）的平方，所得之值即为体重指数。体重指数在 20～24.9 者为正常，25～29.9 者为超重，30 及以上者为肥胖。但国内尚无相关资料，一般认为中国人的体重指数低于上述数字。肥胖是能量在体内过度积蓄所致。

（3）蛋白质（protein）的基本组成单位是氨基酸。不论是由肠道吸收的氨基酸，还是由机体自身蛋白质分解所产生的氨基酸，都主要用于重新合成蛋白质，作为细胞的成分以实现组织的自我更新，或用于合成酶、激素等生物活性物质。而为机体提供能量，则是氨基酸的次要功能。只有在某些特殊情况下，如长期不能进食或体力极度消耗时，机体才会依靠由组织蛋白质分解所产生的氨基酸供能，以维持基本的生理功能。

3. 能量的利用　各种营养物质在体内氧化分解过程中释放能量，其中 50% 以上直接转化为热能，其余部分则以化学能的形式储存于 ATP 等高能化合物的高能键中，供机体用于进行各种生理功能活动，包括基础代谢、运动或各种活动、食物的特殊动力效应及生长发育等过程的能量消耗。在进行物质的跨膜主动转运、产生生物电活动、腺体的分泌、递质的释放以及肌肉的收缩和舒张等过程中，除骨骼肌收缩做一定量的机械功（简称外功）外，其他所利用的能量最终都将转变为热能，产生的热能除用于维持体温外，主要由体表散发到外界环境中去，较少部分通过呼出气、排泄物等被带出体外。

（二）能量代谢的测定

1. 与能量代谢测定有关的几个基本概念

（1）食物的热价：1g 某种食物氧化（或在体外燃烧）时所释放的能量称为该种食物的热价。食物的热价有生物热价和物理热价之分，分别指食物在体内氧化和在体外燃烧时释放的能量。三种主要营养物质的热价见表 3-7-1，从中可以看出，蛋白质的生物热价和物理热价是不相同的，这是因为蛋白质在体内不能被完全氧化。

（2）食物的氧热价：食物氧化要消耗氧，氧的消耗量和物质氧化的产热量之间有一定的关系。通常把某种食物氧化时消耗 1L 氧所产生的能量称为该种食物的氧热价（thermal equivalent of oxygen）。氧热价在能量代谢的测算方面有着重要的意义，将这个概念应用于整个机体，即可根据机体在一定时间内的氧耗量计算出能量代谢率。

表 3-7-1　糖、脂肪和蛋白质氧化时的热价、氧热价和呼吸商

营养物质	产热量（kJ/g）		O_2 消耗量（L/g）	CO_2 产量（L/g）	呼吸商（RQ）	氧热价（kJ/L）
	物理热价	生物热价				
糖	17.2	17.2	0.83	0.83	1.00	21.1
蛋白质	39.8	39.8	2.03	1.43	0.70	19.6
脂肪	23.4	18.0	0.95	0.76	0.80	18.9

（3）呼吸商：某种营养物质在体内氧化时，需要消耗 O_2，并产生 CO_2。一定时间内机体呼出的 CO_2 的量与吸入的 O_2 量的比值，称为呼吸商（respiratory quotient，RQ）。营养物质在细胞内氧化供能，属于细胞呼吸的过程，因而可根据各种供能物质氧化时产生的 CO_2 量与消耗的 O_2 量计算出它们各自的呼吸商（表 3-7-1）。严格地说，应该以 CO_2 和 O_2 的摩尔数来计算呼吸商，但由于在同一温度和气压条件下，容积相等的不同气体，其分子数都是相等的，所以通常可以用 CO_2 与 O_2 的容积数（ml 或 L）来计算呼吸商，即：

$$RQ = \frac{CO_2 \text{ 产生量（mol）}}{O_2 \text{ 消耗量（mol）}} = \frac{CO_2 \text{ 产生量（ml）}}{O_2 \text{ 消耗量（ml）}}$$

葡萄糖氧化时所产生的 CO_2 的量与所消耗的 O_2 的量是相等的，所以糖的呼吸商等于 1。蛋白质和脂肪的呼吸商分别为 0.80 和 0.71。可以根据呼吸商的数值来推测机体利用能量的主要来源。如果某人的呼吸商接近于 1，说明该人在该段时间内利用的能量主要来自糖的氧化。在糖尿病患者，因葡萄糖的利用发生障碍，机体主要依靠脂肪代谢供能，因此呼吸商偏低，接近于 0.7；在长期饥饿的情况下，人体的能量主要来自自身蛋白质的分解时，则呼吸商接近于 0.8。正常人进食混合食物时，呼吸商一般在 0.85 左右。

在一般情况下，体内能量主要来自糖和脂肪的氧化，蛋白质的代谢可忽略不计，因此为了计算方便，可根据糖和脂肪按不同比例混合氧化时所产生的 CO_2 的量及消耗的 O_2 的量计算出相应的呼吸商。这样计算出的呼吸商称为非蛋白呼吸商。

2. 能量代谢的测定原理和方法　　机体的能量代谢遵循能量守恒定律，即能量在由一种形式转化为另一种形式的过程中，能量既不增加，也不减少。因此，在机体能量代谢过程中，由营养物质氧化所释放的能量应等于机体散发的热能和骨骼肌所做外功之和。若不做外功时，机体所产生的能量最终应全部以热量的形式散发于体外。因此，测定机体一定时间内所散发的热量就可以反映机体在同一时间内所消耗的能量。

能量代谢率（energy metabolic rate）是指机体在单位时间内的能量代谢量，是评价机体能量代谢水平的常用指标。测定能量代谢率的方法有 3 种：直接测热法、间接测热法和简化测定法。由于在临床应用较少，不再做详细介绍。

（三）影响能量代谢的主要因素

1. 肌肉活动　　肌肉活动对于能量代谢的影响最为显著。机体任何轻微的活动都可提高代谢率。人在运动时或劳动时耗氧量显著增加。因为肌肉需要补给的能量来自物质的氧化，这就必然导致机体耗氧量的增加。机体耗氧量的增加同肌肉活动的强度成正比。当机体持续进行体育运动或劳动时的耗氧可达到安静时的 10～20 倍，机体的产热量也随之增高。因此，通常可用能量代谢率作为评估肌肉活动强度的指标。从表 3-7-2 可以看出不同强度的劳动或运动时的能量代谢率。

表 3-7-2　劳动或运动时的能量代谢率　　　　　　　　　　　　单位：kJ/(m² · min)

机体的状态	平均产热量	机体的状态	平均产热量
静卧	2.73	扫地	11.37
开会	3.40	打排球	17.50
擦玻璃	8.30	打篮球	24.22
洗衣服	9.89	踢足球	24.98

2. 精神活动　　与肌肉组织相比，脑组织的血流量大，代谢水平高，在安静状态下，每 100g 脑组织的耗氧量为 3～3.5ml/min（氧化的葡萄糖量为 4.5mg/min），约为肌肉组织安静时耗氧量的 20 倍，但在不同精神活动状态下脑组织的能量代谢率却变化不大。研究发现，在睡眠时和在精神活动活跃状态下，脑组织中葡萄糖的代谢率几乎没有差异。可见，在精神活动时，中枢神经系统本身的代谢率即使有所增加，其程度也是可以忽略的。

当人平静地思考问题时，产热量增加一般不超过 4%。而当人处于精神紧张状态时，如烦恼、恐惧或情绪激动时，能量代谢率却可显著增加。这是机体随之出现的无意识肌紧张，以及交感神经兴奋，甲状腺激素、肾上腺素等刺激代谢的激素释放增多，使机体代谢活动增强所致。

3. 食物的特殊动力效应　　人在进食之后的一段时间内，即从进食后 1h 左右开始，延续 7～8h，虽然同样处于安静状态，但所产生的热量要比未进食时有所增加。可见这种额外的能量消耗是由进食引起的。食物的这种刺激机体产生额外能量消耗的作用，称为食物的特殊动力效应。尽管目前有关食物特殊动力效应产生的确切机制尚未清楚，但总不外乎是消化系统在处理食物时做功的能量消耗。实验表明，在三种主要营养物质中，蛋白质的特殊动力效应最为显著，能提供 100kJ 能量的蛋白质，产生的特殊动力可达 30kJ，即蛋白质的特殊动力效应为 30%；糖和脂肪的特殊动力效应分别为 6% 和 4%，混合性食物为 10%。因此在为患者配餐时，应考虑到这部分的能量消耗，给予相应的能量补充；而对于久病初愈者则应慎重补充蛋白质食物，以免加重胃肠负担。

4. 环境温度　　人（裸体或只着薄衣）安静时的能量代谢，在 20～30℃时，代谢率较为稳定，主要是因为肌肉保持松弛。当环境温度超过 30℃时，代谢率又会逐渐增加，这可能是因为体内化学过程的反应速度加快，还有发汗功能旺盛以及呼吸、循环功能增强等因素的作用。

（四）基础代谢

基础代谢（basal metabolism）是指基础状态下的能量代谢。所谓基础状态，是指满足以下条件的一种状态：清晨、清醒、静卧，未做肌肉活动；前夜睡眠良好，测定时无精神紧张；测定前至少禁食 12h；室温保持在 20~25℃；体温正常。在这种状态下，体内能量的消耗只用于维持基本的生命活动，能量代谢比较稳定，所以把这种状态下单位时间内的能量代谢称为基础代谢率（basal metabolic rate，BMR）。应该指出，BMR 比一般安静时的代谢率要低些，但并不是最低的，因为熟睡时的代谢率更低（比安静时低 8%~10%，但做梦时可增高）。

不同身材的个体，其能量代谢量有较大差异。但研究表明，能量代谢率的高低与体重并不成比例关系，而与体表面积成正比，无论身材高大或矮小，其每平方米体表面积的产热量比较接近。因此，BMR 以单位时间（1h）内每平方米体表面积的产热量为单位，即用 $kJ/(m^2 \cdot h)$ 来表示。对人体的体表面积的测定，可用下面的史蒂文森（Stevenson）公式：

$$体表面积 (m^2)=0.0061 \times 身高 (cm)+0.0128 \times 体重 (kg)-0.1529$$

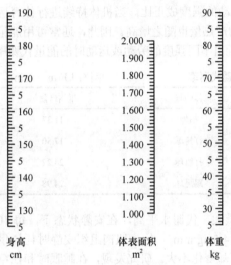

图 3-7-1　体表面积测算图

另外，体表面积还可以在体表面积测算图上直接读取。具体做法是在图中分别找出受试者的身高值和体重值在各自标尺上的对应点，这两点的连线与体表面积标尺交点的读数，就是受试者的体表面积（图 3-7-1）。

通常采用简略法来测定和计算 BMR。采用此方法时，一般将呼吸商设定为 0.82，其对应的氧热价为 20.19kJ/L，因此，只需测出一定时间内的耗氧量和体表面积，即可进行 BMR 的计算。举例如下：

某受试者，男性，20 岁，在基础状态下，1h 的耗氧量为 15L，测得体表面积为 $1.5m^2$，故其 BMR 为：

$$20.19kJ/L \times 15L/h \div 1.5m^2=201.9kJ/(m^2 \cdot h)$$

20 岁男子的正常 BMR 为 $157.8kJ/(m^2 \cdot h)$，所以此人的 BMR 值比正常值高 $44.1kJ/(m^2 \cdot h)$。一般用超出正常值的百分数表示，即 $44.1 \div 157.8 \times 100\% \approx 28\%$。临床上通常用 +28% 来表示。

实际测得的结果表明，BMR 随着性别、年龄等不同而有生理变动。当其他情况相同时，男子的 BMR 平均值比女子的高；儿童比成人高；年龄越大，代谢率越低。但是，同一个体的 BMR，只要测定时的条件完全符合前述要求，则在不同日期重复测定的结果是很接近的，表明正常人的 BMR 值是相当稳定的。

一般来说，BMR 的实际测定数值和上述正常平均值比较，如相差在 10%~15%，则无论较高或较低，都不认为是病理性的。当相差超过 20% 时，才有可能是病理性变化。在各种疾病中，甲状腺功能的改变总是伴有 BMR 的异常。甲状腺功能减退时，BMR 可比正常值低 20%~40%；甲状腺功能亢进时，BMR 可比正常值高 25%~80%。因此，BMR 的测定是临床诊断甲状腺疾病的重要辅助方法。当人体发热时，BMR 将升高。一般说来，体温每升高 1℃，BMR 将升高 13% 左右。糖尿病、红细胞增多症、白血病及伴有呼吸困难的心脏病等，也伴有 BMR 升高。当机体处于病理性饥饿时，BMR 将降低。其他如肾上腺功能低下、肾病综合征及垂体性肥胖症等，也常伴有 BMR 降低。因此，BMR 的测量是临床诊断疾病的重要辅助方法之一。

二、体温及其调节

在机体的生命活动中，包含许多复杂的由各种酶催化的生物化学反应，体温过高或过低都将使酶的活性改变，从而影响体内生物化学反应的正常进行，严重者可导致机体死亡。因此，维持体温的相对恒定，是人和一切高等动物进行新陈代谢和正常生命活动所必需的。

（一）体温

在各种环境温度下，人体各部分的温度并不完全一致，但脑和躯干核心部位的温度却能保持相对稳定。因此，在研究体温时通常将人体分为核心与体表两个部分。核心部分的温度称为体核温度（core temperature）；表层部分的温度称为体表温度（shell temperature）。所谓的体温（body temperature）是指机体核心部分（深部组织）的平均温度。

人和高等动物的深部温度是相对稳定的。正常的体温是机体进行新陈代谢和生命活动的必要条件。

1.体表温度和体核温度　体表温度一般低于体核温度，在表层各个部位之间也有很大的差异，且易受环境温度的影响。体核温度是指心、肺、脑、腹腔内脏等机体深部组织的平均温度。机体深部温度虽然相对稳定，但由于代谢水平不同，各内脏器官的温度也略有差异：肝温度为38℃；肾、胰腺及十二指肠等器官温度略低；直肠的温度则更低些。血液循环是体内传递热量的重要途径，使机体深部各个器官的温度能趋于一致。因此，机体深部血液的温度可以代表内脏器官温度的平均值。

由于深部温度特别是血液温度不易测试，临床上通常用直肠、口腔和腋窝等部位的温度来代表体温。测直肠温度时，如果将温度计插入直肠6cm以上，所测得的值就接近深部温度，其正常值为36.9～37.9℃。口腔（舌下方）是临床上最常用的测温部位。其优点是所测得的温度值比较准确，测量方便。

2.体温的正常变动　恒温动物的体温是相对稳定的，但并不是一成不变的。在生理情况下，体温可随昼夜、年龄、性别等因素而有所变化，但这种变化的幅度一般不超过1℃。

（1）体温的昼夜节律：体温在一昼夜之间有周期性的波动：清晨2～6时体温最低，午后1～6时最高。这种昼夜周期性波动称为昼夜节律或日节律。

（2）性别：成年女子的体温平均比男子的高0.3℃，这可能与女性皮下脂肪较多、散热较少有关。女性的基础体温随着月经周期发生规律性变化（图3-7-2）。从月经期到排卵之前体温较低，排卵日最低，而排卵后体温立即上升，并且维持在较高水平，直至下一次月经期前。现在认为，排卵后体温升高可能与孕激素及其代谢产物有关。

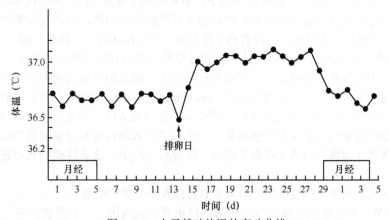

图 3-7-2　女子基础体温的变动曲线

（3）年龄：一般来说，儿童的体温较高，老年人的体温较低。新生儿，尤其是早产儿，由于其体温调节机构的发育还不完善，调节体温的能力差，因此体温容易受环境因素的影响而变动。老年人因基础代谢率低，体温也偏低，因而也应注意保温。

（4）其他：肌肉活动时，由于代谢增强，产热量增加，可导致体温升高。情绪激动、精神紧张、进食及甲状腺激素增多等因素都可使体温升高。许多麻醉药可抑制体温调节中枢或影响其传入途径的活动，特别是此类药物能扩张皮肤血管，增加体热散失，所以体温往往会下降。

（二）机体的产热与散热

正常体温之所以能维持相对稳定，是因为在体温调节机构的控制下，产热和散热两个生理过程能取得动态平衡的结果。

1. 产热过程

（1）主要的产热器官：体内的热量是三大营养物质在各组织器官中进行分解代谢时产生的。

表 3-7-3　几种组织在安静和活动情况下的产热量百分比

组织器官	占体重的百分比（%）	产热量百分比（%）	
		安静状态	劳动或运动（剧烈）
脑	2.5	16	3
内脏	34	56	22
肌肉	40	18	73（90）
其他	23.5	10	2

但从影响整体体温的角度看，人体主要的产热器官是肝和骨骼肌。从表 3-7-3 中可见，机体在安静状态下主要由内脏产热，约占总产热量的 56%。在内脏器官中肝脏是人体内代谢最旺盛的器官，产热量最大。安静时，肝血液的温度比主动脉内血液的温度高 0.4～0.8℃。当进行体育运动或劳动时，骨骼肌则成为主要的产热器官。由于骨骼肌的重量占体重的 40%，因而具有巨大的产热潜力。骨骼肌的紧张度稍有增强，其产热量可明显增加，运动时的产热量可由总产热量的 18% 增加到 73%，当剧烈运动时可达总产热量的 90%。

（2）机体的产热形式：当机体处于寒冷环境中时，散热量显著增加，机体便通过战栗产热和非战栗产热两种形式来增加产热量以维持体温。

1）战栗产热：战栗是指在寒冷环境中骨骼肌发生不随意的节律性收缩，其节律为 9～11 次/分。战栗的特点是屈肌和伸肌同时收缩，所以不做外功，但产热量很高。发生战栗时，机体的代谢率可增加 4～5 倍。实际上，在寒冷环境中，通常在发生战栗之前，先出现寒冷性肌紧张或称战栗前肌紧张，此时代谢率就有所增加；以后由于持续的寒冷刺激，机体便在寒冷性肌紧张的基础上出现战栗，产热量大大增加。这样有利于维持机体在寒冷环境中的体热平衡。

2）非战栗产热：又称代谢产热，是一种通过提高组织代谢率来增加产热的形式。非战栗产热作用最强的组织是分布在肩胛下区、颈部大血管周围、腹股沟等处的褐色脂肪组织。在褐色脂肪组织细胞的线粒体内膜中存在解偶联蛋白（uncoupling protein，UCP），UCP 可解除氧化磷酸化和 ATP 合成之间的偶联，使代谢反应中释放的能量不能合成 ATP，而直接转化为热量散发。褐色脂肪组织的代谢产热量约占非战栗产热总量的 70%。成年人体内仅有少量褐色脂肪组织，新生儿体内则较多，新生儿因体温调节功能尚不完善，不能发生战栗，故非战栗产热对新生儿的意义尤为重要。

（3）产热活动的调节：参与产热活动调节的有体液调节和神经调节。

1）体液调节：甲状腺激素是调节产热活动最重要的体液因素。如果机体暴露于寒冷环境中数周，甲状腺的活动即明显增强，并分泌大量的甲状腺激素，使代谢率增加 20%～30%。甲状腺激素作用的特点是作用缓慢但持续时间长。肾上腺素、去甲肾上腺素及生长激素等也可刺激产热，其特点是作用迅速，但维持时间短。

2）神经调节：寒冷刺激可兴奋机体的交感神经系统，交感神经系统兴奋又进一步引起肾上腺髓质活动增强，导致肾上腺素和去甲肾上腺素等激素释放增多，使产热增加。前述寒冷对于甲状腺激素释放的影响也是通过神经系统实现的，即寒冷刺激引起下丘脑释放促甲状腺激素释放激素（TRH），后者再刺激腺垂体释放促甲状腺激素（TSH），从而加强甲状腺的活动。

2. 散热 人体的主要散热部位是皮肤。当环境温度低于人的表层体温时，大部分体热可以通过皮肤的辐射、传导、对流和蒸发等方式向外界发散，一小部分体热则随呼出气、尿、粪便等排泄物而散发。

（1）散热方式

1）辐射散热：人体以热射线的形式将体热传给外界温度较低物质的一种散热形式称为辐射散热。人体在21℃的环境中，在裸体情况下约有60%的热量是通过辐射散热方式发散的。辐射散热量的多少主要与皮肤温度和周围环境的温度差、有效散热面积等因素有关。皮肤温度高于环境温度的差值越大，散热量越多；有效散热面积越大，散热量越多。四肢的表面积较大，因而是辐射散热的重要部位。

2）传导散热：是指机体的热量直接传给相接触的较冷物体的一种散热方式。传导散热量的多少与所接触物体面积、温度和导热性有关。如果所接触物体较冷，导热性较好，则传导散热量大。由于人体脂肪的导热效能不高，肥胖的人由深部传向皮肤的热量要少些，在炎热的天气里容易出汗。水的比热大，导热性能较好，因而临床上可利用冰帽、冰袋等给高热的患者降温。

3）对流散热：是指通过气体的流动来交换热量的一种散热方式。对流散热是传导散热的一种特殊形式。人体周围总有一薄层被体热加温了的空气，由于空气不断流动，热空气被带走，冷空气则填补其位置，体热便不断散发到空间。通过对流所散失热量的多少，受空气对流速度和温度的影响较大。

以上几种直接散热方式，只有在皮肤温度高于环境温度时才有意义。当环境温度升高到接近或高于皮肤温度时，蒸发便成了唯一有效的散热形式。

4）蒸发散热：是机体通过体表水分的蒸发而散失体热的一种形式。据测定，在人的体温条件下，蒸发1g水可使机体散发2.43kJ的热量。因此，体表水分的蒸发是一种有效的散热途径。蒸发散热分为不感蒸发和发汗两种形式。①不感蒸发：人即使处在低温环境中皮肤和呼吸道也不断有水分渗出而被蒸发掉，这种水分蒸发称为不感蒸发，其中皮肤的水分蒸发又称不显汗，即这种水分蒸发不被觉察，并与汗腺活动无关。在低于30℃的环境中，人体通过不感蒸发所丢失的水分相当恒定，为12～15g/(h·m²)。人体24h的不感蒸发量一般为1000ml左右，其中通过皮肤的为600～800ml。在肌肉活动或发热状态下，不显汗可以增加；婴幼儿不感蒸发的速率比成人快，因此在缺水的情况下，婴幼儿更容易出现严重脱水。不感蒸发是一种很有效的散热途径。②发汗：是指汗腺主动分泌汗液的过程，通过汗液蒸发可以带走身体的热量。发汗是可以意识到的，故又称可感蒸发。人在安静状态下，当环境温度达30℃左右时便开始发汗。如果空气湿度高，而且衣着较多时，气温达25℃便可引起发汗。人在进行劳动或运动时，气温虽在20℃以下，也可出现发汗，而且发汗量往往较大。发汗速度受环境温度和湿度的影响。环境温度越高，发汗速度越快。人若在高温环境中停留时间过久，发汗速度可因汗腺疲劳而明显减慢。环境中湿度高时，汗液不易蒸发，体热就不易散失，结果会反射性地引起大量出汗。

汗液中水分约占99%，固体成分则不到1%。在固体成分中，大部分为NaCl，也有少量KCl及尿素等。汗液中NaCl的浓度一般低于血浆。人在大量出汗时，可损失较多的NaCl，故应注意补充。汗液不是简单的血浆滤出物，而是由汗腺细胞主动分泌的。刚从汗腺分泌出来的汗液与血浆是等渗的，但流经汗腺管腔时，在醛固酮的作用下，汗液中的NaCl被重吸收，因此最后排出的汗液是低渗的。如果汗液的分泌速度很慢，则低渗的汗液在流经导管的过程中，其水分也可通过渗透而被重吸收，因而最后排出汗液的量很少，而其中尿素、乳酸和 K^+ 的浓度明显升高；反之，如果汗液的分泌速度很快，则汗液流经汗腺导管时其中的 Na^+ 和 Cl^- 能被充分重吸收，水的重吸收也减少。因此，当机体因大量发汗而造成脱水时，常表现为高渗性脱水。

人体分布有两种汗腺：大汗腺和小汗腺。大汗腺局限于腋窝和阴部等处，开口于毛根附近。它由青春期开始活动，所以可能与性功能有关。小汗腺则见于全身皮肤，但其分布密度因部位而异：手掌、足跖最多，其次为额部、手背，四肢、躯干最少。然而分泌能力却以躯干和四肢者为最强。

温热刺激和精神紧张都能引起出汗，分别称为温热性出汗和精神性出汗。温热性出汗见于全身各处，主要参与体温调节；精神性出汗主要发生在手掌、足跖和前额等部位，与体温调节关系不大。这两种形式的出汗并不是截然分开的，常以混合形式出现。

（2）循环系统在散热中的作用：通过辐射、传导和对流等散热方式所散失热量的多少，取决于皮肤和环境之间的温度差，而皮肤温度的高低则取决于皮肤的血流量。机体可以通过改变皮肤血管的舒缩状态来调节体热的散失量。皮肤血液循环的特点是，分布到皮肤的动脉穿透隔热组织（如脂肪组织等），在真皮下的乳头下形成微动脉网，再经迂回曲折的毛细血管网延续为丰富的静脉丛；皮下还有大量的动静脉吻合支。这些结构特点决定了皮肤血流量可以在很大范围内变动。机体的体温调节机构正是通过交感神经控制皮肤血管的口径，调节皮肤血流量，使散热量能符合当时条件下体热平衡的要求。

在炎热的环境中，交感神经紧张活动降低，皮肤小动脉舒张，动静脉吻合支开放，皮肤血流量因而大大增加。据推算，全身皮肤的血流量最多可达到心输出量的 12%。皮肤血流量增多时，较多的体热从机体深部被带到机体表层，使皮肤温度升高，故散热量增加。此时汗腺的活动也是增强的，因为皮肤血流量的增加也给汗腺分泌提供了必要的原料。此外，四肢的皮下浅表静脉也有一定的散热作用。

总之，在炎热环境中，机体的代谢率并未降低，可通过增加皮肤血流量和发汗量来增加散热量，减少热储，维持体热平衡。

在寒冷环境中，交感神经的紧张活动增强，皮肤血管收缩，皮肤血流量剧减，散热量也因此大大减少。此时身体表层宛如一个隔热器，可起到防止体热散失的作用。此外，由于四肢深部的静脉和动脉相伴行，这样的结构相当于一个热量的逆流交换系统，即从手和足回流的静脉血温度较低，可从与其伴行的动脉摄取热量；而动脉血在流向肢体远端的过程中温度逐渐降低。这样的逆流交换的结果，可使机体热量的散失减少。当人体处于适中的环境温度（20～30℃），或当产热量没有大幅度变化时，机体既不发汗，也无战栗，仅仅通过调节皮肤血管的口径，就可以精细地控制皮肤温度，从而增加或减少散热量，使体热维持平衡状态。这是机体的一种"节能"的调节方式。

（三）体温调节

人和其他恒温动物的体温，在体温调节中枢的控制下，通过增减皮肤的血流量、发汗、战栗等生理调节反应，能维持在一个相对稳定的水平。这是体温调节的基本过程，称为自主神经性体温调节。自主性体温调节是体温调节的主要方式，是由体温自身调节系统来完成的，是通过神经反射机制实现的。体温调节中枢位于下丘脑。此外还有一种行为性体温调节，使机体在感受到内、外环境温度变化时，通过改变姿势和行为以维持体温恒定的一种方式。例如，随环境冷热变化增减衣物等行为的保温或降温措施，是对自主性体温调节的补充。下面主要讨论自主神经性体温调节。

1. 温度感受器　包括外周温度感受器和中枢温度感受器，前者为游离的神经末梢，后者是神经元。

（1）外周温度感受器：存在于人体皮肤、黏膜和内脏，包括冷感受器和热感受器。当局部温度升高时，热感受器兴奋；反之，温度降低时冷感受器兴奋。皮肤中冷感受器的数目远远高于热感受器，是其10倍之多，故皮肤温度感受器在体温调节中主要感受外界环境的冷刺激，防止体温下降。

（2）中枢温度感受器：是存在于中枢神经系统内对温度变化敏感的神经元，包括热敏神经元和冷敏神经元。在一定范围内，热敏神经元表现为在局部组织温度升高时发放冲动频率增加；冷敏神经元则在局部组织温度降低时发放冲动频率增加。动物实验表明，下丘脑、脑干网状结构和脊髓等中枢神经系统内都含有温度敏感神经元，其中，在视前区-下丘脑前部（preoptic anterior hypothalamus area，PO/AH）热敏神经元居多；而在下丘脑的弓状核和脑干网状结构中冷敏神经元较多。温度敏感神经元对局部温度的变化十分敏感，当局部脑组织温度变动 0.1℃时，放电频率就会发生改变，而且不出现适应现象。

2. 体温调节中枢 如前所述，从脊髓到大脑皮质的整个中枢神经系统内都存在参与调节体温的神经元，但是调节体温的中枢主要位于下丘脑。现已证明，下丘脑 PO/AH 是最重要的体温调节中枢，PO/AH 的温度敏感神经元不仅能感受局部脑温的变化，还能对下丘脑以外部位温度变化的传入信息发生反应，说明来自中枢和外周的温度信息汇聚于这类神经元，经整合后发出传出信息，使机体产生相应的体温调节反应。此外，这类神经元能直接接受致热物质、5-羟色胺、去甲肾上腺素和各种多肽等的刺激，引起相应的体温调节反应。若破坏 PO/AH，与体温调节有关的产热和散热反应都将明显减弱或消失。

3. 体温调定点学说 体核温度是相对稳定的，即使机体的产热和散热发生较大幅度的波动，体核温度也能维持在 37℃左右。当体温高于此水平，机体散热大于产热，体温回落；当体温低于此水平时，机体产热大于散热，体温上升。此较为稳定的温度水平被称为是体温控制机制中的调定点（set-point）。体温调定点学说认为，体温的调节就像恒温器的调节，PO/AH 神经元的活动设定了一个调定点（set-point），即规定的温度值，如 37℃。机体通过反馈控制系统调节产热和散热量，以维持体温的恒定（图 3-7-3）。

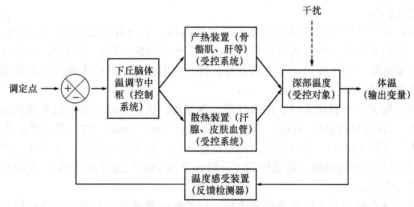

图 3-7-3 体温调节自动控制示意图

（巩雪俐）

第八节 发 热

一、概 述

致热原的作用使体温调节中枢的调定点上移而引起调节性体温升高（超过 0.5℃）时，称为发热（fever）。发热不是独立的疾病，是多种疾病尤其是感染性疾病所共有的一种病理过程。许多疾病早期出现发热而被察觉，因而它是疾病发生发展的重要信号。体温升高与发热并非完全等同，实际上，体温升高可见于以下情况。

1. 生理性体温升高 在某些生理条件下，如剧烈运动、妇女月经前期、妊娠期、精神高度紧张和情绪激动时，体温也可升高。当这些情况停止后，通过机体散热机制升高的体温可很快恢复到正常水平。此时并无体温调定点的变化，称为生理性体温升高。

2. 病理性体温升高   包括发热和过热。除发热外，一些因体温调节失控或调节障碍而引起的被动性体温升高，称为过热（hyperthermia），如皮肤广泛鱼鳞病，先天性或后天性的汗腺缺陷，环境高温（中暑）导致散热障碍，甲状腺功能亢进引起产热异常增多。此类病理性体温升高，没有体温调定点升高，与发热时主动性体温升高机制有着本质的不同。

综上所述，可将体温升高的分类总结如图3-8-1所示。

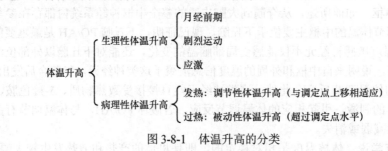

图3-8-1 体温升高的分类

二、病因及发病机制

（一）发热激活物

能激活体内细胞产生和释放内源性致热原的物质称为发热激活物（pyrogenic activator）。发热激活物包括外源性致热原（exogenous pyrogen）和某些体内产物。

1. 外源性致热原

（1）细菌：革兰氏阳性细菌感染是常见的发热原因。主要有葡萄球菌、链球菌、肺炎球菌、白喉杆菌等。它们可通过3种方式引起发热：①全菌体被细胞吞噬；②细菌外毒素具有明显的致热性；③细菌细胞壁产物（肽聚糖）也具有致热性。它们都能激活产内源性致热原细胞，产生和释放内源性致热原而引起发热。

革兰氏阴性细菌如大肠埃希菌、伤寒杆菌、淋球菌、脑膜炎球菌等。这类菌群的致热性除全菌体和胞壁中所含的肽聚糖外，其胞壁中所含的内毒素（endotoxin，ET）是主要的致热成分。ET的主要成分为脂多糖（LPS），是效应很强的发热激活物。脂多糖中的脂质A是决定致热性的主要成分。ET是最常见的外致热原，耐热性高（一般需干热160℃ 2h才能灭活），是血液制品和输液过程中的主要污染物。

（2）病毒：病毒感染是人体常见的传染病。局部性病毒感染（如流感病毒感染）或全身性感染（如麻疹病毒感染）或各种病毒疫苗的免疫接种都能引起发热，其致热作用可能与血细胞凝集素有关。

（3）真菌和螺旋体：它们分别与人体白细胞共同培育，都能激活产致热原细胞，产生和释放内源性致热原而引起发热。

（4）疟原虫：疟原虫感染后，在红细胞内产生大量裂殖子和疟色素，其释放入血，引起发热。

2. 体内产物

（1）抗原抗体复合物：在某些自身免疫病患者的循环血中长期存在抗原抗体复合物，可激活产致热原细胞不断释放内源性致热原，引起长期发热。

（2）类固醇：体内某些类固醇产物对人有明显致热性，睾酮的中间代谢产物苯胆烷醇酮是典型代表。它可激活产致热原细胞而引起发热。石胆酸也有类似的作用。另一些类固醇，如糖皮质激素和雌激素则能抑制致热原的产生和释放。

（3）体内组织的大量破坏：严重的心肌梗死、大手术后、X线或核辐射等导致机体组织大量破坏，均可引起发热，严重者可持续数天。

（二）内源性致热原

发热激活物不能直接作用于体温调节中枢引起发热，而是首先激活各种产生内源性致热原细胞，如单核细胞、巨噬细胞、内皮细胞、淋巴细胞等，后者产生、释放可作用于体温调节中枢的内源性致热原，引起发热。通常将在发热激活物作用下，由于产生内源性致热原细胞被激活而产生和释放的致热物质，称为内源性致热原（endogenous pyrogen，EP）。

1. 产内源性致热原的细胞 体内产内源性致热原细胞有单核巨噬细胞、淋巴细胞、内皮细胞、成纤维细胞、神经胶质细胞、某些肿瘤细胞、表皮角化细胞、角膜上皮细胞等。

2. 内源性致热原的种类 EP 是一组内源性、不耐热的小分子蛋白质。常见的 EP 有以下几种。

（1）白细胞介素-1（interleukin-1，IL-1）：是在激活物作用下，主要由单核细胞、巨噬细胞、内皮细胞、星状细胞及肿瘤细胞等在发热激活物的作用下合成和释放的多肽类物质。IL-1 的耐热性低，加热 56℃ 30min 或 70℃ 20min 即可被破坏；也可被胃蛋白酶、胰蛋白酶或链霉蛋白酶破坏。IL-1 通过与其受体结合产生生物效应，脑组织中有 IL-1 受体的广泛分布。除致热效应外，IL-1 还能引起中性粒细胞增多、肝急性期蛋白合成增多及肌肉蛋白水解增多等效应。

（2）肿瘤坏死因子（tumor necrosis factor，TNF）：具有非特异性杀伤肿瘤细胞的作用。多种外致热原如葡萄球菌、链球菌和内毒素等都可诱导巨噬细胞与淋巴细胞等产生和释放 TNF。TNF 具有许多与 IL-1 相类似的生物学活性。目前认为，TNF 可能作用于中枢，引起发热中枢介质的产生和释放，从而导致发热。另外，体内或体外的 TNF 都能刺激 IL-1 的产生，进而引起发热。TNF 不耐热，70℃ 20min 即可失去 50% 的活性。

（3）干扰素（interferon，IFN）：是一种具有抗病毒和抑制肿瘤细胞生长的蛋白质。其主要是由白细胞产生，不耐热，60℃ 40min 即可被灭活。

（4）白细胞介素-6（interleukin-6，IL-6）：由单核巨噬细胞，T 细胞、B 细胞、成纤维细胞及内皮细胞等产生。研究发现，伴有发热的烧伤患者，其体温升高程度与血中 IL-6 水平呈正相关。因此，有人认为 IL-6 也是一种 EP。

（5）巨噬细胞炎症蛋白-1（macrophage inflammatory protein-1，MIP-1）：是一种单核细胞因子，为一种肝素结合蛋白。皮下注射此因子能引起炎症反应及发热反应。

（三）发热时的体温调节机制

1. 体温调节中枢 发热时的体温调节主要由两部分组成，一个是正调节中枢，主要包括 PO/AH 等；另一个是负调节中枢，主要包括脑腹中隔区、中杏仁核等。因此，发热时体温上升的高度是体温正、负调节机制相互作用的结果，从而避免了高热引起的脑细胞损伤。这是机体的自我保护功能和自稳调节机制，具有极其重要的生物学意义。

2. 致热信号传入中枢的途径 内源性致热原的作用部位可能是通过血-脑屏障直接作用于下丘脑的温度敏感区，进而引起发热。这一观点基本上得到公认。另一种可能，即内源性致热原的作用部位可能位于血-脑屏障外的脑血管区，称为下丘脑终板血管器（OVLT），它位于第三脑室壁的视上隐窝处。内源性致热原能通过这里的有孔毛细血管作用于血管外间隙中的巨噬细胞，后者释放发热介质再作用于下丘脑终板血管器区神经元；或弥散通过室管膜血-脑屏障的紧密连接，而作用于下丘脑视前区的神经元。

3. 发热中枢调节介质 进入脑内的内源性致热原不是引起调定点上升的最终物质，内源性致热原可能首先作用于体温调节中枢，引起发热中枢介质的释放，从而使调定点改变。发热中枢介质可分为两类：即正调节介质和负调节介质。

（1）正调节介质：前列腺素 E（PGE）、环磷酸腺苷（cAMP）、Na^+/Ca^{2+} 值升高、促肾上腺皮质激素释放素（CRH）和一氧化氮（NO）会导致调定点上移。

（2）负调节介质：精氨酸加压素（AVP）、α-促黑素细胞激素（α-MSH）、脂皮质蛋白-1

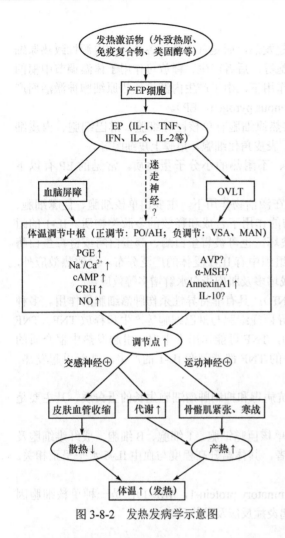

图 3-8-2　发热发病学示意图

（lipocortin-1）、IL-10 是发热中枢的负调节介质。

4. 发热时体温调节的方式及发热的时相　发热的发生机制比较复杂，概括起来有 3 个环节：①信息传递，即发热激活物作用于产内源性致热原细胞，使其产生和释放内源性致热原，并经血液循环将其传递到下丘脑体温调节中枢。②中枢调节，即内源性致热原通过中枢介质引起体温调定点上移。③效应反应，此时由于体核温度低于体温调定点的新水平，从体温调节中枢发出调控指令，一方面通过运动神经引起骨骼肌紧张度增高或战栗，使产热增加；另一方面，经交感神经系统引起皮肤血管收缩，使散热减少。于是产热大于散热，体温升至与新的调定点相适应的水平（图 3-8-2）。

多数发热尤其是急性传染病和急性炎症的发热，其临床经过大致可分为 3 个时相，每个时相有各自的临床及热代谢特点。

（1）体温上升期：发热的第一时相是体核温度开始迅速或逐渐上升，快者几小时或一昼夜就可达高峰，有的约需几天才达高峰，称为体温上升期。

在中枢发热介质使调定点上移后，原来的正常体温变成了"冷刺激"，中枢对"冷"信息起反应，发出指令经交感神经达到散热中枢，引起皮肤血管收缩，导致皮肤温度降低，散热随之减少；引起战栗和物质代谢加强，产热随之增加。

战栗是骨骼肌不随意地节律性收缩引起的，此期产热较高，可比正常高 4～5 倍，是战栗中枢兴奋的结果。皮肤温度的下降也可刺激冷感受器通过传入途径兴奋战栗中枢。同时，冲动传入中枢后自感发冷，严重时出现畏寒（其实此时的体核温度已经上升），另外因交感神经传出的冲动引起皮肤竖毛肌收缩，皮肤可出现"鸡皮疙瘩"。

此期因体温调定点上移，体温低于调定点水平，因此，热代谢的特点是产热增加，散热减少，产热大于散热，体温不断升高。

（2）高热持续期：当体温升高达到新的调定点水平时，便不再继续上升，而是在这个新的调定点相适应的高水平上波动，所以称为高热持续期，也称高峰期。

此期体温与调定点相适应，所以战栗消失并开始出现散热反应。此时体温调节中枢在一个较高的水平上进行调节。因散热反应皮肤血管开始转为扩张，血流量增多，温度较高的血液灌注提高了皮肤的温度，患者不再感到寒冷，反而由于皮肤温度高于正常而有酷热的感觉，皮肤上的"鸡皮疙瘩"也消失，另外，皮肤温度的升高，皮肤水分的蒸发，而表现为口唇和皮肤比较干燥。

此期的代谢特点是体温与上升的调定点水平相适应，产热与散热在较高水平上保持相对平衡。

（3）体温下降期：在此期由于发热激活物在体内被控制或消失，内源性致热原及发热介质也被消除，体温调节中枢的调定点回到正常水平。此时由于血温高于调定点水平，从下丘脑发出降温冲动，使交感神经的紧张性降低，使皮肤血管进一步扩张，散热增强，产热减少，体温开始下降，逐渐恢复到与正常调定点相适应的水平。

此时由于高血温及皮肤温度感受器传来的热信息对发汗中枢的刺激，汗腺分泌增加，引起大量出汗，严重者可致脱水。退热期持续几小时或一昼夜（骤退）甚至几天（渐退）。

此期的热代谢特点是散热增加，产热减少，散热大于产热。

三、代谢与功能变化

（一）物质代谢的改变

体温升高时物质代谢加快。一般认为，体温每升高 1℃，基础代谢率提高13%。因此，持久的发热会使患者物质消耗明显增多，如果营养物质没有得到相应的补充，患者就会消耗自身物质，导致消瘦和体重下降。

1. 糖、脂肪和蛋白质代谢　发热时，肝糖原和肌糖原将大量分解，可引起血糖升高，甚至出现糖尿。由于糖的分解代谢加强，氧的供应相对不足，则糖酵解加强，乳酸增多，这是发热时肌肉酸痛的原因之一，有时还会出现乳酸尿症。脂肪分解代谢也加强，以增加能量供应。由于大量脂肪分解并且氧化不全，患者可能出现酮症酸中毒和酮尿。蛋白质的分解代谢明显加强，血中非蛋白氮增高，尿素氮排出增多，容易引起负氮平衡，从而影响组织的再生、修复能力和抗体形成，导致机体抵抗力降低。

2. 水、盐及维生素代谢　在发热的体温上升期，由于血液重新分布，肾血流减少，尿量减少，Na^+ 和 Cl^- 的排泄也减少。但到退热期因尿量的恢复和大量出汗可导致水、Na^+、K^+ 的大量丢失，严重者可引起脱水。

发热尤其是长期发热的患者，由于糖、脂肪、蛋白质的分解代谢增强，各种维生素的消耗也增加，应注意及时补充。

（二）生理功能变化

1. 中枢神经系统　发热使神经系统兴奋性增高，特别是高热（40~41℃）时，患者可能出现烦躁、谵妄、幻觉。有些患者出现头痛（机制不明）。在小儿，高热比较容易引起抽搐（热性惊厥），这可能与小儿中枢神经系统尚未发育成熟有关。有些高热患者神经系统可处于抑制状态而出现淡漠、嗜睡等。

2. 循环系统功能改变　发热患者常出现心率增快，一般体温每升高 1℃，心率平均增加 18 次/分。其机制主要与交感-肾上腺髓质系统活动增强及血温升高对心脏窦房结的直接刺激作用有关。心率加快可增加心输出量，是增加组织血液供应的代偿性效应。但如果心率过快使心脏充盈不足，心输出量反而下降。心率过快和心肌收缩力加强还会增加心脏负担和耗氧量，而心率过快又使冠状动脉血流量减少，所以在心肌劳损或心脏有潜在疾病的人，容易诱发心力衰竭，应特别予以注意。

在急性发热或体温上升期，由于心率加快和末梢血管收缩，外周阻力增加，动脉血压可有所升高；在高热持续期，由于外周血管舒张，动脉血压可轻度下降；体温骤降时，特别是用解热药引起体温骤退时可因大量出汗而导致虚脱，甚至微循环衰竭。

3. 呼吸功能改变　发热时，由于血液温度升高和酸性代谢物的刺激，呼吸中枢兴奋性增强，以致患者经常出现呼吸加深加快。这种变化有助于机体散热，同时排出大量 CO_2，对代谢性酸中毒具有一定的代偿意义。但通气过度，可引起呼吸性碱中毒。

4. 消化功能改变　发热时消化液分泌减少，各种消化酶活性降低，因而出现食欲减退、口腔黏膜干燥、腹胀、便秘等临床表现。这些可能与交感神经兴奋、副交感神经抑制及水分蒸发较多有关。

（三）防御功能改变

发热对机体防御功能的影响，既有有利的一面，也有不利的一面。

1. 抗感染能力的改变　一些研究表明，有些致病微生物对热比较敏感，一定高温可将其灭活。如淋球菌和梅毒螺旋体，就可被人工发热所杀灭。

2.对肿瘤细胞的影响 发热时所产生的大量内源性致热原除了引起发热外，大多具有一定程度的抑制或杀灭肿瘤细胞的作用。

四、防治的病理生理基础

（一）病因学治疗

对确已查明发热原因的患者，应积极进行病因学治疗，特别是传染性发热，一旦感染被控制，则可自行退热。

（二）一般发热不急于解热

对于原因尚未查明或体温不过高的发热，通常不急于应用解热药，因多数热型和热程特点可反映病情变化及转归。特别是某些有潜在病灶的病例，除了发热以外，其他临床征象不明显（如结核早期）者若过早予以解热，则会掩盖病情，延误原发病的明确诊断和治疗。

（三）下列情况要注意及时解热

对高热（即体温≥40℃），患者有明显不适、头痛、意识障碍或惊厥、抽搐者或持续过久的发热，应及时退热。对消耗严重的疾病如恶性肿瘤等，孕妇高热及原有心脏实质性损害者，如心功能不全和负荷过重的心脏病患者的发热，也应及时退热，因这些患者已不能耐受发热引起的消耗和功能障碍。

（四）加强对高热和长期发热患者的监护

监护心血管的功能，特别要注意有心脏病的患者，以防发生心力衰竭。纠正可能发生的水、电解质和酸碱紊乱。另外，发热期间，大量营养物质被消耗，因此应及时补充水、糖和维生素等物质，保证患者有足够的营养。

（五）选用适宜的解热措施

对突发高热患者，体温过高、病情危急时，退热不宜操之过急，可酌情慎重应用冷敷或乙醇擦拭皮肤等物理降温方法，慎重给予适量退热药，如给予水杨酸盐为代表的化学药物及糖皮质激素为代表的类固醇类解热药。

（巩雪俐）

思 考 题

1. 糖无氧氧化的生理意义是什么？
2. 简述磷酸戊糖途径的生理意义。
3. 试述三羧酸循环的特点及意义。
4. 简述糖有氧氧化的生理意义。
5. 糖的分解和合成代谢途径有哪些？
6. 简述血糖的来源和去路。
7. 简述血浆脂蛋白的分类，以及每类血浆脂蛋白的合成部位和功能。
8. 什么是脂肪动员？脂肪动员的脂肪酸是如何在体内氧化的？
9. 为什么糖吃多了会发胖？
10. 肝脏中脂肪酸分解代谢特有的中间产物是什么？该产物的生理意义是什么？
11. 胆固醇在体内主要转变成哪些物质？各自有什么生物学活性？
12. 苹果酸脱下的氢是如何氧化成水的？它同琥珀酸脱下的氢氧化成水的过程有何不同？
13. 何谓氧化磷酸化？NADH氧化呼吸链中有几个偶联部位？
14. CO和氰化物中毒的生化机制如何？

15. 体内氨有哪些来源和去路？

16. 氨基酸脱氨基作用有哪些方式？哪一种最重要？

17. 为什么对高氨血症患者禁用碱性肥皂水灌肠和不宜用碱性利尿剂？

18. 何谓生物转化？生物转化的特点和反应类型有哪些？

19. 试述肝脏在胆红素代谢中的作用。

20. 解释肝性脑病发生机制的主要学说。

21. 试述肝性脑病时血氨升高的原因及氨对脑组织的毒性作用。

22. 严重肝病合并上消化道出血者为什么容易发生肝性脑病？

23. 何谓食物的热价、氧热价和呼吸商？

24. 简述影响机体能量代谢的因素。

25. 测定基础代谢的基本条件是什么？有什么意义？

26. 机体主要的产热器官是什么？

27. 试述机体的散热途径和散热调节。

28. 试述机体维持体温恒定的机制。

29. 体温升高包括哪几种情况？

30. 发热激活物的种类有哪些？

31. 内源性致热原（EP）的种类有哪些？

32. 内毒素通过哪些基本环节引起体温升高？

33. 发热时相的热代谢变化特点是什么？

34. 发热时机体心血管系统功能有哪些变化？

第四章 血液生理与弥散性血管内凝血

内容提要 ①正常人的血液总量相当于体重的 7%～8%。血液由血浆和血细胞组成。新鲜血液经抗凝后离心所得上层淡黄色液体为血浆，新鲜血液经自发凝固后浸出的淡黄色液体为血清。血浆中电解质的含量与组织液中的基本相同，主要差别是后者蛋白质含量甚少。血浆蛋白分为白蛋白、球蛋白和纤维蛋白原三类。血细胞在血液中所占的容积百分比称为血细胞比容，该比容可反映血液中红细胞的相对浓度。血浆渗透压的大部分由晶体物质形成，称晶体渗透压；小部分由胶体物质（蛋白质）形成，称胶体渗透压。两者分别对维持细胞内外水平衡和血管内外水平衡起重要作用。②红细胞通过血红蛋白运送 O_2 和 CO_2；红细胞具有渗透脆性、可塑性变形和悬浮稳定性等特性；红细胞生成需要有足够的蛋白质、铁、叶酸及维生素 B_{12} 供应，蛋白质和铁是合成血红蛋白的重要原料，而叶酸及维生素 B_{12} 是红细胞成熟所必需的物质。促红细胞生成素是红细胞生成的主要调节物，肾脏是产生促红细胞生成素的主要部位。正常人红细胞的平均寿命为 120d，衰老红细胞主要在脾和骨髓内破坏；红细胞重要的血型系统有 ABO 血型系统和 Rh 血型系统。③白细胞的主要功能是抵抗微生物入侵和执行免疫功能，从而维护机体的生存。④生理性止血过程可分为局部血管收缩、血小板血栓形成及血液凝固 3 个时相，血液凝固又包括凝血酶原激活物形成、凝血酶原激活和纤维蛋白生成 3 个环节。血栓的溶解主要依赖于纤维蛋白溶解系统；血小板具有维持血管内皮完整性和参与止血与凝血功能。⑤DIC 是指在各种病因作用下，机体凝血系统被激活而引起的以凝血功能失常为主要特征的复杂病理过程。引起 DIC 的最常见原因是严重感染。发病机制包括组织因子入血启动外源性凝血系统；血管内皮细胞广泛受损启动内源性凝血系统；血细胞大量破坏，血小板被激活；其他促凝物质释放入血。DIC 发生的影响因素有单核吞噬细胞功能受损；肝功能严重障碍；血液的高凝状态；微循环障碍。出血、器官功能障碍、休克和微血管病性溶血性贫血是 DIC 的主要临床表现。⑥输血坚持同型输血的原则，即使在 ABO 系统血型相同的人之间进行输血，输血前也必须进行交叉配血。

血液由血浆和血细胞组成，在心血管系统内循环流动，起着运输物质的作用。血液又具有缓冲功能，可缓冲进入血液的酸性或碱性物质。血液中的水分有较高的比热，有利于体温的相对恒定。血液在维持机体内环境稳态中起着非常重要的作用。此外，血液还具有重要的防御和保护功能，并参与机体的生理性止血。

第一节 血液的组成和理化特性

一、血液的组成

血液由血浆（plasma）和悬浮其中的血细胞（blood cell）组成。

（一）血浆

血浆的主要成分包括水和溶解其中的多种电解质、小分子物质、蛋白质和一些气体。除蛋白质外，溶质和水都很容易透过毛细血管的管壁与组织液中的物质进行交换，所以血浆中电解质的含量与组织液中的基本相同（表 4-1-1）。

表 4-1-1 人体各部分体液中电解质的含量　　　　单位：mmol/L

正离子	血浆	组织液	细胞内液	负离子	血浆	组织液	细胞内液
Na^+	142	145	12	Cl^-	104	117	4

续表

正离子	血浆	组织液	细胞内液	负离子	血浆	组织液	细胞内液
K^+	4.3	4.4	139	HCO_3^-	24	27	12
Ca^{2+}	2.5	2.4	<0.001*	$HPO_4^{2-}/H_2PO_4^-$	2	2.3	29
Mg^{2+}	1.1	1.1	1.6*	蛋白质#	14	0.4	54
				其他	5.9	6.2	53.6
总计	149.9	152.9	152.6	总计	149.9	152.9	152.6

* 表示游离的 Ca^{2+} 和 Mg^{2+} 的浓度。

\# 蛋白质是以当量浓度（mEq/L）表示的，而不是用摩尔浓度表示。

血浆蛋白是血浆中多种蛋白的总称。从表 4-1-1 中可以看出，血浆与组织液的主要差别是后者蛋白质含量甚少。用盐析法可将血浆蛋白分为白蛋白、球蛋白和纤维蛋白原三类；白蛋白和大多数球蛋白主要由肝产生。肝病时常引起血浆白蛋白/球蛋白值下降。血浆蛋白的主要功能：①形成血浆胶体渗透压，保持部分水于血管内；②运输作用；③参与血液凝固、抗凝和纤溶等生理过程；④免疫作用。

（二）血细胞

血细胞可分为红细胞（red blood cell，RBC）、白细胞（white blood cell，WBC）和血小板（platelet）3 类，其中红细胞数量最多，约占血细胞总数的 99%，白细胞最少。将新鲜血液抗凝离心后，比容管内上层的淡黄色液体为血浆，下层为红细胞，两者之间一薄层白色不透明的是白细胞和血小板。血细胞在血液中所占的容积百分比称为血细胞比容（hematocrit），正常成年男性的血细胞比容为 40%～50%，成年女性为 37%～48%，新生儿约 55%。由于血液中白细胞和血小板仅占总容积的 0.15%～1%，故血细胞比容可反映血液中红细胞的相对浓度。

二、血　量

血量（blood volume）是指全身血液的总量，包括循环血量和储存血量。循环血量是指在心血管系统中快速循环流动的血量，占总血量的 80%。其余的血液则储存在肝、脾、肺及腹腔静脉及皮下静脉丛内，流动很慢，称为储存血量。在剧烈运动或机体大失血时，储存血量可被动员用以补充循环血量，维持正常血压及心、脑等重要脏器的血液供应。正常成人的血液总量相当于体重的 7%～8%，即每千克体重有 70～80ml 血液。

三、血液的理化特性

（一）血液的比重

正常人全血的比重为 1.050～1.060。血液中红细胞数量越多，全血比重就越大。血浆的比重为 1.025～1.030，其高低主要取决于血浆蛋白的含量。红细胞的比重为 1.090～1.092，与红细胞内血红蛋白的含量呈正相关。

（二）血液的黏度

液体的黏度源于液体内部分子或颗粒间的摩擦，即内摩擦。如果以水的黏度为 1 计，则全血的相对黏度为 4～5，血浆的相对黏度为 1.6～2.4（温度为 37℃时）。当温度不变时，全血的黏度主要取决于血细胞比容，血浆的黏度主要取决于血浆蛋白含量。血液的黏度是形成血流阻力的重要因素之一。

（三）血浆渗透压

渗透压（osmotic pressure）的高低取决于溶液中溶质颗粒（分子或离子）数目的多少，而与溶质的种类和颗粒大小无关。血浆渗透浓度约为 300mmol/L（实为 290～310mmol/L）。血浆的渗透压来自溶解其中的晶体物质和蛋白质。由晶体物质所形成的渗透压称为晶体渗透压，它的 80% 来自 Na^+ 和 Cl^-。血浆中虽含有蛋白质，但数量少，所形成的渗透压小，约相当于 1.5 mmol/L。由蛋白质所形成的渗透压称为胶体渗透压。

由于水和晶体物质可自由通过毛细血管壁，血浆与组织液中的晶体渗透压基本相等。细胞外液中的晶体物质大部分不易通过细胞膜，因此晶体渗透压对保持细胞内、外水的平衡和细胞的正常体积极为重要。血浆蛋白不易通过毛细血管壁，血浆胶体渗透压较低，但在调节血管内、外水的平衡和维持正常的血浆容量中起重要作用。

（四）血浆 pH

正常人血浆 pH 为 7.35～7.45。血浆 pH 的相对恒定有赖于血液内的缓冲物质以及正常的肺、肾功能。血浆内的缓冲物质包括 $NaHCO_3/H_2CO_3$、蛋白质钠盐/蛋白质和 Na_2HPO_4/NaH_2PO_4 三个主要缓冲对，其中以 $NaHCO_3/H_2CO_3$ 最为重要。

（凌　灿）

第二节　血细胞生理

一、红细胞生理

（一）红细胞的数量和形态

红细胞是血液中数量最多的血细胞。我国成年男性红细胞的数量为 $(4.0～5.5)×10^{12}/L$，女性为 $(3.5～5.0)×10^{12}/L$。红细胞内的蛋白质主要是血红蛋白（hemoglobin，Hb）。我国成年男性血红蛋白浓度为 120～160g/L，成年女性为 110～150g/L。若血液中红细胞数量、血红蛋白浓度低于正常，称为贫血（anemia）。正常的成熟红细胞无核，无线粒体，呈双凹圆碟形，直径为 7～8μm。

（二）红细胞的生理特征与功能

1. 红细胞的生理特征　红细胞具有可塑变形性、悬浮稳定性和渗透脆性。

（1）可塑变形性：正常红细胞在外力作用下具有变形的能力。红细胞的这种特性称为可塑变形性。正常的双凹圆碟形使红细胞具有较大的表面积与体积比，这使得红细胞在受到外力时易发生变形。

（2）悬浮稳定性：将盛有抗凝血的血沉管垂直静置，正常时红细胞下沉缓慢，表明红细胞能相对稳定地悬浮于血浆中。红细胞的这一特性称为悬浮稳定性。通常以红细胞在第一小时末下沉的距离来表示红细胞的沉降速度，称为红细胞沉降率（erythrocyte sedimentation rate，ESR）。正常成年男性红细胞沉降率为 0～15mm/h，成年女性为 0～20mm/h。沉降越快，表示红细胞的悬浮稳定性越小。

（3）渗透脆性：红细胞在低渗盐溶液中发生膨胀破裂的特性称为红细胞渗透脆性。衰老红细胞对低渗盐溶液的抵抗力降低，即脆性高；而初成熟红细胞的抵抗力高，即脆性低。有些疾病可影响红细胞的脆性，如遗传性球形红细胞增多症患者的红细胞脆性变大。故测定红细胞的渗透脆性有助于一些疾病的临床诊断。

2. 红细胞的功能　红细胞的主要功能是运输 O_2 和 CO_2。血液中 98.5% 的 O_2 与血红蛋白结合，以氧合血红蛋白的形式存在。红细胞运输的 O_2 约为溶解于血浆的 O_2 的 65 倍。血液中的 CO_2 主要以碳酸氢盐和氨基甲酰血红蛋白的形式存在，分别占 CO_2 运输总量的 88% 和 7%。一旦红细胞破裂，血红蛋白逸出到血浆中，即丧失其运输 O_2 的功能。

（三）红细胞生成的调节

在成人，骨髓是生成红细胞的唯一场所。

1. 红细胞生成所需的物质　在红细胞生成过程中，需要有足够的蛋白质、铁、叶酸及维生素

B_{12} 的供应。蛋白质和铁是合成血红蛋白的重要原料，而叶酸及维生素 B_{12} 是红细胞成熟所必需的物质。此外，红细胞生成还需要氨基酸、维生素 B_6、维生素 B_2、维生素 C、维生素 E 和微量元素铜、锰、钴、锌等。

2. 红细胞生成的调节　红系祖细胞向红系前体细胞的增殖分化，是红细胞生成的关键环节。红系祖细胞依其所处的发育阶段，可分为两个亚群，分别是早期红系祖细胞和晚期红系祖细胞。早期红系祖细胞在体外培养时形成集落，依赖于爆式促进激活物（BPA）的刺激作用；晚期红系祖细胞在体外培养时主要接受促红细胞生成素（erythropoietin，EPO）的调节。

（1）爆式促进激活物（BPA）：是一类糖蛋白，能促进早期红系祖细胞增殖。

（2）促红细胞生成素（EPO）：是机体红细胞生成的主要调节物。肾脏是产生 EPO 的主要部位。肾皮质肾小管周围的间质细胞（如成纤维细胞、内皮细胞）可产生 EPO。生理情况下，血浆中有一定量的 EPO，可维持正常的红细胞生成。

（3）性激素：雄激素对红细胞生成也有促进作用。它既可以促进肾产生 EPO，又能增加骨髓红系祖细胞的数量。成年男性的红细胞数量和血红蛋白含量高于女性，可能与雄激素的不同有关。

此外还有一些激素，如甲状腺激素和生长激素，也可促进红细胞生成。

（四）红细胞的破坏

正常人红细胞的平均寿命为 120d。每天约有 0.8% 的衰老红细胞被破坏。90% 的衰老红细胞被巨噬细胞吞噬。若血管内的红细胞大量破坏，血浆中血红蛋白浓度过高而超出触珠蛋白（一种 α_2-球蛋白）的结合能力时，未能与触珠蛋白结合的血红蛋白将经肾排出，出现血红蛋白尿。当尿中血红蛋白浓度过高时，可引起肾小管堵塞，造成急性肾衰竭。

二、白细胞生理

（一）白细胞的分类与数量

白细胞为无色、有核的细胞，在血液中一般呈球形。白细胞可分为中性粒细胞、嗜酸性粒细胞、嗜碱性粒细胞、单核细胞和淋巴细胞五类。前三者因其胞质中含有嗜色颗粒，称为粒细胞。正常成年人血液中白细胞数为 $(4.0\sim10.0)\times10^9/L$，其中中性粒细胞占 50%～70%，嗜酸性粒细胞占 0.5%～5%，嗜碱性粒细胞占 0%～1%，单核细胞占 3%～8%，淋巴细胞占 20%～40%。白细胞数量男女无明显差异。

（二）白细胞的生理特性和功能

各类白细胞均参与机体的防御功能。白细胞所具有的变形、游走、趋化和吞噬等特性，是执行防御功能的生理基础。

除淋巴细胞外，所有的白细胞都能伸出伪足做变形运动，凭借这种运动白细胞得以穿过毛细血管壁，这一过程称为白细胞渗出。白细胞朝向某些化学物质运动的特性，称为趋化性。

1. 中性粒细胞　中性粒细胞的胞核呈分叶状，故又称多形核白细胞。

中性粒细胞是血液中主要的吞噬细胞，其变形游走能力和吞噬活性都很强。炎症时，由于炎症产物的作用，可使骨髓内储存的中性粒细胞大量释放而使外周血液的中性粒细胞数目显著增高，有利于更多的中性粒细胞进入炎症区域。当血液中的中性粒细胞数减少到 $1\times10^9/L$ 时，机体的抵抗力就会降低，容易发生感染。

2. 单核细胞（monocyte）　是血细胞中体积最大的细胞。从骨髓进入血液的单核细胞仍然是尚未成熟的细胞。单核细胞在血液中停留 2～3d 后迁移入组织中，发育成巨噬细胞。细胞内溶酶体颗粒和线粒体的数目增多，具有比中性粒细胞更强的吞噬能力，可吞噬更多的细菌（约 5 倍于中性粒细胞）、更大的细菌和颗粒。激活了的单核巨噬细胞也能合成、释放多种细胞因子，如集落刺激因子（CSF）、白细胞介素（IL-1、IL-3、IL-6 等）、肿瘤坏死因子 α（TNF-α）、干扰素（INF）等，参与其他细胞生长的调控；单核巨噬细胞还在特异性免疫应答的诱导和调节中起关键作用。

3. 嗜酸性粒细胞 嗜酸性粒细胞的主要作用是：①限制嗜碱性粒细胞和肥大细胞在速发型过敏反应中的作用；②参与对蠕虫的免疫反应。当机体发生过敏反应及寄生虫感染时，常伴有嗜酸性粒细胞增多。

4. 嗜碱性粒细胞 这类细胞的颗粒内含有肝素、组胺、嗜酸性粒细胞趋化因子 A 和过敏性慢反应物质等。肝素具有抗凝血作用。组胺和过敏性慢反应物质可使毛细血管壁通透性增加，局部充血水肿，并可使支气管平滑肌收缩，从而引起荨麻疹、哮喘等过敏反应症状。此外，嗜碱性粒细胞被激活时释放的嗜酸性粒细胞趋化因子 A，可吸引嗜酸性粒细胞，使之聚集于局部，以限制嗜碱性粒细胞在过敏反应中的作用。

5. 淋巴细胞 在免疫应答反应过程中起核心作用。根据细胞生长发育的过程、细胞表面标志和功能的不同，可将淋巴细胞分成 T 细胞和 B 细胞两大类。T 细胞主要与细胞免疫有关，B 细胞主要与体液免疫有关。

（三）白细胞的生成与破坏

白细胞起源于骨髓中的造血干细胞。白细胞的增殖和分化受到一组造血因子的调节。粒细胞生成受 CSF 的调节。CSF 在体外可刺激造血细胞形成集落。目前认为，CSF 包括粒细胞-巨噬细胞集落刺激因子（GM-CSF）、粒细胞集落刺激因子（G-CSF）、巨噬细胞集落刺激因子（M-CSF）等。

各种白细胞的寿命相差较大。一般来说，中性粒细胞在循环血液中停留 6～8h 即进入组织，4～5d 后即衰老死亡，或经消化道排出；若有细菌入侵，中性粒细胞在吞噬过量细菌后，因释放溶酶体酶而发生自我溶解，与破坏的细菌和组织碎片共同形成脓液。单核细胞在血液中停留 2～3d，然后进入组织，并发育成巨噬细胞，在组织中可生存约 3 个月。淋巴细胞的寿命较难准确判断，因为这种细胞经常往返于血液-组织液-淋巴之间。

三、血小板生理

（一）血小板的数量和功能

正常成人血液中的血小板数量为（100～300）×10^9/L。正常人血小板计数可有 6%～10% 的变动范围。

血小板有助于维持血管壁的完整性。当血小板数降至 50×10^9/L 时，患者的毛细血管脆性增高，微小的创伤或仅血压升高即可使其破裂而出现小的出血点。

血小板在血管内细胞受损处具有黏附、释放、聚集、收缩和吸附的生理特性，通过这些作用有利于血液凝固和生理止血。

（二）血小板的生成和破坏

血小板是从骨髓成熟的巨核细胞胞质裂解脱落下来的具有生物活性的小块胞质。血小板的生成受血小板生成素（TPO）的调节。TPO 为一种糖蛋白，能刺激造血干细胞向巨核系祖细胞分化，并特异性地促进巨核祖细胞增殖、分化，以及巨核细胞的成熟与释放血小板。

血小板进入血液后，平均寿命为 7～14d，但只在最初两天具有生理功能。衰老的血小板在脾、肝和肺组织中被吞噬破坏。

（凌 灿）

第三节 生理性止血

小血管受损后引起的出血，在几分钟内就会自行停止，这种现象称为生理性止血。临床上用小针刺破耳垂或指尖，使血液自然流出，然后测定出血延续的时间，这段时间称为出血时间，正常为 1～3 分钟。出血时间的长短可以反映生理性止血功能的状态。生理性止血功能降低时，可有出血倾向；而生理性止血功能过度激活，则可导致血栓形成。

一、生理性止血的基本过程

生理性止血过程主要包括血管收缩、血小板血栓形成和血液凝固 3 个过程。

（一）血管收缩

首先表现为受损血管局部及附近的小血管收缩，使局部血流减少。若血管破损不大，可使血管破口封闭，从而制止出血。

（二）血小板血栓形成

血管损伤后，由于内皮下胶原的暴露，1～2 秒即有少量血小板附着于内皮下的胶原上，这是形成止血栓的第一步。局部受损红细胞释放的 ADP 及局部凝血过程中生成的凝血酶，均可使血小板活化而释放内源性 ADP 及 TXA_2，进而促使血小板发生不可逆聚集，使血流中的血小板不断地聚集、黏附固定于内皮下胶原上的血小板上，形成血小板血栓，从而将伤口堵塞，达到初步止血。

（三）血液凝固

血管受损也可启动凝血系统，在局部迅速发生血液凝固，使血浆中可溶性纤维蛋白原转变成不溶性纤维蛋白，并交织成网，以加固止血，称为二期止血。最后，局部纤维组织增生，并长入血凝块，达到永久性止血。

二、血液凝固

血液凝固是指血液由流动的液体状态变成不能流动的凝胶状态的过程，简称凝血。

（一）凝血因子

血浆与组织中直接参与血液凝固的物质，统称为凝血因子（coagulation factor）。目前已知的凝血因子主要有 14 种，其中已按国际命名法依发现的先后顺序用罗马数字编号的有 12 种，即凝血因子 I～XIII（简称 FI～FXIII，其中 FVI 是血清中活化的 FVa，已不再视为一个独立的凝血因子）。此外还有前激肽释放酶、高分子激肽原等（表 4-3-1）。凝血因子的特点：①血液中具有酶特性的凝血因子都以无活性的酶原形式存在，必须通过其他酶的水解，暴露或形成活性中心后，才具有酶的活性，这一过程称为凝血因子的激活。习惯上在被激活因子代号的右下角标上 "a"（activated），如凝血酶原（FII）激活成为凝血酶（FIIa）。②除 FIV（Ca^{2+}）和血小板磷脂外，其余凝血因子均为蛋白质。③除 FIII（又称组织因子，tissue factor，TF）由组织损伤释放外，其余的凝血因子存在于血浆中，而且多数在肝内合成，故肝病时常伴凝血功能障碍。④因子 II、VII、IX、X 的合成过程中需要维生素 K 的参与，又称维生素 K 依赖因子。故当维生素 K 缺乏时，这些因子的合成将受到影响，凝血过程发生障碍。

表 4-3-1　凝血因子的某些特性

因子	同义名	合成部位	主要激活物	主要抑制物	主要功能
I	纤维蛋白原	肝细胞			形成纤维蛋白
II	凝血酶原	肝细胞（需维生素 K）	凝血酶原复合物	抗凝血酶III	凝血酶原促进纤维蛋白原转变为纤维蛋白；激活 FV、FVIII、FXI、FXIII 和血小板，正反馈促进凝血
III	组织因子	内皮细胞和其他细胞			作为 FVIIa 的辅因子，是生理性凝血反应过程的启动物
IV	钙离子（Ca^{2+}）				辅因子
V	前加速素易变因子	内皮细胞和血小板	凝血酶和 FXa，以凝血酶为主	活化的蛋白质 C	加速 FXa 对凝血酶原的激活

续表

因子	同义名	合成部位	主要激活物	主要抑制物	主要功能
VII	前转变素稳定因子	肝细胞（需维生素 K）	FXa	组织因子途径抑制物，抗凝血酶Ⅲ	与组织因子形成Ⅶa-组织因子复合物，激活 FX 和 FIX
VIII	抗血友病因子	肝细胞	凝血酶，FXa	不稳定，自发失活；活化的蛋白质 C	作为辅因子，加速 FIXa 对 FX 的激活
IX	血浆凝血活酶成分	肝细胞（需维生素 K）	FXIa，Ⅶa-组织因子复合物	抗凝血酶Ⅲ	FIXa 与Ⅷa 形成因子 X 酶复合物，激活 FX 为 FXa
X	Stuart-Prower 因子	肝细胞（需维生素 K）	Ⅶa-组织因子复合物，FIXa-Ⅷa 复合物	抗凝血酶Ⅲ	形成凝血酶原酶复合物激活凝血酶原，FXa 还可激活 FVII，FVIII 和 FV
XI	血浆凝血活酶前质	肝细胞	FXIIa，凝血酶	α_1 抗胰蛋白酶，抗凝血酶Ⅲ	激活 FIX 为 FIXa
XII	接触因子或 Hageman 因子	肝细胞	胶原、带负电的异物表面	抗凝血酶Ⅲ	激活 FXI 为 FXIa
XIII	纤维蛋白稳定因子	肝细胞和血小板	凝血酶		使纤维蛋白单体相互交联聚合形成纤维蛋白网
—	高分子量激肽原	肝细胞			辅因子，促进 FXIIa 对 FXI 和 PK 的激活，促进 PK 对 FXII 的激活
—	前激肽释放酶	肝细胞	FXIIa	抗凝血酶Ⅲ	激活 FXII 为 FXIIa

（二）凝血的过程

血液凝固是一系列复杂的酶促反应过程。目前"瀑布学说"得到了多数学者的认可。该学说认为，在凝血过程发生时，一系列凝血因子相继酶解激活，即前一因子被激活后，再引起下一因子的激活，通过一连串的催化反应，最终形成纤维蛋白血凝块，而且每步酶解反应均有放大效应，犹如瀑布倾泻而下，直至血液发生凝固。

凝血过程可分为凝血酶原酶复合物（也称凝血酶原激活复合物）的形成、凝血酶原的激活和纤维蛋白的生成 3 个基本步骤（图 4-3-1）。

根据凝血酶原酶复合物生成途径的不同，将血液凝固过程分为内源性凝血和外源性凝血两条途径。

1. 内源性凝血途径　参与血液凝固的因子全部来自血浆，由 FXII 被激活所启动的途径，称为内源性凝血途径（intrinsic coagulation pathway）。首先由 FXII 接触到异物表面而被激活成 FXIIa，FXII 在体外可由带负电荷的异物表面（如玻璃、白陶土等）所激活，在体内以血管内皮下胶原组织的激活最为重要。FXIIa 可使前激肽释放酶（prekallikrein，PK）生成激肽释放酶（kallikrein，K），激肽释放酶又能激活 FXII，以正反馈的效应形成大量的 FXIIa，FXIIa 转而使 FXI 激活，成为 FXIa，FXIa 在 Ca^{2+} 的参与下将 FIX 转变为 FIXa。此外，FIX 还能被 FXIa 和组织因子复合物所激活。FIXa 再与 FVIIIa、Ca^{2+}、血小板膜磷脂（PL）结合形成复合物，即可使 FX 激活成 FXa。FVIII 可以使此反应过程加快 20 万倍。在 FXa 生成后，内源性和外源性凝血过程进入相同的途径。缺乏 FVIII、FIX 和 FXI 的患者，凝血过程缓慢，轻微外伤即可引起出血不止，分别称为甲型、乙型和丙型血友病。

2. 外源性凝血途径　由来自血液之外的组织因子（tissue factor，TF）暴露于血液而启动的凝血过程，称为外源性凝血途径，又称组织因子途径。组织因子可由受损血管组织释放。在 Ca^{2+} 的存在下，组织因子与 FVII 形成复合物，进一步激活 FX 成为 FXa。另外，FVII 和组织因子形成的复合物还能激活 FIX 成为 FIXa，从而将内、外源性凝血途径联系起来，共同完成凝血过程。在病理状态下，细菌内毒素、补体 C5a、免疫复合物、肿瘤坏死因子等均可刺激血管内皮细胞和单核细胞表达组织因子，从而启动凝血过程，引起弥散性血管内凝血。

通过上述两条途径生成的 FXa，在 Ca^{2+} 的作用下与 FVa 连接在血小板磷脂表面，形成凝血酶原酶复合物，后者进一步激活凝血酶原为凝血酶，凝血酶分解纤维蛋白原形成纤维蛋白单体。在 FXⅢa 和 Ca²⁺ 的作用下，纤维蛋白单体相互聚合、交联形成纤维蛋白多聚体，组成牢固的纤维蛋白网，网罗血细胞形成血凝块。

由于凝血是一系列凝血因子相继酶解激活的过程，每步酶促反应均有放大效应，即少量被激活的凝血因子可使大量下游凝血因子激活，逐级连接下去，整个凝血过程呈现出巨大的放大现象。上述过程可总结为图 4-3-1。

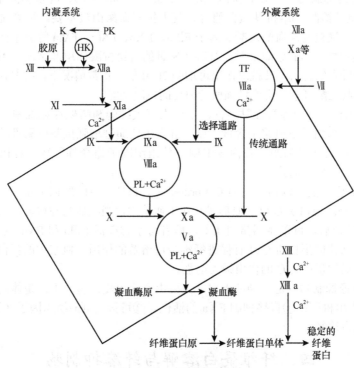

图 4-3-1　血液凝固机制

TF. 组织因子；PK. 前激肽释放酶；K. 激肽释放酶；PL. 细胞膜磷脂；○. 分子复合物；HK. 高分子激肽原；□. 细胞膜磷脂相活化反应

血液凝固后 1～2h，因血凝块中的血小板激活，使血凝块回缩，释出淡黄色的液体，称为血清（serum）。由于在凝血过程中一些凝血因子被消耗，故血清与血浆的区别在于前者缺乏纤维蛋白原及 FⅡ、FV、FⅧ、FXⅢ等凝血因子，但也增添了少量凝血过程中血小板释放的物质。

三、抗凝系统

正常人在日常活动中常有轻微的血管损伤发生，体内也常有低水平的凝血系统激活，但循环血液并不凝固。即使当组织损伤而发生生理性止血时，止血栓也只局限于病变部位，并不延及未损部位。这表明体内的生理性凝血过程在时间和空间上受到严格的控制。这是一个多因素综合作用的结果：①血管内膜光滑完整，FXⅡ及血小板不易黏附。②血液循环流动，即使凝血因子有少量被激活也会被不断稀释运走。③血管壁产生前列环素（PGI₂），有抗凝作用。④血液中有抗凝物质。

（一）血管内皮的抗凝作用

正常的血管内皮作为一个屏障，可防止凝血因子、血小板与内皮下的成分接触，从而避免凝血系统的激活和血小板的活化。另外，血管内皮还具有抗血小板和抗凝血的功能。血管内皮细胞可以合成、释放 PGI₂ 和一氧化氮（NO），从而抑制血小板的聚集。

（二）纤维蛋白的吸附、血流的稀释及单核巨噬细胞的吞噬作用

在凝血过程中所形成的凝血酶，85%～90% 可被纤维蛋白吸附，这不仅有助于加速局部凝血反应的进行，也可避免凝血酶向周围扩散。进入循环的活化凝血因子可被血流稀释，并被血浆中的抗凝物质灭活和被单核巨噬细胞吞噬。

（三）体液抗凝物质

1. 丝氨酸蛋白酶抑制物　主要有抗凝血酶（antithrombin，AT）、肝素辅因子 II、C_1 抑制物、α_2-巨球蛋白、α_2-抗纤溶酶、α_1-抗胰蛋白酶等，其中抗凝血酶III最重要。抗凝血酶III由肝细胞和血管内皮细胞产生，通过与凝血酶及凝血因子 FIXa、FXa、FXIa、FXIIa 等分子活性中心的丝氨酸残基结合而抑制其活性。当肝素缺乏时，抗凝血酶III的直接抗凝作用非常弱，不能有效地抑制凝血，抗凝血酶III与肝素结合后，其抗凝作用可增强 2000 倍。正常情况下，抗凝血酶III主要通过与内皮细胞表面的硫酸乙酰肝素结合而增强血管内皮的抗凝功能。

2. 肝素（heparin）　是一种酸性黏多糖，主要由肥大细胞和嗜碱性粒细胞产生。肝、肌肉等组织中含量丰富，生理情况下血浆中含量甚微。肝素主要通过增强抗凝血酶III的活性而发挥间接抗凝作用。此外，肝素还可刺激血管内皮细胞释放组织因子途径抑制物（TFPI）而抑制凝血过程。它是临床最常用的抗凝剂。

3. 蛋白质 C 系统　主要包括蛋白质 C（protein C，PC）、凝血酶调节蛋白（TM）、蛋白质 S 和蛋白质 C 的抑制物。蛋白质 C 以酶原形式存在于血浆中，当凝血酶与血管内皮细胞上的凝血酶调节蛋白（TM）结合后，可以激活蛋白质 C，后者可水解灭活 FVIIIa 和 FVa，抑制 FX 及凝血酶原的激活。此外，活化的蛋白质 C 还有促进纤维蛋白溶解的作用。血浆中的蛋白质 S 是蛋白质 C 的辅因子，可使激活的蛋白质 C 的作用极大增强。

4. 组织因子途径抑制物　是一种糖蛋白，主要由血管内皮细胞产生，是体内主要的生理性抗凝物质。TFPI 的作用机制：①直接抑制 FXa 的活性。②可灭活 VIIa-组织因子（VIIa-TF）复合物，从而抑制外源性凝血途径。

四、纤维蛋白溶解与纤溶抑制物

（一）纤维蛋白溶解

正常情况下，组织损伤后所形成的血栓在完成止血使命后将逐步溶解，从而保证血管的畅通，也有利于受损组织的再生和修复。血栓的溶解主要依赖于纤维蛋白溶解系统（简称纤溶系统）。

纤维蛋白被分解液化的过程称为纤维蛋白溶解（fibrinolysis，简称纤溶）。纤溶系统主要包括纤维蛋白溶酶原（plasminogen，简称纤溶酶原）、纤溶酶（plasmin）、纤溶酶原激活物（plasminogen activator）与纤溶抑制物。纤溶可分为纤溶酶原的激活与纤维蛋白（或纤维蛋白原）的降解两个基本阶段。

1. 纤溶酶原的激活　正常情况下，血浆中的纤溶酶是以无活性的纤溶酶原形式存在的。纤溶酶原主要由肝产生。纤溶酶原在激活物的作用下发生有限水解，脱下一段肽链而激活成纤溶酶。纤溶酶原激活物包括组织型纤溶酶原激活物（t-PA）、尿激酶型纤溶酶原激活物（u-PA）和激肽释放酶等，以前两者最为重要。组织型纤溶酶原激活物和尿激酶型纤溶酶原激活物分别主要由血管内皮细胞和肾小管、集合管上皮细胞产生。此外，参与内源性凝血的凝血因子和凝血物质如 FXIIa、FXIa、PK 等也能使纤溶酶原激活。

2. 纤维蛋白的降解　在纤溶酶作用下，纤维蛋白和纤维蛋白原可被分解为许多可溶性小肽，称为纤维蛋白降解产物。纤维蛋白降解产物通常不再发生凝固，其中部分小肽还具有抗凝血作用。纤溶酶是血浆中活性最强的蛋白酶，特异性较低，除主要降解纤维蛋白及纤维蛋白原外，对 FII、FV、FVIII、FX、FVII 等凝血因子也有一定的降解作用。当纤溶亢进时，可因凝血因子的大量分解及纤维蛋白降解产物的抗凝作用而有出血倾向。

（二）纤溶抑制物

体内有多种物质可抑制纤溶系统的活性，主要有纤溶酶原激活物抑制物-1（plasminogen activator inhibitor-1，PAI-1）和 α_2-抗纤溶酶。PAI-1 主要由血管内皮细胞产生，通过与组织型纤溶酶原激活物和尿激酶结合而使之灭活。α_2-抗纤溶酶主要由肝产生，血小板 α 颗粒中也储存有少量 α_2-抗纤溶酶。α_2-抗纤溶酶也是通过与纤溶酶结合成复合物而抑制其活性。

综上所述，体内存在凝血系统与抗凝系统和纤溶系统，三者相互之间存在着双向调制作用，相互依存，相互影响，相互制约，协调有序地共同作用，维持着凝血、抗凝和纤溶相互之间的动态平衡，从而保持血液的正常流动状态，使机体既不发生出血，又无血栓形成。当这种动态平衡被破坏时，可能导致临床上的血栓形成（如脑血栓等）、纤维蛋白沉积过多或出血倾向等。

（凌　灿）

第四节　弥散性血管内凝血

弥散性血管内凝血（disseminated intravascular coagulation，DIC）是指在某些致病因子作用下，大量促凝物质入血，凝血因子和血小板被激活，使凝血酶增多，微循环中形成广泛的微血栓，继而因凝血因子和血小板大量消耗，引起继发性纤维蛋白溶解（纤溶）亢进，机体出现以止、凝血功能障碍为特征的复杂病理生理过程。临床上常合并出血、休克、器官功能障碍和溶血性贫血等表现，是一种危重的综合征。

一、DIC 的原因和发生机制

（一）DIC 的常见病因

正常机体内凝血、抗凝血及纤维蛋白溶解系统三者保持动态平衡使血液以液体状态在心血管内循环。所以凡能使凝血作用增强、抗凝血机制减弱或抑制纤维蛋白溶解系统活性的各种因素均可致 DIC 的发生。常见的原因见表 4-4-1。

表 4-4-1　DIC 常见病因

类型	主要疾病
感染性疾病	感染性疾病是导致 DIC 最常见、最重要的原因 革兰氏阴性菌感染，如暴发性流脑、大肠埃希菌败血症 革兰氏阳性菌感染，如溶血性链球菌、金黄色葡萄球菌性败血症 病毒感染，如流行性出血热、急性重症病毒性肝炎 立克次体、原虫、钩端螺旋体及某些真菌的严重感染
肿瘤性疾病	恶性肿瘤并发的 DIC 大多数发生在晚期患者 如胰腺癌、结肠癌、食管癌、胆囊癌、肝癌、胃癌、白血病、前列腺癌、肾癌、膀胱癌、卵巢癌、子宫颈癌、恶性葡萄胎等
妇产科疾病	妊娠高血压综合征、子痫、胎盘早剥、羊水栓塞、宫内死胎、败血症性流产等
创伤及手术	严重软组织创伤、挤压综合征、大面积烧伤及前列腺、肝、脑、肺、胰腺等脏器大手术、器官移植术等
其他原因	严重的肝脏和肾脏疾病、肺源性心脏病、毒蛇咬伤、中暑、严重冻伤、溺水、电击伤等

（二）DIC 的发生机制

1. 组织因子入血启动外源性凝血系统　当各种原因导致组织细胞被大量破坏、组织因子释放入血，这将启动外源性凝血途径。同时，FⅦa 激活 FⅨ 和 FⅩ 产生的凝血酶又可反馈性地激活 FⅨ、FⅩ、FⅪ等，扩大凝血反应，促进 DIC 的发生。

机体内不同的组织细胞内所含有的 TF 的量不同，所以不同的组织细胞损伤所致 DIC 的发生率也不一致。例如，严重的创伤、烧伤、大手术等导致的组织细胞损伤，可致组织因子释放入血；肿瘤细胞破坏增多，白血病患者在接受放、化疗时，白血病细胞严重破坏可促使释放大量组织因子入血；严重感染时，内毒素不仅可直接损伤细胞，还可诱导组织因子表达；产科意外时，胎盘与子宫蜕膜面剥离但宫缩不全，导致血窦闭合不全，此时，富含组织因子的羊水、剥离面受损组织细胞内的 TF 可顺着开放的血窦进入血液循环。

2. 血管内皮细胞损伤，凝血、抗凝调控失衡　细菌及其内毒素、病毒、螺旋体、抗原抗体复合物、持续缺血、缺氧、酸中毒和高热等，在一定条件下均可使血管内皮细胞损伤，引起以下凝血反应。①损伤的血管内皮细胞释放组织因子，启动外源性凝血系统；②血管内皮细胞的抗凝作用降低。主要表现在：血栓调节蛋白 - 蛋白 C 和肝素 -AT- Ⅲ系统功能降低及产生的 TFPI 减少；③血管内皮细胞产生组织型纤溶酶原激活物减少，PAI-1 增多，使纤溶活性降低；④血管内皮细胞损伤使一氧化氮、前列腺素、ADP 酶等产生减少，其抑制血小板黏附、聚集的功能降低，而且由于血管内皮细胞损伤，基底膜胶原暴露，血小板的黏附、活化和聚集功能增强；⑤胶原暴露后，可激活FXII，启动内源性凝血系统，并可激活激肽和补体系统，促进 DIC 的发生。

3. 血细胞大量破坏和血小板被激活

（1）红细胞大量破坏：异型输血、恶性疟疾、蚕豆病等，使血液中红细胞大量破坏，并释放大量 ADP，促进血小板黏附、聚集而导致凝血；此外，红细胞破坏后，血液中大量的红细胞膜碎片为凝血系统激活所必需的条件，红细胞膜磷脂则可局限 FⅡ、FⅦ、FⅨ、FⅩ 等凝血因子，导致大量 FⅡa 生成，促进 DIC 的发生。

（2）白细胞的破坏或激活：正常的中性粒细胞、单核细胞及早幼粒细胞（早幼粒细胞性白血病）内含有大量促凝物质，在严重感染、化疗时，可引起这类细胞破坏，释放出大量促凝物质（如因子Ⅲ，凝血活酶样物质）启动外源性凝血系统，导致 DIC 的发生。

（3）血小板的激活：在 DIC 的发生发展中，血小板多为继发性作用，只有在少数情况下，如血栓性血小板减少性紫癜时，血小板起原发性作用。

4. 其他促凝物质释放入血　某些大分子颗粒物质（如羊水内容物、抗原抗体复合物、转移的癌细胞、细菌、高分子右旋糖酐等）进入血液，可通过激活因子Ⅻ，启动内源性凝血系统引起DIC。蛇毒、胰蛋白酶释放入血均可以促进凝血酶生成；某些恶性肿瘤细胞也可分泌促凝物质，激活凝血反应。DIC 常见病因及发生机制见图 4-4-1。

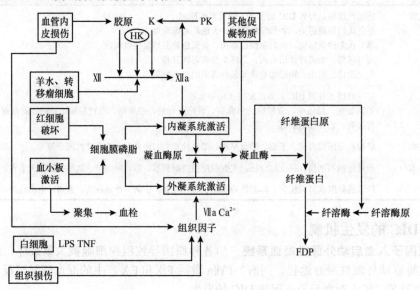

图 4-4-1　DIC 常见病因及发生机制

二、影响 DIC 发生发展的因素

（一）单核吞噬细胞系统功能障碍

单核吞噬细胞系统可吞噬和清除血液中的多种促凝物质，如凝血酶、纤维蛋白、纤维蛋白降解产物（FDP）、纤溶酶、内毒素等。当该系统由于大量吞噬细菌、内毒素或坏死组织（如败血症性休克时）而使其功能处于"封闭状态"，则可促使 DIC 发生。证明这一现象的经典实验称为全身性 Shwartzman 反应，即第一次注入小剂量内毒素使单核吞噬细胞系统功能"封闭"，第二次注入内毒素时易引起 DIC。

（二）肝功能严重障碍

当严重肝脏疾病导致肝功能障碍时，凝血因子 IXa、Xa、XIa 和凝血酶的清除不足，同时多种抗凝物质（如 AT-III、蛋白 C 和纤溶酶原等）生成减少，使凝血、抗凝、纤溶过程失调，易于诱发 DIC。另外，肝细胞坏死时可释放凝血因子 III 样物质，肝功能不全时处理乳酸能力降低而致酸中毒均可损伤血管内皮细胞，促进血小板聚集，导致 DIC 发生。

（三）血液的高凝状态

引起高凝状态最常见于妊娠和酸中毒。妊娠第 3 周开始，孕妇血液中血小板、纤维蛋白原及凝血因子 II、V、VII、IX、X 等逐渐增多，而具有抗凝作用及纤溶活性的物质（如 AT-III，纤溶酶原激活物等）减少；同时，来自胎盘的纤溶抑制物增多，使孕妇血液开始逐渐趋向高凝状态，妊娠末期尤甚。故产科意外（如宫内死胎，胎盘早剥，羊水栓塞）时，易发生 DIC。酸中毒时一方面可直接损伤微血管内皮细胞，另一方面可使肝素的抗凝活性减弱而使凝血因子的活性升高。此外，酸中毒还可使血小板聚集性增强和增加促凝因子的释放，从而增强了血液的凝固性。

（四）微循环障碍

休克等原因导致严重微循环障碍时，血液淤滞，甚至"泥化"。此时红细胞聚集，血小板黏附、聚集；微循环障碍所致的缺血、缺氧可引起酸中毒及血管内皮损伤；此外，血容量下降致肝、肾血液灌流量减少，使其清除凝血及纤溶产物功能降低均有利于 DIC 的发生。

除以上几种诱因外，临床上不恰当地应用纤溶抑制剂（如 6-氨基己酸）等药物，过度抑制了纤溶系统，导致血液黏度增高等也可促进 DIC 的发生。

三、DIC 的发展过程

根据 DIC 发展过程，典型的 DIC 经历以下 3 期。

（一）高凝期

由于各种病因导致凝血系统被激活，血液处于高凝状态而使凝血酶增多。此期微循环中可有大量的微血栓形成，严重者可因广泛血栓形成出现脏器功能障碍。

（二）消耗性低凝期

高凝期广泛微血栓的形成，使凝血因子、血小板被大量消耗；同时，由于继发性纤溶系统活性被激活，使血液转入低凝状态，此期患者有多发出血症状。

（三）继发性纤溶亢进期

由于凝血酶及 XII_a 等激活了纤溶系统，产生大量纤溶酶，使纤维蛋白（原）大量降解为纤维蛋白降解产物（FDP），致凝血过程进一步减弱，此期出现明显的出血。

四、DIC 的功能代谢变化

DIC 的病理改变与临床表现复杂多样，并随原发病的不同而异。主要表现为出血、器官功能障碍、休克和贫血，并以出血和器官功能障碍最为突出。

（一）出血

出血常为 DIC 患者最初的表现，为 DIC 患者最常见的临床表现。患者可有轻重不等的多部位出血，如皮肤、消化道、牙龈、口鼻黏膜、泌尿生殖道出血，甚至颅内出血等，且用一般止血药物无效。出血的发生机制如下。

1. 凝血物质被消耗而减少　在 DIC 的发生发展过程中，各种凝血因子和血小板大量消耗超过了机体的代偿能力，导致血液中纤维蛋白原、凝血酶原及 V、Ⅷ、X 等凝血因子和血小板明显减少，使凝血过程发生障碍，导致出血。

2. 继发性纤溶亢进　DIC 的病因在启动凝血系统的同时，又通过Ⅻa 和激肽释放酶的异常增多使纤溶酶原转化成纤溶酶的过程加强，纤溶酶一方面可使纤维蛋白降解，FDP 形成增多，另一方面还可水解凝血因子 V、Ⅷ、Ⅻ$_a$等造成血栓溶解，血液凝固性进一步降低。

3. FDP 的形成　由于继发性纤溶过程的启动使血液中纤溶酶增多，纤维蛋白（原）被降解形成各种片段、二聚体、多聚体及复合物，它们具有强烈的抗凝作用，使抗凝血过程加强而引起出血。各种 FDP 片段的检查在 DIC 的诊断中具有重要意义。其中主要有"3P"试验和 D- 二聚体的检查。

（二）器官功能障碍

在 DIC 的高凝期，由于广泛微血栓的形成导致脏器实质细胞缺血、缺氧而发生损伤，导致不同程度的器官功能障碍。不同脏器受累可有不同的临床表现。如发生在肾，可累及入球小动脉或肾毛细血管，严重时导致双侧肾皮质坏死及急性肾衰竭，出现少尿、蛋白尿等症状。如栓塞发生于肺，患者可出现呼吸困难、肺出血及呼吸衰竭。微血栓还可导致肾上腺坏死而造成急性肾上腺皮质衰竭，称为沃-弗综合征（Waterhouse-Friderichsen syndrome）；也可引起垂体坏死导致希恩综合征（Sheehan syndrome）。DIC 严重者可累及一个以上器官而导致多器官功能衰竭，甚至死亡。

（三）休克

DIC 常伴有休克，重度及晚期休克又可促进 DIC 的形成，两者互为因果，形成恶性循环。DIC 导致微循环功能障碍而发生休克的机制：①DIC 时广泛微血栓形成可直接引起组织器官血液灌流不足及回心血量明显减少；②广泛或严重的出血使血容量减少；③补体、激肽系统被激活，导致血管容量增加，血浆外渗；④冠状动脉系统血栓形成造成心肌缺血，收缩力减弱，致心输出量明显下降；⑤FDP 的某些成分可增强组胺、激肽的作用，促进微血管的扩张。

（四）贫血

DIC 患者可伴发一种特殊类型的贫血即微血管病性溶血性贫血。这种贫血除溶血性贫血的一般特点外，外周血涂片中可见一些异型红细胞，外形呈盔甲形、星形、新月形等，统称为裂体细胞。这些细胞可塑性低，脆性高，易发生溶血。裂体细胞的形成是由于微血管腔内的纤维蛋白丝形成细网状，红细胞在流经网孔时被切割、挤压而破裂所致。

五、DIC 的防治原则

（一）防治原发病

及时治疗原发病是防治 DIC 的根本措施，如控制感染、切除肿瘤、尽早清除宫内死胎，及时抢救休克等。某些轻度 DIC 去除病因则可迅速恢复。

（二）改善微循环

及时疏通被栓塞的微循环，增加重要脏器和组织的微循环血液灌流量对防止 DIC 的发生发展也有重要作用。临床通常补充血容量，解除血管痉挛，早期也可适当应用抗凝剂、溶栓剂或抗血小板黏附聚集的药物，防止新的微血栓形成。

（三）重新建立凝血与纤溶的动态平衡

DIC 时凝血系统和纤溶系统的变化往往交错在一起，但早期主要采取肝素抗凝治疗，但后期伴有继发性纤溶亢进时要慎用或不用。在 DIC 恢复期可酌情输新鲜全血或补充凝血因子、血小板等，以利于恢复凝血与纤溶之间的动态平衡。

（凌　灿）

第五节　血型和输血

一、血型与红细胞凝集

血型（blood group）指血细胞膜上特异性抗原的类型，通常是指红细胞膜上特异性抗原的类型。若将血型不相容的两个人的血液滴加在玻片上并使之混合，则红细胞可凝集成簇，这个现象称为红细胞凝集（agglutination）。其实质是红细胞膜上的特异性抗原（凝集原）和相应的抗体（凝集素）发生的抗原抗体反应。凝集原（agglutinogen）是指红细胞膜上特异性的糖蛋白或糖脂，即血型抗原。凝集素（agglutinin）是指血清中能与红细胞膜上的凝集原起反应的特异蛋白质，即血型抗体。

二、红细胞血型

自 1901 年发现第一个人类血型系统——ABO 血型系统以来，至今已经发现了 30 多个不同的红细胞血型系统。但与临床关系最密切的是 ABO 血型系统和 Rh 血型系统，将血型不相容者进行输血，都可引起溶血性输血反应。

（一）ABO 血型系统

ABO 血型的分型是根据红细胞膜上是否存在 A 抗原和 B 抗原而将血液分为四型：红细胞膜上只含 A 抗原者为 A 型；只含 B 抗原者为 B 型；含有 A 与 B 两种抗原者为 AB 型；A 和 B 两种抗原都没有者为 O 型（表 4-5-1）。

表 4-5-1　ABO 血型系统的抗原和抗体

血型		红细胞上的抗原	血清中的抗体
A 型	A_1	$A+A_1$	抗 B
	A_2	A	抗 B+ 抗 A_1
B 型		B	抗 A
AB 型	A_1B	$A+A_1+B$	无
	A_2B	$A+B$	抗 A_1
O 型		无	抗 A+ 抗 B

（二）Rh 血型系统

1940 年 Landsteiner 和 Wiener 用恒河猴（Rhesus monkey）的红细胞重复多次注射入家兔体内，使家兔体内产生抗恒河猴红细胞的抗体，再用含这种抗体的家兔血清与人的红细胞混合，发现大部分人的红细胞可被这种血清凝集，表明这些人的红细胞上具有与恒河猴红细胞同样的抗原，因此把这种血型称为 Rh 阳性血型；另有约 15% 的人的红细胞不被这种血清凝集，称为 Rh 阴性血型。这一血型系统称为 Rh 血型系统。在我国各族人群中，汉族和其他大部分民族的人 Rh 阳性者约占 99%，Rh 阴性者只占 1% 左右。在有些民族的人群中，Rh 阴性者较多，如塔塔尔族为

15.8%，苗族为 12.3%，布依族和乌孜别克族为 8.7%。在这些民族居住的地区，Rh 血型的问题应受到特别重视。

三、输血的原则

输血（blood transfusion）在临床上已经成为治疗某些疾病、抢救伤员生命和保证一些手术顺利进行的重要手段。如果输血不当，将会造成严重后果。为了确保输血安全，必须严格遵守输血原则：在输血过程中，要保证红细胞不发生凝集反应。紧急情况下，则主要保证供血者的红细胞不被受血者血清中的抗体凝集。

（一）首选同型输血

同型输血指 ABO 血型相合，生育年龄的妇女和需要反复输血的患者，还必须使供血者与受血者的 Rh 血型相合，避免受血者在被致敏后产生抗 Rh 的抗体。

（二）交叉配血试验

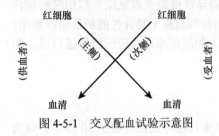

图 4-5-1　交叉配血试验示意图

为了避免红细胞凝集引起输血反应，即使在同一血型系统中，输血前也必须进行交叉配血试验（cross match test）。交叉配血试验有主、次侧之分，主侧是指将供血者的红细胞与受血者的血清进行配合试验；次侧是指将受血者的红细胞与供血者的血清进行配合试验（图 4-5-1）。若主、次侧均不发生凝集反应，则为配血相合，可以进行输血；若主侧发生凝集反应，则为配血不合，不能输血；如果主侧不发生凝集反应，而次侧发生凝集反应，则只能在紧急情况下，缓慢少量（不宜超过 200ml）输血，且密切监视输血过程，一旦发生输血反应，必须立即停止输血。

因此，为了避免凝集反应的发生，输血时应首选同型输血，慎选异型输血。在输血时，必须严格遵守输血原则，密切注意观察；且在确实需要时才进行输血，绝不可盲目滥用。

（三）成分输血及自体输血

随着医学科学技术的发展，输血疗法已从输注全血发展到成分输血。成分输血是将人血中的各种不同成分，如红细胞、粒细胞、血小板及血浆，分别制备成高纯度或高浓度的制品，根据患者的不同需求进行输注。如严重贫血的患者主要是红细胞缺乏，总血量不一定减少，可输入浓缩红细胞悬液；对各种出血性疾病的患者，根据疾病的情况输入浓缩血小板悬液或含凝血因子的新鲜血浆，以促进凝血或止血过程。成分输血既可提高疗效，减少不良反应，又能节约血源，还可使输血更加安全。目前还开发出多种血浆蛋白制品，如白蛋白、免疫球蛋白、抗血友病球蛋白、纤维蛋白原等。

另外，由于异体输血存在感染肝炎、艾滋病等血源传染性疾病的危险，自体输血疗法得到迅速发展。自体输血是指收集患者自身血液进行回输。这种输血疗法不仅可以节约库存血，减少输血反应和疾病传播，而且输血前不需要进行血型鉴定和交叉配血试验。

（凌　灿）

思　考　题

1. 一位体重 60kg 的人血液总量有多少？
2. 何谓血浆和血清？其主要区别如何？
3. 何谓红细胞比容？有何生理意义？

4. 血浆中的蛋白质有哪几种?

5. 何谓晶体渗透压和胶体渗透压? 各有何生理意义?

6. 红细胞有何生理特性?

7. 红细胞生成所需要的重要原料和成熟所必需的物质有哪些?

8. 红细胞生成的主要调节物是什么? 其在何部位产生?

9. 白细胞的生理特性及各类白细胞的生理功能是什么?

10. 血小板在生理止血中有何重要作用?

11. 叙述生理止血的基本步骤。

12. 简述血凝的基本过程。

13. 说明内、外凝血系统的主要异同点。

14. 何谓 DIC? 其发生的最常见最重要原因是什么?

15. 严重肝功能障碍患者为什么容易出现 DIC?

16. 妊娠妇女产科意外时为什么易发生 DIC?

17. 简述 DIC 的发生机制。

18. 简述 DIC 的临床表现。

19. 为什么 DIC 患者常有广泛性出血?

20. DIC 时引起休克的机制如何?

21. 何谓微血管病性溶血性贫血? 其发生机制如何?

22. 何谓 ABO 血型系统?

23. 叙述交叉配血试验及其结果分析。

第五章　神经系统的功能

内容提要　①神经系统是机体主要的调节系统，其活动的基本方式是反射。神经系统的结构和功能单位是神经元，神经元之间相互作用的基本方式是形成突触联系。经典的突触为化学突触，可分为兴奋性突触和抑制性突触两类。兴奋性突触的轴突末梢释放兴奋性递质，在突触后膜上引起兴奋性突触后电位，可使突触后神经元的兴奋性增高或爆发兴奋；抑制性突触的轴突末梢释放抑制性递质，在突触后膜上引起抑制性突触后电位，可使突触后神经元受到抑制。突触传递的特征包括单向传递、时间延搁、总和、兴奋节律的改变、后发放与反馈、对内环境变化的敏感性和易疲劳性等。②中枢神经系统的基本活动过程是兴奋和抑制，两者密切配合、相互制约，保证了反射活动的协调性。中枢抑制包括突触后抑制和突触前抑制两种。③丘脑是重要的感觉接替站，大脑皮质是产生感觉的最高级中枢。感觉投射系统包括特异性投射系统和非特异性投射系统，非特异性投射系统的功能是维持大脑皮质的兴奋状态，在此基础上由特异性投射系统上传至大脑皮质的冲动才能引起特定的感觉。④调节躯体运动的脊髓反射包括屈肌反射、对侧伸肌反射、牵张反射，牵张反射分为腱反射和肌紧张；脑干网状结构中有调节肌紧张的易化区和抑制区；小脑的功能是维持身体平衡、调节肌紧张和协调随意运动；大脑皮质通过锥体系和锥体外系发动和控制随意运动。⑤内脏受交感和副交感神经的双重支配，两者的作用既对立又统一。脊髓中有调节内脏活动的初级中枢；延髓中有调节呼吸、心血管和消化活动的基本中枢；下丘脑是调节内脏活动的较高级整合中枢，在调节体温、摄食活动、水平衡、腺垂体的分泌和情绪活动等方面有重要作用；边缘系统是调节内脏活动的高级整合中枢。⑥条件反射属于高级神经活动。第一信号系统是人和动物共有的，第二信号系统则是人类所特有的。

第一节　神经系统的基本结构与功能

神经系统是人体最重要的调节系统，由中枢神经系统和周围神经系统两部分构成。神经系统的主要功能可概括为"对机体内外环境的变化进行感觉和分析，并通过其传出信息的变化调控整个机体予以应对"。按照过程，神经系统的调节功能可分为信息接收（感觉）、处理（分析）和输出（如运动调控）3个阶段或环节；按接受调控的机体功能的类型，又可大致分为躯体功能调节和内脏功能调节。

构成神经系统的细胞主要有神经细胞和神经胶质细胞两类。神经细胞又称神经元（neuron），是一种高度分化的细胞，是神经系统功能活动的主要承担者。神经胶质细胞（neuroglial cell）简称胶质细胞，主要对神经元起支持、保护和营养等辅助作用，并通过再生修复受损的神经组织。

一、神经元与神经纤维

（一）神经元的结构与功能

神经元是神经系统的基本结构与功能单位。典型的神经元可分为胞体和突起两部分。胞体是神经元功能活动的中心，其主要功能是合成物质、接收信息与整合信息。突起又分树突（dendrite）和轴突（axon）两种（图5-1-1）。树突较短，数量较多，反复分支并丛集在胞体的周围，主要功能是接收其他神经元传来的信息，传向胞体。轴突较长，一个神经元一般只有一根轴突，功能是传导神经冲动。神经元的轴质流动还可实现物质运输。

（二）神经纤维传导兴奋的功能与特征

轴突和感觉神经元的周围突都称为神经纤维（nerve fiber），神经纤维的基本功能是传导神经冲动。在神经纤维上传导的兴奋或动作电位称为神经冲动（nerve impulse）。

1. 神经纤维传导兴奋的机制 动作电位沿神经纤维的传导是由兴奋部位与未兴奋部位之间形成的局部电流作为新的刺激，诱发邻近轴突膜上的钠通道开放，使 Na^+ 内流，产生新的动作电位，从而依次将神经冲动传导到末梢。局部麻醉药正是通过使钠通道失活而阻断神经冲动的发生和传导。

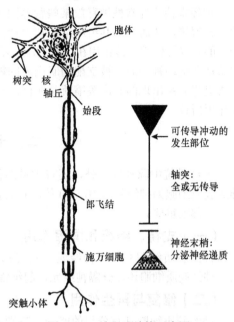

图 5-1-1 神经元结构示意图

2. 神经纤维传导兴奋的特征

（1）生理完整性：兴奋在神经纤维上的传导，要求神经纤维在结构和功能两方面都要保持完整。无论结构损伤，还是局部麻醉药的作用，都会使其丧失传导功能。

（2）双向性：在实验条件下，人为刺激神经纤维上任何一点，引起的兴奋可沿纤维向两端同时传导，但在整体情况下，由于突触兴奋的单向传递特性，决定了传出神经纤维的冲动总是从胞体传向神经末梢；而感觉传入神经纤维的冲动则由外周传向胞体。

（3）绝缘性：在一条神经干中有许多条神经纤维，但每条纤维传导兴奋时基本互不干扰，表现有相互绝缘的特性。产生绝缘性的主要原因是细胞外液对电流的短路作用，使局部电流主要在同一条神经纤维上构成回路。

（4）相对不疲劳性：实验条件下，神经纤维可连续接受数小时乃至十几小时的电刺激而始终保持产生和传导兴奋的能力，原因是局部电流耗能极少。相对突触传递而言，神经纤维的兴奋传导不易发生疲劳。

（三）神经纤维的传导速度

神经纤维的传导速度可因纤维的粗细、髓鞘的厚薄和温度而异。一般来说，神经纤维越粗，其轴质的纵向阻抗越小，局部电流强度越大，传导速度也越快。其大致关系为：传导速度（m/s）≈ 6× 直径（μm）。有髓纤维的直径是轴索与髓鞘相加的总直径，且以跳跃式传导兴奋，这种传导方式不仅大大加快了传导速度，而且是一种有效的节能方式，故传导速度比无髓纤维快。神经系统脱髓鞘疾病，如多发性硬化，可出现髓鞘脱失，引起神经传导速度的减慢，甚至发生传导阻滞。轴索直径与总直径的比例影响传导速度，比值 0.6 为最适宜比例，传导速度最快。电生理测定的结果还表明，不同直径神经纤维膜上的 Na^+ 通道密度不同，粗纤维的密度高，动作电位的形成与传导也快，这也是粗纤维传导快的原因。温度也是影响神经传导速度的因素之一。温度在一定范围内升高可使传导速度加快；相反，温度降低则传导速度减慢，当温度降至 0℃ 以下时，神经传导发生阻滞，这是临床上局部低温麻醉的机制。

（四）神经纤维的轴质运输

神经元的胞体与轴突是一个整体，神经元结构和功能的完整性有赖于胞体与轴突之间借助轴质流动不断进行物质运输和交换。在轴突内借助轴质流动运输物质的现象，称为轴质运输（axoplasmic transport）。通过轴索中段结扎实验已证明轴质运输是双向性的，自胞体向轴突末梢的轴质流动称为顺向运输；而由末梢向胞体方向的流动称为逆向运输。

顺向运输转运的物质主要是由神经元胞体合成的神经递质、神经激素及内源性神经营养物质。逆向运输转运的物质主要是自末梢摄取的外源性物质，如神经营养因子、破伤风毒素、狂犬病毒等。

（五）神经的营养性作用

神经末梢能经常性地释放某些营养因子，影响被支配组织的代谢活动，如糖原和蛋白质的合成、分解等，从而影响其组织结构和生理变化。这一作用与神经纤维传导的神经冲动无关，称为神经的营养性作用。该作用在正常情况下不易被察觉，但在神经被切断、变性时就明显表现出来。实验切断运动神经后，被支配的肌肉内的糖原合成减慢，蛋白质分解加速，肌肉逐渐萎缩。脊髓灰质炎患者所出现的肌肉萎缩就是肌肉的脊髓中央灰质前角运动神经元变性死亡，对肌肉失去营养作用所致。

二、神经胶质细胞

神经系统中除神经元外，还有大量的神经胶质细胞，它们分布于神经元之间。从数量上看，神经胶质细胞为神经元的 $10\sim50$ 倍。它对神经元形态、功能的完整性和维持神经系统微环境的稳定性等都很重要。

（一）支持、绝缘和屏障作用

神经胶质细胞充填于神经元及其突起间的空隙内，构成神经元的网架，对神经元起支持作用。神经胶质细胞还可分隔神经元，起绝缘作用。

（二）修复与再生作用

神经胶质细胞具有分裂的能力，特别是当神经元由于疾病、低氧或损伤而发生变性死亡时，胶质细胞特别是星形胶质细胞能通过有丝分裂进行增生，填补神经元死亡造成的缺损，从而起到修复和再生的作用。

（三）物质代谢和营养性作用

神经胶质细胞对神经元摄取营养物质与排出代谢产物起着十分重要的作用。此外，星形胶质细胞还能产生神经营养因子，来维持神经元的生长、发育和生存，并保持其功能的完整性。

（四）维持神经元正常活动胶质细胞

对维持神经细胞外液 K^+ 浓度的稳态和神经元正常活动具有重要意义。

（五）参与神经递质及生物活性物质的代谢

神经胶质细胞通过对神经递质或生物活性物质的摄取、合成与分泌，发挥其对神经元功能活动的调节作用。

（于文燕）

第二节 突触传递

人类中枢神经元数量巨大，神经通路十分复杂，神经元之间信息传递、相互作用的最普遍、最基本的方式是突触传递。神经元信息传递的方式主要包括经典的突触传递（即化学突触）和电突触传递以及非突触性化学传递。以下主要介绍经典的突触传递。

一、突触的结构和分类

经典的突触（synapse）通常指神经元之间或神经元与效应器细胞之间的功能联系部位或装置。一般将给出信号的神经元称为突触前神经元，其轴突末梢的轴质内，含神经递质的囊泡，即突触小泡；接收信号的神经元称为突触后神经元。如图 5-2-1 所示，一个经典的突触由突触前膜、突触间隙和突触后膜三部分组成。突触前膜为突触前神经元的轴突末梢膜，即突触小体膜；与突触前膜相对的另一个神经元的胞体或突起的膜称为突触后膜，其上分布有与神经递质结合的受体及离子通道；两膜之间为突触间隙，20～40nm。

按照神经元相互接触的部位，突触主要分为 3 类：①轴突-树突式突触；②轴突-胞体式突触；③轴突-轴突式突触（图 5-2-2）。根据突触前神经元对下一个神经元功能活动的影响，可把突触分为兴奋性突触和抑制性突触两种。根据突触信息传递的方式不同，突触可分为化学突触（chemical synapse）和电突触（electrical synapse）两类。

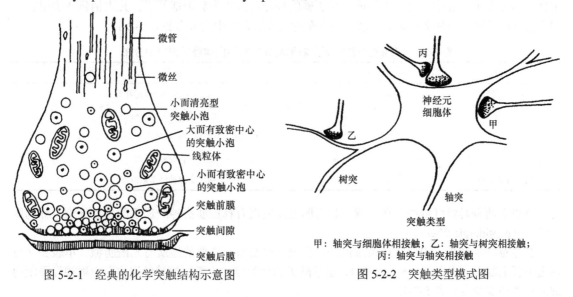

图 5-2-1 经典的化学突触结构示意图　　　　　　图 5-2-2 突触类型模式图

甲：轴突与细胞体相接触；乙：轴突与树突相接触；
丙：轴突与轴突相接触

二、突触传递的过程

经典的化学突触传递与前述神经肌肉接头的传递过程类似，均为电-化学-电的传递过程。它们的共同点均表现为突触前末梢膜（突触前膜）神经递质的释放是 Ca^{2+} 依赖性的。

突触前膜释放的神经递质经突触间隙扩散到突触后膜，与后膜上的特异性受体结合，导致后膜上某些离子通道的开放，使突触后膜产生去极化或超极化的膜电位改变，即突触后电位（postsynaptic potential）。突触后电位有下列两种形式。

1. 兴奋性突触后电位　如果突触前膜释放的是兴奋性递质，该递质与后膜上的特异性受体结合后，将提高后膜对 Na^+、K^+ 的通透性，尤其是对 Na^+ 的通透性。由于 Na^+ 内流大于 K^+ 外流，从而导致突触后膜的去极化，此称为兴奋性突触后电位（excitatory postsynaptic potential，EPSP）。EPSP 属于局部电位，其大小取决于突触前膜释放的递质量。当突触前神经元活动增强，释放递质增多时，EPSP 幅度增大，使膜电位去极化到阈电位水平，就会在轴突始段爆发动作电位。

2. 抑制性突触后电位　如果突触前膜释放的是抑制性递质，与突触后膜受体结合后，可提高后膜对 K^+ 的通透性，尤其是对 Cl^- 通透的化学门控离子通道开放；由于 Cl^- 的内流与 K^+ 的外流，突触后膜发生局部超极化。这种在抑制性递质作用下出现在突触后膜的超极化，能降低突触后神经元的兴奋性，故称为抑制性突触后电位（inhibitory postsynaptic potential，IPSP）。

在中枢神经系统中，一个神经元常与其他多个神经末梢构成许多突触。在这些突触中，有的是兴奋性突触，有的是抑制性突触，它们分别产生的 EPSP 与 IPSP 可在突触后神经元的胞体进行整合，轴突始段则是神经元对两种电位进行整合的整合点。因此，突触后神经元的状态实际上取决于同时产生的 EPSP 与 IPSP 代数和的总和。当 EPSP 占优势并达阈电位水平时，突触后神经元产生兴奋；相反，若 IPSP 占优势，突触后神经元则呈现抑制状态。

三、神经递质和受体

（一）神经递质

目前已知哺乳动物的神经递质达 100 多种，根据递质存在部位的不同，分为外周神经递质和中枢神经递质两大类。

1. 外周神经递质 主要的外周神经递质有乙酰胆碱（acetylcholine，ACh）和去甲肾上腺素（noradrenaline，NA；norepinephrine，NE）。在神经生理学中，常以神经末梢释放的神经递质类型来命名和分类神经纤维。凡末梢释放乙酰胆碱的神经纤维称为胆碱能纤维；凡末梢释放去甲肾上腺素的神经纤维称为肾上腺素能纤维。两者在周围神经系统中的分布见表 5-2-1。

表 5-2-1　胆碱能纤维和肾上腺素能纤维在周围神经系统中的分布

名称	释放递质	分布
胆碱能纤维	ACh	交感和副交感神经节前纤维
		副交感神经节后纤维
		支配汗腺和骨骼肌舒血管的交感神经节后纤维
		躯体运动神经纤维
肾上腺素能纤维	NE	大部分交感神经节后纤维

除以上两种神经纤维外，在外周，如胃肠道还发现有释放肽类神经递质的神经纤维，称为肽能纤维（peptidergic fiber）。

2. 中枢神经递质 中枢神经系统内的递质更多而复杂，主要的递质有乙酰胆碱、单胺类（包括去甲肾上腺素、多巴胺、5-羟色胺）、氨基酸类和肽类等。主要中枢神经递质在中枢神经系统内的分布和功能特点见表 5-2-2。

表 5-2-2　主要中枢神经递质的分布和功能特点

名称	主要分布部位	功能特点
乙酰胆碱	脊髓、脑干网状结构、丘脑、边缘系统	与感觉、运动、学习与记忆等活动有关
单胺类		
去甲肾上腺素	低位脑干	与觉醒、睡眠、情绪活动等有关
多巴胺	黑质-纹状体通路、中脑-边缘系统通路、结节-漏斗部通路	与躯体运动、精神情绪活动及内分泌功能调节有关
5-羟色胺	脑干中缝核	与睡眠、体温调节、情绪反应及痛觉有关

（二）受体

1. 胆碱能受体 是指能与乙酰胆碱结合而产生特定生物效应的受体，根据其药理学特性可分为以下两种类型。

（1）毒蕈碱性受体（muscarinic receptor）：是指能与毒蕈碱结合产生生理效应的胆碱能受体，又称 M 受体，其主要分布于副交感神经节后纤维和少数交感神经节后纤维所支配的效应器细胞膜上。乙酰胆碱与 M 受体结合所产生的效应称为毒蕈碱样作用（muscarine-like action），又称 M 样作用，表现为副交感神经兴奋的效应，主要有心脏活动抑制，支气管、消化道平滑肌和膀胱逼尿肌收缩，消化腺分泌增加，瞳孔缩小等，以及交感胆碱能神经纤维兴奋的效应，主要有汗腺分泌增加和骨骼肌血管舒张等。阿托品是 M 受体阻断剂，临床常用于解除胃肠平滑肌痉挛所致腹痛，治疗心动过缓、扩瞳等。

（2）烟碱受体（nicotinic receptor）：是指能与烟碱结合产生生理效应的胆碱能受体，又称 N

受体，乙酰胆碱与之结合所产生的效应称为烟碱样作用（nicotine-like action），又称 N 样作用。N 受体有 N_1 和 N_2 两种亚型。N_1 受体存在于所有自主神经节突触后膜和中枢神经系统；N_2 受体存在于骨骼肌终板膜上。筒箭毒是 N 受体的阻断剂，能分别阻断 N_1 和 N_2 受体的效应。

2. 肾上腺素受体　是指能与肾上腺素（epinephrine，E）和去甲肾上腺素相结合的受体，有 α 和 β 两型。

α 受体又有 $α_1$ 和 $α_2$ 两个亚型，$α_1$ 受体主要位于平滑肌，儿茶酚胺与之结合后，产生兴奋效应；$α_2$ 受体主要分布在突触前，被儿茶酚胺激动后抑制 NE 释放。酚妥拉明（phentolamine）对 $α_1$ 和 $α_2$ 受体均有阻断作用。哌唑嗪（prazosin）可选择阻断 $α_1$ 受体，临床用于降压治疗。育亨宾（yohimbine）能选择阻断 $α_2$ 受体，常作为工具药用于实验研究。

β 受体又有 $β_1$、$β_2$ 和 $β_3$ 三个亚型，$β_1$ 受体分布在心脏，$β_2$ 受体主要分布在冠状血管、骨骼肌血管、脑血管、腹腔内脏血管的平滑肌以及支气管、胃肠平滑肌、膀胱逼尿肌、子宫平滑肌（无孕子宫）上，$β_3$ 受体分布在脂肪组织。NE 与 $β_1$ 受体结合后主要产生兴奋效应，与 $β_2$ 受体结合后主要产生抑制效应，与 $β_3$ 受体结合后促进脂肪组织分解。普萘洛尔（propranolol）是 β 受体阻断剂，可同时阻断 $β_1$ 和 $β_2$ 受体。阿替洛尔（atenolol）及普拉洛尔（心得宁）均能选择性地阻断 $β_1$ 受体，可使心率减慢，而对支气管平滑肌作用很小，因此对于心绞痛伴有心率快并兼有支气管痉挛者比较适用。丁氧胺主要阻断 $β_2$ 受体。

四、中枢神经元的联系方式

神经元依其在反射弧中的作用不同可分为传入神经元、中间神经元和传出神经元，其中以中间神经元的数量为最多。中枢神经元之间的联系主要有以下几种方式（图 5-2-3）。

1. 单线式　是神经元之间一对一的一种联系方式。如视网膜中央凹处的视锥细胞与双极细胞及神经节细胞之间就是单线式，这种联系方式使信息传递准确，视物分辨力高。

2. 辐散式　一个神经元的轴突通过分支与多个神经元建立突触联系的方式，称为辐散式，又称为辐散原则。此种联系方式有可能使传入神经的信息同时向许多神经元扩布，引起许多神经元同时兴奋或抑制，从而扩大了神经元活动的影响范围。感觉信息传入中枢神经系统常以这种方式发生联系。

3. 聚合式　多个神经元的轴突末梢与同一个神经元建立突触联系的方式，称为聚合式，也称为聚合原则。此种联系方式有可能使许多来源于不同神经元的兴奋和抑制在同一个神经元上发生总和或整合。脊髓的运动神经元常接受不同的突触联系，进而发出传出信息。

4. 链锁式　神经元之间通过侧支依次连接，形成传递信息的链锁，在纵向传递信息的同时也在空间上扩大了作用范围。

5. 环路式　一个神经元通过轴突侧支与中间神经元联系，该中间神经元的轴突分支又直接或间接地返回作用于原先发生兴奋的神经元，形成信息传

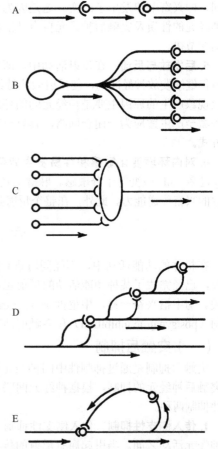

图 5-2-3　中枢神经元的联系方式模式图

A. 单线式联系；B. 辐散式联系；C. 聚合式联系；D. 链锁式联系；E. 环路式联系

递的环路式联系，这实际上是一种反馈联系。若中间神经元为抑制性的，则将产生负反馈，使兴奋过程减弱或及时终止；若中间神经元为兴奋性的，则将产生正反馈，使兴奋过程得到加强和时间上的延续，产生后发放现象。

五、兴奋在反射中枢内传播的特征

反射活动中，兴奋的传递往往需要经过一个或一个以上的突触接替，因此要比兴奋在神经纤维上的传导复杂得多，表现为以下特征。

1. 单向传递（one-way transmission）　是指兴奋只能从突触前神经元向突触后神经元传递，而不能反向传递。这是由突触的结构和功能特点所决定的。

2. 中枢延搁　由于突触传递的特点以及中枢的活动常需要多突触参与，因而兴奋在中枢的传递过程耗时较长，这种现象称为中枢延搁（central delay）。据测定，兴奋通过一个突触需要$0.3\sim0.5ms$，所以在反射活动中，通过的突触数目越多，中枢延搁的时间就越长。

3. 总和　包括空间总和及时间总和。空间总和（spatial summation）发生的结构基础是聚合式联系，即多根神经纤维的冲动同时到达同一突触后神经元，则同时产生的多个兴奋性突触后电位可叠加起来，一旦达到阈电位水平将爆发动作电位。时间总和（temporal summation）是指单根传入神经纤维连续传入一连串神经冲动，则在同一突触后神经元上相继产生的兴奋性突触后电位可叠加起来，一旦达到阈电位水平也将爆发动作电位。

4. 兴奋节律的改变　在反射活动中，传入神经和传出神经在兴奋传递过程中的放电频率往往不同，即兴奋节律发生了改变。这是因为传出神经元的兴奋节律要受到与之联系的突触数目、中间神经元的性质及突触后神经元自身功能状态等多项因素的综合影响，最后影响到其发出的传出冲动的节律。

5. 后发放与反馈　在反射活动中，即使是对传入神经的刺激已经停止，但传出神经在一定时间内仍继续发放神经冲动，使反射效应持续一段时间，这个现象称为后发放（after discharge）。后发放现象产生的原因主要是神经元间的环路式联系及中间神经元的正反馈作用。反射从感受器接受刺激至产生效应为一闭合回路，具有自动控制能力，反射活动的反馈控制有负反馈和正反馈两种方式。

6. 对内环境变化敏感和容易发生疲劳　反射弧的中枢部位对内环境的各种变化，如低O_2、CO_2过多、pH改变等十分敏感。麻醉剂及其他一些药物均可影响突触传递的某些环节，改变突触部位的兴奋传递能力。此外，在整个反射弧中，突触也是最容易出现疲劳的部位。

六、中　枢　抑　制

在机体的功能活动中，不能同时进行吸气和呼气，一个关节也不能同时进行屈和伸的动作，此外，已经完成了某种功能活动的反射也应该及时得到终止。反射活动的协调与终止与中枢抑制有关。与中枢兴奋一样，中枢抑制（central inhibition）也是主动的过程，中枢抑制可分为突触后抑制（postsynaptic inhibition）和突触前抑制（presynaptic inhibition）两类。

（一）突触后抑制

突触后抑制是通过抑制性中间神经元释放抑制性神经递质，从而使突触后膜发生超极化，引起突触后神经元的抑制。根据神经元间联系方式的不同，突触后抑制又分为传入侧支性抑制和回返性抑制两种。

1. 传入侧支性抑制　传入侧支性抑制（afferent collateral inhibition）发生在具有拮抗作用的中枢神经元活动之间。当引起屈肌反射的传入冲动进入脊髓后，一方面直接兴奋支配关节的屈肌运动神经元，同时经侧支兴奋一个抑制性中间神经元，再通过突触后抑制作用抑制支配该关节的伸肌运动神经元，以便在引起屈肌收缩的同时，使支配该关节的伸肌舒张。这种抑制的意义是保证反射活动的协调。

2. 回返性抑制　中枢神经元沿轴突发出传出冲动的同时，又经轴突侧支兴奋一个抑制性中间神经元，并由它返回抑制原先发出冲动的神经元及同一中枢的其他神经元。这种抑制称为回返性抑制（recurrent inhibition）。回返性抑制可使神经元的活动及时终止，或使同一中枢内许多神经元的活动同步化。例如，脊髓前角运动神经元发出轴突直接支配骨骼肌的同时，其侧支与抑制性中间神经元-闰绍细胞构成突触联系。闰绍细胞兴奋时释放的甘氨酸可抑制原先发生兴奋的运动神经元和同中枢联系的其他运动神经元。番木鳖碱和破伤风毒素可破坏闰绍细胞的功能，阻断回返性抑制，导致骨骼肌痉挛。

（二）突触前抑制

突触前抑制是指发生在突触前膜上的去极化抑制，其产生的结构基础是轴突-轴突式突触。如图 5-2-4 所示，轴突 A 与运动神经元 C 构成轴突-胞体式突触，轴突 B 与轴突 A 构成轴突-轴突式突触。在没有轴突 B 的影响时，当轴突 A 兴奋时，释放的兴奋性神经递质，使运动神经元 C 产生约 10mV 的 EPSP。但是，在轴突 A 兴奋冲动到达末梢之前，若轴突 B 的兴奋冲动先行到达，并释放抑制性神经递质 γ-氨基丁酸（γ-aminobutyric acid，GABA），使轴突 A Cl^- 电导增加，末梢膜处产生去极化，静息电位减小，导致轴突 A 本身到达末梢的动作电位幅度减小，释放神经递质减少，触发运动神经元 C 产生的 EPSP 减小，不易总和达阈电位产生动作电位，最终产生了突触传递的抑制。突触前抑制在中枢神经系统内广泛存在，尤其多见于感觉传入途径中，对控制外周信息的传入有重要的作用。

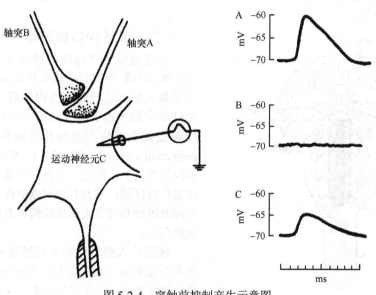

图 5-2-4　突触前抑制产生示意图

（于文燕）

第三节　神经系统的感觉分析功能

内、外环境中的各种刺激能被感受器或感觉器官感受，并把刺激包含的各种信息转换成感觉传入神经的动作电位，然后通过各自的特殊神经通路传向各级感觉中枢，经各级中枢尤其是大脑皮质的分析和综合，形成各种感觉。感觉传入途径的任何一部分损伤都会发生感觉障碍。

一、脊髓与脑干的感觉传导功能

躯体的感觉一般经三级神经元传入，传导路径有深感觉传导通路（薄束和楔束）和浅感觉传导通路（脊髓丘脑束）。头面部的痛、温觉和触觉信息分别由三叉神经脊束核和三叉神经脑桥核中继，再经三叉丘系传至丘脑。

二、丘脑与感觉投射系统

丘脑是由大量神经元组成的神经核团集群。对于大脑不发达的动物，丘脑是感觉的最高级中枢。对于大脑皮质发达的动物，丘脑成了除嗅觉以外各种感觉的总换元站，只能对感觉传入信息进行粗糙的分析与综合，其换元后发出的感觉投射纤维再进一步向大脑皮质投射。丘脑的核团按其功能分为感觉接替核、联络核、髓板内核群三类，根据丘脑各部分核团向大脑皮质投射特征的不同，可将丘脑向大脑皮质的感觉投射分为特异投射系统和非特异投射系统。

（一）特异投射系统

特异投射系统（specific projection system）是指丘脑的特异感觉接替核和联络核及其投射至大脑皮质的神经通路。在感觉信息由外周向大脑皮质的投射中，除嗅觉外的各种经典的感觉传导通路上行到达丘脑，经感觉接替核和联络核换元后，发出的纤维投射到大脑皮质的特定部位，主要与皮质第四层神经元形成突触联系（图5-3-1）。特异投射系统从体表到大脑皮质的投射，每一种感觉的传导投射路径都是专一的，具有点对点的投射关系。其功能是引起特定感觉，并激发大脑皮质发出神经冲动。

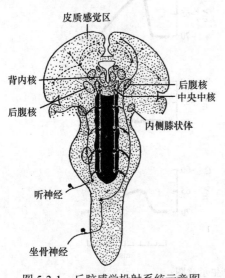

图5-3-1　丘脑感觉投射系统示意图

（图标签：皮质感觉区、背内核、后腹核、后腹核、中央中核、内侧膝状体、听神经、坐骨神经）

（二）非特异投射系统

上述感觉传导通路的纤维上传经过脑干时，发出侧支与脑干网状结构的神经元发生突触联系，反复换元后抵达丘脑髓板内核群，再行换元后发出纤维弥散地投射到大脑皮质的广泛区域，这一纤维投射系统称为非特异投射系统（nonspecific projection system）（图5-3-1）。它是不同感觉传导通路的共同上传路径，其投射纤维广泛终止于大脑皮质广泛区域，不具有点对点的投射关系。其主要功能是维持和改变大脑皮质的兴奋性，使机体处于觉醒状态。

感觉传入的特异和非特异投射系统在功能上是相互依赖而不可分割的，两者相互作用和配合，使大脑皮质既能处于觉醒状态，又能产生各种特定的感觉。

三、大脑皮质的感觉分析功能

人类大脑皮质感觉区接收不同的感觉上传信号并进行分析、整合，产生特定的意识感觉。大脑皮质是中枢神经系统感觉功能的最高级部位。不同性质的感觉在大脑皮质有不同的代表区，即功能定位。

（一）体表感觉代表区

大脑皮质的体表感觉区主要有第一躯体感觉区（primary somatosensory area）和第二躯体感觉区（secondary somatosensory area）。

1. 第一躯体感觉区　位于中央后回，主要接收对侧后腹核的纤维投射，感觉投射规律为：①交叉性投射，即躯体一侧的传入冲动投射到对侧皮质；②投射区域的大小与躯体表面的感觉分辨精细程度有关，分辨越精细的部位，在代表区的面积越大；③投射区域有一定的分野，下肢的代表区在中央后回的顶部，膝部以下的代表区在中央后回的内侧面，上肢代表区在中央后回的中间部，头面部的代表区在中央后回的底部。躯体总的安排是倒置的，而头面部代表区内部的排列是正立的。

2. 第二躯体感觉区　在人和高等动物中位于中央前回和脑岛之间，躯体感觉在第二躯体感觉区的投射是双侧性的，空间安排是正立而不倒置，感觉功能定位较差。该区只能对感觉做粗糙分析，但与痛觉尤其是慢痛有密切的关系。第二躯体感觉区的切除或损伤，在人类并不产生显著的感觉功能障碍。

（二）本体感觉代表区

在猫、兔等较低等的哺乳动物，体表感觉区与运动区基本重合在一起，称为感觉运动区，该区既是体表感觉和肌肉本体感觉的代表区，又是运动代表区。在灵长类动物，体表感觉区与运动区逐渐分离，前者位于中央后回，后者位于中央前回，其关节、肌肉本体感觉传入投射到中央前回。人类的本体感觉代表区位于中央前回。

（三）特殊感觉的皮质代表区

视觉代表区在枕叶皮质内侧面距状裂的上、下缘；听觉代表区位于颞叶皮质颞横回和颞上回；听觉投射是双侧性的，即一侧皮质代表区可接受双侧耳蜗感受器的听觉投射；嗅觉皮质投射区在边缘叶的前底部区域；味觉皮质投射区在中央后回头面部感觉投射区的下侧。

四、痛　　觉

痛觉是人体受到伤害性刺激时产生的一种不愉快的感觉，是一种复杂的生理心理现象，常伴有情绪变化和防御反应。痛觉感受器是游离的神经末梢，属于化学感受器。在各种伤害性刺激作用下，机体释放一些化学性致痛物质，如 K^+、H^+、组胺、5-羟色胺、缓激肽、前列腺素、P 物质和白三烯等，在这些物质的作用下，神经末梢发生去极化，继而在痛觉传入神经上诱导出动作电位，神经冲动传到中枢，引起痛觉。同时，痛觉也是人体受到伤害性刺激时的一种报警信号，对机体有保护性的作用。

（一）皮肤痛觉及其传导

当皮肤受到伤害性刺激时，可先后产生快痛和慢痛两种性质不同的痛觉。快痛（fast pain）是一种产生快、定位明确、性质为尖锐的"刺痛"，常引起防御反射；慢痛（slow pain）是一种产生慢、定位不明确的"烧灼"痛，一般在刺激作用过后 0.5～1.0s 才能被感觉到，常伴有交感神经兴奋。快痛和慢痛分别由有髓 A_δ 类神经纤维和无髓 C 类神经纤维传导。临床上，用普鲁卡因等局部麻醉药封闭神经就是通过阻断痛觉冲动的传导，达到镇痛的目的。

（二）深部痛觉

深部痛觉是指机体的深部组织，如肌肉、肌腱、关节和韧带等受到伤害性刺激时引起的疼痛感觉。其具有慢痛性质，疼痛持久、弥散、定位不清，常伴有恶心、出汗、血压升高等自主神经反应。当肌腱、骨骼和关节受到损伤产生疼痛时，常反射性引起邻近骨骼肌痉挛性收缩，肌肉缺血，更加剧了深部痛觉。这种痉挛缺血性肌肉痛产生的原因可能是某种致痛物质释放所致。

（三）内脏痛和牵涉痛

1. 内脏痛　是指内脏组织器官受到机械牵拉，或发生缺血、炎症、平滑肌痉挛收缩，或遭受化学物质刺激时产生的疼痛感觉。与皮肤痛相比，内脏痛具有以下显著特征：①疼痛缓慢、持续时间较长；②定位不准确、对刺激的分辨力差；③对于机械性牵拉、痉挛、缺血、炎症等刺激敏感，而对切割、烧灼等刺激不敏感；④有明显的情绪反应，并常常伴有牵涉痛。

2. 牵涉痛（referred pain） 是指某些内脏疾病往往引起体表一定部位产生疼痛或痛觉过敏的现象。例如，心肌缺血或梗死时，在心前区、左肩和左上臂尺侧发生疼痛；胆囊病变时，可在右肩区出现疼痛；阑尾炎时，可有脐周围或上腹部出现疼痛。由于出现牵涉痛的部位是相对固定的，因此，牵涉痛在临床上对某些疾病的诊断具有一定价值。

（于文燕）

第四节　神经系统对躯体运动的调节

运动是机体的基本功能之一。躯体的各种运动和姿势都是骨骼肌在神经系统的调控下完成的。

一、脊髓对躯体运动的调节

（一）脊髓前角运动神经元

脊髓前角灰质中主要有 α、β 和 γ 运动神经元。α 运动神经元支配梭外肌，γ 运动神经元支配梭内肌。

1. α 运动神经元 是脊髓前角中胞体较大的一种神经元，其轴突纤维直径较粗，称为 α 传出纤维，其末梢分为许多小支，每一小支支配骨骼肌的一根梭外肌纤维。当一个 α 运动神经元产生兴奋时，会引起它所支配的所有肌纤维同时收缩。由一个 α 运动神经元及其末梢所支配的所有肌纤维组成的功能单位，称为运动单位（motor unit）。

2. γ 运动神经元 胞体较小，其轴突称为 γ 传出纤维，支配梭内肌。γ 运动神经元的兴奋性较高，常以较高的频率持续放电。当 γ 传出纤维传出冲动增加时，使梭内肌纤维收缩，其作用是提高肌梭对牵拉刺激的敏感性。

3. β 运动神经元 传出纤维对骨骼肌的梭内肌和梭外肌都有支配，但其功能尚不十分清楚。

（二）脊髓反射

1. 牵张反射 与脊髓中枢保持正常联系的骨骼肌，当受到外力牵拉而伸长时，能反射性地引起受牵拉的同一肌肉收缩，这种反射称为牵张反射（stretch reflex）。

（1）牵张反射的反射弧：牵张反射的感受器是骨骼肌中的肌梭。肌梭是一种能感受牵拉刺激或肌肉长度变化的梭形感受装置。肌梭外层为一结缔组织囊，肌梭囊内含 6~12 个梭内肌纤维。梭内肌纤维的收缩成分位于纤维的两端，感受装置位于其中间，两者呈串联关系。肌梭外的一般肌纤维称为梭外肌纤维。整个肌梭附着于梭外肌纤维上，并与其平行排列成并联关系。因此，当梭外肌纤维收缩时，肌梭感受装置所受牵拉刺激减少；而当梭内肌纤维收缩时，肌梭感受装置对牵拉刺激的敏感性增高。故肌梭为长度感受器，感受的是骨骼肌（梭外肌）的长度变化。

肌梭内感受装置的传入神经纤维为 I_a 和 II 类纤维。I_a 类纤维直径较粗，是传导速度较快的有髓神经纤维。当肌梭受到牵拉刺激时，I_a 类纤维的传入冲动增加，使支配该肌肉的脊髓前角 α 运动神经元兴奋。而支配梭内肌的 γ 传出纤维传出冲动增加时，肌梭内感受装置易于感受牵拉刺激，经 I_a 传入神经纤维传入中枢后，再使支配同一块肌肉的 α 运动神经元兴奋，导致梭外肌收缩，这一反射途径被称为 γ-环路。

除肌梭外，在骨骼肌肌腱的胶原纤维之间还有另一种牵张感受装置，称为腱器官（tendon organ）。其与梭外肌纤维呈串联关系，兴奋阈值高，属于张力感受器。传入冲动经 I_b 类纤维传导，对同一肌肉的神经元起抑制作用，避免肌肉被过度牵拉而受到损伤。

（2）牵张反射的类型：牵张反射有腱反射和肌紧张两种类型。

①腱反射（tendon reflex）：是指快速牵拉肌腱引起的牵张反射。如膝反射，当膝关节处于半屈曲状态时，叩击股四头肌肌腱，股四头肌可因受到牵拉而发生快速收缩。腱反射的反射时间（从叩击到出现肌肉收缩反应所经历的时间）很短，约 0.7ms，仅为一次突触接替所需的时间，因此认为腱反射是单突触反射。正常情况下，腱反射要受到脊髓以上高位中枢的调控。临床上也常用检查腱反射来了解神经系统的功能状态。腱反射减弱或消失，说明该反射的反射弧某部分受到损伤；腱反射亢进，则提示高位中枢可能有病变。

②肌紧张（muscle tonus）：是指缓慢而持续地牵拉肌腱引起的牵张反射，表现为受牵拉肌肉持续、轻度、不同运动单位交替收缩，肌肉张力增加而不出现明显的缩短，因此也称为紧张性牵张反射。例如，人体处于直立位时，抗重力肌（伸肌）为对抗重力的持续牵拉而发生的牵张反射。肌紧张是维持躯体姿势最基本的反射活动，是姿势反射的基础。肌紧张与腱反射的反射弧基本相似，感受器都是肌梭，但肌紧张反射的潜伏期较长，说明其突触接替不止一个，属多突触反射，且持久不易疲劳。

2. 屈肌反射与对侧伸肌反射　脊椎动物的皮肤受到伤害性刺激时，受刺激一侧肢体屈肌收缩而伸肌舒张，肢体屈曲，称为屈肌反射（flexor reflex）。屈肌反射使肢体避开伤害性刺激，具有保护意义。当一侧肢体受到较强的伤害性刺激时，则在该侧肢体发生屈曲的基础上，出现对侧肢体的伸直反射，称为对侧伸肌反射（crossed-extensor reflex）。对侧肢体伸直可以支持体重，维持姿势，保持身体平衡，是一种姿势反射。

（三）脊休克

当动物的脊髓与高位中枢离断后，横断面以下的脊髓暂时丧失反射活动的能力而进入无反应状态，这种现象称为脊休克（spinal shock）。

脊休克的表现：横断面以下脊髓所支配的骨骼肌的屈肌反射、对侧伸肌反射、腱反射和肌紧张均减弱或消失，外周血管扩张，血压下降，发汗反射不出现，粪、尿潴留等。

脊休克是暂时现象，经过一定时间后，脊髓的反射活动可逐渐恢复。恢复所需的时间与动物的种属有关，一般低等动物如蛙在数分钟内即可恢复；在犬则需要数天；而在人类，脊髓反射的恢复就需要数周乃至数月。反射恢复的过程中，首先是一些比较简单的反射，如屈肌反射、腱反射等先恢复；随后是较复杂的反射恢复，如对侧伸肌反射、搔爬反射等；内脏反射也逐渐恢复，如血压逐渐回升到一定水平，动物也具有一定的排便能力等。但脊髓断面水平以下的感觉和随意运动将永久丧失。

脊休克产生的机制：正常情况下，脊髓是在高位中枢的调控下进行活动的。脊休克的发生是由于离断面以下的脊髓突然失去了高位中枢的调控，使脊髓自身的活力暂时处于抑制状态，以致一段时间内对任何刺激无反应。脊休克的恢复说明脊髓具有完成某些简单的躯体和内脏反射的能力。

二、脑干对肌紧张的调节

脑干对肌紧张具有调节作用，该调节作用可用去大脑动物实验予以研究和证实。在中脑上、下丘之间横断脑干，动物立即出现四肢伸直，坚硬如柱，头尾昂起，脊柱挺硬等抗重力肌（伸肌）过度紧张的现象，称为去大脑僵直（decerebrate rigidity）（图 5-4-1）。

电刺激动物脑干网状结构的不同部位观察到，网状结构腹内侧部分具有抑制肌紧张及运动的作用，这些部位称为抑制区（inhibitory area）；抑制区下行传递信息抑制脊髓前角 γ 运动神经元的活动。抑制区神经元没有自发放电，其神经元放电活动要受大脑皮质、基底神经节、

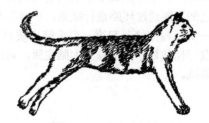

图 5-4-1　去大脑僵直

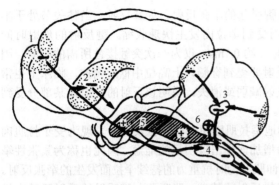

图 5-4-2　猫脑干网状结构下行易化和抑制系统示意图

1. 运动皮质；2. 基底核；3. 小脑；4. 网状结构抑制区；5. 网状结构易化区；6. 前庭神经核

小脑前叶蚓部等传入神经冲动的驱动。而脑干网状结构的背外侧部分、脑桥的被盖、中脑的中央灰质及被盖则具有加强肌紧张及运动的作用，称为易化区（facilitatory area）（图 5-4-2）。易化区下行传递兴奋加强脊髓前角 γ 运动神经元活动。在动物中脑上、下丘之间横切脑干后，来自大脑皮质、基底神经节等高位中枢对脑干网状结构抑制区的神经联系通路被阻断，抑制肌紧张的活动减弱，而易化肌紧张的活动则占有相对优势，易化区和抑制区二者的平衡被打破，因而出现伸肌（抗重力肌）紧张的明显亢进。

三、小脑对躯体运动的调节

小脑在体内虽然不直接参与肌肉收缩产生力量的过程，但在调节肌紧张、维持姿势、协调和形成随意运动中均有重要作用。根据小脑的传入和传出纤维联系，通常将其分成前庭小脑、脊髓小脑和皮质小脑三个功能部分（图 5-4-3）。

（一）前庭小脑

前庭小脑即绒球小结叶，其功能是维持身体平衡。如实验切除绒球小结叶的猴，或第四脑室附近患肿瘤压迫绒球小结叶的患者，都表现为站立不稳、行走困难、没有支撑不能行走等症状。绒球小结叶调节身体平衡的功能与其对延髓前庭核的活动调节有关。前庭器官传入的冲动经前庭核传给绒球小结叶，绒球小结叶的传出冲动又回到前庭核，然后经前庭脊髓束抵达脊髓前角运动神经元调节身体平衡。

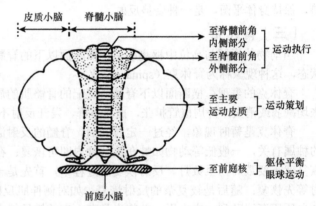

图 5-4-3　小脑的分区与传入、传出纤维联系示意图

（二）脊髓小脑

脊髓小脑的功能是调节肌紧张。脊髓小脑由小脑前叶和后叶的中间带构成。其对肌紧张的调节具有易化和抑制双重作用。小脑前叶蚓部有抑制肌紧张的作用，小脑前叶两侧部和后叶的中间带有加强肌紧张的作用，它们分别是通过加强脑干网状结构抑制区和易化区的活动实现的。

（三）皮质小脑

脊髓小脑后叶外侧部在功能上又称皮质小脑，它与随意运动的形成和运动程序的编制有关。例如，在学习完成某项精巧的运动时，最初动作往往不协调；在此后的练习过程中，大脑与小脑之间不断通过环路进行联系，小脑参与了运动的形成和运动程序的编制过程，并将运动成熟后的一整套程序储存起来。当大脑皮质再次发动这项运动时，就可通过大脑-小脑环路从皮质小脑提取存储的程序，回输到大脑皮质，再经皮质脊髓束发动运动。这样的运动就表现得协调、准确和熟练。

四、基底神经节对躯体运动的调节

（一）基底神经节的组成

基底神经节是大脑皮质下一些神经核团的总称，包括尾核、壳核、苍白球、丘脑底核和黑质。其中尾核、壳核和苍白球称为纹状体，尾核和壳核在发生上较新，称为新纹状体；苍白球在发生上较古老，称为旧纹状体。

（二）基底神经节的功能

基底神经节有重要的运动调节功能。它与随意运动的稳定、肌紧张的调节、本体感觉传入冲动信息的处理等都有关系。临床上基底神经节损伤的主要表现可分为两大类：一类是运动过少而肌紧张过强综合征，以帕金森病（震颤麻痹）为代表；另一类是运动过多而肌紧张降低综合征，以舞蹈症和手足徐动症为代表。

1. 帕金森病　帕金森病患者的症状是全身肌紧张增强、肌肉强直、随意运动减少；动作缓慢、面部表情呆板。此外，患者常伴有静止性震颤，这种震颤多见于上肢和头部。目前认为，在基底神经节中存在着纹状体→黑质→纹状体反馈调节环路，黑质内的神经元为多巴胺（DA）能神经元，纹状体内的神经元为胆碱能神经元和γ-氨基丁酸能神经元。在该环路的神经联系中，由黑质→纹状体的投射，释放的是抑制性递质 DA；由纹状体（苍白球）→黑质的投射，释放的抑制性递质为γ-氨基丁酸。经病理学研究发现，帕金森病患者的病变部位在双侧黑质，是由于黑质内DA 能神经元功能活动降低，DA 递质合成释放大大减少，无法抑制纹状体内胆碱能神经元的活动，进而导致胆碱能神经元的活动亢进，出现上述帕金森患者的一系列表现。临床对帕金森病患者可使用合成 DA 的前体物质左旋多巴或 M 受体阻断剂阿托品治疗。

2. 舞蹈症　主要表现为不自主的上肢和头部的舞蹈样动作，并伴有肌张力的降低等。病理学研究表明，舞蹈症患者双侧新纹状体有明显病变，但黑质-纹状体通路完好，脑内多巴胺含量也正常。舞蹈症患者发病原因是纹状体内的胆碱能和γ-氨基丁酸能神经元的功能减退，导致黑质多巴胺能神经元功能亢进所致。所以，治疗舞蹈症应使用利血平，耗竭黑质多巴胺能神经元释放的递质方能缓解症状。

五、大脑皮质对躯体运动的调节

大脑皮质是调节控制躯体运动的最高级中枢。大脑皮质中与躯体运动调控有密切关系的区域，称为大脑皮质运动区。大脑皮质运动区的损伤将导致随意运动的障碍。

（一）大脑皮质运动区

人类的大脑皮质主要运动区位于中央前回和运动前区，相当于 Brodmann 分区的 4 区和 6 区。

主要运动区对机体随意运动的控制具有以下特征：①交叉支配，即一侧运动皮质支配对侧躯体的肌肉运动。但头面部的肌肉如咀嚼肌、喉肌及面上部肌肉是双侧支配，而面神经支配的下部面肌及舌下神经支配的舌肌主要受对侧支配。②功能定位精细，呈倒置安排，即运动皮质的一定区域支配躯体一定部位的肌肉，总的安排与感觉相似，呈倒立分布；下肢代表区在顶部，上肢代表区在中间部，头面部肌肉代表区在底部，但头面部的代表区内部安排仍是正立的。③皮质代表区的大小与运动的精细、复杂程度有关，即运动越精细、越复杂的肌肉，其代表区面积越大，如手和五指所占的代表区面积几乎与躯体运动代表区所占面积相当。

此外，参与躯体运动调节的还有运动辅助区和第二运动区。运动辅助区位于两半球纵裂的内侧壁，刺激该区的反应一般是双侧性的。第二运动区分布在中央前回与岛叶之间，即第二体感区的位置。用较强的电刺激，能引起双侧运动反应。

（二）运动传出通路

大脑皮质运动区是通过锥体系和锥体外系下传冲动对躯体运动实现调节。锥体系的功能主要有加强肌紧张，若切断猴的延髓锥体，动物将出现弛缓性瘫痪；通过锥体束的下传冲动可直接兴奋 α 运动神经元引起肌肉收缩活动，发动随意运动；也可兴奋 γ 运动神经元引起梭内肌收缩，调整肌梭的敏感性，以协调配合运动。去除哺乳动物的大脑皮质或损伤锥体束，即可使动物随意运动丧失，出现肌肉运动瘫痪。

锥体外系的功能主要是调节肌紧张和协调肌群的运动，也参与对随意运动的管理。实验中发现，完全切断延髓锥体的动物，随意运动并不完全消失。

（于文燕）

第五节 神经系统对内脏活动的调节

机体内脏的活动一般不受人的意志控制。把调节内脏活动的内脏运动神经称为自主神经系统。自主神经系统分为交感和副交感神经两部分。

一、交感与副交感神经系统的结构与功能

（一）交感与副交感神经系统的结构特点

交感和副交感神经系统的结构特点不同，见表 5-5-1。

表 5-5-1 交感和副交感神经系统的结构特点

分布	交感神经系统	副交感神经系统
中枢起源	$T_1 \sim L_3$ 脊髓灰质侧角	① Ⅲ、Ⅶ、Ⅸ、Ⅹ 对脑神经核
		② $S_2 \sim S_4$ 脊髓灰质相当于侧角的部位
神经节的部位	远离效应器，故节前纤维短，节后纤维长	离效应器较近或就在效应器壁内，故节前纤维长，节后纤维短
主要支配器官	支配范围广，除食管上段外的几乎所有内脏器官	部分内脏器官（汗腺、竖毛肌、肾上腺髓质、肾及皮肤和骨骼肌的血管等）不受副交感神经支配

（二）交感与副交感神经系统的功能及其功能活动特点

交感、副交感神经系统的主要功能见表 5-5-2。

表 5-5-2 交感与副交感神经系统的主要功能

器官	交感神经系统	副交感神经系统
循环器官	心跳加快加强，皮肤、腹腔内脏血管收缩，肌肉血管可收缩（肾上腺素能）或舒张（胆碱能）	心跳减慢，心房肌收缩力减弱，部分血管（如软脑膜动脉和外生殖器的血管等）舒张
呼吸器官	支气管平滑肌舒张	支气管平滑肌收缩，促进黏膜腺分泌
消化器官	分泌黏稠唾液，抑制胃肠和胆囊的舒缩活动，促进括约肌收缩	分泌稀薄唾液，促进胃液、胰液分泌，促进胃肠运动和胆囊收缩，使括约肌舒张
泌尿	使逼尿肌舒张，括约肌收缩	使逼尿肌收缩，括约肌舒张
生殖	有孕子宫收缩，无孕子宫舒张	
眼	瞳孔扩大，睫状肌松弛	瞳孔缩小，睫状肌收缩
皮肤	促进汗腺分泌，使竖毛肌收缩	

交感与副交感神经系统的功能活动表现有以下特点。

1. 功能相互拮抗 在受双重神经支配的器官中，交感和副交感神经的作用往往是相互拮抗的。当机体运动时，不仅有交感神经活动的增强，还有副交感神经活动的抑制，交感神经过度兴奋，导致心动过速；而迷走神经过度兴奋，导致心动过缓。

交感与副交感神经系统对某些器官的功能作用也可表现协同效应，如交感与副交感神经都具有促进唾液腺分泌的功能，前者使唾液分泌量少而黏稠，后者使唾液分泌量多而稀薄。

2. 紧张性作用 在安静时，自主神经经常发放低频神经冲动传至效应器官，使效应器官处于一种微弱的持续的活动状态，称为紧张性作用（tonic action），包括交感紧张和副交感紧张。自主神经紧张性来源于中枢的紧张性活动，如缩血管的神经紧张性由延髓缩血管中枢的紧张性活动所决定，当缩血管中枢紧张性增强时，其传出神经的紧张性也相应增强，则放电频率增加，血管收缩程度加强；反之，则血管舒张。

3. 自主神经外周作用与效应器的功能状态有关 交感和副交感神经对某一器官的兴奋或抑制作用与效应器官的功能状态有关。如交感神经兴奋可使无孕的子宫舒张，但可引起有孕的子宫收缩。原因是无孕的子宫平滑肌上表达的是 β_2 受体，而受孕后的子宫平滑肌上表达的是 α_1 受体。

4. 交感和副交感神经系统的功能意义 在环境急剧变化的条件下，交感神经系统活动增强，并常伴有肾上腺髓质分泌的增加，产生广泛的生理效应，表现为心率加快、皮肤与腹腔内脏血管收缩、血压升高，同时还可出现骨骼肌血管舒张、支气管扩张、肝糖原分解及血糖浓度上升等，从而动员机体许多器官的潜在功能以适应环境的急剧变化。而当机体处于安静状态时，副交感神经系统活动增强，并常伴有胰岛素分泌增加，表现为心率减慢、胃肠活动加强、消化液分泌增多、肝糖原合成增加、血糖下降等。主要在于保护机体、休整恢复、促进消化、积蓄能量以及加强排泄和生殖功能等。

二、内脏活动的中枢调节

在中枢神经系统的各级水平都存在调节内脏活动的核团，它们在内脏反射活动的整合中发挥重要作用。较简单的内脏反射通过脊髓整合即可完成，而调节较复杂的内脏反射活动则需要延髓以上中枢参与。

（一）脊髓对内脏活动的调节

交感神经和部分副交感神经起源于脊髓，因此脊髓是内脏反射活动的初级中枢。如脊休克恢复后，脊髓本身可以完成血管张力反射、发汗反射、排尿反射、排便反射及勃起反射等，说明脊髓对内脏活动有一定的调节能力。

（二）低位脑干对内脏活动的调节

延髓是部分副交感神经的发源地，同时也是心血管活动中枢、呼吸中枢及与消化有关的重要中枢所在。如损伤延髓可致立即死亡，故延髓有"生命中枢"之称。另外，延髓也是吞咽、咳嗽、打喷嚏等反射活动的整合部位。脑桥有呼吸调整中枢，中脑有瞳孔对光反射中枢。

（三）下丘脑对内脏活动的调节

下丘脑不仅是调节内脏活动的较高级中枢，而且能把机体内脏活动、内分泌活动和躯体活动三者联系起来，以实现对机体的摄食活动、水平衡、体温、内分泌功能、生物节律和情绪反应等许多重要生理功能的调节。

1. 调节腺垂体的内分泌功能 下丘脑内某些神经内分泌细胞能合成、分泌多种调节性多肽，经垂体门脉运至腺垂体，调节腺垂体激素的分泌。

2. 调节体温 体温调节的基本中枢在下丘脑。视前区-下丘脑前部（PO/AH）的温度敏感神经元具有体温调定点功能，调节机体的产热与散热活动，维持体温的相对恒定。

3. 调节摄食活动　研究表明，下丘脑外侧区存在着摄食中枢，而下丘脑的腹内侧核有饱中枢，这两个中枢之间存在交互抑制作用。电刺激清醒动物的下丘脑外侧区，可引起动物的摄食活动；而刺激下丘脑的腹内侧核，则动物停止摄食活动，表现为拒食。

4. 调节水平衡　人体通过渴感引起摄水行为，在下丘脑外侧区摄食中枢的附近，有饮水中枢（又称渴中枢），当机体血浆晶体渗透压升高或循环血量减少时，可使机体产生渴感而引发摄水行为。动物实验发现，毁损动物下丘脑外侧区，动物除拒食外，饮水量也明显减少。另外，下丘脑前部还有渗透压感受器，能根据血液中渗透压的变化来调节抗利尿激素的分泌，以控制肾脏对水的排出。

5. 调节情绪反应　人们的喜、怒、哀、乐等情绪变化，实际上是由于事件、情景或观念所引起的心理反应，并伴有一系列生理变化，包括内脏功能变化和躯体运动变化，称为情绪反应。下丘脑对于情绪反应有重要的调节作用，如在间脑水平以上切除猫的大脑，只保留下丘脑以下结构完整，将会引起类似于人类发怒时的一系列反应，称为"假怒"。若损伤整个下丘脑则"假怒"就不再出现。

6. 控制生物节律　机体内的许多生理活动常按一定的时间顺序发生变化，这种变化的节律称为生物节律（biorhythm）。机体内许多组织细胞的功能活动都表现为以 24h 为周期的节律性波动，即为日节律或昼夜节律。如觉醒与睡眠、体温、血细胞计数、一些激素的分泌等都呈现明显的日节律变化。目前认为，下丘脑的视交叉上核可能是日周期节律的控制中心。由于该部位与视觉感受装置发生联系，因此能使体内日周期节律和外环境的昼夜变化节律同步起来。人体功能活动形成的生物节律并不是一成不变的，如长期上夜班或跨时区飞行时，某些生理活动的日节律将受到干扰而发生改变。

（四）大脑皮质对内脏活动的调节

大脑皮质对内脏活动的调节是通过新皮质和边缘系统来实现的。

1. 新皮质　是指进化较新、分化程度最高的大脑半球的外侧面。电刺激动物的新皮质，除能引起躯体运动外，也能导致内脏活动的改变，如血压、呼吸、胃肠运动等变化。切除大脑新皮质，除有关感觉、躯体运动丧失外，很多内脏功能发生异常，说明大脑新皮质既是感觉和躯体运动的最高级中枢，也是调节内脏功能的高级中枢。

2. 边缘系统　围绕脑干的大脑半球内侧面的一些结构（包括海马、海马回、扣带回、胼胝体等）称为边缘叶。边缘系统包括边缘叶及与其有密切关系的皮质和皮质下结构。边缘系统是调节内脏活动的重要中枢，参与对血压、心率、呼吸、胃肠、瞳孔、竖毛、体温、汗腺、排尿、排便等活动的调节，故有人称其为内脏脑。此外，边缘系统还与情绪、食欲、生殖、防御、学习和记忆等活动有密切关系。

（于文燕）

第六节　脑的高级功能和脑电图

一、条件反射

1. 条件反射的建立　给犬喂食物引起犬唾液分泌，这是非条件反射。"食物"为非条件刺激；给犬施以铃声刺激不引起犬唾液分泌，"铃声"为无关刺激。但在每次给犬喂食前，先施以铃声刺激，然后再给食物，这样经多次重复后，每当铃声出现，即使不给犬食物，也引起犬唾液分泌，于是铃声刺激引起犬的唾液分泌的条件反射就建立起来。这时，"铃声"不再是与唾液分泌无关的刺激，而是变成了进食的信号，故把这时的铃声刺激称为"信号刺激"或称为"条件刺激"。由条件刺激引起的反射就是条件反射。

2.条件反射的消退 经典条件反射建立后，如果反复给予条件刺激（铃声），而不用非条件刺激（喂食）强化，条件反射（唾液分泌）就会减弱，最后完全消失，这称为条件反射的消退（extinction）。条件反射的消退不是条件反射的简单丧失，而是原先引起兴奋的条件反射（有唾液分泌）转变为产生抑制的条件反射（无唾液分泌）。

二、两种信号

巴甫洛夫把现实具体的信号称为第一信号，而把相应的语词称为第二信号；并将人类大脑皮质对第一信号发生反应的功能系统称为第一信号系统（first signal system），对第二信号发生反应的功能系统称为第二信号系统（second signal system）。因此，人脑功能有两个信号系统，而动物只有第一信号系统，第二信号系统是人类区别于动物的主要特征。

三、大脑皮质的生物电活动

大脑皮质神经元的电活动有两种形式，即自发脑电活动（spontaneous cerebral electric activity）和皮质诱发电位（evoked cortical potential）。前者是指大脑皮质的神经元在无特定外加刺激作用的情况下，产生的持续的节律性电位变化；后者是指刺激特定感受器或感觉传入系统时，在大脑皮质相应区域引出的电位变化。

如果在头皮上安置引导电极，通过脑电图仪可记录到自发脑电活动的图形，称为脑电图（electroencephalogram，EEG）。将引导电极直接放置于大脑皮质表面能记录到同样的自发脑电活动，称为皮质脑电图。皮质脑电图的振幅比脑电图大10倍，而节律、波形和相位则基本相同。临床上一般是描记脑电图。

（一）脑电图的正常波形

人类的脑电图很不规则，根据其频率和振幅的不同，可分为α、β、θ和δ 4种基本波形（图 5-6-1），其参数及主要特征见表 5-6-1。

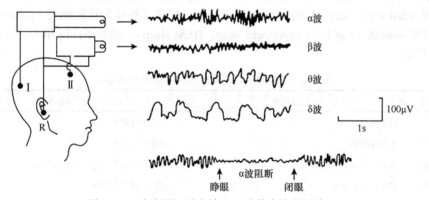

图 5-6-1 脑电图记录方法和 4 种基本脑电图波形
Ⅰ和Ⅱ为引导电极，分别放置在枕叶和额叶的部位；R 为无关电极，放置在耳郭

表 5-6-1 正常脑电图的基本波形的参数和主要特征

波形	频率（Hz）	波幅（μV）	主要特征
α波	8～13	20～100	为慢波，呈梭形，清醒、安静、闭目时出现，睁眼或进行紧张性思维或接收其他刺激时消失（α-阻断），枕叶显著
β波	14～30	5～20	为快波，觉醒睁眼、兴奋、激动、注意力集中时出现，额叶、顶叶较显著
θ波	4～7	100～150	为慢波，睡眠、困倦时出现，颞叶、顶叶较显著
δ波	1～3	20～200	为慢波，睡眠、深度麻醉及婴儿期出现，额叶较显著

一般认为，脑电波由高振幅的慢波转化为低振幅的快波时表示皮质兴奋，而由低振幅的快波转化为高振幅的慢波时表示皮质抑制。快波是一种去同步化现象，是大脑新皮质处在紧张活动状态时的主要脑电活动；慢波是一种同步化现象，其中 α 波是安静状态时的主要脑电活动，θ、δ 波则是睡眠或困倦状态下的主要脑电活动。

（二）脑电波形成的机制

研究表明，脑电波主要是由皮质大量神经细胞的突触后电位总和所形成的，即由胞体和树突的电位变化形成。因此，单个神经元的突触后电位不可能引起皮质表面的电位变化，只有大量神经元几乎同时产生突触后电位（包括 EPSP 和 IPSP），才能引起皮质表面出现明显的电位变化。

四、睡眠与觉醒

觉醒与睡眠都是人和动物的正常生理活动所必需的。机体只有在觉醒状态下，才能从事各种活动；同时只有通过良好的睡眠才可使机体的体力和精力得到恢复。睡眠对于机体具有重要的保护意义，睡眠功能障碍将导致中枢神经系统活动的失常。正常人需要的睡眠时间，因年龄、工作及个体情况而不同。新生儿需要 18～20h，儿童需要 12～14h，成年人一般需要 7～9h，老年人可减少到 5～7h。

（一）睡眠期间一般生理功能变化

在睡眠状态下，机体的生理功能活动会发生一系列变化，表现为机体感觉与运动功能的变化，如嗅、视、听、触等感觉功能暂时减退及骨骼肌反射活动和肌紧张减弱；自主神经功能变化，如心率和呼吸频率减慢，血压下降，代谢率降低，体温下降，瞳孔缩小，尿量减少，发汗功能增强，胃液分泌增多但唾液分泌减少。

（二）睡眠的时相及其特征

在睡眠过程中，除上述一般生理功能活动发生了一系列变化外，机体的脑电、肌电和眼动等活动也发生了特征性的变化。根据这些变化特征，将睡眠分为慢波睡眠（slow wave sleep，SWS）与快波睡眠（fast wave sleep，FWS）两个不同时相，后者又被称为异相睡眠（paradoxical sleep，PS）或快速眼动睡眠（rapid eye movement sleep，REM sleep）。睡眠不同时相的特征及生理意义如表 5-6-2 所示。

表 5-6-2　两种不同睡眠时相的特征及生理意义

生理特征	慢波睡眠	快波睡眠
脑电图	同步化慢波	去同步化快波
眼	无快速眼动	出现快速眼动
肌反射及肌紧张	减弱，仍有较多的肌紧张	肌肉几乎完全松弛，部分肢体抽动
心率、呼吸频率	减慢，但不显著	加快，变化不规则
血压	降低，但较稳定	升高或降低，变化不规则
做梦	偶尔	经常
唤醒阈值	低	高
生理意义	生长素释放明显增多，有利于消除疲劳，恢复体力和促进儿童生长联系，增强记忆功能	脑组织的蛋白质合成增加，促进幼儿神经系统的发育、成熟，促进成人建立新的突触

由表 5-6-2 可知，慢波睡眠有利于促进生长和体力恢复，是正常人所必需的。一般成年人持续觉醒 15～16h 便可称为睡眠剥夺，长期睡眠剥夺后，如果任其自然睡眠，则慢波睡眠尤其是深度睡眠将明显增加，以补偿前阶段的睡眠不足。同样，异相睡眠也为正常人所必需。如果受试者

连续几夜在睡眠过程中一出现异相睡眠就被唤醒，则受试者将变得容易激动。因异相睡眠有助于记忆的整合和巩固，如经常剥夺人的异相睡眠则可以损害学习记忆能力。

（三）觉醒状态的维持

如前所述，觉醒状态的维持与脑干网状结构上行激动系统的"唤醒"作用有关。进一步的研究发现，觉醒状态可分为脑电觉醒和行为觉醒两种。脑电觉醒是脑电波形由睡眠时的同步化慢波变为觉醒时的去同步化快波，而行为上不一定出现觉醒状态；行为觉醒指觉醒时的各种行为表现。目前认为，脑电觉醒状态可能与网状结构上行激动系统（乙酰胆碱递质系统）的功能以及蓝斑上部（去甲肾上腺素递质系统）的功能有关。行为觉醒状态的维持，可能是中脑多巴胺递质系统的功能。

（于文燕）

思 考 题

1. 试述突触传递的过程和影响因素。
2. 简述突触传递的特征。
3. 简述兴奋性突触传递与抑制性突触传递的主要不同点。
4. 何谓 EPSP 和 IPSP？试述其产生机制。
5. 胆碱能受体和肾上腺素受体及其亚型有哪些？各自的激动剂和阻断剂是什么？
6. 何谓脊休克？试述脊休克的表现及其发生机制。
7. 何谓牵张反射？简述牵张反射的类型、生理意义及其产生机制。
8. 何谓牵涉痛？它的发生原因是什么？

第六章　血液循环与常见的循环功能障碍

内容提要　①心脏的功能是泵血。心脏节律舒缩与瓣膜节律启闭相配合造成心房和心室间及心室与大动脉间压力和容积的变化，推动血液单方向流动。衡量心脏泵血功能的指标有心输出量、心指数、射血分数及心脏做功。心脏泵血功能具有很强的调节能力，它除受神经、体液调节外，心脏自身也可对搏出量进行有限度的精细调节。心脏泵血功能的实现有赖于心肌的生理特性。②与骨骼肌相比，心室肌细胞动作电位的主要特征是复极化过程复杂，有平台期使动作电位持续时间长。通常将心室肌细胞动作电位分为5个期，0期去极化主要是由Na^+内流（I_{Na}）引起；1期快速复极主要是K^+外流（I_{to}）所致；2期是由Ca^{2+}内流（I_{Ca-L}）和K^+外流（I_K），使膜电位滞留于0mV水平；3期的离子流主要是K^+外流（I_K，I_{K1}对3期复极也起明显作用）；4期为静息期。③自律细胞中的浦肯野细胞和窦房结细胞的动作电位形成机制不同，浦肯野细胞的0、1、2、3期形成原理与心室肌细胞相似，4期自动去极化的形成机制包括外向钾电流（I_K）的减弱和内向钠电流（I_f）的增强两个方面；窦房结细胞0期去极化是由Ca^{2+}内流（I_{Ca-L}）形成，4期自动去极主要是由K^+外流（I_K）的进行性衰减和进行性增强的I_f及自动去极化后期I_{Ca-T}参与引起。④心肌细胞的有效不应期特别长，从心肌收缩的开始一直延续到舒张早期，所以心肌不可能产生强直收缩，心肌的合胞体结构使心肌作"全或无"式的同步收缩。⑤循环系统有足够的血液充盈是形成动脉血压的前提条件，心室射血和外周阻力是动脉血压形成的必要条件，大动脉的弹性储器作用缓冲收缩压并维持舒张压。生理状态下的血压有一定的波动。影响动脉血压的因素有搏出量、外周阻力、心率、主动脉和大动脉的弹性储器作用以及循环血量与血管系统容量的关系。⑥微循环的主要功能是实现血液与组织细胞的物质交换。组织液生成的有效滤过压=（毛细血管血压+组织液胶体渗透压）—（血浆胶体渗透压+组织液静水压）。⑦控制心血管活动的基本中枢在延髓，该中枢的心迷走神经元、心交感神经元和交感缩血管神经元在安静状态下具有紧张性活动。交感神经节后纤维末梢释放去甲肾上腺素。在心脏，它主要和β_1受体结合，使心率加快，心脏收缩力增强及兴奋的传导加速；在血管，它主要和α受体结合使血管平滑肌收缩，产生缩血管效应。迷走神经节后纤维末梢释放乙酰胆碱，它与M型胆碱受体结合，使心率减慢，心肌收缩力减弱及传导减慢。⑧颈动脉窦和主动脉弓压力感受性反射以负反馈的方式对血压进行经常性的调节，对维持动脉血压的稳定具有重要生理意义。此外，体液因素，如肾上腺素和去甲肾上腺素等对心血管系统活动也具有一定的调节作用。⑨心力衰竭是由于心脏的收缩和（或）舒张功能障碍，使心输出量绝对或相对降低。心力衰竭的原因包括原发性心肌舒缩功能障碍和心脏负荷过重。凡是能够增加心脏负担、增加心肌耗氧量和降低心脏供氧量的因素皆可能成为心力衰竭的诱因。心力衰竭时机体通过心脏本身和心脏以外两种途径进行代偿，代偿的目的是防止心输出量减少。心力衰竭发生的基本机制是心肌舒缩功能障碍，包括心肌细胞数量减少及结构改变、能量代谢障碍及兴奋-收缩耦联障碍。心力衰竭的本质是心脏泵血功能降低，心输出量减少致动脉系统血液充盈不足，静脉系统淤血是引起一系列功能、代谢变化的基础。⑩休克是各种强烈致病因子作用于机体引起的急性循环衰竭，有多种原因可导致休克，如失血失液、感染、创伤、过敏反应等。微循环障碍学说受到大多数学者的重视，对休克的防治具有重要的理论和实践意义。按照微循环改变的特点可将休克分为3个时期，分别是微循环缺血性缺氧期、微循环淤血性缺氧期、微循环衰竭期。休克时可出现细胞代谢障碍及其功能、结构的损害，各器官功能代谢都可发生改变，甚至结构损伤。⑪缺血的组织、器官经恢复血液灌注后不但不能使其功能和结构恢复，反而加重其功能障碍和结构损伤的现象称为缺血再灌注损伤；凡是组织器官在缺血的基础上血液再灌注都可能成为其发生原因；常见条件有缺血时间、缺血程度和再灌注条件；其发生机制与自由基、钙超载、白细胞聚集等因素有关；心脏缺血再灌注损伤主要表现为心律失常和心肌顿抑。

第一节　心脏的泵血功能

一、心动周期

心脏的一次收缩和舒张构成的一个机械活动周期，称为心动周期（cardiac cycle）。心动周期包括心房的收缩期和舒张期以及心室的收缩期和舒张期。一般以心房开始收缩作为一个心动周期的起点。

心动周期时程的长短与心率有关。假设成年人的心率平均为 75 次/分，则每一心动周期平均约 0.8s，其中心房收缩期约为 0.1s，舒张期为 0.7s；心室收缩期约为 0.3s，舒张期约为 0.5s。当心房收缩时，心室仍处于舒张状态；心房收缩结束后不久，心室开始收缩。心室舒张期的前 0.4s，心房也处于舒张状态，这一时期称为全心舒张期。

如果心率增加，心动周期就缩短，但舒张期的缩短更明显。因此，心率增快时心肌的工作时间相对延长，休息时间相对缩短，这对心脏的持久活动不利（图 6-1-1）。

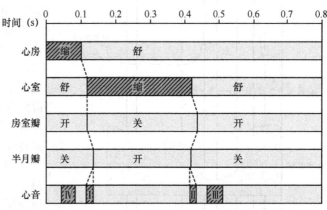

图 6-1-1　心动周期中心房和心室的活动

二、心脏泵血过程

（一）心房的初级泵血功能

心房开始收缩，作为一个心动周期开始，心房内压力升高，此时房室瓣处于开放状态，心房将其内的血液进一步挤入心室，因而心房容积缩小。心房收缩期间泵入心室的血量约占每个心动周期中心室总回流量的 25%。心房收缩结束后即舒张，房内压回降，同时心室开始收缩。

（二）心室的射血和充盈过程

根据心室内压力、容积的改变，瓣膜启闭与血流情况，可将心室的泵血过程分为心室收缩期（systole）和舒张期（diastole），如图 6-1-2 所示。

1. 心室收缩期

（1）等容收缩期：心室开始收缩时，室内压力突然增加，导致房室瓣关闭，并产生第一心音。心肌继续收缩，但此时室内压尚低于主动脉或肺动脉内压力，半月瓣仍然关闭，由于房室瓣和半月瓣均处于关闭状态，心室肌虽然收缩，但并不射血，心室容积不变，故称为等容收缩期。此期持续约 0.05s，若后负荷增大或心肌收缩能力减弱，则等容收缩期延长。

（2）快速射血期：心室肌继续收缩，当左室压力略高于主动脉压，半月瓣开放，血液被迅速射入动脉内，在此期间心室射出的血量约占整个收缩期射出血量的 70%，但时程约为收缩期的 1/3 左右，此期持续约 0.1s。心室容积迅速缩小；室内压可因心室肌持续收缩而继续升高，直至最高值，这段时间称为快速射血期。

（3）减慢射血期：快速射血期之后，心室收缩力量减小和室内压开始降低，射血速度减慢，称减慢射血期。此时室内压虽已略低于大动脉压，但因心室射出的血液具有较大动量，故仍能继续流向动脉，心室容积继续缩小，其射出的血液约占整个心室射血期射出血量的 30%，但所需时间则占整个收缩期的 2/3 左右，此期持续约 0.15s。由于外周血管的阻力作用，血液的动能在主动脉内转变为压强能，使动脉血压略高于心室内压力，见图 6-1-2 中主动脉压力曲线。

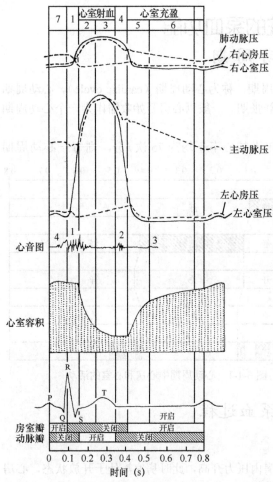

图 6-1-2　心室射血与充盈过程中压力、容积、瓣膜、心音、心电的变化

1. 等容收缩期；2. 快速射血期；3. 减慢射血期；4. 等容舒张期；
5. 快速充盈期；6. 减慢充盈期；7. 心房收缩期

2. 心室舒张期

（1）等容舒张期：收缩期结束后，射血中止，心室开始舒张，使心室内压力迅速下降；当室内压刚低于大动脉内压力时，半月瓣即关闭，产生第二心音。心室继续舒张，但此时室内压仍高于房内压，房室瓣仍关闭。由于此时半月瓣和房室瓣均处于关闭状态，心室容积也无变化，故称为等容舒张期。此期持续 0.06～0.08s，由于心肌舒张，室内压急剧下降。

（2）快速充盈期：等容舒张期末，心室内压降低到刚低于心房内压力时，房室瓣即开放，心室迅速充盈；心室继续舒张，使室内压更低于房内压，甚至造成负压，这时心房和大静脉内的血液因心室抽吸而快速流入心室，心室容积迅速增大，称为快速充盈期。快速充盈期持续约 0.11s，血液充盈量占总充盈量的 2/3。

（3）减慢充盈期：随着心室内血液的充盈，心室与心房、大静脉之间的压力差减小，血液流入心室的速度减慢，这段时期称为减慢充盈期。在减慢充盈期的前期，仅有少量血液流入心室，持续约 0.22s，但在心室舒张期的最后 0.1s，由于下一心动周期心房的收缩，又注入额外的血液到心室（见前文），进入一个新的心动周期。

左、右心室的泵血过程相同，但肺动脉压力仅为主动脉压力的约 1/6，因此在一个心动周期中，右心室内压变化的幅度比左心室要小得多。

三、心音的产生

心音是由于心脏瓣膜关闭和血液撞击心室壁引起振动所产生的。每一心动周期中，可听到两个心音，分别称为第一心音和第二心音。

第一心音发生在心缩期，标志着心室收缩开始，于心尖冲动处即前胸壁第 5 肋间左锁骨中线内侧可听得最清楚。第一心音是由房室瓣关闭、心室收缩时血流冲击房室瓣引起心室振动及心室射出的血液撞击动脉壁引起的振动而产生的，其音调较低，持续时间较长。心室收缩力量越强，第一心音也越强。

第二心音发生在心室舒张早期，标志着心室舒张期的开始，在胸骨旁第 2 肋间（即主动脉瓣和肺动脉瓣听诊区）可听得最清楚。它是由于主动脉瓣和肺动脉瓣迅速关闭，血流冲击大动脉根部及心室内壁振动而形成的。第二心音的音调较高，持续时间短，其强弱可反映主动脉和肺动脉压力的高低。

听取心音对于诊查瓣膜功能有重要的临床意义。第一心音可反映房室瓣的功能，第二心音可反映半月瓣的功能。听取心音还可判断心率和心律是否正常。

四、心泵功能的评定

评定心脏泵血功能是否正常，是医疗实践中的重要问题。以下是一些常用评定心泵功能的指标。

（一）每搏输出量和射血分数

一侧心室一次心脏搏动所射出的血量称为每搏输出量（stroke volume），简称搏出量。正常成年人在安静平卧时每搏输出量约为 70ml。心室舒张末期由于血液的充盈，其容量可达约 125ml，称心室舒张末期容量（end-diastolic volume，EDV）。搏出量占心室舒张末期容积的百分比称为射血分数（ejection fraction），健康成年人的射血分数为 55%～65%。射血分数的大小与每搏输出量及心室舒张末期容量有关。当静脉回心血量增加时（如由立位转变为卧位时），舒张末期容量可增至约 160ml。机体通过增加心脏舒张末期容量和减少收缩末期容量，可使每搏输出量增加约 1 倍。

（二）每分输出量与心指数

每分钟由一侧心室输出的血量称为每分输出量（minute volume），也称心输出量（cardiac output）或心排血量，它等于每搏输出量乘以心率。如果心率以平均 75 次／分计算，一般健康成年男性在安静状态下的心输出量为 4.5～6.0L/min。女性的心输出量比同体重男性低 10% 左右。

为了比较不同个体的心功能，常采用单位体表面积（m^2）计算的心输出量，称为心指数（cardiac index）。一般身材的成年人，体表面积为 1.6～1.7m^2，以安静时心输出量 5～6L 计算，则静息心指数为 3.0～3.5L/(min·m^2)。不同年龄的人，单位面积代谢率与心指数也不同。一般年龄在 10 岁左右时，静息心指数最大，可达 4L/(min·m^2) 以上，以后随年龄增长而逐渐下降，到 80 岁时，静息心指数接近于 2L/(min·m^2)。

（三）心脏做功量

血液在心血管内流动过程中所消耗的能量，是由心脏做功所供给的。心脏做功所释放的能量转化为压强能和血流的动能两部分。心室一次收缩所做的功称为每搏功（stroke work），可用搏出的血液所增加的动能和压强能来表示。其中动能占整个搏出功的比例很小，可以忽略不计。而压强能实际是指心脏将静脉内较低的血压变成动脉内较高的血压所消耗的能量。

正常情况下，右心室搏出量与左心室相等，但肺动脉平均压仅为主动脉平均压的 1/6 左右，故右心室做功量也只有左心室的 1/6。

五、心泵功能的调节与影响因素

心输出量的大小取决于心率和每搏输出量。机体即通过对心率和搏出量这两个方面的调节来改变心输出量。

（一）每搏输出量的调节

心脏的每搏输出量受前负荷（即心肌初长度或心室舒张末期容量）、心肌收缩能力及后负荷（动脉血压）的影响。

1. 前负荷对搏出量的影响——异长自身调节［斯塔林（Starling）机制］　前负荷或初长度是调节心脏搏出量的一个重要因素。在体内，心室肌的前负荷是由心室舒张末期的血液充盈量来决定的。即心室舒张末期容积相当于心室的前负荷。心室舒张末期压力（end-diastolic pressure，EDP）在一定范围内与心室舒张末期容积有较好的相关性，故常用心室舒张末期压力来反映前负荷。

心脏这种不需要神经和体液因素参与的自身调节机制在泵血功能中的作用，还可通过"心室功能曲线"的测定得到进一步的说明。

心室功能曲线反映左室舒张末期容量或充盈压（前负荷）与心室搏出功的关系。在一定范

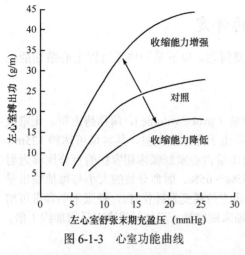

图 6-1-3 心室功能曲线

围内增加前负荷（心室内压力）时，心肌收缩力加强，搏出功增加。这种通过改变心肌细胞初长度而引起心肌收缩强度改变的调节，称为异长自身调节（heterometric autoregulation），也称斯塔林机制（图 6-1-3）。

心室充盈量是静脉回心血量和心室射血后剩余血量的总和。静脉回心血量又受到心室充盈时间、静脉回流速度、心室舒张功能、心室顺应性和心包腔内压力等因素的影响。在全心舒张期，静脉回流速度取决于外周静脉压与心房、心室压之差，压差大，可促进静脉回流。剩余血量与心肌收缩力有关，心肌收缩强，射血分数增大，剩余血量就减少。此外，心房收缩也能增加心舒末期的充盈量，从而增强心室收缩的强度。

心脏异长自身调节的生理意义在于对搏出量进行精细的调节，使心室射血量与静脉回心血量之间保持平衡，从而使心室舒张末期容积和压力保持在正常范围内。当体位改变使静脉回流突然增加或减少，或动脉血压突然增高时，或当左、右心室搏出量不平衡等情况下所出现充盈量的微小变化，都可以通过异长自身调节来改变搏出量，使之与充盈量达到新的平衡。

2. 心肌收缩能力的改变对搏出量的调节——等长自身调节　心肌收缩能力（cardiac contractility）是指心肌不依赖于前、后负荷而能改变其力学活动的一种内在特性。通过收缩能力这个与初长度无关的心肌内在功能状态的改变而实现对心脏泵血功能的调节称为等长自身调节（homometric auto-regulation）。

心肌收缩能力受兴奋-收缩耦联过程中各个环节，如兴奋时胞质内钙离子的浓度、横桥循环中各步骤的速度、肌球蛋白横桥与肌动蛋白联结体的数量、ATP 酶的活性等的影响。

儿茶酚胺增加收缩能力的原因之一是激活 β-肾上腺素受体，通过兴奋型 G 蛋白激活腺苷酸环化酶，使 cAMP 增多。cAMP 使细胞膜钙通道蛋白的磷酸化，钙通道的开放概率增加，开放时间延长，钙离子内流增加。钙离子内流的增加，进一步诱发肌质网中钙的释放，胞质内钙离子浓度增加，使心肌收缩力量增大。甲状腺激素可提高肌球蛋白 ATP 酶的活性，因而也能增强心肌收缩能力。

3. 后负荷对搏出量的影响　后负荷是指心肌开始收缩时遇到的负荷。对于心室而言，大动脉血压起着后负荷的作用。大动脉血压可直接影响搏出量，随后通过心肌初长度的改变和收缩能力的改变，使前负荷和心肌收缩能力与后负荷相互配合，从而使机体得以在动脉血压增高的情况下能够维持适当的心输出量。在一定范围内，尽管动脉血压升高，后负荷增大，但决定心输出量的仍是静脉回心血量。这是由于当后负荷增大时，心肌收缩力量加强，能维持一定的搏出量。

（二）心率对心泵功能的影响

正常成年人在安静状态下，心率为 60～100 次/分，平均约 75 次/分。心输出量是每搏输出量和心率的乘积。在一定范围内，心率的增加可使心输出量相应增加，但当心率增加到某一临界水平，如 ≥ 180 次/分时，由于心脏过度消耗供能物质，会使心肌收缩力降低。其次，心率加快时，舒张期缩短，心室缺乏足够的充盈时间，同时冠状动脉供血量也减少，导致心输出量反而下降。心率低于 40 次/分时，心脏舒张期过长，心室充盈早已接近最大限度，不能再继续增加充盈量和搏出量，故心输出量下降。

六、心泵功能的储备

心泵功能的储备又称心力储备，是指心输出量随机体代谢的需要而增加的能力。例如，健康成年人在静息状态下，心输出量为 5～6L，而强体力劳动时，心输出量可增加到 30L 左右，即达到最大心输出量。说明健康成年人有相当大的心力储备。

心脏的储备能力取决于心率和每搏输出量的储备。心率的最大变化为静息时心率的 2 倍多。充分动用心率储备，就可使心输出量增加 2～2.5 倍。每搏输出量是心室舒张末期容量和收缩末期容量之差，每搏输出量储备的变化又可分为舒张期储备和收缩期储备。一般说来，舒张期储备要比收缩期储备小得多，只有 15ml 左右。而动用收缩期储备，就可使搏出量增加 55～60ml，远比舒张期储备大。

坚持体育锻炼可使心肌纤维变粗，心肌收缩能力加强，因此收缩期储备增加；同时心率储备也增加。训练有素的运动员在安静时心率较慢，运动时心率可明显增加，说明经常进行体育锻炼可以增进心脏健康，提高心力储备。

（李曹龙）

第二节　心脏的电生理学及生理特性

心肌组织具有兴奋性、自律性、传导性和收缩性四种生理特性。心肌的收缩性是指心肌能够在肌膜动作电位的触发下产生收缩反应的特性，它是以收缩蛋白质之间的生物化学和生物物理反应为基础的，是心肌的一种机械特性。兴奋性、自律性和传导性是心肌的电生理特性，是以心肌细胞膜生物电活动为基础的。根据组织学和电生理学特点，心肌细胞可分工作细胞和自律细胞，前者包括心房肌和心室肌，有收缩性、兴奋性和传导性，没有自律性，是非自律细胞；后者包括窦房结细胞和浦肯野细胞，有兴奋性、自律性和传导性，没有收缩性，可自动产生节律性兴奋。根据心肌细胞动作电位去极化的快慢及其产生机制，又可将心肌细胞分为快反应细胞和慢反应细胞，快反应细胞包括心房、心室肌和浦肯野细胞，慢反应细胞包括窦房结和房室结细胞。

一、心肌细胞的动作电位和兴奋性

心肌细胞的跨膜电位变化在波形和形成机制上要比神经和骨骼肌复杂得多，心脏各部位不同类型的心肌细胞的动作电位不仅幅度和持续时间各不相同，而且形成的离子基础也有一定的差别。各类心肌细胞电活动的不一致性，是心脏兴奋的产生及兴奋在心脏传播过程中表现出特殊规律的原因。下面以非自律细胞心室肌细胞的静息电位和动作电位为例，说明心肌细胞生物电现象的一般规律。自律细胞另有其独特的活动规律。

（一）心室肌细胞的静息电位和动作电位

正常心室肌细胞的静息电位约 $-90mV$，其兴奋时产生的动作电位由除极（或称去极化）和复极化两个过程组成。通常将此整个过程分为 0、1、2、3、4 共五个时期（图 6-2-1）。

1. 去极化过程（0 期） 膜电位由静息状态时的 $-90mV$ 迅速上升到 $+30mV$ 左右，此时膜由极化状态转成反极化状态，构成动作电位的上升支，其正电位部分称为超射。人和哺乳动物心室肌动作电位的 0 期很短，仅 1～2ms，除极幅度可达 120mV，最大去极化速度可达 200～400V/s。

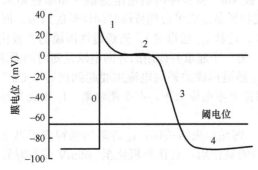

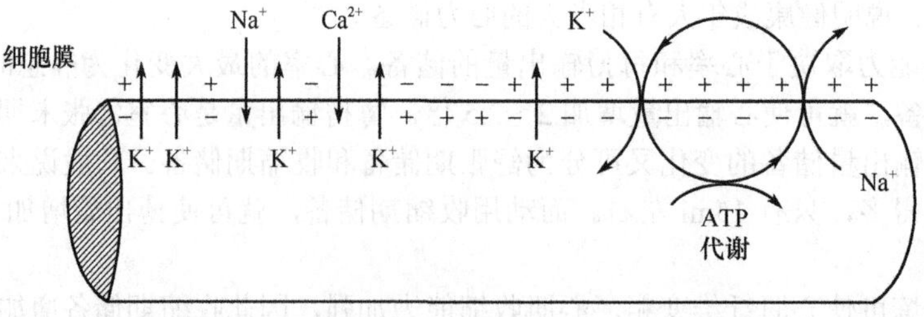

图 6-2-1   心室肌细胞的动作电位和主要离子流

2. 复极化过程   心室肌细胞的复极过程远比神经和骨骼肌细胞慢，历时 200～300ms，包括 3 个阶段。

（1）1 期复极（快速复极初期）：在复极初期，膜电位由 +30mV 迅速下降到 0mV 左右，耗时约 10ms。0 期和 1 期的快速膜电位变化，常合称锋电位。

（2）2 期（平台期）：当 1 期复极接近 0mV 左右时，进入动作电位的 2 期，此期是心室肌细胞区别于神经或骨骼肌细胞动作电位的主要特征，此期占时 100～150ms，是心室肌动作电位持续较长的主要原因。

（3）3 期复极（快速复极末期）：2 期复极末，复极过程加速，膜电位由 0mV 左右恢复到静息电位水 –90mV，完成复极化过程，占时 100～150ms。

3. 静息期（4 期）   是 3 期膜复极完毕，膜电位恢复后的时期。在心房和心室非自律细胞，4 期电位稳定于静息电位水平。在自律性细胞（窦房结或浦肯野细胞），4 期发生自动去极化，膜电位并不稳定于这一水平，形成最大复极电位（maximum repolarization potential，MRP）。

（二）形成机制

1. 心室肌细胞静息电位的形成   心室肌细胞在静息时，K^+ 顺浓度梯度由膜内向膜外通过内向整流钾（I_{K1}）通道扩散所达到的平衡电位，即为心肌细胞的静息电位。

2. 心室肌细胞动作电位的形成

（1）0 期：0 期去极化主要由钠内向电流（I_{Na}）引起。当心室肌细胞受刺激使膜去极到达阈电位时（约 –70mV），膜上钠通道开放，Na^+ 顺浓度梯度和电位梯度由膜外快速进入膜内，使膜进一步去极化，造成更快、更多的 Na^+ 内流。钠通道激活快，失活（关闭）也快，开放时间很短，因此又称快通道，所以 0 期仅持续 1～2ms。以钠通道为 0 期去极的心肌细胞，如心房肌、心室肌及浦肯野细胞，称快反应细胞，所形成的动作电位称快反应动作电位。快钠通道可被河鲀毒素（tetrodotoxin，TTX）选择性地阻断。

（2）1 期：此时快钠通道失活关闭，瞬时外向电流（transient outward current，I_{to}）是引起心室肌细胞 1 期快速复极的主要跨膜电流，其主要离子成分是 K^+。

（3）2 期：2 期的形成包含内向离子流和外向离子流。在内向电流中，L 型钙通道电流（I_{Ca-L}）是此期中主要去极化电流。钙通道的激活、失活以及复活的过程均较缓慢，因此，又称慢通道（slow channel），可被 Mn^{2+} 和多种钙通道阻滞剂（如维拉帕米）所阻滞。在外向电流中，内向 I_{k1} 通道的内向整流特性是造成平台期持续时间较长的原因。而当膜去极化时，I_{K1} 通道的通透性降低，K^+ 外流减少。这种 I_{K1} 通道对 K^+ 的通透性因膜的去极化而降低的现象称为内向整流（inward rectification）。另一个起重要作用的外向电流是随时间而逐渐加强的延迟整流钾电流。在 2 期早期，K^+ 通过 I_K 通道形成的外向电流主要起到抗衡以 Ca^{2+} 通过 I_{Ca-L} 通道为主的内向电流的作用，使膜电位保持于零电位上下，在 2 期晚期，I_K 则成为导致膜复极化的主要离子电流。

（4）3 期：在平台期末，钙通道失活关闭，I_K 逐渐加强钾离子再生性外流，造成膜电位的复极。I_{K1} 对 3 期复极也起到明显作用，它在复极化至 –60mV 左右时开始加强，加速了 3 期的终末复极化。

（5）4期：4期开始后，细胞膜的离子转运机制加强，排出细胞内的 Na^+ 和 Ca^{2+}，摄回细胞外的 K^+，恢复细胞内外离子的正常水平，保持心肌细胞的正常兴奋性。于是在4期内钠泵活动加强，完成排钠和摄钾，膜中 Na^+-Ca^{2+} 交换体的活动也加强，可将3个 Na^+ 转入胞内，并将1个 Ca^{2+} 移出胞外，此外，有少量的 Ca^{2+} 可直接由钙泵主动排出细胞。

（三）影响兴奋性的因素

可兴奋细胞在受到刺激时能产生动作电位，是细胞具有兴奋性的表现。心肌细胞兴奋性的高低通常用激阈值的大小来衡量，阈值低者兴奋性高，阈值高者兴奋性低。心肌细胞兴奋的产生包括细胞膜去极化达到阈电位水平以及引起0期去极化的离子通道状态，所以凡能影响这两个方面的因素都能影响心肌兴奋性。

1. 静息电位水平 静息电位绝对值增大，与阈电位的差距就加大，引起兴奋所需的刺激阈值增高，表示兴奋性降低。静息电位绝对值减小，与阈电位的差距就变小，引起兴奋所需的刺激阈值减小，表示兴奋性增高。

2. 阈电位水平 阈电位上移，和静息电位之间的差距增大，兴奋性降低；阈电位下移，兴奋性增高。一般情况下，阈电位很少变化。当血钙升高时，心室肌细胞阈电位可上移，导致兴奋性下降。

3. 离子通道的状态 引起快、慢反应动作电位0期去极化的钠通道和L型钙通道都有静息（备用）、激活和失活三种功能状态。钠通道、钙通道是否处于备用状态是心肌细胞是否具有兴奋性的前提。

（四）兴奋性的周期性变化与收缩的关系

1. 一次兴奋过程中兴奋性的周期性变化 心肌细胞每产生一次兴奋，兴奋性会发生周期性变化，这些变化与跨膜电位的变化密切相关，实际上也就是与离子通道的状态有关。心肌兴奋性的变化可分为以下几个时期。

（1）有效不应期：从去极化开始至复极化达 −60mV 这段时期内，给予刺激均不能产生动作电位，称为有效不应期。在这段时间内钠通道完全失活或从复极化达 −55mV 开始仅有少量钠通道刚开始复活，大部分钠通道没有恢复到备用状态。因此不能接受新的刺激产生新的动作电位。

（2）相对不应期：膜电位从复极化 −60mV 到约 −80mV 的时期。在此期间内，用大于正常阈值的强刺激才能产生动作电位，故称为相对不应期。在此期内，大部分钠通道已复活，心肌的兴奋性已逐渐恢复，但仍低于正常。

（3）超常期：膜电位从复极化的 −80mV 到 −90mV 的时期。在这一期间内，用低于正常阈值的刺激，就可引起动作电位爆发，表明心肌的兴奋性超过正常，称为超常期。在此期内，膜电位靠近阈电位，故所需的刺激阈值小于正常阈值。

2. 兴奋性的周期变化与心肌收缩活动的关系

（1）不发生强直收缩：由于心肌细胞的有效不应期很长，相当于整个收缩期加舒张早期（图6-2-2）。因此心肌不会发生强直收缩，而能保持收缩与舒张交替的节律活动，实现其泵血功能。

（2）期前收缩与代偿间隙：心肌的有效不应期之后，心肌受到外来刺激或起自窦房结以外的病理性刺激时，心肌可产生一次正常窦性节律以外的收缩，称为期前收缩（图6-2-3）。期前兴奋也有自己的有效不应期，当紧接在期前收缩后的一次窦房结的兴奋传到心室时，常常正好落在期前兴奋的有效不应期内，因而不能引起心室兴奋和收缩。必须等到下次窦房结的兴奋传来才能发生收缩。所以在一次期前收缩之后，往往有一段较长的心脏舒张期，称为代偿间歇。但窦性心律较慢，下一次窦房结的兴奋也可在期前兴奋的有效不应期结束后才传到心室，在这种情况下，代偿间歇将不会出现。

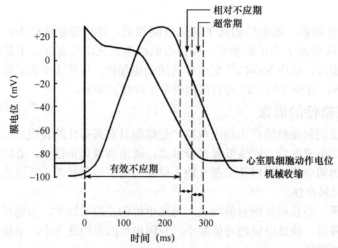

图 6-2-2　心室肌动作电位期间兴奋性的变化及其与机械收缩的关系

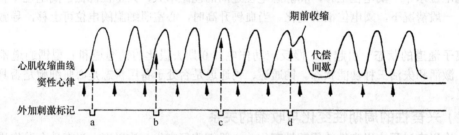

图 6-2-3　期前收缩和代偿间歇示意图

a、b、c.三个外加刺激时间均处于心肌收缩的收缩期；d.外加刺激处于舒张期开始后，引发一次期前收缩

二、心肌的自动节律性

心肌能自动地按一定节律产生兴奋的能力，称为自动节律性。心肌的自律性起源于心肌细胞本身。在高等动物和人，心脏内特殊传导系统（房室结的结区除外）的细胞有自律性，而心房和心室肌工作细胞不具有自律性。

（一）自律细胞的跨膜电位及形成机制

自律细胞的动作电位在 3 期复极末进入 4 期的膜电位并不稳定于这一水平，而是开始自动除极，4 期自动除极是自律性的基础（图6-2-4）。不同类型的自律细胞，4 期除极的速度不同，引起4 期自动除极的离子流基础也不同。

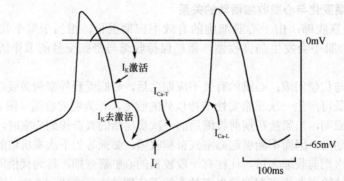

图 6-2-4　窦房结细胞 4 期自动去极化和动作电位发生原理示意图

1. 窦房结细胞的动作电位及其形成机制　窦房结细胞动作电位的幅值小，由 0 期、3 期和 4 期组成，没有 1 期和 2 期。最大复极电位为 –70mV。窦房结细胞的自动除极是由随时间而增强的净内向电流所引起的。当 4 期自动除极达阈电位时（约 –40mV），即激活膜上的钙通道，引起钙内流，导致 0 期除极。以后钙通道逐渐失活，而钾通道被激活，出现 K^+ 外流（I_K）。由于 Ca^{2+} 内流减少和 K^+ 外流增加，膜便逐渐复极并达最大复极电位。窦房结细胞是由慢通道开放而产生 0 期除极，故称为慢反应自律细胞，其动作电位称为慢反应动作电位。

窦房结细胞在动作电位 3 期复极末到达最大负电位值，随后进入 4 期，但膜电位并不静息，而是负电位的绝对值逐渐自动减小。4 期自动除极是由于 K^+ 外流（I_K）进行性衰减，Na^+ 内流（I_f）进行性增强以及 T 型钙通道的激活和 Ca^{2+} 内流所致。窦房结细胞上的钙通道有两类，一类是 L 型（I_{Ca-L}），另一类是 T 型（I_{Ca-T}）。L 型钙通道即上述 0 期除极的慢通道，受儿茶酚胺调控。T 型钙通道不受儿茶酚胺调控，可被镍阻断。

2. 浦肯野细胞的动作电位　浦肯野细胞动作电位的形态与心室肌的相似，产生的离子基础也基本相同，但 4 期可产生自动除极现象，属快反应自律细胞。浦肯野细胞 4 期自动除极的离子基础与窦房结细胞的不同，主要是由随时间而逐渐增强的内向 Na^+ 电流（I_f）和逐渐衰减的外向 K^+ 电流（I_k）所引起，浦肯野细胞的 4 期自动除极速率远较窦房结为慢，因此其自律性较窦房结为低。

（二）心脏传导系统各部位的自律性及影响自律性的因素

心脏特殊传导系统，包括窦房结、房室交界（结区除外）、希氏束、浦肯野纤维等具有自律性。各部位自律性高低不一，窦房结为 90～100 次/分，房室结为 40～60 次/分，浦肯野纤维为 15～40 次/分。可见，窦房结的自律性最高，成为正常心脏活动的起搏点。其他部位的自律组织受窦房结控制，在正常情况下不表现其自身的节律性，只起着兴奋传导的作用，所以是潜在的起搏点。以窦房结为起搏点的心脏节律性活动，临床上称为窦性心律，以窦房结以外的部位为起搏点的心脏活动，则称为异位心律。

1. 窦房结对潜在起搏点的控制　通过以下两种方式实现。

（1）抢先占领：窦房结的自律性高于其他潜在起搏点。在潜在起搏点 4 期自动除极尚未达阈电位时，它们已受到由窦房结发出并传播而来的兴奋激动作用而产生动作电位，其自身的自动兴奋便不可能出现。

（2）超速驱动压抑：当窦房结对心室潜在起搏点的控制突然中断后，首先会出现一段时间的心脏停搏，然后心室按其自身潜在起搏点的节律发生兴奋和搏动。其原因是在自律性很高的窦房结兴奋驱动下，潜在起搏点（被动）兴奋的频率远超过它们本身的自动兴奋频率（抢先占领机制），潜在起搏点长时间的（超速）兴奋，产生了一种对自身自律活动的抑制作用。一旦窦房结的驱动作用中断，心室潜在起搏点需要经过一定时间才能从被压抑的状态恢复过来，表现出本身的自动兴奋节律。因此在人工起搏的情况下，如因故需暂停起搏器时，在中断之前其驱动频率应逐步减少。

2. 影响自律性的因素　4 期自动除极的速度、最大舒张电位的水平及阈电位水平的影响。

（1）4 期自动除极的速度：除极速度快，到达阈电位的时间就缩短，自律性就增高；反之，除极速度慢，自律性降低。交感神经递质可加快 4 期自动除极的速度，使心率加快。

（2）最大复极电位的水平：最大复极电位的绝对值变小，与阈电位的差距减小，自律性增高；反之，最大复极电位的绝对值变大，则自律性降低。心迷走神经兴奋时，其递质可增加细胞膜对 K^+ 的通透性，使最大复极电位更负，是导致心率减慢的原因之一。

（3）阈电位水平：阈电位降低，由最大舒张电位到达阈电位的距离缩小，自律性增高；反之，阈电位升高，则自律性降低。

三、心肌的传导性

（一）心肌细胞的传导性

心肌一处发生兴奋后，由于兴奋部位和邻近安静部位的膜之间发生电位差，产生局部电流，从而刺激安静部位的膜发生兴奋。此外，心肌细胞之间的闰盘为低电阻的缝隙连接，局部电流很易通过，引起相邻细胞的兴奋，导致兴奋在心脏的同种细胞和心脏内不同组织间的传导。

（二）兴奋在心脏内的传导过程和特点

1. 兴奋在心脏内的传导过程　窦房结发出的兴奋通过心房肌传播到整个左心房和右心房，同时沿着心房肌组成的优势传导通路传播到房室交界，然后由房室束（希氏束）传到左右束支，最后经浦肯野纤维到达心室肌，引起整个心室肌兴奋。兴奋在心脏各个部位传播速度不同，特点为"两头快中间慢"。心房肌的传导速度为 0.3m/s。心室肌的传导速度为 1m/s。浦肯野纤维传导速度可高达 1.5~4m/s。但房室交界区细胞传导速度很慢，仅为 0.02m/s，兴奋传导到这里会延搁一段时间，称为房室延搁。这样的传导特点不但有利于房、室的有序先后收缩，而且心房先收缩可进一步将血液挤入心室，使心室在收缩前有充分的血液充盈，有利于心室的射血。

2. 影响心肌传导性的因素

（1）结构因素：心肌细胞兴奋传导的速度与细胞的直径呈正变关系。细胞直径较小，则兴奋传导慢。而房室交界的结区细胞直径最小，传导速度最慢。此外，传导性也与细胞间的连接方式有关，缝隙连接通道数量越多，则传导性越好。

（2）生理因素

1）动作电位 0 期除极速度和幅度：动作电位除极速度和幅度越大，其形成的局部电流也越大，达到阈电位的速度也越快，使传导速度加快。

2）膜电位水平：在正常静息电位值条件下，钠通道处于最佳可利用状态。钠通道的可利用率具有电压依赖性，膜电位降低则最大除极速度显著降低。当膜电位降至 –55mV 时，则 0 期最大去极化速度几乎为零，此时钠通道失活关闭；当膜电位大于正常静息电位水平，最大去极化速度并不增加，这可能使钠通道的利用率达到极限。

3）邻近部位膜的兴奋性：邻近部位膜的兴奋性高，即膜电位和阈电位间的差距小，传导速度就快。邻近部位膜的兴奋性还取决于 0 期除极钠通道（或慢反应细胞的钙通道）的状况。当兴奋落在通道尚处在失活状态的有效不应期内，则传导阻滞；如落在相对不应期或超常期内，则传导减慢。

四、心肌的收缩性

心肌和骨骼肌同属横纹肌。心肌细胞的收缩也由动作电位触发，也通过兴奋-收缩耦联使肌丝滑行而引起。但其收缩有自身的特点。

1. 同步收缩　心肌一旦兴奋，心房和心室这两个功能合胞体的所有心肌细胞将先后发生"全或无"式的同步收缩，实现其泵血功能。

2. 不发生强直收缩　由于心肌兴奋性周期的有效不应期特别长，相当于整个收缩期和舒张早期，因此正常情况下不会发生强直收缩。

3. 对细胞外 Ca^{2+} 依赖性　由于心肌细胞的肌质网不如骨骼肌发达，储存的 Ca^{2+} 量较少，其兴奋-收缩耦联过程高度依赖于细胞外 Ca^{2+} 的内流。

五、体表心电图

每个心动周期中，由窦房结产生的兴奋，依次传向心房和心室，心脏兴奋的产生和传播时所伴随的生物电变化，可通过周围组织传导到全身，使身体各部位在每一心动周期中都发生有规律的电变化。将引导电极置于肢体或躯体一定部位记录到的心电变化的波形，称为心电图（electrocardiogram，ECG）。它反映了心脏兴奋的产生、传导和恢复过程中的生物电变化，而与心脏的机械收缩活动无直接关系。

（一）心电图的波形及生理意义

心电图各波分别为 P、QRS、T 波，偶然还有 U 波。其中 QRS 波由 3 个小波 Q、R、S 波组成（图 6-2-5）。随着引导电极位置的不同，各波的形态、幅度均有差异。

1. P 波　代表两心房的去极化过程。P 波小而圆钝，历时 0.08～0.11s，波幅不超过 0.25mV。

2. QRS 波群　代表左、右两心室去极化过程的电位变化。QRS 波群历时比 P 波短，历时仅 0.06～0.10s，代表心室肌兴奋扩布所需的时间。

3. T 波　心室的复极化产生 T 波，它相当于动作电位的 2 期末和 3 期。T 波与 QRS 波群的主波方向相同。

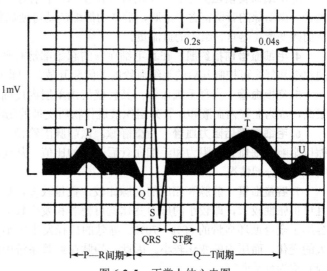

图 6-2-5　正常人体心电图

4. U 波　心电图中有时在 T 波后可能出现 U 波。其发生机制不详。

（二）心电图中各间期的意义

1. P—R 间期　是指从 P 波的起点到 QRS 波起点之间的时程，一般为 0.12～0.20s。P—R 间期反映去极化从窦房结产生经过房室交界、房室束、束支和浦肯野纤维网到达心室肌所需要的时间；房室传导阻滞时 P—R 间期延长。

2. Q—T 间期　从 QRS 波的开始到 T 波结束，称为 Q—T 间期，代表心室开始兴奋去极化到完全复极化所经历的时间。Q—T 间期的时程与心率呈反变关系，心率越快，Q—T 间期越短。

3. ST 段　QRS 波群终点到 T 波起点之间的时段，代表心室各部分细胞均处于动作电位的平台期，反映细胞动作电位平台期的长短。

（李曹龙）

第三节　血管生理

一、各类血管的功能特点

不论体循环或肺循环，由心室射出的血液都流经由动脉、毛细血管和静脉相互串联构成的血管系统，再返回心房。在体循环，供应各器官的血管相互间又呈并联关系。

从生理功能上可将血管分为以下几类。

1. 弹性储器血管　指主动脉、肺动脉主干及其发出的最大分支。这些血管的管壁坚厚，富含弹性纤维，有明显的可扩张性和弹性。左心室射血时，主动脉压升高，一方面推动动脉内的血液向前流动，另一方面使主动脉扩张，容积增大。因此，左心室射出的血液在射血期内只有一部分进入动脉系统以后的部分，另一部分则被储存在大动脉内。主动脉瓣关闭后，被扩张的大动脉管壁发生弹性回缩，将在射血期多容纳的那部分血液继续向动脉系统以后的部分推动。大动脉的这种功能称为弹性储器作用，可以使心脏间断地射血成为血管系统中连续的血流，并能减小每个心动周期中血压的波动幅度。

2.分配血管　指中动脉，从弹性储器血管以后到分支为小动脉前的动脉管道，其功能是将血液输送至各器官组织，故称为分配血管。

3.毛细血管前阻力血管　小动脉和微动脉的管径小，对血流的阻力大，称为毛细血管前阻力血管。微动脉的管壁富含平滑肌，后者的舒缩活动可使局部血管的口径和血流阻力发生明显变化，从而改变所在器官、组织的血流量。

4.毛细血管前括约肌　在真毛细血管的起始部常有平滑肌环绕，称为毛细血管前括约肌。它的收缩和舒张可控制其后的毛细血管的关闭和开放，因此可决定某一时间内毛细血管开放的数量。

5.交换血管　指真毛细血管。其管壁仅由单层内皮细胞构成，外面有一薄层基膜，故通透性很高，成为血管内血液和血管外组织液进行物质交换的场所。

6.毛细血管后阻力血管　指微静脉。微静脉因管径小，对血流也产生一定的阻力。它们的舒缩可影响毛细血管前阻力和毛细血管后阻力的比值，从而改变毛细血管压和体液在血管内和组织间隙内的分配情况。

7.容量血管　静脉和相应的动脉比较，数量较多，口径较粗，管壁较薄，故其容量较大，而且可扩张性较大，即较小的压力变化就可使容积发生较大的变化。在安静状态下，整个静脉系统容纳了全身循环血量的60%～70%。静脉的口径发生较小变化时，静脉内容纳的血量就可发生很大的变化，而压力的变化较小。因此，静脉在血管系统中起着血液储存库的作用，在生理学中将静脉称为容量血管。

8.短路血管　指一些血管床中小动脉和小静脉之间的直接吻合支。它们可使小动脉内的血液不经过毛细血管而直接流入小静脉。手指、足趾、耳郭等处的皮肤中有许多短路血管存在，它们在功能上与体温调节有关。

二、血流动力学

血液在心血管系统中流动的一系列物理学问题属于血流动力学的范畴。血流动力学最基本的问题是研究血流量、血流阻力和血压之间的关系。

（一）血流量和血流速度

单位时间内流过血管某一截面的血量称为血流量，也称容积速度，其单位通常以ml/min或L/min来表示。血液中的一个质点在血管内移动的线速度，称为血流速度。血液在血管内流动时，其血流速度与血流量成正比，与血管的横截面积成反比。

泊肃叶定律（Poiseuille law）指出单位时间内液体的流量（Q）与管道两端的压力差（$P_1 - P_2$）以及管道半径 r 的4次方成正比，与管道的长度 L 成反比。这些关系可用下式表示：

$$Q = \pi (P_1 - P_2) r^4 / 8\eta L$$

（二）血流阻力

血液在血管内流动时所遇到的阻力，称为血流阻力。血流阻力是血液流动时血液与血管壁之间的摩擦力和血液内部的摩擦力。血流阻力与血管半径、血液黏度密切相关，它们的关系可用下式表达：

$$R = 8\eta L / \pi r^4$$

式中，η 为血液黏滞度，r 为血管半径，π 为圆周率。血流阻力与血管的长度和血液黏滞度成正比，与血管半径的4次方成反比。由于血管的长度基本不变，因此血流阻力主要由血管口径和血液黏滞度决定。对于一个器官来说，如果血液黏滞度不变，则器官的血流量主要取决于该器官的阻力血管的口径。阻力血管口径增大时，血流阻力降低，血流量就增多；反之，当阻力血管口径缩小时，器官血流量就减少。机体可通过控制各器官阻力血管的口径来调节各器官之间的血流分配。

（三）血压

　　血压是指血管内的血液对于单位面积血管壁的侧压力，即压强。按照国际标准计量单位规定，压强的单位为帕（Pa）。帕的单位较小，故血压数值通常用千帕（kPa）表示。由于长期来人们用水银检压计来测量血压，因此习惯上用水银柱的高度即毫米汞柱（mmHg）来表示血压数值（1mmHg=0.133kPa）。各段血管的血压并不相同，从左心室射出的血流经外周血管时，由于不断克服血管对血流的阻力而消耗能量，血压将逐渐降低（图6-3-1）。通常所说的血压是指动脉血压。大静脉压和心房压较低，常以厘米水柱（cmH₂O）为单位，1cmH₂O=0.098kPa。

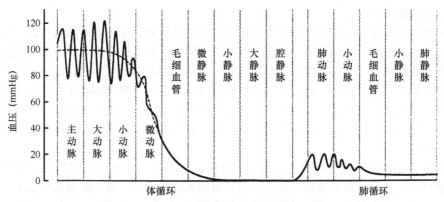

图 6-3-1　正常人平卧位时不同血管血压的示意图

三、动脉血压和动脉脉搏

（一）动脉血压

　　动脉血压是指主动脉压，即主动脉内流动的血液对单位面积管壁的侧压力。因为在大动脉中血压降落很小，故通常以在上臂测得的肱动脉血压代表主动脉压。

　　1. 动脉血压（arterial blood pressure）的形成　循环系统内足够的血液充盈和心脏射血是形成动脉血压的两个基本条件。此外，外周阻力和大动脉管壁的弹性储器作用在动脉血压的形成中也起着重要作用。

　　（1）心血管系统充盈压：血压的形成首先是由于心血管系统内有血液充盈。循环系统中血液充盈的程度可用循环系统平均充盈压来表示。血量增多，或血管容量缩小，则循环系统平均充盈压就增高；反之，如果血量减少或血管容量增大，则循环系统平均充盈压就降低。

　　（2）心脏射血：形成血压的另一个基本因素是心脏射血。心室肌收缩时所释放的能量可分为两部分，一部分用于推动血液流动，是血液的动能；另一部分形成对血管壁的侧压，并使血管壁扩张，这部分是势能，即压强能。在心脏舒张期，大动脉发生弹性回缩，又将一部分势能转变为推动血液的动能，使血液在血管中继续向前流动。由于心脏射血是间断性的，因此在心动周期中动脉血压发生周期性的变化。另外，由于血液从大动脉流向心房的过程中不断消耗能量，故血压逐渐降低。在机体处于安静状态时，体循环中毛细血管前阻力血管部分血压降落的幅度最大。

　　（3）外周阻力：主要是指小动脉和微动脉对血流的阻力。由于外周阻力的存在，心脏每次收缩所射出的血液只有1/3流向外周，其余的血液存留于动脉系统中形成对动脉管壁的侧压力。假如不存在外周阻力，心室射出的血液将全部流至外周，不会构成对血管壁的侧压力。

　　（4）大动脉的弹性储器作用：可缓冲动脉血压的波动。由于有大动脉弹性储器的作用，每个心动周期中动脉血压的变动幅度远小于左心室内压的波动。

2. 动脉血压的正常值　　心室收缩时，主动脉压急剧升高，当达到最高值时（快速射血期末）的动脉血压值称为收缩压（systolic pressure）。当动脉血压达最低值时（等容收缩期末）称为舒张压（diastolic pressure）。收缩压和舒张压的差值称为脉搏压（pulse pressure），简称脉压。一个心动周期中每一瞬间动脉血压的平均值，称为平均动脉压（mean arterial pressure）。简略估算，平均动脉压大约等于舒张压加 1/3 脉压。

我国健康青年人在安静状态时的收缩压为 100～120mmHg，舒张压为 60～80mmHg，脉压为 30～40mmHg。

3. 影响动脉血压的因素　　凡是能影响心输出量和外周阻力的各种因素，都能影响动脉血压。循环血量和血管系统容量之间的相互关系，即循环系统内血液充盈的程度，也能影响动脉血压。影响动脉血压的因素具体如下。

（1）心脏每搏输出量：如果每搏输出量增大，由于动脉血压升高，血流速度就加快，心缩期射入主动脉的血量增多，收缩期动脉血压的升高更加明显。如果外周阻力和心率的变化不大，则大动脉内增多的血量仍可在心脏舒张期流至外周。到舒张期末，大动脉内存留的血量与每搏输出量增加之前相比，增加并不多。因此，当每搏输出量增加而外周阻力和心率变化不大时，动脉血压的升高主要表现为收缩压的升高，舒张压可能升高不多，故脉压增大。反之，当每搏输出量减少时，则主要使收缩压降低，脉压减小。可见，在一般情况下，收缩压的高低主要反映心脏每搏输出量的多少。

（2）心率：心率的变化主要影响舒张压。如果心率加快，而每搏输出量和外周阻力都不变，则由于心脏舒张期缩短，在心脏舒张期内流至外周的血液就减少，故心脏舒张期末主动脉内存留的血量增多，舒张期血压就升高。尽管同时也使心缩期主动脉内血液增多，但由于血压升高、血流速度加快，心缩期内有较多的血液流至外周，使收缩压升高程度较小，脉压减小。相反，心率减慢时，舒张压降低的幅度比收缩压降低的幅度更大，故脉压增大。

（3）外周阻力：以影响舒张压为主。如果心输出量不变而外周阻力加大，则心脏舒张期内血液向外周流动的速度减慢，心脏舒张期末存留在主动脉中的血量增多，故舒张压升高。在心缩期，由于动脉血压升高，血流速度加快，因此收缩压的升高不如舒张压的升高明显，脉压也就相应减小。反之，当外周阻力减小时，舒张压的降低比收缩压的降低明显，故脉压加大。可见，在一般情况下，舒张压的高低主要反映外周阻力的大小。

外周阻力的改变，主要是由于骨骼肌和腹腔器官阻力血管口径的改变。另外，血液黏滞度也影响外周阻力。如果血液黏滞度增高，外周阻力就增大，舒张压就升高。

（4）主动脉和大动脉的弹性储器作用：由于主动脉和大动脉的弹性储器作用，动脉血压的波动幅度明显小于心室内压的波动幅度。老年人的动脉管壁硬化，顺应性变小，大动脉的弹性储器作用减弱，因而收缩压增高而舒张压降低，故脉压增大。

（5）循环血量和血管系统容量的比例：循环血量和血管系统容量相适应，才能使血管系统足够充盈，产生一定的体循环平均充盈压。在正常情况下，循环血量和血管容量是相适应的，血管系统充盈程度的变化不大。失血后，循环血量减少，此时如果血管系统的容量改变不大，则体循环平均充盈压必然降低，使动脉血压降低。

（二）动脉脉搏

在每个心动周期中，动脉内的压力发生周期性的波动。这种周期性的压力变化可引起动脉发生搏动，称为动脉脉搏。在手术时暴露动脉，可以直接看到动脉随每次心脏搏动而发生的搏动。用手指也可触摸到身体浅表部位的动脉搏动。

四、静脉血压和静脉回心血量

静脉在功能上不仅仅是作为血液回流入心脏的通道，而且静脉还起着血液储存库的作用。静脉的收缩或舒张可有效地调节回心血量和心输出量，使血液循环功能能够适应机体在各种生理状态时的需要。

（一）静脉血压

当体循环血液经过动脉和毛细血管到达微静脉时，血压下降至 15～20mmHg。右心房作为体循环的终点，血压最低，接近于零。通常将右心房和胸腔内大静脉的血压称为中心静脉压（central venous pressure），而各器官静脉的血压称为外周静脉压。中心静脉压的高低取决于心脏射血能力和静脉回心血量之间的相互关系。中心静脉压是反映心血管功能的又一重要指标。临床上在用输液治疗休克时除需观察动脉血压变化外，也要观察中心静脉压的变化。中心静脉压的数值较低，故常常以厘米水柱为单位，其正常变动范围为 4～12cmH_2O。如果中心静脉压偏低或有下降趋势，常提示输液量不足；如果中心静脉压高于正常并有进行性升高的趋势，则提示输液过快或心脏射血功能不全。

（二）静脉回心血量及其影响因素

单位时间内的静脉回心血量取决于外周静脉压和中心静脉压的差，以及静脉对血流的阻力。故凡能影响外周静脉压、中心静脉压以及静脉阻力的因素，都能影响静脉回心血量。

1. 体循环平均充盈压　是反映血管系统充盈程度的指标。实验证明，血管系统内血液充盈程度越高，静脉回心血量也就越多。当血量增加或容量血管收缩时，体循环平均充盈压升高，静脉回心血量也就增多。反之，血量减少或容量血管舒张时，体循环平均充盈压降低，静脉回心血量减少。

2. 心脏收缩力量　心脏收缩时将血液射入动脉，舒张时则可从静脉抽吸血液。如果心脏收缩力量强，射血量增多，心室内剩余血量减少，在心脏舒张期心室内压就较低，对心房和大静脉内血液的抽吸力量也就较大。

3. 体位改变　当人体从卧位变为立位时，身体低垂部分的静脉因跨壁压增大而扩张，容纳的血量增多，故回心血量减少。长期卧床的患者由平卧位突然站起来时，可因大量血液积滞在下肢，回心血量过少而发生昏厥。

4. 骨骼肌的挤压作用　人体在站立位的情况下，如果下肢进行肌肉运动，肌肉收缩可对肌肉内和肌肉间的静脉发生挤压，使静脉血流加快；另外，因静脉内有瓣膜存在，使静脉内的血液只能向心脏方向流动而不能倒流。这样，骨骼肌和静脉瓣膜一起，对静脉回流起着"泵"的作用，称为"静脉泵"或"肌肉泵"。

5. 呼吸运动　在吸气时，胸腔容积加大，胸膜腔内负压值增大，使胸腔内的大静脉和右心房更加扩张，压力也进一步降低，因此有利于外周静脉内的血液回流至右心房。由于回心血量增加，心输出量也相应增加。呼气时，胸膜腔负压值减小，由静脉回流入右心房的血量也相应减少。可见，呼吸运动对静脉回流也起着"泵"的作用。

五、微　循　环

微循环是指微动脉和微静脉之间的血液循环。血液循环最根本的功能是进行血液和组织之间的物质交换，这一功能就是在微循环部分实现的。

（一）微循环的组成

各器官、组织的结构和功能不同，微循环的结构也不同。人手指甲皱皮肤的微循环形态比较简单，微动脉和微静脉之间仅由呈袢状的毛细血管相连。骨骼肌和肠系膜的微循环形态则比较复杂。典型的微循环由微动脉、后微动脉、毛细血管前括约肌、真毛细血管、通血毛细血管（或称直捷通路）、动静脉吻合支和微静脉等部分组成。图 6-3-2 是一个典型的微循环单元。

微动脉管壁有平滑肌，其收缩和舒张可控制微血管的血流量，是毛细血管的前阻力血管。微动脉分支成为管径更细的后微动脉。每根后微动脉向一根至数根真毛细血管供血。真毛细血管通常从后微动脉以直角方向分出。在真毛细血管起始端通常有1～2个平滑肌细胞，形成一个环，即毛细血管前括约肌。该括约肌的收缩状态决定进入真毛细血管的血流量。

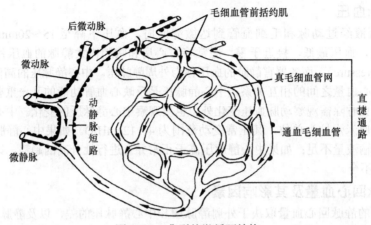

图6-3-2　典型的微循环结构

　　毛细血管的血液经微静脉进入静脉。较大的微静脉管壁有平滑肌，在功能上属于毛细血管后阻力血管。微静脉的舒缩状态可影响毛细血管血压，从而影响毛细血管处的液体交换和静脉回心血量。

（二）微循环的血流通路

　　从微动脉到微静脉有3条通路。

　　1. 迂回通路　血液从微动脉经后微动脉、毛细血管前括约肌和真毛细血管网后汇集到微静脉的通路称为迂回通路。主要功能是物质交换。

　　2. 直捷通路　血液从微动脉经后微动脉和通血毛细血管进入微静脉的通路。直捷通路经常处于开放状态。其主要功能并不是物质交换，而是使一部分血液能迅速通过微循环而进入静脉。直捷通路在骨骼肌组织中较为多见。

　　3. 动静脉短路　是吻合微动脉和微静脉的通道，其管壁结构类似微动脉。在人体某些部分的皮肤和皮下组织，特别是手指、足趾、耳郭等处，这类通路较多。动静脉吻合支在体温调节中发挥作用。

（三）微循环的血流动力学

　　血液在流经微循环血管网时血压逐渐降低。到毛细血管的靠动脉端血压为30～40mmHg，毛细血管中段血压约25mmHg，至靠静脉端血压为10～15mmHg。毛细血管血压的高低取决于毛细血管前阻力和毛细血管后阻力的比值。一般说来，当这一比例为5：1时，毛细血管的平均血压约为20mmHg。

六、组织液的生成

　　组织液是由血浆经毛细血管壁滤过到组织间隙而形成的，是细胞赖以生存的内环境。组织液绝大部分呈胶冻状，不能自由流动，因而不会因重力作用而流到身体的低垂部分。将注射针头插入组织间隙，也不能抽出组织液。凝胶的基质主要由胶原纤维及透明质酸细丝构成。邻近毛细血管的小部分组织液呈溶胶状态，可自由流动。由于毛细血管的通透性具有选择性，组织液中各种离子成分与血浆相同，但是组织液中的蛋白质浓度明显低于血浆。

　　正常情况下，组织液由毛细血管的动脉端不断产生，同时一部分组织液又经毛细血管静脉端返回毛细血管内，另一部分组织液则经淋巴管回流入血液循环。因此，正常组织液的量处于动态平衡状态。这种动态平衡取决于4种因素的共同作用，即毛细血管血压、组织液静水压、血浆胶体渗透压和组织液胶体渗透压。其中，毛细血管血压和组织液胶体渗透压是促使液体由毛细血管内向外滤过的力量，而组织液静水压和血浆胶体渗透压则是促使液体由毛细血管外向内重吸收的力量（图6-3-3）。滤过的力量和重吸收的力量之差，称为有效滤过压（effective filtration pressure, EFP）。可用下式表示：

有效滤过压 =（毛细血管血压 + 组织液胶体渗透压）–（组织液静水压 + 血浆胶体渗透压）

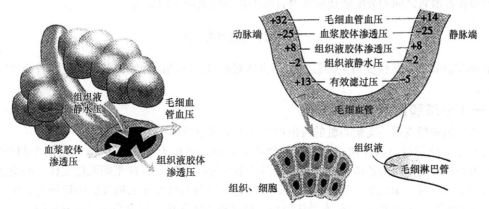

图6-3-3　组织液生成与回流示意图（图中数值单位为mmHg）

如果有效滤过压为正值，表示有液体从毛细血管滤出；如果为负值，则表示有液体被重吸收回毛细血管。单位时间内通过毛细血管壁滤过的液体量等于有效滤过压和滤过系数（K_f）的乘积。滤过系数的大小取决于毛细血管壁对液体的通透性和滤过面积。不同组织的毛细血管滤过系数有很大差别，脑和肌肉的滤过系数很小，而肝和肾小球的滤过系数则很大。总的来说，流经毛细血管的血浆有0.5%～2%在动脉端滤出到组织间隙，约有90%的滤出液在静脉端被重吸收，其余约10%（包括滤过的白蛋白分子）进入毛细淋巴管，形成淋巴。

七、淋巴的生成和回流

淋巴管系统是组织液向血液回流的一个重要的辅助系统。毛细淋巴管以稍膨大的盲端起始于组织间隙，彼此吻合成网，并逐渐汇合成大的淋巴管。全身的淋巴经淋巴管收集，最后由右淋巴导管和胸导管导入静脉。

（一）淋巴的生成

组织液进入淋巴管，即成为淋巴。正常成人在安静状态下约每小时有120ml淋巴进入血液循环，其中约100ml经由胸导管，20ml经由右淋巴导管进入血液。粗略估算，每天生成的淋巴总量为2～4L，大致相当于全身的血浆总量。组织液和毛细淋巴管内淋巴之间的压力差是组织液进入淋巴管的动力。组织液压力升高时，能加快淋巴的生成速度。

（二）淋巴的回流及影响淋巴回流的因素

毛细淋巴管汇合形成集合淋巴管。后者的管壁中有平滑肌，可以收缩。另外，淋巴管中有瓣膜，故淋巴不能倒流。淋巴管壁平滑肌的收缩活动和瓣膜共同构成淋巴管泵，能推动淋巴流动。淋巴管周围组织对淋巴管的压迫也能推动淋巴流动，如肌肉收缩，相邻动脉的搏动，以及外部物体对身体组织的压迫和按摩等。凡能增加淋巴生成的因素也都能增加淋巴的回流量。

淋巴回流的生理功能，主要是将组织液中的蛋白质分子带回至血液中，并且能清除组织液中不能被毛细血管重吸收的较大分子以及组织中的红细胞和细菌等。

（李曹龙）

第四节 心血管活动的调节

人体在不同的生理状况下，机体的神经和体液机制可对心脏和各部分血管的活动进行调节，使血流量在各器官之间的分配能适应各器官组织在不同情况下的需要。

一、神经调节

心肌和血管平滑肌接受自主神经支配。机体对心血管活动的神经调节是通过各种心血管反射实现的。

（一）心脏和血管的神经支配

1. 心脏的神经支配 支配心脏的传出神经为心交感神经和心迷走神经。

（1）心交感神经及其作用：心交感神经的节前神经元位于脊髓第 1～5 胸段的中间外侧柱，其轴突末梢释放的递质为乙酰胆碱，后者能激活节后神经元膜上的 N 型胆碱能受体。心交感节后神经元位于星状神经节或颈交感神经节内。心交感神经节后神经元末梢释放的递质为去甲肾上腺素，与心肌细胞膜上的 β_1-肾上腺素受体结合，可导致心率加快，房室交界的传导加快，心房肌和心室肌的收缩能力加强。这些效应分别称为正性变时作用、正性变传导作用和正性变力作用。两侧心交感神经对心脏的支配有所不同，左侧心交感神经主要支配房室交界和心室肌，兴奋时主要引起心肌收缩力增强，而右侧心交感神经主要支配窦房结，兴奋时主要引起心率加快。

（2）心迷走神经及其作用：支配心脏的副交感神经节前纤维走行于迷走神经干中，其胞体位于延髓的迷走神经背核和疑核，心迷走神经的节前和节后神经元都是胆碱能神经元。节后神经纤维支配窦房结、心房肌、房室交界、房室束及其分支。心室肌也有迷走神经支配，但纤维末梢的数量远较心房肌中为少。右侧迷走神经对窦房结的影响占优势，兴奋时主要引起心率减慢；左侧迷走神经对房室交界的作用占优势，兴奋时主要引起房室传导减慢。

心迷走神经节后纤维末梢释放的递质乙酰胆碱作用于心肌细胞膜的 M 型胆碱能受体，可导致心率减慢，心房肌收缩能力减弱，心房肌不应期缩短，房室传导速度减慢，即具有负性变时、变力和变传导作用。

2. 血管的神经支配 除真毛细血管外，血管壁都有平滑肌分布。绝大多数血管平滑肌都受自主神经支配。支配血管平滑肌的神经纤维可分为缩血管神经纤维和舒血管神经纤维两大类，两者又统称为血管运动神经纤维。

（1）缩血管神经纤维：都是交感神经纤维，故一般称为交感缩血管神经纤维，其节前神经元位于脊髓胸、腰段的中间外侧柱内，末梢释放的递质为乙酰胆碱；节后神经元位于椎旁和椎前神经节内，末梢释放的递质为去甲肾上腺素。血管平滑肌细胞有 α 和 β_2 两类肾上腺素受体。去甲肾上腺素与 α 肾上腺素受体结合，可导致血管平滑肌收缩；与 β_2 肾上腺素受体结合，则导致血管平滑肌舒张。去甲肾上腺素与 α 肾上腺素受体结合的能力较与 β_2 肾上腺素受体结合的能力强，故缩血管神经纤维兴奋时引起缩血管效应。

体内几乎所有血管的平滑肌都受交感缩血管神经纤维支配，但不同部位的血管中缩血管神经纤维分布的密度不同。皮肤血管中缩血管神经纤维分布最密，骨骼肌和内脏的血管次之，冠状血管和脑血管中分布较少。在同一器官中，动脉中缩血管神经纤维的密度高于静脉，微动脉中密度最高，但毛细血管前括约肌中神经纤维分布很少。

人体内多数血管只接受交感缩血管神经纤维的单一神经支配。在安静状态下，交感缩血管神经纤维持续发放 1～3Hz 的低频冲动，称为交感缩血管紧张，这种紧张性活动使血管平滑肌保持一定程度的收缩状态。当交感缩血管紧张增强时，血管平滑肌进一步收缩；反之，收缩减弱。

（2）舒血管神经纤维：体内有一部分血管除接受缩血管神经纤维支配外，还接受舒血管神经纤维支配。舒血管神经纤维主要有以下几种。

1）交感舒血管神经纤维：交感舒血管神经纤维末梢释放的递质为乙酰胆碱，阿托品可阻断其效应。交感舒血管神经纤维在平时没有紧张性活动，只有在动物处于情绪激动状态和发生防御反应时才发放冲动，使骨骼肌血管舒张，血流量增多。在人体内也有交感舒血管神经纤维存在。

2）副交感舒血管神经纤维：副交感舒血管神经纤维末梢释放的递质为乙酰胆碱，后者与血管平滑肌的 M 型胆碱能受体结合，引起血管舒张。副交感舒血管神经纤维的活动主要对所支配的器官组织的局部血流起调节作用，对循环系统总外周阻力的影响很小。

（二）心血管中枢

神经系统对心血管活动的调节是通过各种神经反射来实现的。在生理学中将与控制心血管活动有关的神经元集中的部位称为心血管中枢。控制心血管活动的神经元并不是只集中在中枢神经系统的一个部位，而是分布在中枢神经系统从脊髓到大脑皮质的各个水平上，它们各具有不同的功能，又互相密切联系，使整个心血管系统的活动协调一致，并与整个机体的活动相适应。

1. 延髓心血管中枢 一般认为，最基本的心血管中枢位于延髓。延髓心血管中枢的神经元是指位于延髓内的心迷走神经元及控制心交感神经和交感缩血管神经活动的神经元。这些神经元在平时都有紧张性活动，分别称为心迷走紧张、心交感紧张和心交感缩血管紧张。在机体处于安静状态时，这些延髓神经元的紧张性活动表现为心迷走神经纤维和交感神经纤维持续的低频放电活动。

2. 延髓以上的心血管中枢 在延髓以上的脑干部分以及大脑和小脑中，也都存在与心血管活动有关的神经元。它们在心血管活动调节中所起的作用较延髓心血管中枢更加高级，特别是表现为对心血管活动和机体其他功能之间的复杂整合。

（三）心血管反射

当机体处于不同的生理状态如变换姿势、运动、睡眠时，或当机体内、外环境发生变化时，可引起各种心血管反射，使心输出量和各器官的血管收缩状况发生相应的改变，动脉血压也可发生变动。心血管反射一般都能很快完成，其生理意义在于使循环功能能适应于当时机体所处的状态或环境的变化。

1. 颈动脉窦和主动脉弓压力感受性反射 当动脉血压升高时，可引起压力感受性反射，其反射效应是使心率减慢，外周血管阻力降低，血压回降。

（1）动脉压力感受器：压力感受性反射的感受装置是位于颈动脉窦和主动脉弓血管外膜下的感觉神经末梢，称为动脉压力感受器（图 6-4-1）。

动脉压力感受器并不直接感受血压的变化，而是感受血管壁的机械牵张程度。当动脉血压升高时，动脉管壁被牵张的程度就升高，压力感受器发放的神经冲动也就增多。在一定范围内，压力感受器的传入冲动频率与动脉管壁的扩张程度成正比。所感受的血压变化范围是 60～180mmHg，在 100mmHg 左右的变化最敏感。对突发性或波动性的血压变化敏感，而对持续性的、缓慢的血压变化不敏感。

（2）传入神经和中枢联系：颈动脉窦压力感受器的传入神经纤维组成颈动脉窦神经。窦神经加入舌咽神经，进入延髓，与孤束核的神经元发生突触联系。主动脉弓压力感受器的传

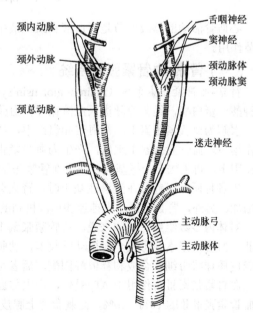

图 6-4-1 颈动脉窦与主动脉弓的压力和化学感受器

入神经纤维走行于迷走神经干内，然后进入延髓，到达孤束核。家兔的主动脉弓压力感受器传入纤维在颈部单独成为一束，与迷走神经伴行，称为主动脉神经或降压神经。

（3）反射效应：动脉血压升高时，压力感受器传入冲动增多，通过中枢机制，使心迷走紧张加强，心交感紧张和交感缩血管紧张减弱，其效应为心率减慢，心输出量减少，外周血管阻力降低，故动脉血压下降。反之，当动脉血压降低时，压力感受器传入冲动减少，使迷走紧张减弱，交感紧张加强，于是心率加快，心输出量增加，外周血管阻力增高，血压回升。

（4）压力感受性反射的生理意义：属于典型的负反馈调节，其生理意义主要是在短时间内快速调节动脉血压，维持动脉血压相对稳定。

2. 心肺感受器引起的心血管反射 在心房、心室和肺循环大血管壁存在许多感受器，总称为心肺感受器，其传入神经纤维走行于迷走神经干内。当心房、心室或肺循环大血管中压力升高或血容量增多而使心脏或血管壁受到牵张时，这些机械或压力感受器就发生兴奋。在生理情况下，心房壁的牵张主要是由血容量增多而引起的，因此心房壁的牵张感受器也称为容量感受器。容量感受器兴奋，传入冲动经迷走神经传到中枢后，不仅引起交感神经抑制和迷走神经兴奋，使心率减慢，心输出量减少，外周阻力降低和血压下降，还降低血管升压素和醛固酮水平，调节循环血量和细胞外液量。

3. 颈动脉体和主动脉体化学感受性反射 在颈总动脉分叉处和主动脉弓区域，存在一些特殊的感受装置（图 6-4-1），当缺氧和血液的 CO_2 分压过高、H^+ 浓度过高等，可以刺激这些感受装置。因此这些感受装置被称为颈动脉体和主动脉体化学感受器。这些化学感受器受到刺激后，其感觉信号分别由颈动脉窦神经和迷走神经传入延髓孤束核，然后使延髓内呼吸神经元和心血管活动神经元的活动发生改变。

化学感受性反射的效应主要是呼吸加深加快。在动物保持自然呼吸的情况下，化学感受器受刺激时引起的呼吸加深加快，可间接地引起心率加快，心输出量增加，外周血管阻力增大，血压升高。

化学感受性反射在平时对心血管活动并不起明显的调节作用。只有在低氧、窒息、失血、动脉血压过低和酸中毒等情况下才发生作用。

二、体 液 调 节

心血管活动的体液调节是指血液和组织液中一些化学物质对心肌和血管平滑肌活动的影响及调节作用。

（一）肾素-血管紧张素系统

肾素-血管紧张素系统（renin-angiotensin system，RAS）。肾素是由肾近球细胞合成和分泌的一种酸性蛋白酶，经肾静脉进入血液循环。血浆中由肝合成和释放的血管紧张素原，在肾素的作用下水解为血管紧张素 I。在血浆和组织中，特别是在肺循环血管内皮表面的血管紧张素转换酶的作用下，血管紧张素 I 水解，产生为血管紧张素 II。血管紧张素 II 在血浆和组织中的氨基肽酶的作用下，再失去一个氨基酸，成为血管紧张素 III。

当各种原因引起肾血流灌注减少时，肾素分泌就会增多。血浆中 Na^+ 浓度降低时，肾素分泌也增加。另外，肾素分泌还受神经和体液机制的调节。

对体内多数组织、细胞来说，血管紧张素 I 不具有活性。血管紧张素中最重要的是血管紧张素 II。血管紧张素 II 可使全身微动脉收缩，动脉血压升高。其次，血管紧张素 II 还可强烈刺激肾上腺皮质球状带细胞合成和释放醛固酮，后者可促进肾小管对 Na^+ 的重吸收，并使细胞外液量增加。血管紧张素 III 可作用于 AT_1 受体，产生与血管紧张素 II 相似的生理作用，但其缩血管效应仅为血管紧张素 II 的 10%～20%，而刺激肾上腺皮质合成和释放醛固酮的作用较强。

（二）肾上腺素和去甲肾上腺素

循环血液中的肾上腺素和去甲肾上腺素主要来自肾上腺髓质的分泌，一小部分去甲肾上腺素来自肾上腺素能神经末梢释放。血液中的肾上腺素和去甲肾上腺素对心脏和血管的作用有许多共同点，但并不完全相同，因为两者对不同的肾上腺素受体的结合能力不同。

肾上腺素可与 α 和 β 两类受体结合。在心脏，肾上腺素与 β_1 受体结合，产生正性变时和变力作用，使心输出量增加。在血管，肾上腺素的作用取决于血管平滑肌上 α_1 和 β_2 受体分布的情况。在皮肤、肾脏和胃肠道的血管平滑肌上，α_1 受体在数量上占优势，肾上腺素的作用是使这些器官的血管收缩；在骨骼肌和肝的血管，β_2 受体占优势，小剂量的肾上腺素常以兴奋 β_2- 肾上腺素受体的效应为主，引起血管舒张，大剂量时也兴奋 α_1- 肾上腺素受体，引起血管收缩。

去甲肾上腺素主要与 α_1 受体结合，也可与心肌 β_1 受体结合，但和血管平滑肌的 β_2 受体结合的能力较弱。静脉注射去甲肾上腺素，可使全身血管广泛收缩，动脉血压升高；血压升高又使压力感受性反射活动加强，压力感受性反射对心脏的效应超过去甲肾上腺素对心脏的直接效应，故心率减慢。

（三）血管升压素

血管升压素是在下丘脑视上核和室旁核一部分神经元内合成的。这些神经元的轴突走行于下丘脑垂体束中，并进入垂体后叶，其末梢释放的血管升压素作为垂体后叶激素进入血液循环。血管升压素在肾集合管可促进水的重吸收，使尿量减少，故又称为抗利尿激素。血管升压素作用于血管平滑肌的 V_1 受体，引起血管平滑肌收缩。在正常情况下，血浆中血管升压素浓度升高时首先出现抗利尿效应；只有当其血浆浓度明显高于正常时，才引起血压升高。

（四）血管内皮生成的血管活性物质

血管内皮只是衬在心脏和血管腔面的一层单层细胞组织，调节局部血管的舒缩活动。

1. 血管内皮生成的舒血管物质　主要包括一氧化氮（nitric oxide，NO）、前列环素 I_2（prostacyclin，PGI_2）、内皮舒张因子（endothelium-derived relaxing factor，EDRF）等。

在离体实验中发现，ACh 引起的血管平滑肌舒张依赖于血管内皮的完整。进一步的研究证实，ACh 能促使血管内皮细胞释放一种舒血管物质，这种物质被命名为内皮舒张因子。现认为，EDRF 就是 NO，其前体是 L-精氨酸，在一氧化氮合成酶的作用下生成 NO。NO 可使血管平滑肌内的鸟苷酸环化酶激活，cGMP 浓度升高，游离 Ca^{2+} 浓度降低，血管舒张；抑制血小板黏附和平滑肌细胞的增殖。缓激肽、5-羟色胺、ATP、ACh、NE、内皮素和花生四烯酸等体液因素及血流对血管内皮产生的切应力均可引起 NO 释放。

PGI_2 是血管内皮细胞膜花生四烯酸的代谢产物，在前列环素合成酶的作用下生成，其作用是舒张血管和抑制血小板聚集，搏动性血流对内皮产生的切应力可刺激内皮释放 PGI_2。

2. 血管内皮生成的缩血管物质　血管内皮细胞也可产生多种缩血管物质，称为内皮缩血管因子（endothelium-derived vasoconstrictor factor，EDCF）。目前了解较多的是内皮素，内皮素（endothelin，ET）是内皮细胞合成和释放的多肽，是已知最强烈的缩血管物质之一。在生理情况下，血管内血流对内皮产生的切应力可使内皮细胞合成和释放内皮素。

（五）激肽释放酶-激肽系统

激肽释放酶是体内的一类蛋白酶，可使某些蛋白质底物激肽原分解为激肽（kinin）。激肽具有舒血管活性，可参与对血压和局部组织血流的调节。激肽可引起内脏的平滑肌收缩；但可通过内皮释放 NO 使血管平滑肌舒张。激肽还可使毛细血管通透性增高。循环血液中的缓激肽也参与对动脉血压的调节，使血管舒张，血压降低。

（六）钠尿肽

钠尿肽（natriuretic peptide，NP）是一组参与维持机体水盐平衡、血压稳定、心血管及肾脏等器官功能稳态的多肽。其成员有心房钠尿肽（atrial natriuretic peptide，ANP）、脑钠尿肽（brain natriuretic peptide，BNP）和 C 型钠尿肽（C-type natriuretic peptide，CNP）等。其中最重要的是 ANP，主要由心房肌细胞合成，其受体是细胞膜中的一种鸟苷酸环化酶。ANP 的主要生物效应：①利钠和利尿作用，可增加肾小球滤过率，并抑制近端小管和集合管对钠的重吸收，使肾排钠和排水增多；抑制肾素、醛固酮和血管升压素的生成和释放，并对抗其作用，从而间接发挥利钠和利尿作用。②心血管作用，可舒张血管、降低血压；也可使搏出量减少，心率减慢，引起心输出量减少；具有改善心律失常和调节心功能的作用。③调节细胞增殖，可抑制血管内皮细胞、平滑肌细胞和心肌成纤维细胞等多种细胞的增殖。④对抗 RAS、ET 和 NE 等缩血管物质的作用。

三、自身调节

体内各器官的血流量一般取决于器官组织的代谢活动，代谢活动越强，耗氧越多，血流量也就越多。器官血流量主要通过对灌注该器官的阻力血管口径的调节而得到控制。除了前述的神经调节和体液调节机制外，还有局部组织内的调节机制。这种调节机制存在于器官组织或血管本身，故也称为自身调节。

（一）代谢性自身调节机制

当组织代谢活动增强时，局部组织中 O_2 分压降低，而多种代谢产物如 CO_2、腺苷、乳酸、H^+、K^+ 等增多，从而使局部的微动脉和毛细血管前括约肌舒张，局部血流量增多，故能向组织提供更多的氧，并带走代谢产物。

（二）肌源性自身调节机制

许多血管平滑肌本身经常保持一定的紧张性收缩，称为肌源性活动。血管平滑肌还有一个特性，即当被牵张时其肌源性活动加强。因此，当供应某一器官的血管灌注压突然升高时，由于血管跨壁压增大，血管平滑肌受到牵张刺激，于是肌源性活动增强。这种现象在毛细血管前阻力血管段特别明显。其结果是器官的血流阻力增大，器官的血流量不致因灌注压升高而增多，即器官血流量能因此保持相对稳定。当器官血管的灌注压突然降低时，则发生相反的变化，即阻力血管舒张，血流量仍保持相对稳定。这种肌源性的自身调节现象，在肾血管表现特别明显，在脑、心、肝、肠系膜和骨骼肌的血管也能看到。

（李曹龙）

第五节　器官循环

体内每一器官的血流量取决于主动脉压和中心静脉压之间的压力差，又取决于该器官阻力血管的舒缩状态。本节叙述心、肺、脑几个主要器官的血液循环特征。

一、冠状动脉循环

（一）冠状动脉循环的特点

冠状动脉的主干走行于心脏的表面，其小分支常以垂直于心脏表面的方向穿入心肌，并在心内膜下层分支成网。

在安静状态下，进入冠状动脉的血流量为每百克心肌每分钟 60～80ml。中等体重的人，总的冠状动脉血流量为 200～250ml/min，占心输出量的 4%～5%。由于冠状动脉血管的大部分分支深埋于心肌内，心脏在每次收缩时对埋于其内的血管产生压迫，从而影响冠状动脉血流。在左心室等容收缩期，由于心肌收缩的强烈压迫，左冠状动脉血流急剧减少，甚至发生倒流。在左心室射血期，主动脉压升高，冠状动脉血压也随着升高，冠状动脉血流量增加。到减慢射血期，冠状动脉血流量又有下降。心肌舒张时，对冠状动脉的压迫解除，故冠状动脉血流的阻力显著减小，血流量增加。在等容舒张期，冠状动脉血流量突然增加，在舒张期的早期达到最高峰，然后逐渐回降。由此可见，动脉舒张压的高低和心脏舒张期的长短是影响冠状动脉血流量的重要因素。体循环外周阻力增大时，动脉舒张压升高，冠状动脉血流量增多。心率加快时，由于心动周期的缩短主要是心脏舒张期缩短，故冠状动脉血流量减少。

（二）冠状动脉血流量的调节

对冠状动脉血流量进行调节的各种因素中，最重要的是心肌本身的代谢水平。交感和副交感神经的调节作用是次要的。

1. 心肌代谢水平对冠状动脉血流量的影响　心肌收缩的能量来源主要依靠有氧代谢。心肌因连续不断地进行舒缩，故耗氧量较大，即使在人体处于安静状态时，动脉血流经心脏后，其中65%～75% 的氧被心肌摄取。因此心脏的动脉血和静脉血含氧量相差很大，换言之，心肌提高从单位血液中摄取氧的潜力较小。在肌肉运动、精神紧张等情况下，心肌代谢活动增强，耗氧量也随之增加。此时，机体主要通过冠状动脉舒张，即增加冠状动脉血流量来满足心肌对氧的需求。目前认为，心肌代谢增强引起冠状动脉舒张的原因并非低氧本身，而是由于某些心肌代谢产物的增加。在各种代谢产物中，腺苷可能起最重要的作用。

2. 神经调节　冠状动脉受迷走神经和交感神经支配。迷走神经兴奋对冠状动脉的直接作用是引起舒张。但迷走神经兴奋时又使心率减慢，心肌代谢率降低，这些因素可抵消迷走神经对冠状动脉的直接舒张作用。心交感神经兴奋时，可激活冠状动脉平滑肌的 α-肾上腺素受体，使血管收缩。但交感神经兴奋又同时激活心肌的 β-肾上腺素受体，使心率加快，心肌收缩加强，耗氧量与代谢率增加，从而使冠状动脉舒张。总之，在整体条件下，冠状动脉血流量主要是由心肌本身的代谢水平来调节的。神经因素对冠状动脉血流的影响在很短时间内就被心肌代谢改变所引起的血流变化所掩盖。

3. 激素调节　肾上腺素和去甲肾上腺素可通过增强心肌的代谢活动和耗氧量使冠状动脉血流量增加；也可直接作用于冠状动脉的 α 或 β-肾上腺素受体，引起冠状动脉血管收缩或舒张。甲状腺素增多时，心肌代谢加强，耗氧量增加，使冠状动脉舒张，血流量增加。大剂量血管升压素可使冠状动脉收缩，冠状动脉血流量减少。血管紧张素 Ⅱ 也能使冠状动脉收缩，冠状动脉血流量减少。

二、肺　循　环

肺循环的功能是使血液在流经肺泡时和肺泡气之间进行气体交换。

（一）肺循环的生理特点

1. 血流阻力和血压　肺动脉管壁厚度仅为主动脉的 1/3，其分支短而管径较粗，故肺动脉的顺应性较高，对血流的阻力较小。由于肺循环血管对血流的阻力小，所以，虽然右心室的每分输出量和左心室每分输出量相等，但肺动脉压远较主动脉压为低。

2. 肺的血容量　肺部的血容量为 450～600ml，占全身血量的 9%～12%。由于肺组织和肺血管的顺应性大，故肺部血容量的变动范围较大。由于肺的血容量较多，而且变动范围较大，故肺循环血管也起储血库的作用。当机体失血时，肺循环可将一部分血液转移至体循环，起代偿作用。

（二）肺循环血流量的调节

1. 神经调节　肺循环血管受交感神经和迷走神经支配。刺激交感神经对肺血管的直接作用是引起收缩和血流阻力增大。但在整体情况下，交感神经兴奋时体循环的血管收缩，将一部分血液挤入肺循环，使肺循环内血容量增加。循环血液中的儿茶酚胺也有同样的效应。刺激迷走神经可使肺血管舒张。乙酰胆碱也使肺血管舒张，但在流经肺部后即分解失活。

2. 肺泡气的氧分压　肺泡气的氧分压对肺部血管的舒缩活动有明显的影响。急性或慢性的低氧都能使肺部血管收缩，血流阻力增大。引起肺血管收缩的原因是肺泡气的氧分压低而不是血管内血液的氧张力低。肺泡气低氧引起局部缩血管反应，具有一定的生理意义。当一部分肺泡因通气不足而氧分压降低时，这些肺泡周围的血管收缩，血流减少，可使较多的血液流经通气充足、肺泡气氧分压高的肺泡。假如没有这种缩血管反应，血液流经通气不足的肺泡时，血液不能充分氧合，这部分含氧较低的血液回流入左心房，就会影响体循环血液的含氧量。

3. 血管活性物质对肺血管的影响　肾上腺素、去甲肾上腺素、血管紧张素Ⅱ、血栓素 A_2、前列腺素 $F_{2\alpha}$ 等能使肺循环的微动脉收缩。组胺、5-羟色胺能使肺循环的微静脉收缩，但在流经肺循环后即分解失活。

三、脑　循　环

（一）脑循环的特点

脑组织的代谢水平高，血流量较多。脑的重量虽仅占体重的约 2%，但血流量却占心输出量的 15% 左右。脑组织的耗氧量也较大，在安静情况下，整个脑的耗氧量约占全身耗氧量的 20%。脑位于颅腔内。其容积是固定的。颅腔内为脑、脑血管和脑脊液所充满，三者容积的总和也是固定的。由于脑组织和脑脊液都是不可压缩的，故脑血管舒缩程度受到相当的限制，血流量的变化较其他器官的为小。

（二）脑血流量的调节

1. 自身调节　脑血流量取决于脑动、静脉的压力差和脑血管的血流阻力。在正常情况下，颈内静脉压接近于右心房压，且变化不大，故影响脑血流量的主要因素是颈动脉压。当平均动脉压在 60～140mmHg 的范围内变动时，脑血管可通过自身调节的机制使脑血流量保持恒定。平均动脉压降到 60mmHg 以下时，脑血流量就会显著减少，引起脑的功能障碍。反之，当平均动脉压超过脑血管自身调节的上限时，脑血流量显著增加。

2. CO_2 和 O_2 分压对脑血流量的影响　血液 CO_2 分压升高时，脑血管舒张，血流量增加。血液 O_2 分压降低时，也能使脑血管舒张。

3. 脑的代谢对脑血流的影响　脑各部分的血流量与该部分脑组织的代谢活动程度有关。

4. 神经调节　脑血管虽有交感或副交感神经支配，但神经对脑血管活动的调节作用不很明显。

（三）血-脑脊液屏障和血-脑屏障

脑脊液中 Na^+ 和 Mg^{2+} 的浓度较血浆中的高，K^+、HCO_3^- 和 Ca^{2+} 的浓度则较血浆中的低。可见，血液和脑脊液之间物质的转运是主动转运过程。另外，一些大分子物质较难从血液进入脑脊液，这表明在血液和脑脊液之间存在着某种特殊的屏障，故称为血-脑脊液屏障。这种屏障对不同物质的通透性是不同的。O_2、CO_2 等脂溶性物质可很容易地通过屏障，但许多离子的通透性则较低。

血液和脑组织之间也存在着类似的屏障，可限制物质在血液和脑组织之间的自由交换，称为血-脑屏障。脂溶性物质如 O_2、CO_2、某些麻醉药以及乙醇等，很容易通过血-脑屏障。对于不同的水溶性物质来说，其通透性并不一定和分子的大小相关。例如，葡萄糖和氨基酸的通透性较高，而甘露醇、蔗糖和许多离子的通透性则很低，甚至不能通透。在临床上可将不易通过血-脑屏障的药物直接注入脑脊液，使之能较快地进入脑组织。

（李曹龙）

第六节　心力衰竭

心力衰竭（heart failure）是指各种原因引起心脏结构和功能的改变，使心室泵血量和（或）充盈功能低下，导致心输出量下降，以至不能满足组织代谢需要的病理生理过程，在临床上表现为呼吸困难、水肿及静脉压升高等静脉淤血和心输出量减少的综合征。

心功能不全（cardiac insufficiency）包括代偿和失代偿两个阶段，心力衰竭属于心功能不全的失代偿阶段，因而患者出现明显的临床症状和体征；而心功能不全在代偿阶段时，由于机体的代偿作用患者可不出现明显的临床症状和体征，实际上心功能不全和心力衰竭在发病学上的本质是相同的。一些患者由于钠、水潴留和血容量增加，出现心腔扩大、静脉淤血及组织水肿的表现，称为充血性心力衰竭（congestive heart failure）。

一、心力衰竭的病因与诱因

（一）心力衰竭的病因

1. 心肌收缩性降低　心肌的结构或代谢性损伤可引起心肌的收缩性降低，这是引起心力衰竭最主要的原因。例如，心肌梗死、心肌炎和心肌病时，心肌细胞发生变性、坏死及组织纤维化，导致收缩性降低。心肌缺血和缺氧首先引起心肌能量代谢障碍，久之也可合并结构异常，导致心脏泵血能力降低。阿霉素等药物与乙醇也可损害心肌的代谢和结构，抑制心肌的收缩性。

2. 心室负荷过重　可引起心肌发生适应性改变，以承受增高的工作负荷，维持相对正常的心输出量。但长期负荷过重，超过心肌的代偿能力时，会导致心肌的舒缩功能降低。

（1）容量负荷（volume load）过重：心脏舒张时所承受的负荷称为容量负荷或前负荷（preload）。高心排血量疾病时（如严重贫血、甲状腺功能亢进、动静脉瘘等）由于回心血量增多而致左、右心室容量负荷增加；主动脉瓣或二尖瓣关闭不全可使左心室负荷增大；而肺动脉瓣或三尖瓣关闭不全，以及房、室间隔缺损并伴有左向右分流时，可导致右心室前负荷增大。

（2）压力负荷（pressure load）过重：心室射血时所要克服的阻力称为压力负荷或后负荷（afterload）。左心室压力负荷过重常见于高血压、主动脉瓣狭窄和主动脉缩窄等；而右心室压力负荷过重常见于肺动脉高压、肺动脉瓣狭窄、肺栓塞及慢性阻塞性肺疾病等。

3. 心室舒张及充盈受限　是指在静脉回心血量无明显减少的情况下，因心脏本身的病变引起的心脏舒张和充盈障碍。例如，心肌缺血可引起能量依赖性舒张功能异常。左心室肥厚、纤维化和限制性心肌病使心肌的顺应性减退，心室舒张期充盈障碍。二尖瓣狭窄导致左心室充盈减少，肺循环淤血和压力升高；三尖瓣狭窄导致右心室充盈减少，体循环淤血。心包炎时，虽然心肌本身的损伤不明显，但急性心包炎时可因心包腔内大量炎性渗出限制心室充盈；慢性缩窄性心包炎时由于大量的瘢痕粘连和钙化使心包伸缩性降低，心室充盈减少，均造成心输出量降低。

（二）心力衰竭的诱因

凡是能够增加心脏负担、增加心肌耗氧量和降低心脏供血供氧量的因素均可能成为心力衰竭的诱因。据统计，在因心功能不全而入院的患者中，50%～90%是因某些因素诱使原有心功能损害加重。常见的诱因如下。

1. 各种感染　各种感染尤其是呼吸道感染是心力衰竭的重要诱因。感染可通过多种途径加重心脏负荷，削弱心肌的舒缩功能而诱发心力衰竭。例如，①感染产生的毒素可直接损伤心肌，抑制心肌舒缩功能；②感染引起的发热，通过交感神经兴奋和代谢增加，使心率加快，加重心脏的负荷，增加心肌耗氧量；③心率加快使心脏舒张期变短，影响冠状动脉灌流量；④呼吸道感染，使肺血管阻力增高，加重右心后负荷；并通过呼吸困难使机体耗氧量增加及通气、换气障碍而诱发心力衰竭。

2. 酸碱平衡及电解质代谢紊乱

（1）酸中毒：各种原因引起的酸中毒通过下列作用干扰心血管功能而诱发心力衰竭。①酸中毒时，H^+ 竞争性抑制 Ca^{2+} 与心肌肌钙蛋白的结合、抑制胞外 Ca^{2+} 内流和肌质网释放 Ca^{2+}，使心肌收缩力减弱；②H^+ 抑制肌球蛋白头部 ATP 酶活性使心肌收缩功能障碍；③酸中毒时糖、脂肪酸等氧化过程发生障碍，ATP 生成减少，导致心肌收缩功能障碍。

（2）高钾血症：血钾升高可抑制心肌动作电位复极化期 Ca^{2+} 内流，使心肌收缩性降低。高钾血症还可引起心肌传导性降低并导致心肌兴奋，传导速度减慢，严重时可因传导阻滞和心肌兴奋性消失而发生心搏骤停。

3. 心律失常　　既是心力衰竭的病因，也是常见的诱因之一。心律失常尤其是快速型心律失常，因为心率加快。①心室充盈障碍，心输出量减少；②心脏舒张期变短，使冠状动脉血流量减少，但心肌耗氧量却增加。心律失常还可导致房室活动协调性紊乱，使心输出量降低。

4. 妊娠与分娩　　妊娠期血容量增加，至临产时可比妊娠前增加 20% 以上，特别是血浆容量增加比红细胞增加更多，可出现稀释性贫血，加上心率加快和心搏出量增大，使机体处于高动力循环状态，心脏负荷加重。分娩时疼痛、精神紧张，使交感-肾上腺髓质系统兴奋，一方面因静脉收缩，使静脉回流增加，心脏前负荷加大；另一方面因外周小血管收缩，阻力增加，使心脏（左心室）后负荷加重，加上心率加快使心肌耗氧量增加和冠状动脉血流量不足，从而诱发心力衰竭。

5. 治疗措施不当　　使用洋地黄制剂、β 受体阻滞剂、抗心律失常药物不当以及过量、过快输液而加重心脏负荷等。

除上述常见的心力衰竭诱因外，劳累、气温变化、情绪波动、外伤与手术、甲状腺功能亢进等也可成为心力衰竭的诱因。临床上，针对心力衰竭的病因进行治疗固然重要，但心力衰竭发病常有诱因存在，因此熟悉心力衰竭的诱因并及时有效地加以消除，对心力衰竭的控制也是十分必要的。

二、心力衰竭的分类

心力衰竭有多种分类方法，常见如下。

（一）根据发生的部位分类

1. 左心衰竭　　是由于左心室舒张期充盈和收缩期射血功能障碍，不能将肺静脉回流的血液等量搏出，而导致肺部淤血、水肿。可见于冠心病、高血压、主动脉（瓣）狭窄或关闭不全等。

2. 右心衰竭　　由于右心室输出量减少引起体循环淤血，静脉压增高，常伴有水钠潴留，下肢水肿，严重时可以发生全身性水肿。常见于肺部疾病引起肺微循环阻力增加，如缺氧引起肺小血管收缩和慢性阻塞性肺疾病；也可见于肺大血管阻力增加，如肺动脉狭窄、肺动脉高压及某些先天性心脏病（如法洛四联症和房室间隔缺损）。

3. 全心衰竭　　左、右心室同时或先后发生衰竭，称为全心衰竭。见于：①持久的左心衰竭可使右心负荷长期加重而导致右心衰竭；②病变同时侵犯左、右心室，如心肌炎、心肌病等。

（二）根据严重程度分类

1. 轻度心力衰竭　　代偿完全，心功能一级（休息或轻体力活动情况下，不出现心力衰竭的症状、体征）或心功能二级（体力活动略受限制，一般体力活动时可出现气急、心悸）。

2. 中度心力衰竭　　代偿不全，心功能三级（体力活动明显受限，轻体力活动即出现心力衰竭的症状、体征，休息后可好转）。

3. 重度心力衰竭　　完全失代偿，心功能四级（安静情况下即可出现心力衰竭的临床表现，完全丧失体力活动能力）。

（三）根据心输出量的高低分类

1. 低输出量型心力衰竭（low output heart failure）　患者的心输出量低于正常群体的平均水平，常见于冠心病、高血压、心肌病、心脏瓣膜病等引起的心力衰竭。

2. 高输出量型心力衰竭（high output heart failure）　主要见于严重贫血、妊娠、甲状腺功能亢进、动静脉瘘及维生素 B_1 缺乏病等高代谢率疾病或高动力循环疾病。此类患者为了满足机体代谢需要，心率加快或单位时间回心血量增加，造成代偿性心输出量显著高于正常水平。一旦发展为心力衰竭时，心输出量较心力衰竭前有所下降，不能满足上述病因造成的机体高水平代谢需求，但患者的心输出量仍高于或不低于正常群体的平均水平。

三、心力衰竭时机体的代偿

心力衰竭时机体通过心脏本身和心脏以外两种途径进行代偿，代偿的目的是维持心输出量。如果通过代偿，心输出量能满足机体正常代谢需要而暂时不出现心力衰竭的临床表现者称为完全代偿（complete compensation）；心输出量仅能满足机体在安静状态下需要者称为不完全代偿（incomplete compensation）；心输出量不能满足机体安静状态下需要，出现明显的心力衰竭表现者，称为失代偿或代偿失调（decompensation）。机体的代偿反应在很大程度上决定心力衰竭是否发生，以及发病的快慢和病情的轻重。例如，心肌梗死并发急性左心衰竭时，由于起病急，机体来不及充分发挥代偿作用，患者常在短时间内出现严重的心力衰竭表现。而高血压心脏病患者，在发生心力衰竭之前往往可经历数年甚至数十年的代偿期，在此期间患者可没有明显的心力衰竭表现。

（一）心脏本身的代偿

1. 心率增快　心输出量是每搏输出量与心率的乘积，在一定范围内，心率加快可提高心输出量，并且可提高舒张压而有利于冠状动脉的血液灌流。心率增快是发动快、见效迅速的一种代偿功能，但这种代偿是有限且不经济的，因为：①心率加快会增加心肌耗氧量；②心率过快（成人 > 180 次/分）明显缩短心脏舒张期，影响冠状动脉的血流量；③因心率过快使心脏充盈不足，反而会使心输出量减少。一般而言，心率越快，心力衰竭的程度越重，所以在临床上把心率增快的程度作为判断心力衰竭严重程度的指标之一。

心率加快的机制是通过以下反射实现的：①心力衰竭时，心输出量减少，对颈动脉窦和主动脉弓压力感受器刺激减弱，传入心血管中枢的冲动减少，交感神经兴奋，使心率加快；②慢性心功能不全同时伴有心室、心房和肺循环大血管的容量感受器重塑并对牵张刺激的敏感性降低，使房室和腔静脉淤血所引起的抑制交感兴奋性效应降低；③如果合并缺氧，刺激颈动脉体、主动脉体可通过窦神经和迷走神经引起延髓呼吸中枢兴奋，由于呼吸变得深、快，反射性引起心率加快。

2. 心脏扩张　心力衰竭时心脏扩张分两种类型，一种是代偿性扩张，即紧张源性扩张；另一种是失代偿性扩张，即肌源性扩张。

（1）紧张源性扩张：根据弗兰克 - 斯塔林（Frank-Starling）机制，肌节长度在 $1.7 \sim 2.2\mu m$ 的范围内，心肌的收缩力随着心脏前负荷（心室舒张末期容积和压力）增大，心肌纤维的初长度增长而增强，心输出量增加。正常情况下，左心室舒张末期压在 $0 \sim 6mmHg$，肌节长度为 $1.7 \sim 1.9\mu m$。随着左心室舒张末期充盈量增加，肌节长度增长，心肌收缩力逐渐增大。当肌节长度达到 $2.2\mu m$ 时，粗、细肌丝处于最佳重叠状态，形成有效横桥的数目最多，产生的收缩力最大，这个肌节长度称为最适初长度（L_{max}）。在心功能不全时，由于心输出量减少，回流到心室的血液不能充分排出，使心室舒张末期容积增加，心肌初长度增加（不超过 $2.2\mu m$），心肌收缩力增强，心输出量增加，这种伴有心肌收缩力增强的心腔扩大称为心脏的紧张源性扩张，以达到代偿的目的。

（2）肌源性扩张：随着心力衰竭程度的逐渐加重，心室舒张末期压力逐渐增高，心脏明显扩张，当肌节的长度超过最适初长度时，形成的有效横桥数目反而减少，以致心肌收缩力下降，心输出量减少，这种心肌过度拉长并伴有收缩力减弱的心脏扩张称为肌源性扩张，其已失去代偿意义。

3. 心肌肥大

（1）心肌肥大的概念和分类

1）概念：心肌肥大是心脏长期负荷过重时逐渐发展起来的一种慢性代偿机制。心肌肥大是指心肌细胞体积增大，在细胞水平上表现为细胞直径增宽、长度增加；在器官水平上表现为心室质（重）量增加，心室壁增厚。

2）分类：心肌肥大的表现有向心性和离心性肥大两种形式。①向心性肥大：心脏在长期后负荷过重作用下，收缩期室壁张力增加所引起的心肌纤维中形成并联性增生肌节，使心肌纤维增粗，室壁增厚而心腔无明显扩大的心肌肥大。②离心性肥大：心脏在长期容量负荷过重作用下，舒张期室壁张力增加而使心肌纤维中肌节的串联性增生，心肌纤维长度增加，心腔明显扩大的心肌肥大。

（2）心肌肥大的意义：实验证明，单位质量的肥大心肌的舒缩性能是降低的，但由于整个心脏的质量增加，心脏总的收缩力增强，有助于维持心输出量，使心脏在较长一段时间内满足组织对心输出量需求而不致发生心力衰竭，心肌肥大是一种持久的、有效的代偿方式。但是心肌肥大的代偿作用也有一定限度，过度肥大心肌会出现不平衡生成，可出现不同程度的缺血、缺氧、能量代谢障碍和心肌舒缩能力减弱等，使心功能由代偿转变为失代偿。

（二）心外代偿反应

1. 血容量增加　慢性心功能不全时的主要代偿方式之一是增加血容量，进而使静脉回流及心输出量增加。血容量增加的机制：①交感神经兴奋。心功能不全时，心输出量和有效循环血量减少，引起交感神经兴奋，肾血管收缩，肾血流量下降，近曲小管重吸收钠、水增多，血容量增加。②肾素-血管紧张素-醛固酮系统激活，促进远曲小管和集合管对水、钠的重吸收。③抗利尿激素（ADH）释放增多。随着钠的重吸收增加，以及 Ang Ⅱ 的刺激，ADH 的合成与释放增加；加上淤血的肝脏对 ADH 的灭活减少，使血浆 ADH 水平增高，促进远曲小管和集合管对水的重吸收。④抑制钠水重吸收的激素减少：PGE_2 和心房钠尿肽可促进钠水排出。心力衰竭时 PGE_2 和心房钠尿肽的合成和分泌减少，促进水钠潴留。一定范围内的血容量增加可提高心输出量和组织灌流量，但长期过度的血容量增加可加重心脏负荷，使心输出量下降而加重心力衰竭。

2. 血液重新分配　心力衰竭时，由于交感神经兴奋，使皮肤黏膜、腹腔脏器和肾血管收缩，血流量减少，而心、脑血流量不变或略有增加。这样既能防止血压下降，又能保证心、脑等重要器官的血流量。但外周器官长期供血不足可导致脏器功能减退，如肾、肝功能不全。同时，外周血管长期收缩也会导致心脏后负荷增大。

3. 红细胞增多　慢性心力衰竭时，体循环淤血和血流速度减慢可引起循环性缺氧，肺淤血和肺水肿可引起低张性缺氧，刺激肾合成促红细胞生成素，促进骨髓造血功能，红细胞生成增多，血液携氧能力增强，有助于改善周围组织的供氧。但红细胞过多，可引起血液黏滞度增大，加重心脏负荷。

4. 组织细胞利用氧的能力增强　慢性心力衰竭时，组织细胞中线粒体数量增多，呼吸酶活性增强，使组织利用氧的能力增强。心力衰竭时，肌肉中的肌红蛋白含量也增多，可改善肌肉组织对氧的储存和利用。

四、心力衰竭的发生机制

心力衰竭的发生机制目前尚未完全清楚，但基本机制是心肌舒缩功能障碍。

（一）心肌收缩性减弱

心肌收缩能力降低是造成心脏泵血功能减退的主要原因，可由心肌收缩相关的蛋白改变、心肌能量代谢障碍和心肌兴奋-收缩耦联障碍分别或共同引起。

1. 心肌结构的破坏　　完整的心肌结构是实现心肌舒缩性能的物质基础。由于心肌结构破坏，使心肌收缩和调节蛋白数量减少，心肌收缩力也随之下降。导致心肌结构破坏的主要机制如下。

（1）心肌细胞坏死：严重的缺血缺氧，细菌、病毒感染和中毒等可使心肌变性、坏死，导致心肌收缩蛋白大量丧失，收缩性显著减弱。临床上，引起心肌细胞坏死的最常见原因是急性心肌梗死，一般而言，当梗死面积达左心室壁面积 10% 时，射血分数即降低，达到 23% 时便可发生心力衰竭，超过 40% 即可引起心源性休克。

（2）心肌细胞凋亡：细胞凋亡引起的心肌细胞数量减少在心力衰竭的发生、发展中也具有重要作用，特别是造成老年心脏心肌细胞数量减少的主要原因。

2. 心肌能量代谢障碍

（1）能量生成障碍：心脏在射血过程中消耗大量能量，这些能量主要来源于脂肪酸、葡萄糖等的有氧氧化。因而心肌细胞对氧的需要量很大，摄取能力也很强，但是在：①严重贫血、缺氧和冠心病等情况下，均可导致心肌缺氧，能量产生不足；②维生素 B_1 缺乏时，丙酮酸氧化脱羧所需的脱羧酶的辅酶焦磷酸硫胺素减少，丙酮酸氧化发生障碍，影响能量的产生；③心肌过度肥大，一方面毛细血管的增生与心肌肥大的程度不相适应，使心肌中毛细血管的密度降低，引起供血相对不足。另一方面，增粗的心肌纤维与毛细血管之间距离加大，影响氧弥散至心肌纤维内部的速度，导致心肌缺血缺氧，能量产生不足。能量缺乏，可以从以下几个方面影响心肌的收缩性：①肌球蛋白头部的 ATP 酶水解 ATP，将化学能转为供肌丝滑动的机械能减少，心肌的收缩性减弱；② ATP 缺乏可引起 Ca^{2+} 的转运和分布异常，从而导致 Ca^{2+} 与肌钙蛋白的结合、解离发生异常，影响心肌的收缩；③心肌收缩蛋白的合成更新因 ATP 不足而减少，直接影响心肌的收缩性。

（2）能量储备减少：心肌中能量的主要储存形式是磷酸肌酸（CP）。心肌线粒体中生成的 ATP 经肌酸激酶（CK）催化将高能键转给肌酸生成 CP。CP 透过线粒体膜进入胞质，在用能部位再经 CK 催化又将高能键转给 ADP 生成 ATP，供用能部位消耗。随着心肌肥大的发展，CK 同工酶谱发生变化，高活性的成人型 CK（MM 型）减少，而低活性的胎儿型 CK（MB 型）增加，使肥大心肌的能量储存发生障碍。

（3）能量利用障碍：心肌细胞内氧化磷酸化过程中所产生的 ATP，在心肌兴奋-收缩耦联过程中受肌球蛋白头部 ATP 酶的作用而水解，为心肌收缩提供能量。实验表明，部分动物的心肌由肥大转向衰竭时，其耗氧量和 ATP 含量并不减少，但完成的机械功却显著减少，这说明心肌利用 ATP 中的化学能做机械功的过程有障碍，即心肌的能量利用发生障碍。原因是肥大心肌肌球蛋白头部的 ATP 酶活性降低，ATP 水解发生障碍，导致能量利用障碍，心肌收缩性因而减弱。

3. 心肌兴奋-收缩耦联障碍——Ca^{2+} 运转失常　　Ca^{2+} 是肌肉兴奋-收缩耦联的关键离子，所以在心力衰竭的发病机制中，因 Ca^{2+} 转运失常引起的心肌兴奋-收缩耦联障碍，受到了重视。目前认为，心肌兴奋-收缩耦联障碍的发生主要由于：

（1）肌质网释放 Ca^{2+} 减少：心力衰竭时肌质网释放 Ca^{2+} 减少的原因如下。

1）心肌细胞兴奋时细胞外液 Ca^{2+} 内流减少，对肌质网释放 Ca^{2+} 的激发作用减弱，使肌质网释放 Ca^{2+} 减少。

2）肥大心肌的肌质网钙泵 ATP 酶活性下降，在心肌复极化时摄取储存的 Ca^{2+} 减少，因而去极化时 Ca^{2+} 释放减少。

3）酸中毒：使肌浆网和 Ca^{2+} 结合牢固导致 Ca^{2+} 释放困难。

应该说明的是，在肌浆网对 Ca^{2+} 摄取障碍的同时，线粒体对 Ca^{2+} 的摄取增加，而且结合牢固，但在心肌兴奋时向肌浆内释放 Ca^{2+} 无论是量还是速度都远不及肌质网，这也是造成胞质中 Ca^{2+} 浓度下降的一个原因。

（2）胞外 Ca^{2+} 内流障碍：在伴有严重心肌肥大的心力衰竭，发生 Ca^{2+} 内流障碍，其原因如下。

1）由于心肌内去甲肾上腺素减少，导致心肌细胞膜上"受体操纵性"Ca^{2+} 通道难以开放，

Ca^{2+} 内流减少。

2）过度肥大的心肌细胞上 β- 肾上腺素受体密度相对减少。

3）心肌细胞 β- 肾上腺素受体对去甲肾上腺素的敏感性降低，这些机制都使细胞膜 L 型钙通道开放减少，导致 Ca^{2+} 内流受阻。

4）细胞外液 K^+ 浓度升高，由于 K^+、Ca^{2+} 通过细胞膜竞争性抑制，使 Ca^{2+} 内流减少。

（3）肌钙蛋白与 Ca^{2+} 结合障碍：各种原因引起心肌细胞酸中毒时，由于 H^+ 与肌钙蛋白结合能力就远大于 Ca^{2+}，H^+ 增多将取代 Ca^{2+} 与肌钙蛋白结合，从而使兴奋-收缩耦联过程发生障碍。

（二）心室舒张功能异常

心脏的射血功能不仅取决于心肌的收缩性，还取决于心室的舒张功能与顺应性，后者是保证血液流入心室的基本因素。

1. 钙离子复位延缓　在能量不足时，舒张时肌膜上的钙 ATP 酶不能迅速将 Ca^{2+} 向胞外泵出，肌质网钙泵不能将胞质中的 Ca^{2+} 重新摄回，肌钙蛋白与 Ca^{2+} 仍处于结合状态，心肌无法充分舒张。另外，钠钙交换体与 Ca^{2+} 亲和力下降，导致舒张期胞质 Ca^{2+} 处于较高水平，不利于 Ca^{2+} 与肌钙蛋白的解离。

2. 肌球-肌动蛋白复合体解离障碍　任何原因造成的心肌能量缺乏都可因 ATP 不足使肌球-肌动蛋白复合体解离障碍，这样肌动蛋白不能恢复原来的构型，从而导致心肌舒张功能障碍。

3. 心室舒张势能减少　心室舒张的势能来自心室的收缩，凡是影响心肌收缩性的因素都可通过减少舒张势能而影响心室的舒张。另外，当冠状动脉因粥样硬化发生狭窄、冠状动脉内血栓形成、室壁张力过大、心室内压过高均可造成冠状动脉灌流不足，影响心室舒张。

4. 心室顺应性下降　心肌肥大所致的室壁厚度增大、水肿、炎症细胞浸润、间质增生和心肌纤维化使室壁僵硬度增加，或心包炎、心脏压塞而使心脏舒张受限，都将使心室顺应性下降而妨碍心室的充盈或由于室壁僵硬度增大、张力增加，影响冠状动脉的灌流，进而影响心室舒张功能。

（三）心室各部分舒缩活动不协调

某些心脏疾病特别是心肌梗死、心肌病和心内传导阻滞等，可使心肌各部分的生化过程、电活动和舒缩活动在空间和时间上产生不协调性，从而影响心脏泵血功能。

五、心力衰竭时临床表现的病理生理基础

心脏泵血功能障碍及神经-体液调节机制过度激活可以导致心力衰竭患者在临床上出现多种表现，主要以心输出量降低引起的器官组织灌流量减少和肺循环或体循环静脉淤血为特征，表现为相应的症候群。

（一）心输出量减少

1. 心脏泵血功能降低

（1）心输出量减少和心指数降低：心输出量是反映心泵功能的综合指标，若以单位体表面积计算的心输出量，称为心指数。无论高输出量或低输出量性心力衰竭，心输出量和心指数都有相对或绝对的降低。成人心输出量的正常值为 3.5～5.5L/min，心指数为 2.5～3.5L/(min·m^2)，低输出量型心力衰竭时心输出量常低于 2.5L/min。应注意在心力衰竭的早期，由于机体的代偿功能，安静状态下的心输出量和心指数一般仍在正常范围内。

（2）左室射血分数降低：心功能不全时，每搏输出量降低而左心室舒张末期容积增大，射血分数降低。一般认为，当左室射血分数>50%～55% 时，左心室的收缩功能尚可；射血分数在40%～55% 时表示收缩功能轻度损伤；在 30%～40% 时表示中度损伤，<30% 时为收缩功能严重抑制，患者预后差。

（3）心脏舒张功能障碍：由于射血分数降低、心室射血后剩余血量增多，使心室收缩末期容积增多，心室容量负荷增大，心室充盈受限。在心功能不全早期阶段即可出现心室舒张末压升高。

2. 动脉系统充盈不足及其主要变化　心力衰竭最具特征性的血流动力学变化是心输出量绝对或相对减少，随着心力衰竭程度的逐渐加重，将出现一系列心输出量不足的症状与体征，严重时将发生心源性休克。

（1）动脉血压的变化：心功能不全对血压的影响依心功能不全发生的速度和严重程度而定。急性心力衰竭时，由于心输出量急剧减少，动脉血压明显降低甚至出现心源性休克。慢性心力衰竭时，由于交感-肾上腺髓质系统兴奋，外周血管收缩、心率增快及血容量增加等，动脉血压可维持在正常范围。

（2）皮肤苍白或发绀：由于心输出量不足，加上交感神经兴奋，皮肤血管收缩，因而皮肤的血液灌流减少，患者表现为皮肤苍白，皮肤温度降低，出冷汗等。如果合并缺氧，可出现发绀。

（3）疲乏无力、失眠、嗜睡：心力衰竭时由于骨骼肌血流量减少，心功能不全患者的早期症状之一是易疲乏，运动耐受力降低。随着心输出量的进一步减少，脑血流量也可以减少。脑供血不足可引起头晕、头痛、失眠、记忆力减退、烦躁不安等表现，严重者晕厥发作可持续数秒并伴有四肢抽搐、呼吸暂停、发绀等临床表现。

（4）尿量减少：心力衰竭时，由于心输出量下降，加上交感神经兴奋使肾动脉收缩，肾血液灌流减少，肾小球滤过率下降，肾小管重吸收功能增强等，导致水钠潴留，患者尿量减少。尿量在一定程度上可反映心功能状况，心功能改善时，尿量增加。

（二）静脉淤血

由于心肌收缩力降低，神经-体液调节机制过度激活通过血容量增加和容量血管收缩导致的前负荷增加，非但不能使心输出量有效增加，反而导致充盈压显著升高而造成静脉淤血，表现为静脉淤血综合征。根据静脉淤血的主要部位分为体循环淤血和肺循环淤血。

1. 体循环淤血　见于右心衰竭及全心衰竭，主要表现为体循环静脉系统的过度充盈、静脉压升高、内脏充血和水肿等。

（1）静脉淤血和静脉压升高：右心衰竭时因水钠潴留及右心室舒张末期压力升高，使上、下腔静脉回流受阻，静脉异常充盈，表现为下肢和内脏淤血。右心淤血明显时出现颈静脉充盈或怒张。按压肝后颈静脉异常充盈，称为肝颈静脉反流征阳性。静脉淤血和交感神经兴奋引起的容量血管收缩，可使静脉压升高。

（2）肝脾大和消化道淤血：右心衰竭的早期表现之一是肝大。由于右心房压升高和静脉系统淤血使肝静脉压上升，肝小叶中央区淤血，肝窦扩张、出血及周围水肿，导致肝大。肿大的肝脏因牵张肝包膜，引起疼痛，触摸时压痛明显。肝小叶由于长时间淤血、缺氧，肝细胞可变性坏死导致肝功能异常。长期慢性右心衰竭可引起肝小叶纤维化，造成心源性肝硬化，肝功能进一步恶化。脾也因长期淤血而肿大。体循环静脉淤血可致胃肠道黏膜淤血、水肿，消化功能紊乱，表现为消化不良、食欲减退、恶心、呕吐、腹泻等。

（3）心源性水肿：右心或全心衰竭时，由于体循环静脉回流受阻，体循环静脉淤血、静脉压增高，导致全身性水肿。另外，心输出量减少导致的水钠潴留、血容量扩大，也是水肿形成的重要机制。

2. 肺循环淤血　主要见于左心衰竭患者。当肺毛细血管楔压升高，首先出现肺循环淤血，严重时可出现肺水肿。肺淤血、肺水肿的共同表现是呼吸困难（dyspnea），为患者气短及呼吸费力的主观感觉，具有一定的限制体力活动的保护意义，也是判断肺淤血程度的指标。

（1）呼吸困难的机制：肺淤血、水肿可引起以下改变。①肺顺应性降低：患者要吸入与正常人同量多的气体必须用力呼吸，因此，患者感觉呼吸费力。②肺毛细血管旁感受器受刺激：当肺毛细血管淤血、肺间质水肿时，可刺激肺毛细血管旁感受器（J 感受器），经迷走神经传入中枢，反射性地引起呼吸运动增强，使患者感觉呼吸费力。③缺氧：严重肺淤血、肺水肿时，使氧的弥散障碍，导致机体低氧血症，反射性地兴奋呼吸中枢，引起呼吸运动增强。④呼吸道阻力增大：肺淤血、肺水肿时常伴有支气管黏膜充血、水肿，使呼吸道阻力增大，患者感到呼吸费力。

（2）呼吸困难的表现形式

1）劳力性呼吸困难：轻度左心衰竭患者仅在体力活动时出现呼吸困难，休息后可减轻或消失，称为劳力性呼吸困难（exertional dyspnea），为左心衰竭最早的表现。其机制是：①体力活动时机体需氧增加，但衰竭的左心不能提供与之相适应的心输出量，因此机体缺氧进一步加剧，兴奋呼吸中枢产生气急的症状；②体力活动时，心率加快，舒张期缩短，一方面冠状动脉灌注不足，加剧心肌缺氧，使心功能进一步降低；另一方面左心室充盈减少，加重肺淤血；③体力活动时，回心血量增多，肺淤血加重，患者感到呼吸困难。

2）夜间阵发性呼吸困难：是左心衰竭早期的典型表现。患者夜间入睡后因突感气闷被惊醒，被迫坐起，可伴有咳嗽或泡沫样痰，称为夜间阵发性呼吸困难（paroxysmal nocturnal dyspnea），若发作时伴有哮鸣音，则称为心性哮喘。夜间阵发性呼吸困难的发生机制：①患者平卧后，胸腔容积减少，不利于通气；平卧时下半身静脉回流增多，加重肺淤血、肺水肿；②入睡后，迷走神经紧张性增高，使小支气管收缩，气道阻力增大；③入睡后由于中枢神经系统处于相对抑制状态，反射的敏感性降低，只有当肺淤血使 PaO_2 下降到一定程度时，才刺激呼吸中枢，引起突然发作的呼吸困难。

3）端坐呼吸：严重心力衰竭患者，在平卧位时可加重呼吸困难，而被迫采取端坐或半卧体位以减轻呼吸困难，称为端坐呼吸（orthopnea）。端坐体位可减轻肺淤血、肺水肿，从而使患者呼吸困难减轻。这是因为：①端坐时部分血液因重力关系转移到躯体下半部，使肺淤血减轻；②端坐时膈肌位置相对下移，胸腔容积增大，肺活量增加，特别是心力衰竭伴有腹水和肝脾大时，端坐位使被挤压的胸腔得到舒缓，通气改善；③端坐位可减少下肢水肿液的吸收，使肺淤血减轻。

4）急性肺水肿：为急性左心衰竭的主要临床表现。由于突发左心室排血减少，引起肺静脉和肺毛细血管压力急剧升高，毛细血管壁通透性增大，血浆渗出到肺间质与肺泡而引起急性肺水肿。此时，患者可出现发绀、呼吸困难、端坐呼吸、咳嗽、咳粉红色或无色泡沫样痰等症状和体征，病情危重，病死率高。

六、心力衰竭防治的病理生理学基础

心功能不全是一种进行性的病变，一旦起始便不断发展。随着对心功能不全发生机制认识的不断深入，心功能不全的治疗模式也发生了很大的变化，治疗方式已从过去的短期血流动力学/药理学措施转变为长期的、修复性策略，治疗目标不仅仅是改善症状，更重要的是抑制神经-体液系统的过度激活，防止和延缓心肌重塑的发展，从而降低心功能不全的死亡率和住院率，提高患者的生活质量和延长寿命。

首先，必须采取积极有效的措施防治可能导致心功能不全发生的原发性疾病。此外，消除诱因是一个不可忽视的防治环节。

（一）调整神经-体液系统失衡及干预心室重塑

神经-体液系统的功能紊乱在心室重塑和心功能不全的发生和发展中起重要作用。血管紧张素转化酶抑制剂（angiotensin conversing enzyme inhibitor，ACEI）通过抑制循环和心脏局部的肾素-血管紧张素系统，延缓心室重塑。目前，ACEI 已成为治疗慢性心力衰竭的常规药物，可以降低心力衰竭的住院率，降低病残率和病死率。儿茶酚胺长期升高对心脏具有明显的损害作用，交感神经兴奋引起的儿茶酚胺释放增加可造成心肌 β_1-肾上腺素受体过度兴奋，进而使受体对儿茶酚胺刺激发生减敏（desensitization），β_1-肾上腺素受体数量减少，这是心脏收缩功能受损的重要机制。β-肾上腺素受体阻滞剂可防止交感神经对衰竭心肌的恶性刺激，改善慢性心功能不全患者的心室重塑，提高生存质量，降低患者的病死率。

（二）减轻心脏的前负荷和后负荷

1. 调整心室前负荷　对有淤血和液体潴留的心功能不全患者，应适当限制钠盐的摄入。利尿剂通过抑制肾小管对钠水重吸收而降低血容量，不仅可通过降低前负荷而减轻水肿及淤血症状，也可改善患者的泵血功能和运动耐量。静脉血管扩张剂如硝酸甘油等，可减少回心血量，减轻心脏前负荷。

2. 降低心脏后负荷　心功能不全时，由于交感神经兴奋和大量缩血管物质分泌，患者的外周阻力增加，心脏后负荷增大。选用合适的药物如 ACEI 等降低外周阻力，不仅可降低心脏后负荷，减少心肌耗氧量，而且可因射血时间延长及射血速度加快，在每搏做功不变的条件下使心搏出量增加。

（三）改善心脏的舒缩功能

对于收缩性心力衰竭且心腔扩大明显、心率过快的患者，可选择性地应用洋地黄类药物（地高辛）。但是，应用地高辛虽可改善心功能不全患者的临床表现，但不能降低患者的病死率，应与利尿剂、ACEI 和 β-肾上腺素受体阻滞剂联合应用。

（孙　湛）

第七节　休　　克

休克是指机体在严重失血失液、感染、创伤等强烈致病因素的作用下，有效循环血量急剧减少，组织血液灌流量严重不足，引起组织细胞缺血、缺氧，各重要生命器官的功能、代谢障碍及结构损伤的病理过程。

休克一词是"shock"的音译，原意是震荡或打击。自 1731 年法国医师 Le Dran 首次使用法语"secousseuc"一词描述创伤引起的危重临床状态，并译成英语"shock"以来，医学界对休克的认识和研究已有 200 多年的历史，其间经历了症状描述阶段、急性循环衰竭的认识阶段、微循环学说的创立阶段、细胞分子水平研究阶段 4 个主要发展阶段。

一、病因与分类

休克的原因很多，亦有多种分类方法，常用的两种分类方法如下。

（一）病因分类

1. 失血与失液

（1）失血：常见于外伤大出血、消化道大出血、肝或脾破裂、异位妊娠破裂或产后引起大失血等。休克的发生取决于失血量和失血的速度，若快速失血超过总血量的 20% 即可引起休克。

（2）失液：剧烈呕吐、腹泻、肠梗阻也可导致有效循环血量显著减少而引起休克。

2. 烧伤性休克　大面积的烧伤伴有血浆大量渗出可引起烧伤性休克。烧伤性休克的发生与疼痛和低血容量有关。晚期如继发感染可发展为感染性休克。

3. 创伤性休克　严重创伤可引起创伤性休克，常见于多发性骨折严重挤压伤、战伤、大手术创伤等。休克的发生与失血及剧烈的疼痛刺激有关。

4. 感染性休克　发生在严重的感染，尤其在革兰氏阴性细菌感染时容易发生。内毒素在发展中起重要作用，常称此类休克为内毒素性休克或脓毒症休克。

5. 过敏性休克　常见于对青霉素、血清制剂或疫苗等过敏引起的休克。与血管床容量增加或毛细血管通透性增高有关。

6. 心源性休克　常见于大面积急性心肌梗死、严重的心肌炎、心脏压塞、严重心律失常等。其发生与心输出量急剧减少、组织灌流不足有关。

7. 神经源性休克　剧烈疼痛、脊髓损伤或高位脊髓麻醉、中枢镇静药过量可抑制交感缩血管功能，使阻力血管扩张，血管床容积增大，有效循环血量相对不足而引起休克，称为神经源性休克。这种休克的微循环灌流正常并且预后较好，常不需治疗而自愈。

（二）按休克发生的起始环节分类

尽管导致休克的原因很多，但血容量减少、血管床容积增大和心输出量急剧降低这三个起始环节可使有效循环血量锐减，组织灌注量减少是休克发生的共同基础。据此，可将休克分成以下3类。

1. 低血容量性休克（hypovolemic shock） 由于血容量减少引起的休克称为低血容量性休克。见于失血、失液、烧伤等。大量体液丧失使血容量急剧减少，静脉回流不足，心输出量减少和血压下降，压力感受器的负反馈调节冲动减弱，引起交感神经兴奋，外周血管收缩，组织灌流量减少。低血容量性休克在临床上出现"三低一高"的典型表现，即中心静脉压、心输出量、动脉血压降低，而外周阻力增高。

2. 血管源性休克（vasogenic shock） 正常时20%的毛细血管交替开放就足以维持细胞的生理代谢需要，微循环中80%的毛细血管处于关闭状态，毛细血管网中的血量仅占总血量的6%左右。不同病因通过内源性或外源性血管活性物质的作用，使小血管特别是腹腔内脏的小血管舒张，血管床容积扩大导致血液分布异常，大量血液淤滞在舒张的小血管内，使有效循环血量减少，因此引起的休克称为血管源性休克。感染性、过敏性和神经源性休克都有血管床容积增大，有效循环血量相对不足，导致组织灌流及回心血量减少。

3. 心源性休克（cardiogenic shock） 心脏泵血功能衰竭，心输出量急剧减少，有效循环血量下降所引起的休克，称为心源性休克。

二、发生机制

休克的发生机制尚未完全阐明。目前，微循环障碍学说受到大多数学者的重视，对休克的防治具有重要的理论和实践意义。该学说认为，各种原因引起的休克，共同的发病环节是有效循环血量减少，组织器官血液灌流严重不足，导致细胞损伤和器官功能障碍。以失血性休克为例，根据微循环的变化，将休克的发展过程大致分为3期，休克代偿期、休克进展期和休克难治期（图6-7-1）。

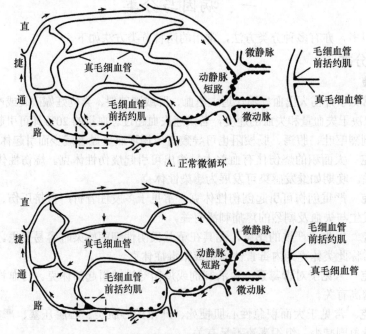

A. 正常微循环

B. 休克代偿期（微循环缺血性缺氧期）

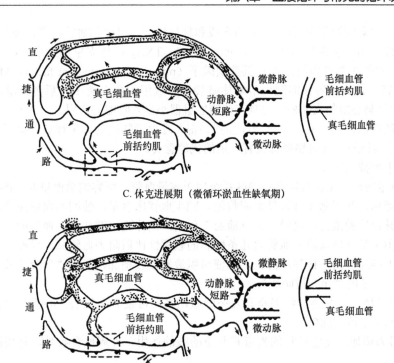

C. 休克进展期（微循环淤血性缺氧期）

D. 休克难治期（微循环衰竭期或DIC形成期）

图 6-7-1　休克各期微循环变化示意图

（一）微循环缺血性缺氧期

此期为休克早期，在临床上属于休克代偿期。

1. 微循环变化特点　此期微循环血液灌流减少，组织缺血缺氧，故又称缺血性缺氧期（ischemic hypoxia）。这是因为全身小血管，包括小动脉、微动脉、后微动脉、毛细血管前括约肌和微静脉、小静脉都发生收缩痉挛，口径明显变小，尤其是毛细血管前阻力血管收缩更明显，前阻力增加，大量真毛细血管网关闭，微循环内血液流速减慢，轴流消失，血细胞出现齿轮状运动。因开放的毛细血管数减少，血流主要通过直捷通路或动静脉短路回流，组织灌流明显减少。此期微循环灌流特点是：少灌少流，灌少于流，组织呈缺血缺氧状态（图 6-7-1B）。

2. 微循环变化的机制

（1）交感神经兴奋：各种致休克因素均可通过不同途径引起交感-肾上腺髓质系统强烈兴奋，儿茶酚胺大量释放，如低血容量性休克、心源性休克时，由于血压降低，通过窦弓反射引起交感-肾上腺髓质系统强烈兴奋；创伤性休克、烧伤性休克时由于疼痛和失血引起交感-肾上腺髓质系统兴奋；感染性休克时内毒素具有强烈拟交感神经的作用。现已证明，各种休克时血中儿茶酚胺含量比正常高几十倍，甚至几百倍。儿茶酚胺主要发挥以下作用。①α受体效应：皮肤、腹腔脏器和肾脏的小血管收缩，外周阻力升高，组织器官血液灌流不足，微循环缺血缺氧，但对心脑血管影响不大。②β受体效应：微循环动静脉短路开放，血液绕过真毛细血管网直接进入微静脉，使组织灌流量减少，组织缺血缺氧；肺微循环的动静脉短路大量开放，则可影响静脉血的氧合，使 PaO_2 降低，加重组织缺氧。

（2）其他体液因子的作用：①血管紧张素Ⅱ（angiotensin Ⅱ，Ang Ⅱ）：交感神经兴奋、儿茶酚胺增多以及血容量减少均可引起肾素-血管紧张素系统活动增强，Ang Ⅱ 生成明显增多，Ang Ⅱ 具有强烈的缩血管作用；②血管升压素（vasopressin）：有效循环血量减少通过容量感受器反射性引起血管升压素的合成和释放，血管升压素大量增加也可引起内脏小血管的收缩；③内皮素（endothelin，ET）：休克时，由于缺血、缺氧、血小板聚集、凝血酶、肾上腺素等因素均可促进血管内皮细胞前内皮素原的基因表达，ET 的合成和释放增加，可引起血管痉挛，而且高浓度 ET 对心肌有直接毒性作用；④血栓素 A_2（thromboxane A_2，TXA_2）：休克早期血小板产生 TXA_2 增多，TXA_2 也具有强烈的缩血管作用；⑤心肌抑制因子（myocardial depressant factor，MDF）：休克时胰腺的缺血缺氧，其外分泌腺细胞内溶酶体破裂而释放组织蛋白酶-D，后者分解组织蛋白产生 MDF，MDF 除抑制心肌的收缩外，也具有使腹腔脏器小血管收缩的作用。

3. 微循环改变的代偿意义　交感神经强烈兴奋及缩血管物质的大量释放，既可引起皮肤、腹腔内脏等器官缺血缺氧，又对整体却具有一定的代偿意义。

（1）有助于维持动脉血压

1）回心血量增加：①自身输血：静脉系统属于容量血管，可容纳总血量的 60%～70%。儿茶酚胺增加使小静脉、微静脉及肝脾储血库收缩，减少血管床容量，使回心血量迅速增加，有利于心输出量和动脉血压的维持。这种"自身输血"作用，是休克时增加回心血量的"第一道防线"。②自身输液：由于微循环前阻力血管对儿茶酚胺的敏感性比后阻力血管高，导致毛细血管前阻力大于后阻力，毛细血管内流体静压降低，促使组织液回吸收增加，起到"自身输液"的作用，是休克时增加回心血量的"第二道防线"。

2）心输出量增加：交感神经兴奋和儿茶酚胺增多，可使心率加快，心肌收缩力增加，心输出量增加，有助于维持动脉血压。

3）外周阻力增加：交感神经的兴奋和儿茶酚胺的作用，外周血管收缩，外周阻力升高，血压回升。

（2）血液重新分布：不同器官的血管对儿茶酚胺反应不一，皮肤及腹腔内脏的血管 α 受体密度高，对儿茶酚胺反应敏感，收缩显著；而脑血管交感缩血管神经纤维分布较稀疏，α 受体密度较小，无明显收缩；冠状动脉虽有 α 及 β 受体的双重支配，但交感神经兴奋时由于心脏的活动增强，代谢产物中舒血管物质如腺苷、PGI_2 增多，因此冠状血管反而舒张。这种微血管对儿茶酚胺反应的不均一性导致血液重新分布，从而保证了心、脑重要器官的血液供应。

4. 主要临床表现　此期患者表现为面色苍白、四肢湿冷，出冷汗，脉搏加快，脉压减小，尿量减少，烦躁不安。由于血液重新分布，脑血流量可以正常，故患者神志清楚，但常显得烦躁不安。该期血压可骤降（如大失血和心源性休克），也可略有下降，甚至因代偿作用可正常或轻度升高，但脉压可明显减小。所以，不能以血压下降与否作为判断早期休克的指标。

此期，若能尽早消除休克的病因，及时补充血容量，恢复有效循环血量，可防止休克进一步发展。否则，休克将继续发展进入微循环淤血性缺氧期。

（二）微循环淤血性缺氧期

此期为休克进展期，也称为可逆性休克失代偿期。

1. 微循环变化特点　此期微循环血液流速显著减慢，红细胞和血小板聚集，白细胞滚动、贴壁嵌塞，血黏度增大，血液"泥化"淤滞，微循环淤血，组织灌流量进一步减少，缺氧更为严重，故又称为微循环淤血性缺氧期。这是因为微动脉、后微动脉和毛细血管前括约肌收缩性减弱甚至扩张，大量血液涌入真毛细血管网。微静脉虽也表现为扩张但因血流缓慢，细胞嵌塞，使微循环流出道阻力增加，毛细血管后阻力大于前阻力而导致血液淤滞于微循环中。此期微循环灌流特点是：灌而少流，灌大于流，组织呈淤血性缺氧状态（图 6-7-1C）。

2. 微循环改变的机制　与长时间微血管收缩发生的持续性缺血、缺氧引起的酸中毒及多种体液因子释放的作用有关。

（1）微血管扩张机制：进入微循环淤血性缺氧期后，尽管交感-肾上腺髓质系统持续兴奋，血浆儿茶酚胺浓度进一步增高，但微血管却表现为扩张，与下面两个因素有关。①酸中毒使血管平滑肌对儿茶酚胺的反应性降低：微循环缺血性缺氧期长时间的缺血缺氧引起二氧化碳和乳酸堆积，血液中 H^+ 增高，致使微血管对儿茶酚胺反应性下降，收缩性减弱。②扩血管物质生成增多：长期缺血缺氧、酸中毒可刺激肥大细胞释放组胺增多；ATP 分解增强，其代谢产物腺苷在局部堆积；

细胞分解破坏后大量释出 K$^+$；激肽系统激活，使缓激肽生成增多。当发生脓毒症休克或其他休克引起肠源性内毒素或细菌转位入血时，诱导型一氧化氮合酶（iNOS）表达明显增加，产生大量一氧化氮和其他细胞因子（如 TNF-α 等）。

酸中毒与上述扩血管物质联合作用，使微血管扩张，血压进行性下降，心脑血液供应不能维持，休克早期的代偿机制逐渐丧失，全身各脏器缺血缺氧的程度加重。

（2）血液淤滞机制：微循环淤血性缺氧期，血液流速缓慢，加之组胺和激肽的作用使微血管通透性增加，导致血浆外渗，血液浓缩，血液黏度增高，红细胞和血小板易于聚集；血流缓慢使白细胞滚动、贴壁，并在细胞黏附分子（cell adhesion molecule，CAM）介导下黏附于内皮细胞，嵌塞毛细血管或在微静脉黏附贴壁，使血流受阻，毛细血管后阻力增加。黏附并激活的白细胞通过释放氧自由基和溶酶体酶导致血管内皮细胞损伤，进一步引起微循环障碍和组织损伤。

3. 失代偿及恶性循环的产生　此期，由于微循环淤血，毛细血管流体静压升高，组胺、激肽等作用使毛细血管通透性增高，此时"自身输液"停止，反而血浆大量外渗，引起血液浓缩，血液黏度升高，血液流速更加缓慢，淤血进一步加重。静脉系统容量血管扩张，血管床容积增大，使回心血量减少，"自身输血"丧失。微循环的淤血和血浆外渗，使循环血量锐减，回心血量进一步减少，心输出量和动脉血压进行性下降。此时，交感-肾上腺髓质系统更为兴奋，组织血液灌流更为减少，组织缺氧更趋严重，形成恶性循环，使休克进一步恶化。

4. 主要临床表现　由于循环血量和回心血量减少，心输出量下降，因而使动脉血压进行性降低；由于脑供血不足，患者出现神志淡漠甚至昏迷；冠状动脉供血不足使心搏无力，心音低钝，脉搏细速；肾血流严重不足，出现少尿甚至无尿；皮肤淤血缺氧，出现发绀或花斑。

微循环淤血性缺氧期是机体由代偿逐渐发展为失代偿的过程，失代偿初期经积极抢救仍可使休克逆转。否则，休克持续发展将进入微循环衰竭期。

（三）微循环衰竭期

此期又称休克难治期、DIC 形成期。尽管采取输血补液及多种抗休克措施，仍难以纠正休克状态。

1. 微循环变化特点　此期微血管发生麻痹性扩张，毛细血管大量开放，微循环中可有微血栓形成，血流停止，出现不灌不流状态，组织几乎完全不能进行物质交换，得不到氧气和营养物质供应，甚至可出现毛细血管无复流现象（no-reflow phenomenon），即在输血补液治疗后，血压虽可一度回升，但微循环灌流量仍无明显改善，毛细血管中淤滞停止的血流也不能恢复流动的现象（图 6-7-1D）。

2. 微循环改变的机制

（1）微血管麻痹性扩张：其机制目前尚不完全清楚，可能既与酸中毒有关，也与一氧化氮和氧自由基等炎症介质生成增多有关。

（2）DIC 的发生：血栓形成将阻塞血流，加重微循环障碍。休克晚期发生 DIC 的机制：①微循环淤血，血浆外渗，使血液浓缩，血流缓慢，血液黏度升高，红细胞和血小板易于聚集而形成微血栓；②严重缺氧、酸中毒及内毒素的作用使内皮细胞受损，激活凝血因子Ⅻ，启动内源性凝血系统，同时血管内皮的抗凝功能降低；③严重组织损伤可释放大量组织因子入血，感染性休克时内毒素可直接刺激单核巨噬细胞和血管内皮细胞表达、释放组织因子，启动外源性凝血系统。

但应当指出，并非所有休克患者都一定发生 DIC，也就是说 DIC 并非休克的必经时期。

3. 主要临床表现

（1）循环衰竭：动脉血压进行性下降，给予升压药难以恢复；脉搏细速，中心静脉压降低，静脉塌陷，出现循环衰竭，可致患者死亡。

（2）并发 DIC：本期常可并发 DIC，出现出血、贫血、皮下瘀斑等典型临床表现。由于休克的原始病因和机体自身反应性的差异，并非所有休克患者都会发生 DIC。患者一旦发生 DIC，则会使休克进一步恶化。

（3）重要器官功能障碍或衰竭：休克晚期由于微循环淤血不断加重和 DIC 的发生，使组织器官微循环灌流量严重不足，细胞受损乃至死亡，造成重要器官包括心、脑、肺、肾、肠等脏器功能障碍或衰竭，临床上出现相应器官功能衰竭的表现。

休克发生发展的微循环变化过程见图 6-7-2。但是需要注意的是，由于引起休克的病因和始动环节不同，休克各期的出现并不完全遵循循序渐进的发展规律。上述典型的三期微循环变化，常见于失血、失液性休克。而其他休克虽有微循环功能障碍，但不一定遵循以上典型的三期变化。如严重过敏性休克的微循环障碍可能从淤血性缺氧期开始；严重感染或烧伤引起的休克，可能直接进入微循环衰竭期，很快发生 DIC 或多器官功能障碍。微循环学说的创立对于阐明休克的发病机制，加强休克的防治，发挥了重要作用。

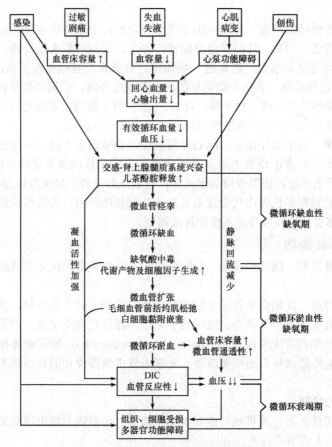

图 6-7-2　休克病因、分期及其微循环机制

三、细胞代谢障碍

休克时细胞代谢障碍及其功能、结构的损害，主要为组织低灌流，微循环血液流变学改变引起的缺氧所致；另一方面是休克的动因（如内毒素等）直接作用于细胞所引起原发性变化。

（一）物质代谢的变化

休克时物质代谢变化一般表现为氧耗减少，糖的无氧代谢加强，糖原、脂肪和蛋白质分解代谢增强，合成代谢减弱。休克早期由于休克病因引起的应激反应，可出现一过性高血糖和糖尿，这与血浆中胰高血糖素、皮质醇及儿茶酚胺浓度升高有关。上述激素促进脂肪分解及蛋白质分解，导致血中游离脂肪酸、甘油三酯、极低密度脂蛋白和酮体增多，血中氨基酸特别是丙氨酸水平升高，尿氮排出增多，出现负氮平衡。

休克过程中机体因高代谢状态，能量消耗增高，所需氧耗量增大而导致组织氧债增大。氧债（oxygen debt）指机体所需的氧耗量与实测氧耗量之差。

（二）能量不足，离子泵失灵

由于 ATP 生成减少，使细胞膜钠泵（Na^+-K^+-ATP 酶）和钙泵（Ca^{2+}-Mg^{2+}-ATP 酶）运转失灵，导致细胞内外的离子分布异常，细胞内 Na^+ 增多，引发细胞水肿，细胞外 K^+ 增高，使细胞跨膜电位降低，细胞内 Ca^{2+} 增多，导致钙超载和细胞死亡。

（三）酸碱平衡紊乱

休克时细胞缺氧使无氧酵解增强，乳酸产生增多，同时肝又不能将其摄取转化为葡萄糖，以及肾缺血并发肾功能障碍使肾排酸保碱功能降低，可发生代谢性酸中毒。休克早期由于创伤、出血、感染等刺激引起呼吸加快，使 CO_2 排出过多，可发生呼吸性碱中毒。休克晚期可发生休克肺，如并发严重的通气障碍，则可发生呼吸性酸中毒。

四、器官功能的变化

休克时各器官功能都可发生改变甚至结构损伤，其中主要是心、肾、肺、脑、胃肠及肝等重要器官功能障碍，严重时引起多器官功能衰竭。

（一）肾功能变化

肾脏是休克时最易受损的器官之一。休克患者常发生急性肾衰竭，临床表现为少尿或无尿、氮质血症、高钾血症和代谢性酸中毒。

休克早期由于有效循环血量减少，交感-肾上腺髓质系统和肾素-血管紧张素系统反应增强等，使肾血管收缩，肾血流量减少，肾小球滤过率降低。同时，血浆中醛固酮和血管升压素明显增多，又促使肾小管对钠、水重吸收增多，从而发生少尿或无尿。但尿相对密度常超过 1.020，尿钠常<20mmol/L。此时，由于肾缺血时间不长，尚未发生肾小管坏死，恢复血流后，肾功能立刻恢复，故称为功能性肾衰竭。

随着休克发展，持续严重的肾血管收缩和肾毛细血管内微血栓形成，可导致急性肾小管坏死而发生器质性肾衰竭。此时除表现为尿量明显减少外，也有明显尿液性质的变化，将导致严重的内环境紊乱，使休克进一步恶化。

（二）肺功能变化

肺是休克时易受损的又一器官。休克早期，休克动因如创伤、出血、感染等刺激使呼吸中枢兴奋，呼吸加快，通气过度，可出现低碳酸血症和呼吸性碱中毒。休克进一步发展时，交感神经的兴奋、儿茶酚胺增多及其他缩血管物质的作用使肺循环血管阻力升高。肺血管总阻力虽然增加，但肺各部血管阻力的增加并不一致，加上 5-羟色胺使终末气道强烈收缩引起的部分肺泡不张，导致肺泡通气血流比例失调和动脉血氧分压降低。氧分压降低可反射性地引起呼吸增强。

休克晚期肺损伤更为严重，可发展为急性呼吸衰竭。严重休克患者晚期，经复苏治疗在脉搏、血压和尿量都平稳以后，仍可发生急性呼吸衰竭。此时，肺部主要病理变化是肺间质和肺泡水肿、充血、出血、局限性肺不张、肺毛细血管内微血栓形成和肺泡内透明膜形成。具有这些病理特征的肺称为休克肺（shock lung）。由于肺部这些病理变化，将发生严重的肺泡通气血流比例失调和弥散障碍，导致患者发生急性呼吸衰竭，临床主要表现为进行性呼吸困难、发绀、肺部啰音、动脉血氧分压显著降低等。休克肺的病理变化及其所引起的急性呼吸衰竭，也可见于严重的创伤感染、烧伤、急性出血性胰腺炎、氧中毒等疾病，把这种情况称为急性呼吸窘迫综合征（acute respiratory distress syndrome，ARDS），其共同的发病环节是急性弥漫性肺泡毛细血管膜损伤。

（三）心功能变化

除心源性休克外，其他休克早期冠状动脉血流量由于机体血液重新分布代偿，仍能保证心泵功能不受显著影响。但休克持续一定阶段后，心功能受到明显抑制甚至发生心力衰竭。机制如下：①休克时血压下降及心率过快引起的心室舒张期缩短，可使冠状动脉血液灌注量减少，引起心肌缺血；同时交感-肾上腺髓质系统兴奋引起的心率增快和心肌收缩力增强，使心肌的耗氧量增加，更加重了心肌缺氧；②酸中毒及高钾血症，使心肌收缩力下降。③心肌内 DIC 使心肌受损；④内啡肽、内毒素、心肌抑制因子、肿瘤坏死因子等使心肌收缩性下降。

休克持续越久，心脏受损往往越严重，以至心力衰竭，心力衰竭的出现也是休克难治的因素之一。

（四）脑功能变化

在休克初期，血液重新分布也保证了脑的血液供应，因而除了因应激所引起的烦躁和兴奋外，脑功能一般没有明显的障碍。休克期，脑的血液供应由于全身动脉血压降低而显著减少；如果脑内也发生 DIC，则脑的血液循环障碍进一步加重。大脑皮质可因缺氧不断加重而由兴奋转为抑制，患者表情淡漠甚至昏迷。缺氧还可引起脑水肿，从而使脑功能障碍更趋严重。

（五）肝功能变化

休克引起的血液重新分布，并随休克的发展，腹腔脏器血供减少更加严重。肝脏的血供显著减少，甚至形成微血栓或栓塞。严重的肝缺血，加重了能量代谢障碍，使机体供能恶化。肝脏的生物转化和解毒功能严重障碍，造成体内乳酸大量堆积；对门静脉来自肠道细菌产生的毒素清除能力下降，从而促使休克恶化，是导致休克难以治疗的重要机制之一。但直接死于肝功能严重障碍的休克患者较少见。

（六）胃肠道功能变化

胃肠道因缺血、淤血和 DIC 形成而发生功能紊乱，肠道菌大量繁殖，所产生的内毒素可因肠黏膜屏障作用的减弱而大量入血，从而使休克进一步加重。胃肠黏膜也可由于缺氧等发生变性坏死，加之 DIC 的发生，可导致胃肠道出血，使血容量进一步减少。胃肠道缺血缺氧，可刺激肥大细胞释放组胺等血管活性物质，使微循环障碍进一步加重。目前，临床上非常重视胃肠道缺血引起的菌血症或内毒素血症，并认为这是败血症休克及多器官功能衰竭的重要原因。

（七）多器官功能障碍综合征

多器官功能障碍综合征（multiple organ dysfunction syndrome，MODS）指在严重创伤、感染和休克时，原无器官功能障碍的患者同时或在短时间内相继出现两个及两个以上器官系统的功能障碍。MODS 主要发生于急性危重患者。在各种类型的休克中，以感染性休克 MODS 的发生率最高。MODS 时机体内环境严重紊乱，必须靠临床干预才能维持内环境稳定，如能得到及时救治，可能逆转，如不能得到有效控制，可发展成多系统器官功能衰竭（multiple system organ failure，MSOF）。

五、防治的病理生理学基础

（一）病因学防治

积极处理造成休克的原始病因，如止血、止痛、补液和输血、修复创伤控制感染、抗过敏、强心等。

（二）发病学治疗

1. 补充血容量　微循环灌流量减少是各种休克发病的共同基础。除心源性休克之外，补充血容量是提高心输出量、增加有效循环血量和微循环灌流量的根本措施。临床上补液的原则是"需多少，补多少"。在微循环淤血性缺氧期，因为微循环淤血，血浆外渗，补液量应大于失液量。脓毒症休克和过敏性休克时，虽然无明显的失液，但由于血管床容量增加，有效循环血量明显减少，也应根据实际需要来补充血容量。但应该注意补充血容量应适度，过量输液会导致肺水肿。因此，正确估计需要补液的总量至关重要，必须动态观察静脉充盈程度、尿量、血压和脉搏等指标，作为监护输液量是否足够的参考依据。此外，在补充血容量时，还应根据血细胞比容决定输血和输液的比例，正确选择全血、胶体或晶体溶液，使血细胞比容控制在 35%～40% 范围内。

2. 纠正酸中毒　休克时缺血缺氧引起乳酸堆积或肾衰竭而发生代谢性酸中毒。酸中毒可加重微循环障碍、抑制心肌收缩、降低血管对儿茶酚胺的反应性、促进 DIC 形成和高钾血症，故必须根据酸中毒的程度，及时补碱纠酸。

3. 合理应用血管活性药　使用缩血管或扩血管药物的目的是提高微循环灌流量。对低血容量性休克患者，应在充分扩容的基础上，使用低剂量多巴胺以提高组织的血液灌流量。对过敏性休克、神经源性休克、高排低阻型休克和血压过低的患者，应使用缩血管药物以升高血压，保证心脑重要器官的血液灌流。

4. 细胞保护剂的使用　休克时细胞损伤可原发，亦可继发于微循环障碍之后。去除休克病因，改善微循环是防止细胞损伤的根本措施。此外，还可采用葡萄糖、胰岛素、钾液、ATP-$MgCl_2$ 等改善细胞能量代谢，稳定溶酶体膜；采用自由基清除剂、钙通道阻滞剂等减轻细胞损伤。

5. 器官支持疗法　应密切监控各器官功能的变化，及时采取相应支持疗法。如发生休克肾时，应尽早利尿和透析；发生休克肺时，应保持呼吸道通畅，并正压给氧；发生急性心力衰竭时，应减少或停止输液，并强心利尿，适当降低前后负荷等。

（孙　湛）

第八节　缺血再灌注损伤

良好的血液灌流是组织细胞获得充足的氧和营养物质供应并排出代谢产物的基本保证。各种原因造成的组织血液灌流量减少可使细胞发生缺血性损伤（ischemia injury），因此，及时恢复缺血组织的血液灌流是减轻缺血性损伤的根本措施。但是，在动物实验和临床观察中发现，部分动物或患者恢复血液灌注后，细胞功能代谢障碍及结构破坏不仅没有减轻反而加重。这种组织器官重新获得血液灌注后损伤反而进一步加重的现象称为缺血再灌注损伤（ischemia-reperfusion injury，IRI），简称再灌注损伤（reperfusion injury）。现已证实，心、脑、肾、肝、肺、胃肠道、肢体及皮肤等多种组织器官都存在着这种现象。

一、缺血再灌注损伤的原因及条件

（一）常见原因

凡是在组织器官缺血基础上的血液再灌注都可能成为缺血再灌注损伤的发生原因。值得注意的是，并非所有缺血的器官在血流恢复后都会发生缺血再灌注损伤，许多因素可以影响其发生、发展的严重程度。

临床上常见的原因如下：

（1）组织器官缺血后恢复血液供应，如休克时微循环的疏通，断肢再植和器官移植等。

（2）某些医疗技术的应用，如溶栓疗法、冠状动脉旁路移植术及经皮冠状动脉介入治疗等。

（3）体外循环条件下的心脏手术、肺血栓切除术，心肺复苏、脑复苏等。

（二）常见条件

1. 缺血时间　再灌注损伤与缺血时间有相关性。缺血时间短，恢复血供后可无明显的再灌注损伤。缺血时间长，恢复血供则易导致再灌注损伤。若缺血时间过长，缺血器官因发生不可逆性损伤甚至坏死，而观察不到再灌注损伤。例如，阻断大鼠左冠状动脉血流 5～10min，恢复血供后心律失常的发生率很高，而缺血短于 2min 或超过 20min，心律失常较少发生。另外，动物的种属也影响发生再灌注损伤所需的缺血时间，小动物相对较短，大动物相对较长。

2. 缺血部位　对氧需求量高的组织器官，如心、脑等，易出现再灌注损伤。另外，缺血后容易形成侧支循环的组织，可因缩短缺血时间和减轻缺血程度，不易发生再灌注损伤。

3. 再灌注条件　再灌注液体压力大小、温度、pH 及电解质的浓度都与再灌注损伤密切相关。降低再灌注液的速度、压力、温度、pH 及 Ca^{2+}、Na^+ 含量，能减轻再灌注损伤；或适当增加灌注液 K^+、Mg^{2+} 含量，有利于减轻再灌注损伤。

二、缺血再灌注损伤的发病机制

缺血再灌注损伤的发生机制尚未彻底阐明，目前认为自由基生成增多、细胞内钙超载和炎症反应过度激活是缺血再灌注损伤的重要发病机制。

（一）自由基的作用

1. 自由基的概念与类型　自由基（free radical）是指在外层电子轨道上具有单个不配对电子的原子、原子团或分子。在形成分子时，化学键中电子必须成对出现，而在反应中自由基必须夺取其他物质的一个电子，使自己形成稳定的结构，因此自由基的化学性质非常活泼。

生物体系中自由基主要有以下几种。

（1）氧自由基：由于特殊的电子排列结构，氧分子（O_2）极易形成自由基，这些由氧分子形成的自由基统称为氧自由基（oxygen free radical，OFR），如超氧阴离子（O_2^-）、羟自由基（OH·）和一氧化氮自由基（NO·）等。OH· 是目前发现的最活跃的氧自由基。

体内还有其他化学性质活泼的含氧化合物，如过氧化氢（H_2O_2）、单线态氧（$^1O_2$）、臭氧等，这些化合物与氧自由基统称为活性氧（reactive oxygen species，ROS）。

（2）其他自由基：氧自由基与多价不饱和脂肪酸作用后生成的中间代谢产物，称为脂性自由基，包括烷自由基（L·）、烷氧自由基（LO·）和烷过氧自由基（LOO·），还有氯自由基（Cl·）、甲基自由基（CH·）等。

2. 自由基生成和清除　在生理状态下，98% 的氧通过细胞色素氧化酶系统接受 4 个电子还原成水，同时释放能量。有 1%～2% 的氧获得 1 个电子还原生成 O_2^-，再获得 1 个电子还原生成 H_2O_2，获得第 3 个电子时还原生成 OH·，后者是体内最活跃的氧自由基。活性氧生成的反应式为：

$$\underset{\text{细胞色素氧化酶系统}}{\overset{4e}{\longrightarrow}}$$

$$O_2 \xrightarrow{e} O_2^- \xrightarrow{e+2H^+} H_2O_2 \xrightarrow{e+H^+} OH\cdot \xrightarrow{e+H^+} H_2O$$
$$\downarrow H_2O_2$$

O_2^- 是其他自由基和活性氧产生的基础，O_2^- 可在 Fe^{2+} 或 Cu^{2+} 的催化下与 H_2O_2 发生反应生成 OH·，这种由金属离子催化的反应称为芬顿（Fenton）反应。

在生理情况下，少量产生的活性氧被机体的抗氧化防御系统及时清除，使体内活性氧的产生和清除处于动态平衡，避免对机体的危害。抗氧化防御系统包括：①低分子清除剂，能提供电子、使自由基还原的物质，如维生素 E、维生素 A、维生素 C、半胱氨酸、还原型谷胱甘肽（GSH）和还原型辅酶 Ⅱ（NADPH）等；②酶性清除剂，如超氧化物歧化酶（superoxide dismutase，SOD）、过氧化氢酶（catelase，CAT）、谷胱甘肽过氧化物酶（glutathione peroxidase，GSH-Px）及铜蓝蛋白（ceruloplasmin）等。体内活性氧具有一定的生理功能，如参与免疫和信号转导过程。

在病理状态下，由于活性氧产生过多和（或）抗氧化物质减少或活性下降，则引发氧化应激（oxidative stress）反应损伤细胞，进而使细胞死亡。

3. 缺血再灌注时自由基生成增多的机制　缺血和再灌注均可以促进氧自由基生成，但是主要是在再灌注后几秒至几分钟内，血液和组织中氧自由基含量明显增加。再灌注时氧自由基产生的主要来源有以下几种。

（1）线粒体功能受损：当细胞缺血缺氧时，线粒体氧化磷酸化功能障碍，ATP 生成减少，Ca^{2+} 进入线粒体增多，使线粒体功能进一步受损，细胞色素氧化酶系统功能失调，电子传递链受损，进入细胞内的氧分子经单电子还原形成活性氧增多，而经 4 价还原生成水减少，损伤的电子传递链成为活性氧的主要来源。此外，细胞损伤导致 SOD、CAT 等具有清除自由基能力的物质减少，也可以导致氧自由基增多。

（2）中性粒细胞产生活性氧：组织缺血可激活补体系统，或经细胞膜分解产生多种具有趋化活性的物质，如 C3 片段、白三烯等趋化因子，吸引和激活中性粒细胞。再灌注期，组织重新获得 O_2 供应，激活的中性粒细胞耗氧量显著增加，产生大量活性氧，称为呼吸爆发。

（3）黄嘌呤氧化酶形成增多：正常情况下毛细血管内皮细胞内黄嘌呤氧化酶（xanthine oxidase，XO）占 10%，其前身黄嘌呤脱氢酶（xanthine dehydrogenase，XD）占 90%。当组织缺血缺氧时，细胞内 Ca^{2+} 含量增多并激活 Ca^{2+} 依赖性蛋白酶，促使 XD 大量转变为 XO。同时，由于 ATP 分解增加，ADP、AMP 含量升高，并依次分解生成次黄嘌呤，以致缺血组织中次黄嘌呤大量堆积。再灌注时，大量分子氧随血液进入缺血组织，在氧的参与下缺血时大量积聚的次黄嘌呤在黄嘌呤氧化酶催化下转变为黄嘌呤，继而又将黄嘌呤转化为尿酸，这两个过程都有电子转移，释放出大量电子，被分子氧接受后产生 O_2^{-}。O_2^{-} 形成后，通过单电子还原形成 H_2O_2，H_2O_2 进一步单电子还原，生成更为活跃且毒性更强的 $OH\cdot$（图 6-8-1）。

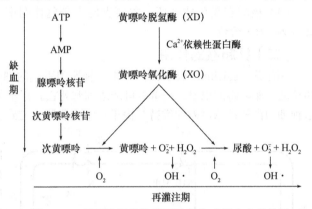

图 6-8-1　黄嘌呤氧化酶在活性氧生成增多中的作用

（4）儿茶酚胺自身氧化：缺血缺氧机体产生应激反应，交感-肾上腺髓质系统兴奋，儿茶酚胺产生和释放增多，儿茶酚胺一方面具有重要的代偿性调节作用，另一方面在单胺氧化酶的作用下发生氧化而产生大量自由基。

4. 自由基的损伤作用　自由基的化学性质极为活泼，一旦生成，即可经其中间代谢产物不断扩展生成新的自由基，形成连锁反应。自由基可与细胞的多种成分，如膜磷脂、蛋白质、核酸等发生反应（图 6-8-2），造成细胞结构损伤和功能代谢障碍，引发氧化应激反应，导致细胞损伤甚至细胞死亡。

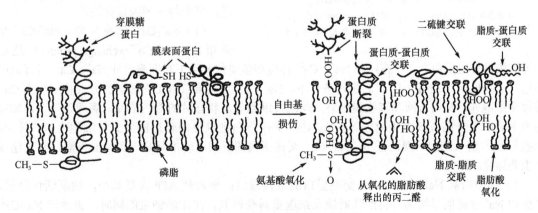

图 6-8-2　活性氧对生物膜损伤作用

（1）膜脂质过氧化增强：膜脂质微环境的正常是保证膜结构完整和膜蛋白功能正常的基本条件，而膜损伤是自由基损伤细胞的早期表现。表现为：①破坏膜的正常结构，脂质过氧化使膜不饱和脂肪酸减少，不饱和脂肪酸/蛋白质的比例失调，细胞膜及细胞器膜如线粒体、溶酶体等液态性、流动性降低，通透性升高，使细胞外 Ca^{2+} 内流增加、溶酶体释放、ATP 产生减少；②促进自由基和其他生物活性物质如炎症因子的生成，膜脂质过氧化可激活磷脂酶 C 及磷脂酶 D，进一步分解膜磷脂，催化花生四烯酸代谢反应，在增加自由基生成和脂质过氧化的同时，生成多种生物活性物质，如前列腺素、血栓素、白三烯等，加重再灌注损伤。

（2）蛋白质功能抑制：①直接抑制作用。自由基可使细胞结构蛋白和酶变性、聚合、降解、氨基酸残基氧化或肽链断裂，严重影响蛋白质功能，其中最常见的是使酶活性中心的巯基氧化，如肌纤维蛋白巯基氧化，可使其对 Ca^{2+} 的反应性下降，导致心肌收缩力下降。②间接抑制作用。脂质过氧化使膜脂质之间形成交联和聚合，间接抑制膜蛋白如钙泵、钠泵和 Na^+-Ca^{2+} 交换蛋白等的功能，与膜通透性改变共同导致细胞内 Na^+、Ca^{2+} 浓度升高，造成细胞水肿和钙超载等。另外，抑制膜受体、G 蛋白与效应器的偶联，造成细胞信号转导功能障碍。

（3）核酸和染色体破坏：主要表现为染色体畸变、核酸碱基改变或 DNA 断裂。这种作用 80% 为 OH· 所致。

（二）钙超载的作用

钙超载（calcium overload）是指各种原因引起的细胞内钙含量异常增多并导致细胞结构损伤和功能代谢障碍的现象，严重时可造成细胞死亡。正常条件下，细胞外钙浓度高出细胞内约万倍，这种细胞内外钙浓度差的维持是由于：①细胞膜对 Ca^{2+} 的低通透性；②钙与特殊配基形成可逆性复合物；③细胞膜钙泵（Ca^{2+}-Mg^{2+}-ATP 酶）逆电化学梯度 Ca^{2+} 主动转运至细胞外；④通过肌质网和线粒体膜上的钙泵和 Na^+-Ca^{2+} 交换将胞质 Ca^{2+} 储存至细胞器内；⑤通过细胞膜 Na^+-Ca^{2+} 交换，将胞质 Ca^{2+} 转运到细胞外等（图 6-8-3）。再灌注损伤发生时，再灌注区细胞内有过量 Ca^{2+} 积聚，而且 Ca^{2+} 浓度升高的程度常与细胞受损的程度呈正相关。

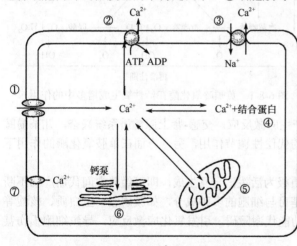

图 6-8-3 细胞 Ca^{2+} 转运模式图
①电压依赖性钙通道；②细胞膜钙泵；③ Na^+-Ca^{2+} 交换；
④胞质结合钙；⑤线粒体；⑥肌质网；⑦细胞膜结合钙

1. 缺血再灌注导致钙超载的机制 细胞内钙超载主要发生在再灌注期，主要原因是钙内流增加，而不是钙外流减少。再灌注时钙超载的发生机制目前尚不完全清楚，可能与下列因素有关。

（1）Na^+-Ca^{2+} 交换异常。Na^+-Ca^{2+} 交换蛋白（Na^+-Ca^{2+}exchange protein）是心肌细胞膜钙转运蛋白之一，在跨膜 Na^+、Ca^{2+} 梯度和膜电位驱动下对细胞内外 Na^+、Ca^{2+} 进行双向转运，交换比例为 $3Na^+$：$1Ca^{2+}$。生理条件下，Na^+-Ca^{2+} 交换蛋白以正向转运的方式将细胞内 Ca^{2+} 转移至细胞外，与内质网和细胞膜钙泵共同维持细胞静息状态时的低钙浓度。病理条件下，如细胞内 Na^+ 明显升高或膜内正电位等，Na^+-Ca^{2+} 交换蛋白则以反向转运的方式将细胞内 Na^+ 排出，细胞外 Ca^{2+} 进入细胞。现已证实，Na^+-Ca^{2+} 交换蛋白的反向运转增强是导致缺血再灌注时钙超载的主要途径。

1）细胞内高 Na^+ 对 Na^+-Ca^{2+} 交换蛋白的直接激活：缺血使 ATP 含量减少，钠泵活性降低。细胞内 Na^+ 含量明显增高。再灌注时缺血细胞重新获得氧，在激活钠泵的同时，也激活 Na^+-Ca^{2+}

交换蛋白，以反向转运的方式加速 Na^+ 向细胞外转运，并将大量 Ca^{2+} 运入胞质，导致细胞内钙超载。应用选择性抑制 Na^+-Ca^{2+} 交换蛋白反向转运的药物可减轻再灌注引起的细胞死亡。

2）细胞内高 H^+ 对 Na^+-Ca^{2+} 交换蛋白的间接激活：缺血时，组织无氧代谢增强，H^+ 生成增多。再灌注使组织间液 H^+ 浓度下降，细胞内外形成跨膜 H^+ 浓度梯度。激活细胞膜上的 Na^+-H^+ 交换蛋白，促进细胞内 H^+ 排出、细胞外 Na^+ 内流。内流的 Na^+ 又激活 Na^+-Ca^{2+} 交换蛋白，导致 Ca^{2+} 内流增加。

3）蛋白激酶 C（PKC）活化对 Na^+-Ca^{2+} 交换蛋白的间接激活：缺血再灌注损伤时，内源性儿茶酚胺释放增多，通过 α_1- 肾上腺素能受体激活 G 蛋白-PLC 介导的细胞信号转导系统，促进磷脂酰肌醇分解，生成 IP_3 和 DG。IP_3 促进内质网 Ca^{2+} 释放；DG 经激活 PKC 促进 Na^+-H^+ 交换，进而增加 Na^+-Ca^{2+} 交换，使胞质 Ca^{2+} 浓度升高（图 6-8-4）。

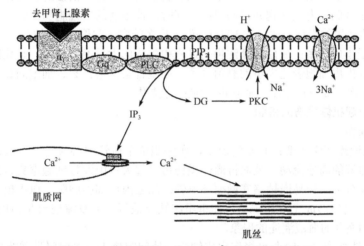

图 6-8-4　蛋白激酶 C 对 Na^+-Ca^{2+} 交换蛋白的激活

除了 Na^+-Ca^{2+} 交换的异常，β- 肾上腺素受体兴奋可通过增加 L 型钙通道的开放促进 Ca^{2+} 内流。

（2）生物膜损伤：细胞膜和细胞内膜性结构是维持细胞内、外以及细胞内各间区离子平衡的重要结构。生物膜损伤可使其通透性增加，细胞外 Ca^{2+} 顺浓度差进入细胞，或使细胞内 Ca^{2+} 分布异常，加重细胞功能紊乱与结构破坏。

1）细胞膜损伤：正常情况下，细胞膜外板和外层的糖被由 Ca^{2+} 紧密连接在一起。当用无钙液灌流后，二者分离，肌膜失去屏障，对 Ca^{2+} 的通透性大大增加。在恢复正常浓度的含钙液灌流时，细胞外 Ca^{2+} 顺浓度差内流增加。Ca^{2+} 增加可激活磷脂酶，促进膜磷脂降解，进一步增加膜通透性；更为重要的是由于再灌注时生成大量的自由基，使细胞膜脂质过氧化，加重膜结构的破坏。

2）线粒体和肌质网膜损伤：自由基损伤和膜磷脂分解可造成肌质网膜损伤，钙泵功能抑制使肌质网摄 Ca^{2+} 减少，胞质钙浓度升高。线粒体膜损伤抑制氧化磷酸化，使 ATP 生成减少，细胞膜和肌质网钙泵能量供应不足，促进钙超载的发生。

2. 钙超载引起细胞损伤的机制　再灌注所致的钙超载，通过以下机制进一步对细胞造成损害。

（1）线粒体功能障碍：胞质 Ca^{2+} 浓度升高时，线粒体过多摄入 Ca^{2+}，除增加 ATP 消耗外，Ca^{2+} 与线粒体内含磷酸根的化合物结合，形成不溶性磷酸钙，干扰线粒体的氧化磷酸化，ATP 生成减少。

（2）激活钙依赖性降解酶：磷脂酶激活促进膜磷脂分解，损伤细胞膜及细胞器膜，同时膜磷脂降解产物花生四烯酸和溶血卵磷脂等可加重细胞功能紊乱；蛋白酶激活可引起细胞骨架破坏；核酶活化可导致核酸分解；黄嘌呤氧化酶激活可引起氧自由基生成增多。

（3）肌原纤维挛缩和细胞骨架破坏：再灌注时，一方面排除了抑制心肌收缩的 H^+；另一方面细胞内游离钙增多，因此可导致肌原纤维挛缩、断裂，超微结构出现收缩带，细胞骨架破坏。

（4）心律失常：由 Na^+-Ca^{2+} 交换形成的一过性内向电流，在心肌动作电位后引发延迟后除极，成为心律失常的原因之一。

（三）炎症反应过度激活

研究表明，白细胞聚集、激活介导的微血管损伤及细胞损伤在缺血再灌注损伤的发生中起重要作用。

1. 缺血再灌注引起的炎症反应过度激活的机制 研究发现，缺血再灌注组织内白细胞（主要是中性粒细胞）明显增加，引发炎症反应，其机制尚未完全阐明，可能与下列因素有关。

（1）趋化因子产生增多：缺血再灌注损伤时可使细胞膜磷脂降解，释放出大量趋化因子，如白三烯（LT）、血小板活化因子（PAF）、补体 C5a 及激肽等，具有很强的趋化作用，能吸引大量白细胞黏附于缺血区血管内皮细胞并浸润组织。同时，被激活的白细胞和血管内皮细胞本身也能释放许多具有趋化作用的炎症介质，如 LTB4，促进更多的白细胞聚集和浸润。

（2）黏附分子生成增多：缺血再灌注损伤过程中生成的大量炎症介质、趋化因子，激活白细胞、血小板和血管内皮细胞表达大量的黏附分子，如整合素、选择素、细胞间黏附分子和血小板内皮细胞黏附分子等，促进白细胞与血管内皮细胞的黏附。

2. 炎症反应引起机体损伤的机制

（1）微血管损伤

1）微血管血液流变学改变：正常情况下，血细胞位于血管中心流动，与血管内皮细胞基本不接触，以保证血液的高速流动。缺血再灌注损伤可引起大量中性粒细胞聚集、黏附在血管内皮细胞上，而且不易分离，极易嵌顿堵塞微循环血管；加之内皮细胞肿胀、血小板黏附、微血栓形成和组织水肿等，更易形成无复流现象，加重组织缺血缺氧。无复流现象是指恢复血液灌注后，缺血区依然得不到充分的血液灌注的现象。

2）微血管通透性增高：缺血可损伤内皮细胞，使间隙增大，同时激肽等炎症因子可使微血管通透性增高，引发组织液外渗，又可导致血液浓缩，加重无复流现象。中性粒细胞自血管内游出并释放细胞因子又使微血管通透性进一步增高。

（2）细胞损伤：激活的中性粒细胞与血管内皮细胞可释放大量的致炎物质，如自由基、蛋白酶、溶酶体酶等，不但改变了自身的结构和功能，而且造成周围组织细胞损伤。

综上所述，缺血再灌注损伤发生的基本机制，主要是缺血再灌注的过程中自由基生成增多、钙超载及炎症反应过度激活，三者相互作用、协同作用，最终引起细胞、机体损伤。

三、缺血再灌注损伤时机体的功能及代谢变化

（一）心脏缺血再灌注损伤的变化

心脏缺血再灌注损伤是临床心脏病学的重要问题，缺血的心肌在再灌注后导致了比缺血时更严重的急性损伤，临床上会出现严重的心律失常，心肌坏死面积扩大，心脏破裂甚至死亡。

1. 再灌注性心律失常 缺血心肌再灌注过程中出现的心律失常，称为再灌注性心律失常（reperfusion arrhythmia）。此类心律失常通常发生在再灌注早期，发生率较高，其特点主要表现为：①再灌注区里功能上可恢复的心肌细胞越多，心律失常的发生率越高；②缺血心肌数量多、缺血程度重、再灌注速度快，心律失常的发生率就高；③心律失常以室性心律失常居多，如室性心动过速和心室纤颤等。

2. 心肌舒缩功能障碍

（1）再灌注性心肌顿抑：缺血心肌在恢复血液灌注后，心肌舒缩功能要经过较长的一段时间（数天到数周）后才能恢复，此为可逆性的心肌功能障碍，称为心肌顿抑（myocardial stunning）。其与心肌梗死引起的收缩功能异常不同，此时心肌并未发生坏死，经过抗损伤或修复后收缩功能

最终可以完全恢复正常。

（2）微血管阻塞：动物实验显示缺血再灌注可引起心肌微血管发生阻塞，发生严重的肿胀与内皮细胞损伤，腔内血栓形成，供血障碍，ATP合成减少，引起心肌舒缩功能障碍。在临床上，ST段抬高心肌梗死（ST segment elevation myocardial infarction，STEMI）患者血管成功再通之后，仍有10%～30%的患者由于微血管阻塞，而出现无复流现象，造成心肌舒缩功能障碍。

3. 心肌结构变化 再灌注损伤心肌的结构变化与单纯缺血心肌的变化性质基本相同，但前者程度更为严重。表现：基膜部分缺失，质膜破坏，损伤迅速扩展到整个细胞，使肌原纤维结构破坏（出现严重收缩带、肌丝断裂、溶解），线粒体损伤（极度肿胀、嵴断裂与溶解、空泡形成、基质内致密物增多）。再灌注还可造成不可逆性损伤，出现心肌出血、坏死。

（二）脑缺血再灌注损伤的变化

脑是对缺氧最敏感的器官，它的活动主要依靠葡萄糖有氧氧化提供能量。一旦缺血缺氧，线粒体呼吸链功能障碍，ATP合成减少，无氧酵解增强，乳酸增多，细胞内酸中毒，离子分布异常，Na^+和Ca^{2+}内流，细胞水肿，神经元功能障碍。另外，再灌注又会引起自由基增多、兴奋性氨基酸生成增多、钙超载及炎症反应过度激活而导致继发性损伤，脑组织形态学最明显的改变是脑水肿和脑细胞坏死。临床表现为感觉、运动或意识等脑功能障碍，严重时甚至死亡。

（三）其他器官缺血再灌注损伤的变化

肠套叠、血管外科手术和失液性休克等，可伴有胃肠道缺血再灌注损伤，其特征为黏膜损伤和屏障功能障碍，表现为广泛上皮与绒毛分离，上皮坏死，大量中性粒细胞浸润，固有层破损、出血及溃疡形成。小肠缺血时，液体通过毛细血管滤出而形成间质水肿；缺血再灌注后，肠壁毛细血管通透性更加升高，肠黏膜损伤加重，并出现广泛上皮和绒毛分离，上皮坏死，肠壁出血及溃疡形成。

肾缺血再灌注损伤时，血清肌酐明显增高，表示肾功能严重受损。再灌注时肾组织学损伤较单纯缺血时明显加重，表现为线粒体高度肿胀、变形、嵴减少，排列紊乱，甚至线粒体崩解、空泡形成等，以急性肾小管坏死最为严重，可造成急性肾衰竭或导致肾移植失败。

四、缺血再灌注损伤防治的病理生理基础

缺血再灌注损伤的发生机制目前尚不十分清楚，故再灌注损伤的防治尚处于实验研究和临床试验观察阶段。目前认为，缺血再灌注损伤的防治应从以下几个方面着手。

（一）尽早恢复血流与控制再灌注条件

针对缺血原因，采取有效措施，尽可能在再灌注损伤发生缺血以前恢复血流，以减轻损伤。

低压、低流速灌注可避免原缺血组织中氧和液体量急剧增高而产生大量自由基及引起组织水肿；适当低温灌注有助于降低缺血组织代谢率，减少耗氧量和代谢产物的堆积；低钙液灌注可减轻因钙超载所致的细胞损伤；低钠液灌注有利于细胞肿胀的减轻；高钾液灌注能减轻因再灌注引起的原缺血组织大量钾的丢失程度。

（二）清除自由基与减轻钙超载

自由基清除剂主要有SOD、CAT、GSH-Px及铜蓝蛋白等。哺乳类细胞含有两种SOD，即胞质和血浆中的铜（Cu）/锌（Zn）-SOD和线粒体中的Mn-SOD。SOD在各种组织中的活性可有较大差异；以肝、肾、脾等脏器中含量较高。其主要功能是通过歧化反应清除H_2O_2和OH·的前身，从而保护细胞免受毒性氧自由基的损伤。实验证明，黄嘌呤氧化酶抑制剂别嘌呤醇及OH·清除剂二甲基亚砜（DMSO）等物质，也可减少自由基的生成和加快自由基的清除，进而显著降低缺血再灌注中的组织细胞损伤。

以往实验证明：在再灌注前或再灌注即刻使用钙通道阻滞剂，可减轻损伤时细胞内钙超载和

维持细胞的钙稳态。近年来研究表明，应用 Na^+-H^+ 交换蛋白及 Na^+-Ca^{2+} 交换蛋白抑制剂可以更有效地防止钙超载的发生。

（三）细胞保护剂与细胞抑制剂的应用

有学者提出了细胞保护的概念，即某些因素或药物，不是通过改变器官组织的血流量，而是直接增强组织、细胞对内环境紊乱的耐受力而起细胞保护作用。许多内、外源性细胞保护剂应用于缺血再灌注损伤，收到了良好的效果，如牛磺酸、金属硫蛋白等，具有抗脂质过氧化、调节 Ca^{2+} 及溶酶体膜的作用。然而，采用非甾体抗炎药、脂氧化酶和环氧合酶抑制剂、前列环素及抑制中性粒细胞黏附的单克隆抗体均具有减轻缺血再灌注损伤的作用。

（章　乐）

思 考 题

1. 说明影响心输出量的因素及其调节机制。
2. 心肌细胞有哪些生理特性？
3. 试述心室肌细胞静息电位和动作电位及其形成机制。
4. 影响心肌兴奋性和自律性的因素有哪些？
5. 简述各类血管的功能特点。
6. 简述动脉血压是如何形成的。
7. 试述影响动脉血压的因素。
8. 影响静脉回心血量有哪些因素？
9. 微循环的通路包括哪些？
10. 血管内外液体交换失衡引起水肿的因素有哪些？试各举一例说明。
11. 试述水肿的发病机制。
12. 颈动脉窦和主动脉弓压力感受性反射的反射弧是什么？反射效应如何？有何生理意义？
13. 心脏受哪些神经支配？各有何生理作用？其作用机制如何？
14. 简述肾上腺素和去甲肾上腺素对心血管的作用。
15. 简述心力衰竭时心肌收缩性降低的基本机制。
16. 简述心功能不全时机体的代偿反应。
17. 心肌向心性肥大和离心性肥大的形成机制是什么？
18. 试述端坐呼吸和夜间阵发性呼吸困难的发生机制。
19. 什么叫休克？各型休克发生的始动环节是什么？
20. 休克分几期？各期微循环的变化特点及其发生机制是什么？
21. 休克早期动脉血压有何变化？引起这种变化的机制是什么？
22. 休克早期机体是如何进行代偿的？
23. 试述休克早期的临床表现及其发生机制。
24. 什么是缺血再灌注损伤？
25. 缺血再灌注损伤发生的常见条件有哪些？
26. 简述自由基引起缺血再灌注损伤的机制。

第七章 呼吸生理和呼吸功能不全

内容提要 ①呼吸过程包括外呼吸、气体在血液中的运输和内呼吸三个环节，其中外呼吸包括肺通气和肺换气。肺通气的原动力是呼吸运动，气体进、出肺的直接动力是肺与外界大气之间的压力差。肺通气的阻力是肺和胸廓对抗变形产生的弹性阻力及气道阻力。肺泡表面活性物质具有降低表面张力的作用，从而防止肺泡萎缩并维持了大小不一肺泡的稳定性。胸膜腔负压是大气压与肺的弹性回缩力相互作用的结果，其生理意义在于维持肺泡的扩张状态，促进静脉血液回流。用力呼气量是评价肺通气功能的较好指标。②氧合血红蛋白是氧在血液中运输的主要形式，二氧化碳则以碳酸氢盐、氨基甲酸血红蛋白的形式在血液中运输。肺换气和组织换气是以单纯扩散的形式进行的。③呼吸的基本中枢在延髓，当血液中一定浓度的 PCO_2 升高、PO_2 下降、H^+ 升高时，可使呼吸加深加快、肺通气量增加，尤以二氧化碳分压增高的作用明显。④机体因供氧不足或利用氧障碍引起组织细胞的代谢、功能及形态结构发生异常变化的病理过程称为缺氧；氧分压、血氧含量、血氧容量、血红蛋白氧饱和度、动静脉血氧含量差等常用的血氧指标是反映组织供氧量与耗氧量的重要指标。⑤根据缺氧的原因和血氧的变化特点可分为低张性缺氧、血液性缺氧、循环性缺氧和组织性缺氧。缺氧发生的速度、程度、持续时间以及缺氧的范围和机体的代谢状态不同，缺氧可引起机体的代偿性反应，也可导致代谢与功能障碍。⑥外呼吸功能严重障碍，导致动脉血氧分压降低（$PaO_2 < 60mmHg$），伴或不伴有动脉血二氧化碳分压增高（$PaCO_2 > 50mmHg$）的病理过程称为呼吸衰竭，根据血气变化分成Ⅰ型和Ⅱ型呼吸衰竭。呼吸衰竭的病因和发生机制包括肺通气功能障碍和肺换气功能障碍。急性呼吸窘迫综合征和慢性阻塞性肺疾病的发生都有多种机制参与。呼吸衰竭可引起全身各系统功能、代谢发生改变，最常见的是酸碱平衡紊乱、肺源性心脏病、肺性脑病，严重时可并发急性肾衰竭和胃溃疡出血等。

生物机体在新陈代谢过程中需不断从外界环境中摄取 O_2，排出产生的 CO_2。这种机体与外界环境之间的气体交换过程称为呼吸（respiration）。呼吸过程由 3 个环节组成（图 7-0-1）。①外呼吸：包括肺通气（肺与外界环境之间的气体交换过程）和肺换气（肺泡与肺毛细血管血液之间的气体交换过程）；②气体在血液中的运输；③内呼吸或组织呼吸，即组织毛细血管血液与组织细胞之间的气体交换过程以及组织细胞内的氧化代谢过程，其中组织毛细血管血液与组织细胞之间的气体交换过程，也称组织换气。三个环节相互衔接并同时进行，其中肺通气是整个呼吸过程的基础。

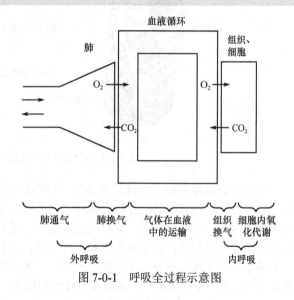

图 7-0-1 呼吸全过程示意图

第一节 肺 通 气

肺通气是指肺与外界环境之间进行气体交换的过程。实现肺通气的结构包括呼吸道、肺泡、胸膜腔、膈和胸廓等。呼吸道是肺通气时气体进出肺的通道，同时还具有加温、加湿、过滤和清洁吸入气体等保护作用。肺泡是肺换气的主要场所。胸膜腔将肺与胸廓紧密相连，附着于胸廓的呼吸肌通过收缩及舒张活动改变胸廓容积，为肺通气提供原动力。

一、肺通气的原理

（一）肺通气的动力

　　肺本身不具有主动扩张和缩小的能力。它的扩张和缩小是胸廓扩大和缩小引起的，而胸廓的扩大和缩小又是通过呼吸肌的收缩和舒张即呼吸运动实现的。可见，呼吸运动是肺通气的原动力，引起肺泡内压变化与外界环境之间产生的压力差是肺通气的直接动力。

　　1. 呼吸运动　呼吸肌收缩和舒张引起的胸廓节律性扩大和缩小称为呼吸运动，包括吸气运动和呼气运动。主要吸气肌为膈肌和肋间外肌，主要呼气肌为肋间内肌和腹肌；还有一些辅助吸气肌，如斜角肌、胸锁乳突肌等，这些肌肉只有在用力呼吸时才参与呼吸运动。

　　安静状态下的呼吸运动称为平静呼吸。平静呼吸时，吸气运动主要是由膈肌和肋间外肌的收缩实现的。膈肌位于胸腔和腹腔之间，构成胸腔的底，舒张时向上呈穹隆状隆起，而收缩时，隆起的部分下移，从而增大了胸廓的上下径。肋间外肌起自上一肋骨的下缘，斜向前下方止于下一肋骨的上缘。当肋间外肌收缩时，肋骨和胸骨上举，同时肋骨下缘向外侧偏转，从而增大胸腔的前后径和左右径（图7-1-1）。胸腔上下径、前后径和左右径都增大，引起胸腔和肺的容积增大，肺内压低于大气压，气体入肺，这是吸气过程。平静呼吸时，呼气运动是由于膈肌和肋间外肌舒张，肺依靠其自身的回缩力而回位，并牵引胸廓使之缩小，从而引起胸腔和肺的容积减小，肺内压高于大气压，气体出肺，也就是呼气过程。因此，在平静呼吸过程中，吸气运动是主动的，而呼气运动是被动的。

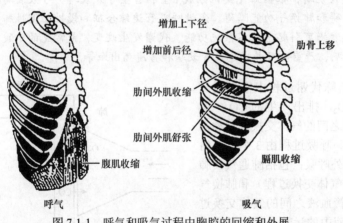

图 7-1-1　呼气和吸气过程中胸腔的回缩和外展

　　当人体活动增强时，新陈代谢加快，呼吸运动会相应加深加快，这种呼吸被称为用力呼吸。用力吸气时，除膈肌和肋间外肌收缩外，辅助吸气肌也参与收缩，使胸廓进一步扩大，因此能吸入更多的气体。用力呼气时，除吸气肌舒张外，还有呼气肌参与收缩。由于肋间内肌的走行方向刚好与肋间外肌相反，收缩时肋骨和胸骨下移，肋骨还向内侧旋转，使胸腔的前后径和左右径进一步缩小，呼气运动增强，呼出更多的气体；腹肌收缩可压迫腹腔器官，膈肌向上顶起，同时还牵拉下部肋骨向下向内移位，从而使胸腔容积缩小，协助呼气。

　　呼吸运动中，以膈肌舒缩活动为主的呼吸运动称为腹式呼吸。以肋间外肌舒缩活动为主的呼吸运动称为胸式呼吸。正常成人一般呈腹式和胸式混合式呼吸，只有在胸部或腹部活动受限时才会出现某种单一的呼吸形式。

　　2. 肺内压　是指气道和肺泡内气体的压力。吸气时，肺的容积增大，肺内压下降，低于大气压，气体入肺，随着肺内气体的增加，肺内压也逐渐升高，至吸气末，肺内压与大气压相等，气流停止。在呼气时，肺容积减少，肺内压升高并超过大气压，气体出肺，肺内气体减少，肺内压下降，至呼气末，肺内压又降到与大气压相等（图7-1-2）。

在呼吸过程中，肺内压变化的程度与呼吸运动的缓急、深浅和呼吸道是否通畅有关。平静呼吸时，呼吸运动和缓，肺容积的变化也较小，吸气时，肺内压较大气压低1~2mmHg；而呼气时较大气压高1~2mmHg。用力呼吸时，肺内压变动的程度增大。当呼吸道不够通畅时，肺内压的起伏幅度将更大。在紧闭声门的情况下尽力进行呼吸运动，吸气时肺内压可低于大气压30~100mmHg，呼气时可高于大气压60~140mmHg。

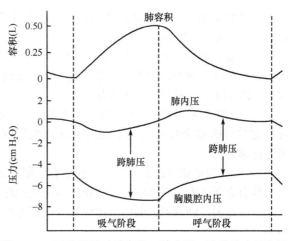

图 7-1-2　正常呼吸时肺容积、肺内压、胸膜腔内压和跨肺压的变化过程

人工呼吸的原理是用人为的方法建立肺内压和大气压之间的压力差以维持肺的通气功能（在实施人工呼吸时，一定要保持呼吸道通畅）。

3. 胸膜腔内压　在呼吸运动过程中，肺随着胸廓的运动而运动。肺之所以能随胸廓运动，是因为在肺和胸廓之间存在着一个密闭的、潜在的胸膜腔和肺本身具有弹性。胸膜腔由覆于肺表面的脏层和衬于胸廓内壁的壁层两层胸膜构成。正常情况下，胸膜腔是一个密闭的腔隙，腔内仅有一薄层 $10\mu m$ 厚的浆液，一方面起润滑作用，可减小呼吸运动时两层胸膜之间的摩擦；另一方面浆液分子之间的内聚力使两层胸膜紧贴在一起，不易分开，因而肺可随胸廓的张缩而张缩。

胸膜腔内的压力称为胸膜腔内压。胸膜腔内压在平静呼吸时始终低于大气压，若以大气压为0计，平静呼气末胸膜腔内压为 –5~–3mmHg，平静吸气末为 –10~–5mmHg（图7-1-2）。肺通气阻力增大时，胸膜腔内压波动幅度将大大增加，如关闭声门用力吸气时，胸膜腔内压可降到 –90mmHg；而当关闭声门用力呼气时，胸膜腔内压可升高到 110mmHg。

胸膜腔内负压的形成与作用于胸膜腔的两种力有关：一是肺内压，使肺泡扩张；二是肺弹性产生的回缩力，使肺泡缩小。胸膜腔内的压力是这两种反向作用力的代数和，即：胸膜腔内压 = 肺内压 – 肺回缩压。

在吸气末或呼气末，肺内压等于大气压，因而：胸膜腔内压 = 大气压 – 肺回缩压。

若以大气压为0，则：胸膜腔内压 = – 肺回缩压。

如果肺回缩压是 5mmHg，胸膜腔内压就是 –5mmHg。可见，胸膜腔负压实际上是由肺的回缩造成的。胸廓的自然容积大于肺的自然容积，所以从出生后第一次呼吸开始，肺便被充气而始终处于扩张状态，胸膜腔内负压即形成并逐渐加大。因此，即使在呼气而胸廓缩小时，肺仍然处于扩张状态，只是扩张程度比吸气时减小。所以，在正常情况下，平静吸气或呼气过程中，胸膜腔内压均为负值。

胸膜腔负压具有重要的生理意义：①保持肺处于扩张状态，并使肺随胸廓的运动而张缩。②促进静脉血和淋巴的回流。胸膜腔内负压作用于胸腔内腔静脉和胸导管使其扩张；胸膜腔内负压具有抽吸作用，促进静脉血液、淋巴向心脏方向流动。

如果胸膜腔封闭性被破坏，气体进入胸膜腔内，这种状态称为气胸。此时脏、壁两层胸膜彼此分开，肺将因其本身的弹性回缩力造成肺不张，导致肺的通气功能发生障碍，也阻碍静脉和淋巴回流，严重时必须紧急处理，否则将危及生命。

（二）肺通气的阻力

肺通气的阻力有两种：一是弹性阻力，包括肺的弹性阻力和胸廓的弹性阻力；二是非弹性阻力。

1. 弹性阻力 弹性体对抗外力作用所引起变形的力称为弹性阻力，是平静呼吸时的主要阻力，约占总肺通气阻力的 70%。

（1）肺的弹性阻力：约有 2/3 来自肺泡内表面液-气界面所产生的肺泡表面张力，约 1/3 来自肺内弹性纤维回缩力，两者共同形成阻止肺扩张的力量。在正常情况下，肺总是处于一定的扩张状态，因此肺总是表现有弹性阻力。

1）肺组织本身的弹性阻力：主要来自弹性纤维和胶原纤维等弹性成分。当肺被扩张时，这些纤维被牵拉而倾向于回缩。肺扩张程度越大，其牵拉作用越强，肺的回缩力和弹性阻力便越大。

2）肺泡表面张力：肺泡的内表面附有一薄层液体，与肺泡内的气体构成了液-气界面。液体表面具有表面张力，而表面张力有使液体表面积尽量缩小的作用。这也是为什么水滴、气泡总是呈球形的原因。肺泡内表面的液体层在表面张力作用下面积倾向于缩小，表现为肺泡直径倾向于缩小。

能够使某液体表面张力系数减小的物质，称为该液体的表面活性物质。例如，肥皂是水的表面活性物质。肺泡表面活性物质是肺泡的 II 型上皮细胞合成并分泌的一种脂蛋白混合物，主要成分是二棕榈酰卵磷脂（DPPC）。该物质分子的一端是非极性疏水的脂肪酸，另一端是亲水的胆碱。当分散于肺泡内液体层表面时呈垂直状态排列。亲水端位于液体中，疏水端朝向肺泡腔。分子密度随肺泡的张缩而改变。

肺泡表面活性物质能降低肺泡表面张力，减少肺泡的回缩力。肺泡表面活性物质的作用具有重要的生理意义：①减少吸气阻力，减少吸气做功。②有助于维持不同大小肺泡的稳定性。根据拉普拉斯（Laplace）定律，$P=2T/r$，式中 P 是肺泡液-气界面的压强，引起肺泡回缩；T 是肺泡液-气界面的表面张力系数，即单位长度的表面张力；r 是肺泡半径。如果表面张力系数 T 不变，则肺泡的回缩力 P 与肺泡半径 r 成反比，即小肺泡的回缩力大，大肺泡的回缩力小。如果不同大小的肺泡之间彼此连通，则小肺泡内的气体将流入大肺泡，引起小肺泡的进一步塌陷而大肺泡则进一步膨胀，肺泡将失去稳定性（图 7-1-3）。但是，因为肺泡内液-气界面上存在肺泡表面活性物质，所以实际上这些情况不会发生。因为肺泡表面活性物质的密度随肺泡半径的减小而增大，或随半径的增大而减小，所以在肺泡缩小（或呼气）时，肺泡表面活性物质的密度大，降低表面张力的作用强，肺泡表面张力小，可以防止肺泡塌陷；而在肺泡扩大（或吸气）时，表面活性物质的密度减小，肺泡表面张力增加，可以防止肺泡过度膨胀，这样就保持了肺泡的稳定性。③减少肺间质和肺泡内的组织液生成，防止肺水肿的发生。由于肺泡表面活性物质可降低肺泡表面张力，减小肺泡回缩力，减弱表面张力对肺毛细血管血浆和肺组织间液的抽吸作用，阻止液体渗入肺泡，从而防止肺水肿的发生。

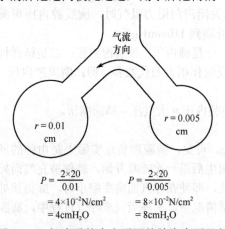

图 7-1-3 相连通的大小不同的肺泡内压及气流方向示意图（$1cmH_2O=0.098kPa$）

成人患肺炎、肺血栓等疾病时，可因表面活性物质减少而发生肺不张。胎儿在六七个月或之后，II 型肺泡细胞才开始合成和分泌肺泡表面活性物质。因此，早产婴儿可因缺乏肺泡表面活性物质而发生新生儿呼吸窘迫综合征，导致死亡。现在已可抽取羊水并检查其表面活性物质的含量和成分，以了解肺发育的成熟状态。如果检测出肺泡表面活性物质缺乏，则可延长妊娠时间或用药物（糖皮质激素）促进其合成；出生后也可给予外源性肺泡表面活性物质进行替代治疗，预防新生儿呼吸窘迫综合征的发生。

（2）胸廓弹性阻力和胸廓顺应性：胸廓弹性阻力来自胸廓的弹性成分。胸廓处于自然位置时，肺容量约为肺总量的 67%（相当于平静吸气末的肺容量），此时胸廓无变形，不表现出弹性阻力。肺容量小于肺总量的 67%（如平静呼气或深呼气）时，胸廓被牵引向内而缩小，其弹性阻力向外，是吸气的动力、呼气的阻力；肺容量大于肺总量的 67%（如深吸气）时，胸廓被牵引向外而扩大，其弹性阻力向内，成为吸气的阻力、呼气的动力。所以胸廓的弹性阻力既可能是吸气或呼气的阻力，也可能是吸气或呼气的动力，视胸廓的位置而定。这与肺的情况不同，肺的弹性阻力总是吸气的阻力。胸廓的弹性阻力可用胸廓顺应性（C_{chw}）来表示，即

$$胸廓顺应性（C_{chw}）=\frac{胸腔容积的变化（\Delta V）}{跨胸壁压的变化（\Delta P）}（L/cmH_2O）$$

式中，跨胸壁压为胸膜腔内压与胸壁外大气压之差。正常人的胸廓顺应性是 0.2L/cmH₂O。胸廓顺应性可因肥胖、胸廓畸形、胸膜增厚和腹腔内占位性病变等而降低，但因此而引起的肺通气障碍较少见，所以临床意义相对较小。

（3）肺和胸廓的总弹性阻力和总顺应性：因为肺和胸廓串联关系，所以肺和胸廓的总弹性阻力是两者弹性阻力之和。因为弹性阻力在数值上是顺应性的倒数，所以可用下式计算平静呼吸时肺和胸廓的总弹性阻力，即：

$$\frac{1}{C_{L+chw}}=\frac{1}{C_L}+\frac{1}{C_{chw}}=\frac{1}{0.2}+\frac{1}{0.2}$$

因为弹性阻力是顺应性的倒数，所以肺和胸廓的总顺应性（C_L+C_{chw}）为 0.1L/cmH₂O。

2. 非弹性阻力　包括惯性阻力、黏滞阻力和气道阻力，约占总通气阻力的 30%，其中以气道阻力为主。

气道管径大小是影响气道阻力的一个重要因素。因为流体的阻力与管道半径的 4 次方成反比，$R\propto 1/r^4$，所以管径缩小时，气道阻力增加。

呼吸道平滑肌受交感、副交感神经双重支配，两者均有紧张性作用。副交感神经使气道平滑肌收缩，管径变小，阻力增加；交感神经使之舒张，管径变大，阻力降低，临床上常用拟肾上腺素能药物解除支气管痉挛，缓解呼吸困难。

二、肺通气功能的指标

（一）肺容积和肺容量

肺容积、肺容量及肺通气量是反映进出肺的气体量的一些指标，除残气量和功能残气量外，其他气体量都可以用肺量计直接记录（图 7-1-4）。

1. 肺容积　是不同状态下肺所能容纳的气体量，随呼吸运动而变化。通常有四种基本肺容积，它们互不重叠，全部相加后等于肺总量。

（1）潮气量：每次呼吸时吸入或呼出肺的气体量为潮气量（TV）。正常成人平静呼吸时的潮气量为 400~600ml，平均为 500ml。

（2）补吸气量或吸气储备量：平静吸气末，再尽力吸气所能吸入肺的气体量为补吸气量（IRV）。正常成人补吸气量 1500~2000ml。补吸气量反映吸气的储备量。

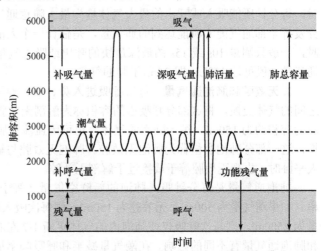

图 7-1-4　肺量计所记录到的肺容积

（3）补呼气量或呼气储备量：平静呼气末，再尽力呼气所能呼出的气体量为补呼气量（ERV）。正常成人补呼气量为900～1200ml。补呼气量反映呼气的储备量。

（4）残气量：最大呼气末尚存留于肺内不能再呼出的气体量为残气量，也叫余气量（RV）。正常成人残气量为1000～1500ml。支气管哮喘和肺气肿患者的残气量增加。

2. 肺容量　是指肺容积中两项或两项以上的联合气体量。

（1）深吸气量：从平静呼气末做最大吸气时所能吸入的气体量为深吸气量（IC）。它是潮气量与补吸气量之和，是衡量最大通气潜力的一个重要指标。胸廓、胸膜、肺组织和呼吸肌等发生病变时，可使深吸气量减少而降低最大通气潜力。

（2）功能残气量：平静呼气末尚存留于肺内的气体量，称为功能残气量，也叫功能余气量（FRC）。功能残气量等于残气量与补呼气量之和，正常成人约为2500ml。肺气肿患者的功能残气量增加，而肺实质性病变时减小。功能残气量的生理意义是缓冲呼吸过程中肺泡气氧和二氧化碳分压的变化幅度。

（3）肺活量、用力肺活量和用力呼气量：尽力吸气后，从肺内所能呼出的最大气体量称为肺活量（VC）。肺活量是潮气量、补吸气量与补呼气量之和。肺活量有较大的个体差异，与身材大小、性别、年龄、体位、呼吸肌强弱等有关，正常成年男性平均约3500ml，女性约2500ml。

肺活量反映了肺一次通气的最大能力，在一定程度上可作为肺通气功能的指标。但由于测定肺活量时不限制呼气的时间，在某些肺组织弹性降低或呼吸道狭窄的患者，虽然通气功能已经受损，但是如果延长呼气时间，所测得的肺活量仍可正常。因此，肺活量难以充分反映肺组织的弹性状态和气道通畅程度的变化，即不能充分反映通气功能的状况。用力肺活量（FVC）是指一次最大吸气后，尽力尽快呼气所能呼出的最大气体量。用力呼气量是指一次最大吸气后尽力尽快呼气，分别测定第1s、2s、3s末所呼出的气体量，计算其所占用力肺活量的百分比，正常成年人 FEV_1/FVC、FEV_2/FVC 和 FEV_3/FVC 各为83%、96%和99%，其中以 FEV_1/FVC 的价值最大。用力呼气量能反映肺通气阻力的变化。阻塞性肺疾病患者肺活量可能正常，但用力呼气量显著降低。

（4）肺总量：肺所能容纳的最大气体量称为肺总量（TLC）。肺总量等于肺活量与残气量之和，成年男性平均约为5000ml，女性约为3500ml。

（二）肺通气量和肺泡通气量

1. 肺通气量　是指每分钟吸入或呼出的气体总量。它等于潮气量乘以呼吸频率。正常成人平静呼吸时，呼吸频率为每分钟12～18次，潮气量为500ml，则肺通气量为6～9L。肺通气量随性别、年龄、身材和活动量的不同而有差异。劳动或运动时，肺通气量增大。在尽力做深、快呼吸时，每分钟所能吸入或呼出的最大气体量为最大随意通气量。最大随意通气量反映单位时间内充分发挥全部通气能力所能达到的通气量，是估计一个人能进行多大运动量的生理指标之一。测定时，一般只测量10s或15s的最深最快的呼出或吸入气量，再换算成每分钟的最大通气量。最大通气量一般可达150L，即25倍于肺通气量。

2. 无效腔和肺泡通气量　每次呼吸进入鼻、咽、喉与终末细支气管的气体不参与肺泡与血液之间的气体交换，将这部分呼吸道的容积称为解剖无效腔。在正常成人，体重为70kg，解剖无效腔的容积约为150ml。进入肺泡的气体，也可因血流在肺内分布不均而未能都与血液进行气体交换，这一部分肺泡容量称为肺泡无效腔。肺泡无效腔与解剖无效腔一起合称为生理无效腔。健康人平卧时，生理无效腔等于或接近于解剖无效腔。

肺泡通气量是每分钟吸入肺泡的新鲜空气量（等于潮气量和无效腔气量之差）乘以呼吸频率。如果潮气量为500ml，无效腔为150ml，则每次吸入肺泡的新鲜空气量为350ml。若功能残气量为2500ml，则每次呼吸仅使肺泡内的气体更新1/7左右。潮气量和呼吸频率的变化对肺通气量和肺泡通气量有不同的影响。在潮气量减半和呼吸频率加倍或潮气量加倍而呼吸频率减半时，肺通气量保持不变，但是肺泡通气量却发生明显变化。由表 7-1-1 可见，对肺换气而言，与浅而快的呼吸相比，深而慢的呼吸可以增加肺泡通气量，气体更新率更高，呼吸更有效，但同时也会增加呼吸做功。

表 7-1-1　不同呼吸频率和潮气量时的肺通气量和肺泡通气量

呼吸频率（次/分）	潮气量（ml）	肺通气量（ml/min）	肺泡通气量（ml/min）
16	500	8000	5600
8	1000	8000	6800
32	250	8000	3200

第二节　肺换气和组织换气

一、肺换气和组织换气的基本原理

（一）气体的扩散

气体分子总是从压力高处向压力低处发生净转移，这一过程称为气体扩散。肺换气和组织换气就是以扩散方式进行的。

（二）气体扩散速率及其影响因素

单位时间内气体扩散的容积为气体扩散速率（diffusion rate，D），它受下列因素的影响。

1. 气体的分压差　在混合气体中，每种气体分子运动所产生的压力称为该气体的分压。气体分压不受混合气体中其他气体或其分压的影响。在温度恒定时，每一气体的分压取决于它自身的浓度和气体总压力。混合气的总压力等于各气体分压之和。两个区域之间的分压差（ΔP）是气体扩散的动力，分压差大，扩散快，扩散速率大；反之，分压差小，扩散速率小。

2. 气体的分子量和溶解度　质量轻的气体扩散较快。在相同条件下，气体扩散速率和气体分子量（MW）的平方根成反比。如果扩散发生于气相和液相之间，则扩散速率还与气体在溶液中的溶解度成正比。溶解度（S）是单位分压下溶解于单位容积溶液中的气体量。一般以 1 个大气压，38℃时 100ml 液体中溶解气体的毫升数来表示。溶解度与分子量的平方根之比称为扩散系数，它取决于气体分子本身的特性。CO_2 的扩散系数是 O_2 的 20 倍。

3. 扩散面积和距离　气体扩散速率与扩散面积（A）成正比，与扩散距离（d）成反比。

4. 温度　气体扩散速率与温度（T）成正比。在人体，体温相对恒定，故温度因素可忽略不计。

综上所述，气体扩散速率与上述因素的关系如下：

$$D = \frac{\Delta P \cdot T \cdot A \cdot S}{d \cdot \sqrt{MW}}$$

（三）呼吸气体和人体不同部位气体的分压

1. 呼吸气和肺泡气的成分和分压　人体吸入的气体是空气。空气成分中具有生理意义的是 O_2 和 CO_2。空气中各气体的容积百分比一般不因地域不同而异，但分压可因总大气压的变动而改变。高原大气压较低，各气体的分压也较低。吸入的空气在呼吸道内被水蒸气饱和，所以呼吸道内吸入气的成分已不同于大气，各种气体成分的分压也发生相应的改变。呼出气是无效腔内的吸入气和部分肺泡气的混合气体。

2. 血液气体和组织气体的分压　液体中的气体分压也称为气体的张力，其数值与分压相同。表 7-2-1 显示人体血液和组织中的 PO_2 和 PCO_2。不同组织中的 PO_2 和 PCO_2 不同，在同一组织，它们还受组织活动水平的影响，表中反映的仅为安静状态下大致的 PO_2 和 PCO_2 值。

表 7-2-1　人体血液和组织中气体的分压　　　　　　　单位：mmHg

分压	动脉血	混合静脉血	组织
PO_2	97～100	40	30
PCO_2	40	46	50

二、肺 换 气

（一）肺换气过程

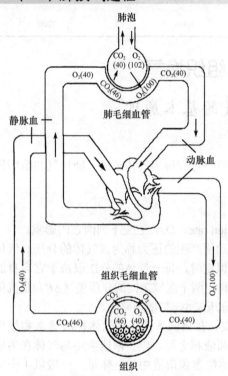

图 7-2-1　肺换气和组织换气示意图
数字表示气体分压，单位为 mmHg（1mmHg=0.133kPa）

如图 7-2-1 所示，混合静脉血流经肺毛细血管时，血液 PO_2 是 40mmHg，肺泡气的 PO_2 为 102mmHg，故肺泡气中的 O_2 便在分压差的作用下向血液净扩散，血液 PO_2 逐渐上升，最后接近肺泡气的 PO_2；混合静脉血的 PCO_2 是 46mmHg，肺泡气的 PCO_2 是 40mmHg，所以，CO_2 向相反的方向净扩散，即从血液到肺泡。O_2 和 CO_2 在血液和肺泡间的扩散都极为迅速，不到 0.3s 即可达到平衡。通常情况下，血液流经肺毛细血管的时间约为 0.7s，所以当血液流经肺毛细血管全长约 1/3 时，已经基本上完成肺换气过程。可见，肺换气有很大的储备能力。

（二）影响肺换气的因素

1. 呼吸膜的厚度　即气体扩散距离。呼吸膜由 6 层结构组成（图 7-2-2）：含肺泡表面活性物质的液体分子层、肺泡上皮细胞层、上皮基膜、肺泡上皮和毛细血管膜之间的间隙（基质层）、毛细血管的基膜和毛细血管内皮细胞层。虽然呼吸膜有六层结构，但很薄，总厚度平均约 0.6μm，最薄处只有 0.2μm，气体易于扩散通过。任何使呼吸膜增厚或扩散距离增加的疾病，如肺纤维化、肺水肿等，都会降低扩散速率，减少扩散量。

2. 呼吸膜的面积　在肺部，扩散面积是指与毛细血管血液进行气体交换的呼吸膜面积。正常成人，两肺约有 3 亿个肺泡，总扩散面积达到 70m²。安静状态下，用于气体扩散的呼吸膜面积约 40m²，运动时，由于肺毛细血管开放的数量和开放程度增加，扩散面积可增加至 70m²。肺不张、肺实变、肺气肿、肺叶切除或肺毛细血管关闭和阻塞，均可使呼吸膜扩散面积减小，进而影响肺换气。

3. 通气血流比例　是指每分钟肺泡通气量（V_A）和每分钟肺血流量（Q）之间的比值（V_A/Q）。正常成人安静时 V_A 约为 4.2L/min，Q 约为 5L/min，因此，V_A/Q 约为 0.84。如果 V_A/Q 值增大，就意味着通气过剩，血流相对

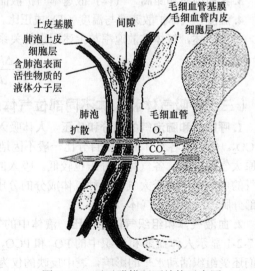

图 7-2-2　呼吸膜横断面结构示意图

不足，部分肺泡气体未能与血液气体充分交换，致使肺泡无效腔增大。反之，V_A/Q 值下降，则意味着通气不足，血流相对过多，部分血液流经通气不良的肺泡，混合静脉血中的气体不能得到充分更新，犹如发生了功能性分流。由此可见，无论 V_A/Q 值增大或减小，都会妨碍有效的气体交换。

三、组织换气

在组织中，由于细胞的有氧代谢，O_2 被利用，并产生 CO_2，所以 PO_2 可低至 30mmHg 以下，PCO_2 可高达 50mmHg 以上。动脉血液流经组织毛细血管时，O_2 便顺着分压差从血液向组织液和细胞扩散，CO_2 则由组织液和细胞向血液扩散，动脉血因失去 O_2 和得到 CO_2 而变成静脉血。

第三节　气体在血液中的运输

O_2 和 CO_2 都以物理溶解和化学结合两种形式存在于血液中。其溶解和结合的量见表 7-3-1。

气体交换时，气体进入血液，首先要溶解于血浆提高自身的张力，而后才能进一步发生化学结合。另外，血液中的气体释放时，也是先从物理溶解的部分开始，使其在血浆中的张力下降，气体再由结合状态分离出来加以补充，以便继续释放。在生理范围内，气体的溶解状态和结合状态之间，经常保持动态平衡。

表 7-3-1　血液中 O_2 和 CO_2 的含量（ml/dl 血液）

气体	动脉血			混合静脉血		
	物理溶解	化学结合	合计	物理溶解	化学结合	合计
O_2	0.31	20.0	20.31	0.11	15.2	15.31
CO_2	2.53	46.4	48.93	2.91	50.0	52.91

一、氧的运输

血液中所含的 O_2 仅约 1.5% 以物理溶解的形式运输，其余 98.5% 则以化学结合的形式运输。O_2 的结合形式是氧合血红蛋白（oxyhemoglobin，HbO_2）。

（一）Hb 与 O_2 结合的特征

血液中的 O_2 主要以 HbO_2 形式运输。

1. O_2 与 Hb 的结合和解离是可逆反应，反应很快，不需酶的催化，受 PO_2 的影响。可用下式表示：

$$Hb + O_2 \underset{PO_2低（组织）}{\overset{PO_2高（肺部）}{\rightleftharpoons}} HbO_2$$

2. Fe^{2+} 与 O_2 结合后仍是二价铁，所以该反应是氧合（oxygenation），而不是氧化（oxidation）。

（二）氧解离曲线

氧解离曲线是表示血液 PO_2 与 Hb 氧饱和度关系的曲线（图 7-3-1A），也称为氧合血红蛋白解离曲线。氧解离曲线呈 S 形，与 Hb 的变构效应有关。即 1 个亚单位与 O_2 结合后，由于变构效应，其他亚单位更易与 O_2 结合；反之，当 HbO_2 的 1 个亚单位释出 O_2 后，其他亚单位更易释放 O_2。

根据氧解离曲线的 S 形变化趋势和功能意义，可人为将曲线分为 3 段。

1. 氧解离曲线的上段（右段）　相当于 PO_2 在 60～100mmHg 时 Hb 的氧饱和度，其特点是比较平坦，表明在这个范围内 PO_2 的变化对 Hb 氧饱和度影响不大。在高原、高空或某些呼吸系统疾病时，吸入气或肺泡气 PO_2 有所下降，但只要动脉血 PO_2 不低于 60mmHg，Hb 的氧饱和度仍能维持在 90% 以上，血液仍可携带足够量的 O_2，不致发生明显的低氧血症。

2. 氧解离曲线的中段　相当于PO_2在40～60mmHg的Hb氧饱和度，其特点是曲线较陡。PO_2为40mmHg，即相当于混合静脉血的PO_2，Hb氧饱和度约为75%，血氧含量约14.4ml/dl血液，即每100ml血液流经组织时释放了5ml O_2，以保证组织代谢的需要。血液流经组织时释放出的O_2容积占动脉血氧含量的百分数称为氧利用系数。安静时，心输出量约5L，每分钟耗氧量为250ml，因此O_2利用系数为25%左右。因此，这段曲线可以反映安静状态下机体的供O_2情况。

3. 氧解离曲线的下段（左段）　相当于PO_2在15～40mmHg时的Hb氧饱和度，其特点是曲线最陡。在组织活动加强时，组织中的PO_2可降到15mmHg，HbO_2进一步解离，Hb氧饱和度降至更低的水平，血氧含量仅约4.4ml/dl血液。这样，每100ml血液能供给组织15ml O_2，O_2的利用系数可提高到75%，是安静时的3倍。可见该段曲线也可反映血液中O_2的储备。

氧解离曲线还可受下列因素的影响（图7-3-1B）。PCO_2升高、pH降低、温度升高、2,3-DPG增多时，氧解离曲线右移，Hb与O_2的亲和力降低，有利于O_2的释放；反之曲线左移，Hb与O_2的亲和力升高，不利于O_2的释放。

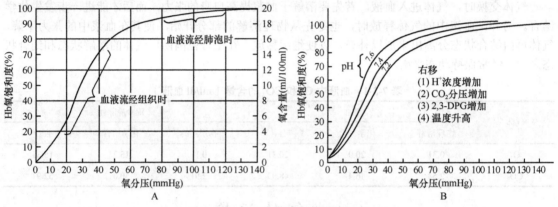

图7-3-1　氧解离曲线及其影响因素

A. 氧解离曲线；B. 影响因素

二、二氧化碳的运输

血液中物理溶解的CO_2约占CO_2运输总量的5%，化学结合的占95%。化学结合的形式主要是碳酸氢盐和氨基甲酰血红蛋白，碳酸氢盐形式占CO_2总运输量的88%，氨基甲酰血红蛋白形式占7%。

在血浆中溶解的CO_2绝大部分扩散进入红细胞，在红细胞内以碳酸氢盐和氨基甲酰血红蛋白形式运输。

1. 碳酸氢盐　从组织扩散进入血液的CO_2，大部分进入红细胞内并在碳酸酐酶的作用下与水反应生成H_2CO_3，H_2CO_3解离成HCO_3^-和H^+（图7-3-2），反应极为迅速并且可逆。红细胞内HCO_3^-的浓度不断增加，HCO_3^-便顺着浓度梯度通过红细胞膜扩散进入血浆。为维持电荷平衡Cl^-便由血浆扩散进入红细胞，这一现象称为氯转移。在红细胞内，HCO_3^-与K^+结合，在血浆中与Na^+结合，生成碳酸氢盐。而H^+大部分与Hb结合而被缓冲。

在肺部，反应向相反方向进行。因为肺泡气的PCO_2比静脉血的低，血浆中溶解的CO_2首先扩散入肺泡，红细胞内的HCO_3^-与H^+生成H_2CO_3，碳酸酐酶又加速H_2CO_3分解成CO_2和H_2O，CO_2从红细胞扩散入血浆，而血浆中的HCO_3^-便进入红细胞以补充消耗了的HCO_3^-，Cl^-则扩散出红细胞。这样，以HCO_3^-形式运输的CO_2在肺部被释放出来。

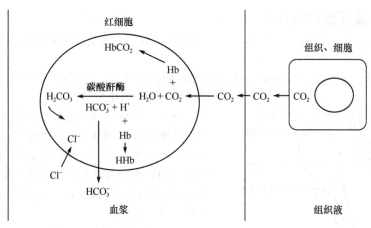

图 7-3-2　CO_2 在血液中的运输示意图

2.氨基甲酰血红蛋白　一部分 CO_2 与 Hb 的氨基结合，生成氨基甲酰血红蛋白（HHbNHCOOH），这一反应无须酶的催化，而且迅速、可逆。

第四节　呼吸运动的调节

呼吸运动是由呼吸肌的节律性收缩、舒张引起的。节律性呼吸运动的产生，呼吸的深度和频率随机体内、外环境改变而发生改变等，受到中枢神经系统的自主性和随意性双重控制。

一、呼吸中枢

呼吸中枢是指中枢神经系统内产生和调节呼吸运动的神经细胞群所在的部位。呼吸中枢分布在大脑皮质、间脑、脑桥、延髓和脊髓等各级中枢部位，它们在呼吸节律产生和调节中所起的作用不同，正常呼吸运动是在各级呼吸中枢的相互配合下实现的。

二、呼吸的反射性调节

节律性呼吸活动虽然起源于脑，但可受到来自呼吸器官本身及血液循环等其他器官系统感受器传入冲动的反射性调节，下面叙述几个重要的反射。

（一）肺牵张反射

吸气时支气管、细支气管被扩张，管壁平滑肌层内的牵张感受器受到牵拉刺激而兴奋，导致吸气抑制，促使吸气向呼气转化，这一反射称为肺牵张反射。肺牵张反射包括肺扩张反射和肺萎陷反射。

1.肺扩张反射　是肺扩张时抑制吸气活动的反射。感受器位于从气管到细支气管的平滑肌中，是牵张感受器，其阈值低，适应慢。肺扩张时，牵拉呼吸道，使之也扩张，于是牵张感受器兴奋，冲动经迷走神经中的有髓神经纤维传入延髓，经延髓和脑桥呼吸中枢的作用，促使吸气转为呼气。这个反射的生理意义在于加速吸气过程向呼气过程的转换，使呼吸频率增加。

肺扩张反射的敏感性有种属差异，兔的肺扩张反射最敏感，而人的敏感性最低。动物实验切断家兔双侧的迷走神经后，家兔的呼吸变得深而慢。在成人，吸入气量增加至 800ml 以上时才能引起肺扩张反射。所以在平静呼吸时，肺扩张反射一般不参与呼吸运动的调节。

2.肺萎陷反射　是肺萎陷时引起吸气活动的反射。感受器同样位于气道平滑肌内，但其性质尚不十分清楚。

（二）化学感受性呼吸反射

动脉血 PCO_2、PO_2 和 $[H^+]$ 发生变化时，可通过刺激化学感受器影响呼吸运动，称为呼吸的化学性调节。

1. 化学感受器　是指其适宜刺激是上述化学物质的感受器。因其所在部位不同可分为外周化学感受器和中枢化学感受器。

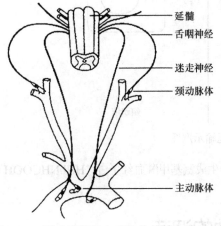

图 7-4-1　颈动脉体和主动脉体外周化学感受器的呼吸控制

延髓
舌咽神经
迷走神经
颈动脉体
主动脉体

（1）外周化学感受器：颈动脉体和主动脉体是调节呼吸和循环的重要的外周化学感受器，前者主要与呼吸调节有关。这些感受器在动脉血 PO_2 降低、PCO_2 或 H^+ 浓度升高时兴奋性增高，冲动分别经窦神经和迷走神经传入延髓，反射性地引起呼吸加深加快（图 7-4-1）。

在离体灌流条件下，降低灌流液的 PO_2，PCO_2 升高或升高 H^+ 浓度时，上述感受器传入冲动增加。如果保持灌流液的 PO_2 在 100mmHg，仅减少灌流量，其传入冲动也增加。因为血流量下降时，颈动脉体从单位体积血液中摄取的氧量相对增加，细胞外液的氧分压因供氧少于耗氧而下降。所以化学感受器所感受的刺激是 PO_2 的下降，而不是动脉血 O_2 含量的降低。

（2）中枢化学感受器：位于延髓腹外侧部的浅表部位，左右对称，可以分为头、中、尾三个区（图 7-4-2）。头端和尾端区都有化学感受性，中间区不具有化学感受性。

中枢化学感受器的生理性刺激是脑脊液和局部细胞外液中的 H^+，而不是 CO_2；但血液中的 CO_2 能迅速通过血-脑屏障，使化学感受器周围细胞外液中的 H^+ 浓度升高，从而刺激中枢化学感受器，影响呼吸中枢的活动，使呼吸加深加快，肺通气量增加。

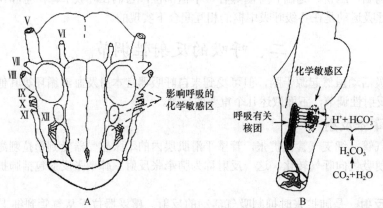

影响呼吸的化学敏感区

化学敏感区
呼吸有关核团
$H^+ + HCO_3^-$
H_2CO_3
$CO_2 + H_2O$

图 7-4-2　中枢化学感受器

A. 延髓腹外侧的三个化学敏感区；B. 血液或脑脊液 PCO_2 升高刺激呼吸中枢的机制

2. CO_2、H^+ 和 O_2 对呼吸的调节

（1）CO_2：对呼吸有很强的刺激作用，是维持正常呼吸的最重要的生理性化学因素。

吸入气中 CO_2 增加，肺泡气的 PCO_2 升高，动脉血 PCO_2 也随之升高，呼吸加深加快，肺通气量增加（图 7-4-3）。肺通气的增加可以促进 CO_2 的排出，肺泡气和动脉血 PCO_2 可重新接近正常水平。但是，当吸入气 CO_2 含量超过一定水平时，肺通气量不能再相应增加，致使肺泡气和动脉血的 PCO_2 显著升高，CO_2 过多可抑制中枢神经系统包括呼吸中枢的活动，引起呼吸困难、头痛、头晕甚至昏迷，出现 CO_2 麻醉。总之，CO_2 在呼吸调节中经常起作用，动脉血 PCO_2 在一定范围内升高，可以加强对呼吸的刺激作用，但超过一定限度则有抑制和麻醉效应。

CO_2 刺激呼吸是通过两条途径实现的：一是通过间接刺激中枢化学感受器兴奋呼吸中枢，血液中的 CO_2 能迅速通过血-脑屏障，使中枢化学感受器周围细胞外液中的 H^+ 浓度升高，从而刺激中枢化学感受器，引起呼吸中枢兴奋；二是刺激外周化学感受器，冲动经窦神经和迷走神经传入延髓，反射性地使呼吸加深、加快，肺通气量增加。在两条途径中，前者是主要的，但潜伏期较长；后者是次要的，但潜伏期较短。当 PCO_2 超过一定水平时，肺通气量不能相应增加，CO_2 在体内蓄积，抑制中枢神经活动，出现 CO_2 麻醉。这种情况下，CO_2 对外周化学感受器仍有刺激作用，起到维持呼吸中枢兴奋性的作用。

（2）H^+：动脉血的 H^+ 浓度升高，可导致呼吸运动加深加快，肺通气量增加；H^+ 浓度降低时，呼吸运动抑制，肺通气量降低（图7-4-3）。H^+ 对呼吸的调节也是通过外周化学感受器和中枢化学感受器实现的。尽管中枢化学感受器 H^+ 的敏感性较外周化学感受器高，但是 H^+ 通过血-脑屏障的速度较慢，限制了它对中枢化学感受器的作用。因此外周化学感受器在 H^+ 浓度升高导致的呼吸反应中起主要作用。

（3）O_2：吸入气的 PO_2 在一定范围内下降可以刺激呼吸，由于吸入气的 PO_2 下降，肺泡气和动脉血的 PO_2 都降低，呼吸运动加深、加快，肺通气量增加（图7-4-3）。这一效应完全是通过刺激外周化学感受器所致。

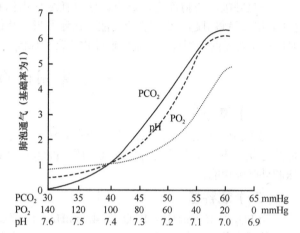

图 7-4-3　改变动脉血液 PCO_2、PO_2、pH 三个因素之一而维持另外两个因素正常时的肺泡通气反应

通常在动脉 PO_2 下降到 80mmHg 以下时，肺通气量才出现可觉察到的增加。可见动脉血 PO_2 的改变对正常呼吸运动的调节作用不大，仅在特殊情况下低 O_2 刺激才有重要意义。

低 O_2 对中枢的直接作用是抑制性的。低 O_2 通过外周化学感受器对呼吸中枢的兴奋作用可以对抗其对中枢的直接抑制作用。但在严重低 O_2 时，如果外周化学感受器的反射效应不足以克服低 O_2 对中枢的直接抑制作用，将导致呼吸障碍。

3. CO_2、H^+ 和 O_2 在呼吸调节中的相互作用　图7-4-3 显示了 CO_2、H^+ 和 O_2 三者中只改变一个因素而保持其他两个因素不变时的通气效应。由图7-4-3 中可见，三者引起的肺通气反应的程度大致接近。然而，在自然呼吸情况下，往往一种因素的改变会引起其余一种或两种因素相继改变或几种因素的同时改变。三者之间的相互作用，对肺通气的影响既可发生总和而加大，也可相互抵消而减弱。图7-4-4 为一种因素改变而对另两种因素不加控制时的情况。可以看出，CO_2 对呼吸的刺激作用最强，而且比其单因素作用时（图7-4-3）更明显；H^+ 的作用次之；低 O_2 的作用最弱。PCO_2 升高时，H^+ 浓度也随之升高，两者的作用发生总和，使肺通气反应比单纯 PCO_2 升高时更强。H^+ 浓度增加时，因肺通气增大使 CO_2 排出增加，导致 PCO_2 下降，H^+ 浓度也有所降低，因此可部分抵消 H^+ 的刺激作用，使肺通气量的

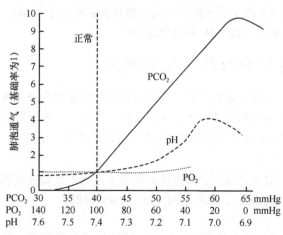

图 7-4-4　改变动脉血液 PCO_2、PO_2、pH 三因素之一而不控制另外两个因素时的肺泡通气反应

增加比单因素 H^+ 浓度升高时小。PO_2 降低时，也因肺通气量增加，呼出较多的 CO_2，使 PCO_2 和 H^+ 浓度降低，从而减弱低 O_2 的刺激作用。

（秦国华）

第五节　缺　氧

氧是机体必需的营养物质，成人在静息状态下耗氧量约 250ml/min，体内储存的氧仅 1.5L 左右，一旦呼吸、心搏停止，数分钟就可耗尽体内储存氧，严重时危及生命。机体因供氧不足和（或）用氧障碍引起组织细胞的功能、代谢及形态结构异常的病理过程称为缺氧（hypoxia）。缺氧是临床极常见的病理过程，是导致死亡的常见原因。

一、常用的血氧指标

（一）氧分压

物理溶解在血液中的氧所产生的张力称为氧分压（partial pressure of oxygen，PO_2），在海平面静息状态下，正常成人动脉血氧分压（PaO_2）为 100mmHg，其高低主要取决于大气中的氧分压和外呼吸功能。

（二）氧容量

当 PO_2 为 150mmHg，PCO_2 为 40mmHg，温度 38℃时，在体外 100ml 血液中的血红蛋白结合氧的最大值称为氧容量（oxygen capacity）。在血红蛋白被完全饱和时，1g 血红蛋白（Hb）可结合 1.34ml 氧，正常成人 Hb 为 15g/dl，血氧容量为 20ml/dl。其取决于 Hb 的质（结合氧的能力）和量。

（三）氧含量

100ml 血液中实际含有的氧量称为氧含量（oxygen content），包括物理溶解和化学结合的量，由于前者仅为 0.3ml/dl，可忽略不计。正常成人动脉血氧含量（CaO_2）约为 19ml/dl，静脉血氧含量（CvO_2）约为 14ml/dl。血氧含量主要取决于动脉血氧分压及氧容量。动静脉血氧含量差（CaO_2–CvO_2）为动脉血氧含量与静脉血氧含量之差，正常时约 5ml/dl，反映组织的摄氧能力。

（四）血红蛋白氧饱和度

血红蛋白氧饱和度（oxygen saturation，SO_2）是血液中氧合 Hb 占总 Hb 的百分数，约等于血氧含量与血氧容量的比值。正常动脉血氧饱和度（SaO_2）为 95%～98%，静脉血氧饱和度（SvO_2）为 70%～75%。SO_2 主要取决于 PO_2，也受 2,3-DPG、CO_2、H^+ 和温度的影响。

二、缺氧的原因、类型和血氧变化的特点

空气中的氧通过呼吸进入肺泡，弥散入血，与血红蛋白结合，经过血液循环输送到全身，被组织细胞摄取利用。上述氧气的供给、携带、运输及利用任一环节障碍都可导致缺氧。根据发病的不同环节，将缺氧分为低张性缺氧、血液性缺氧、循环性缺氧和组织性缺氧四种类型。

（一）低张性缺氧

各种原因引起的动脉血氧分压下降，动脉血氧含量降低，所造成的供氧不足称为低张性缺氧（hypotonic hypoxia），又称乏氧性缺氧（hypoxic hypoxia）。其缺氧的关键是 PaO_2 降低。

1. 原因

（1）吸入气氧分压过低：多发生于海拔 3000m 以上的高原、高空，或通风不良的矿井、坑道，也见于吸入低氧混合气体，又称为大气性缺氧（atmospheric hypoxia）。

（2）外呼吸功能障碍：肺通气和（或）肺换气功能障碍所引起的缺氧，又称呼吸性缺氧（respiratory hypoxia），原因见本章第六节"肺功能不全"。

（3）静脉血分流入动脉：见于右向左分流的先天性心脏病，如房间隔或室间隔缺损伴有肺动脉高压或狭窄、法洛四联症等，未经氧合的静脉血流入左心的动脉血中，以致 PaO_2 下降而引起缺氧。

2. 血氧变化的特点及机制　动脉血氧分压、动脉血氧含量和动脉血氧饱和度均降低。因血红蛋白变化不大，故血氧容量一般是正常的，慢性缺氧可因代偿性红细胞增加而使血氧容量增加。驱动氧从血液向组织弥散的动力是两者之间的氧分压差。低张性缺氧时，PaO_2 降低，氧弥散的驱动力减小，血液向组织弥散的氧量减少，动静脉血氧含量差降低。但在慢性缺氧时，由于组织利用氧的能力代偿性增强，则动静脉血氧含量差的变化可不明显。

正常毛细血管中脱氧血红蛋白浓度约为 2.6g/dl。低张性缺氧时，动、静脉血中的脱氧血红蛋白浓度增高。当毛细血管血液中脱氧血红蛋白浓度达到或超过 5g/dl，皮肤、黏膜呈青紫色，称为发绀（cyanosis）。对血红蛋白正常的人，发绀与缺氧同时存在，可根据发绀的程度大致估计缺氧的程度。当血红蛋白过多或过少时，发绀与缺氧常不一致，如重度贫血患者，可出现严重缺氧，但不会出现发绀；红细胞增多者，血中脱氧血红蛋白超过 5g/dl，出现发绀，但可无缺氧。

（二）血液性缺氧

由于血红蛋白数量减少或性质改变，以致血液携氧能力降低或血红蛋白结合的氧不易释出引起的缺氧，称为血液性缺氧（hemic hypoxia），因 PaO_2 正常，又称等张性缺氧（isotonic hypoxia）。其缺氧的关键是氧容量减少。

1. 原因

（1）贫血：各种原因引起的严重贫血，是血液性缺氧最常见的原因。因血红蛋白数量减少、携氧减少，导致组织缺氧，也称为贫血性缺氧（anemic hypoxia）。

（2）一氧化碳中毒：一氧化碳（CO）可与血红蛋白（Hb）结合形成碳氧血红蛋白（HbCO），从而 Hb 失去携氧能力；CO 与 Hb 的亲和力是 O_2 与 Hb 亲和力的 210 倍；CO 还能抑制红细胞内的糖酵解，使 2,3-DPG 减少，氧解离曲线左移，氧的释放减少；同时，CO 与 Hb 分子中 1 个血红素结合，可增加其余 3 个血红素对氧的亲和力，使氧解离曲线左移，Hb 中已结合的氧不易释放。因此 CO 中毒既妨碍 Hb 与氧的结合，又妨碍氧的解离，导致缺氧。正常人血液中有少量 HbCO（0.1%～0.4%），HbCO 增至 10%～20% 时为轻度中毒，增至 30%～40% 为中度中毒。吸入气中含有 0.1%CO 时，HbCO 可达 50%，为重度中毒，可导致中枢神经系统和心脏难以恢复的损伤。CO 与 Hb 的结合是可逆的。

（3）高铁血红蛋白血症：亚硝酸盐、苯胺、硝基苯、磺胺类、高锰酸钾等中毒时，这些氧化剂可使 Hb 中的二价铁氧化成三价铁，形成高铁血红蛋白（$HbFe^{3+}OH$）。高铁血红蛋白中的三价铁因与羟基牢固结合而丧失了携带氧的能力，此外，Hb 分子中 4 个 Fe^{2+} 的一部分被氧化为 Fe^{3+} 后，剩余的 Hb 中 Fe^{2+} 与氧的亲和力增高，氧解离曲线左移，HbO_2 释放氧困难，导致组织缺氧。生理情况下，血液中生成的高铁血红蛋白不断地被血液中的 NADH、抗坏血酸和还原型谷胱甘肽等还原为二价铁，故 $HbFe^{3+}OH$ 只占 Hb 总量的 1%～2%。当 $HbFe^{3+}OH$ 超过 Hb 总量的 10%，就可有缺氧表现；达到 30%～50%，则发生严重缺氧，表现为全身青紫、精神恍惚、意识不清，甚至昏迷。

当食用大量含硝酸盐的腌菜或剩菜时，食物内的硝酸盐经肠道细菌还原为亚硝酸盐，并被吸收入血。亚硝酸盐使血红蛋白中的二价铁氧化为三价铁，即形成高铁血红蛋白血症，高铁血红蛋白呈现咖啡色，患者的皮肤和黏膜呈类似发绀的青紫色，故称为肠源性发绀。

（4）Hb 与氧的亲和力异常增高：大量输入库存血，由于库存血中 2,3-DPG 含量减少，使氧解离曲线左移；碱中毒使氧解离曲线左移；某些 Hb 分子病可使 Hb 与 O_2 的亲和力异常增大，导致氧解离曲线左移。Hb 氧解离曲线明显左移引起氧的释放障碍，导致缺氧。

2. 血氧变化的特点及机制　血液性缺氧时：① PaO_2 正常。以物理状态溶解在血浆内的氧不受血红蛋白的影响，故 PaO_2 正常。②血氧容量降低或正常。因 Hb 数量减少或性质改变，使血氧容量降低。但 CO 中毒时，虽然体内实际的血氧容量是下降的，但在体外，血液中原来与 Hb 结合的 CO 已经被 O_2 竞争性取代，因此测得的血氧容量却正常，此血氧容量不能代表体内与 Hb 结合的最大氧量。Hb 与 O_2 亲和力增强引起的血液性缺氧，由于结合的氧不易释出，血氧容量不降低。③血氧含量降低。由于 Hb 的数量减少或性质改变，实际结合的氧减少，血氧含量降低。④ SaO_2 正常或下降。SaO_2 的影响因素是 PO_2，因此 SaO_2 正常，但是 CO 中毒时，血氧含量降低，而血氧容量正常，故 SaO_2 下降。⑤动静脉血氧含量降低。O_2 向组织细胞弥散的动力来自血液和组织细胞之间的分压梯度。贫血患者，因毛细血管中的平均血氧分压较低，血管-组织间的氧分压差减小，氧向组织弥散的驱动力减小，使动静脉氧含量差减小；HbCO 使氧解离曲线左移，血氧不易释放给组织，使得动静脉氧含量差减小。

贫血患者皮肤黏膜呈现苍白色；CO 中毒患者皮肤黏膜呈樱桃红色；高铁血红蛋白呈咖啡色或青石板色，当血液中 $HbFe^{3+}OH$ 超过 1.5g/dl，患者皮肤、黏膜颜色呈现类似发绀的颜色。

（三）循环性缺氧

循环性缺氧（circulatory hypoxia）是指因组织血流量减少使组织供氧量降低所引起的缺氧，又称低动力性缺氧（hypokinetic hypoxia）。由于动脉血流量不足引起的缺氧称为缺血性缺氧，因静脉回流障碍引起的缺氧，称为淤血性缺氧。其缺氧的关键是单位时间内供给组织的氧量减少。

1. 原因

（1）全身性循环性缺氧：常见于各型休克和心力衰竭。

（2）局部性循环性缺氧：见于栓塞、动脉粥样硬化、脉管炎、血栓形成、局部血管阻塞或受压，引起局部组织缺血或淤血性缺氧。

2. 血氧变化的特点及机制　循环性缺氧时，动脉血氧分压、血氧容量、血氧含量和血氧饱和度都正常；由于血流缓慢，血液流经毛细血管的时间延长，细胞从单位容积血液中摄取的氧量较多，使静脉血血氧含量降低更明显，故动静脉血氧含量差增大。但单位时间内流经毛细血管的血流量是减少的，因而组织实际获得的氧量是减少的，因而导致组织细胞缺氧。缺血性缺氧时，组织器官苍白。淤血性缺氧时，组织器官呈暗红色，由于细胞从血液中摄取的氧量较多，毛细血管中脱氧血红蛋白含量增加，易出现发绀。

（四）组织性缺氧

由于组织细胞利用氧的能力减弱而引起的缺氧称为组织性缺氧（histogenous hypoxia），又称氧利用障碍性缺氧（dysoxidative hypoxia）。其缺氧的关键是组织细胞利用氧障碍。

1. 原因

（1）线粒体氧化磷酸化障碍：某些毒物（如氰化物、砷化物、硫化氢、锑化物、汞化物和磷）及药物（如巴比妥类）使用过量可引起线粒体氧化磷酸化障碍，引起组织性缺氧。最典型的是氰化物中毒。氰化物（如 HCN、NaCN、NH_4CN 和 KCN 等）经消化道、呼吸道或皮肤进入机体，氰离子（CN^-）迅速与氧化型细胞色素氧化酶的三价铁结合为氰化高铁细胞色素氧化酶，使其不能还原为还原型细胞色素氧化酶，导致呼吸链失去传递电子的能力，组织不能利用氧。氰化物致毒作用迅速而强大，0.06g 的 HCN 可致死。

（2）呼吸酶合成减少：维生素 B_1 是丙酮酸脱氢酶的辅酶成分，维生素 B_2 是黄素酶的辅因子，NADH、NADPH 的辅因子为维生素 PP，这些维生素缺乏可影响氧化磷酸化过程，严重者可导致细胞用氧障碍。

（3）线粒体损伤：细菌毒素特别是内毒素、放射线、严重缺氧、自由基、钙超载等可抑制或损伤线粒体，导致细胞用氧障碍。

2. 血氧变化的特点及机制 组织性缺氧时，动脉血氧分压、血氧容量、血氧含量和血氧饱和度都正常；由于组织不能充分利用氧，故静脉血氧含量和氧分压升高，因此动静脉血氧含量差减小。细胞用氧障碍，毛细血管中 HbO_2 增多，患者的皮肤、黏膜呈玫瑰红色。

上述 4 种类型缺氧可以单独存在，而临床所见的缺氧多为混合性。如感染性休克时，主要引起循环性缺氧的同时，内毒素还可引起组织用氧障碍而发生组织性缺氧，若并发休克肺时，又可有低张性缺氧。各型缺氧的血氧指标一般性变化见表 7-5-1。

表 7-5-1 各型缺氧的血氧指标

缺氧类型	动脉血氧分压	动脉血氧饱和度	血氧容量	动脉血氧含量	动静脉血氧含量差
低张性缺氧	↓	↓	N 或 ↑	↓	↓ 或 N
血液性缺氧	N	N 或 ↓	↓ 或 N	↓	↓
循环性缺氧	N	N	N	N	↑
组织性缺氧	N	N	N	N	↓

三、缺氧时机体的功能和代谢变化

缺氧对机体的影响取决于缺氧发生的速度、程度、持续时间、缺氧的范围和机体的功能代谢状态。缺氧时机体的功能和代谢变化，包括机体对缺氧的代偿性反应和缺氧导致的损伤。轻度缺氧主要引起代偿性反应，严重缺氧机体代偿不全或急性缺氧机体来不及代偿则可出现以功能代谢障碍为主的变化。各型缺氧引起的改变不尽相同，下面以低张性缺氧为例，说明缺氧对机体的影响。

（一）呼吸系统的变化

1. 肺通气量增大 $PaO_2 < 60mmHg$ 时，即可刺激颈动脉体和主动脉体化学感受器，反射性地使呼吸加深加快，使肺泡通气量增加，从而肺泡氧分压和 PaO_2 升高；同时呼吸运动增强可使胸膜腔内负压增大，促进静脉回流，增加心输出量和肺血流量，这有利于氧的运输和摄取。但是，如通气过度，可降低 $PaCO_2$，减少 CO_2 对延髓中枢化学感受器的刺激，抑制呼吸；而呼吸运动加强也会增加呼吸肌耗氧，因此，呼吸的代偿是有一定限度的。

肺通气量增加是对急性低张性缺氧最重要的代偿性反应。此反应的强弱存在着显著的个体差异。血液性缺氧和组织性缺氧时，因 PaO_2 无明显变化，所以呼吸一般不增强。循环性缺氧如累及肺循环（如左心衰竭引起肺淤血和肺水肿时），可使呼吸加快。

2. 高原性肺水肿 少数人从平原快速进入高原时，可因低压缺氧而发生一种高原特发性疾病——高原性肺水肿，临床表现为呼吸困难、咳粉红色或白色泡沫样痰、肺部湿啰音、头痛、不能平卧、严重发绀，甚至神志不清等。高原肺水肿的发生机制尚未彻底阐明。其一旦发生，将明显加重机体缺氧。

3. 中枢性呼吸衰竭 当 $PaO_2 < 30mmHg$ 时，可直接抑制呼吸中枢，导致肺通气量减少。中枢性呼吸衰竭表现为呼吸减慢、变浅，节律异常，周期性呼吸，甚至呼吸停止。

（二）循环系统的变化

低张性缺氧引起的循环系统的代偿反应包括心输出量增加、血液重新分布、缺氧性肺血管收缩、缺氧性肺动脉高压和毛细血管增生。

1. 心输出量增加 急性轻度或中度缺氧时，心输出量增加，可提高全身组织的供氧量。其机制主要有：①心率加快。缺氧时，PaO_2 降低致胸廓运动增强，刺激肺牵张感受器，反射性地兴奋交感神经，使心率加快。②心肌的收缩性增强。缺氧作为一种应激原引起交感 - 肾上腺髓质系统兴奋，使血液中儿茶酚胺的含量增多。儿茶酚胺作用于心脏的 β 受体，引起心肌的收缩性增强。③静脉回流量增加。呼吸运动增强使回心血量增加。

2. 血液重新分布　缺氧时各器官血流分布发生改变，皮肤、内脏、骨骼肌和肾脏血管收缩，血流量减少；而心和脑血管不收缩甚至扩张，血流量增加，称为血流重新分布。这种血流量的重新分布具有重要的代偿意义，可优先保证重要器官的血氧供应。血液重新分布的机制主要与各器官血管平滑肌上的受体密度，局部代谢产物对血管的调节及不同器官对缺氧的反应性不同有关：皮肤、内脏和肾脏的血管含有丰富的 α 受体，交感神经兴奋引起强烈的缩血管效应；冠状动脉除有丰富的 α 受体外，还有丰富的 β 受体，β 受体兴奋使冠状动脉扩张；心脏和脑在缺氧时产生大量的代谢产物——腺苷、H^+、K^+、NO、PGI_2 等具有显著的扩血管效应；缺氧引起心脏和脑血管平滑肌细胞膜的 K^+ 外流增加，膜电位超极化，兴奋性降低，血管平滑肌松弛而扩张。

3. 缺氧性肺血管收缩　肺泡气氧分压降低引起肺小动脉收缩，其生理意义在于减少缺氧肺泡周围的血流，使这部分血流转向通气充分的肺泡，有利于维持肺泡通气与血流的适当比例，从而维持较高的 PaO_2；正常情况下，由于重力的作用，肺尖部的肺泡通气量较大，而血流量相对不足，该部位肺泡气中的氧不能充分被血液利用。当缺氧引起较广泛的肺血管收缩导致肺动脉压升高时，肺尖部的血流增加，使这部分的肺泡通气得到更充分的利用。由此可以看出，缺氧性肺血管收缩是对缺氧的一种代偿性反应。但过强的缺氧性肺血管收缩，则是高原性肺水肿发生的重要机制。

缺氧引起肺血管收缩的机制可能有：①缺氧所致交感神经兴奋释放的儿茶酚胺作用于肺血管的 α 受体，引起肺血管收缩；②缩血管物质增多，舒血管物质减少，肺组织产生或血液循环系统中的多种血管活性物质可影响肺小动脉的舒缩状态，缺氧时血管紧张素 Ⅱ、内皮素和血栓素 A_2 等缩血管物质增多，扩血管物质 NO、PGI_2、心房利钠因子等减少；③缺氧可减少肺动脉平滑肌细胞 Kv 通道开放，使 K^+ 外流减少，膜电位降低，引发细胞膜去极化，从而激活电压依赖性钙通道开放，Ca^{2+} 内流增加引起肺血管收缩。

4. 缺氧性肺动脉高压　慢性缺氧不仅使肺小动脉长期处于收缩状态，还可以使肺血管平滑肌细胞肥大及增生、细胞间质增多，使中膜增厚；内膜弹性纤维及胶原纤维增生使内膜增厚，导致肺血管结构改建，表现为无肌型微动脉肌化，小动脉中层平滑肌增厚，管腔狭窄，肺血管壁中胶原和弹性纤维沉积，血管硬化，形成持续的缺氧性肺动脉高压；此外，缺氧引起的红细胞增多可使血液黏度增高，也可增加肺循环的阻力。缺氧性肺动脉高压是肺源性心脏病和高原性心脏病发生的中心环节。

5. 毛细血管增生　慢性缺氧可引起组织中毛细血管增生，尤其是心脏和脑的毛细血管增生更为显著。缺氧时，缺氧诱导因子（HIF）-1 表达增多，诱导血管内皮生长因子基因高表达，促使毛细血管增生。毛细血管的密度增加可缩短氧从血管至组织细胞的弥散距离，增加对细胞的供氧量，具有代偿意义。

（三）血液系统的变化

缺氧可使红细胞、血红蛋白增多及氧解离曲线右移，从而增加氧的携带和释放，具有重要的代偿意义。

1. 红细胞和血红蛋白增多　慢性缺氧时红细胞增多主要是由骨髓造血增强所致，其机制是：低氧血症刺激肾小管旁间质细胞，生成并释放促红细胞生成素（erythropoietin，EPO）。EPO 主要通过调节红系的增生和分化、抑制原红细胞和早幼红细胞凋亡等途径，使红细胞生成增加。

红细胞与血红蛋白增多，氧容量与氧含量增加，提高组织的供氧量，是慢性缺氧的一种重要代偿反应。但红细胞过多，血液黏度和血流阻力增加，导致微循环障碍，加重组织缺氧，并易导致血栓形成等并发症，出现头痛、头晕、失眠等多种症状。

2. 氧合血红蛋白解离曲线右移　缺氧时，红细胞内 2,3-DPG 增多，氧解离曲线右移，血红蛋白与氧的亲和力降低，利于红细胞释放出更多的氧气，供组织利用，从而对组织缺氧具有一定的代偿作用。但如果 P_AO_2（肺泡气 PO_2）低于 60mmHg，则氧解离曲线右移，使血液通过肺泡时结合的氧量减少，使之失去代偿意义。

（四）中枢神经系统的变化

脑重量仅为体重的 2% 左右，而脑血流量约占心输出量的 15%，脑耗氧量约为总耗氧量的 23%。脑组织的能量主要来自葡萄糖的有氧氧化，但脑内葡萄糖和氧的储备量较少，所以脑对缺氧十分敏感。

急性缺氧可引起头痛、情绪激动、思维力、记忆力、判断力下降或丧失及运动不协调等。慢性缺氧轻则易有疲劳、嗜睡、注意力不集中和精神抑郁等症状。严重缺氧可导致烦躁不安、惊厥、昏迷甚至死亡。

缺氧导致中枢神经系统功能改变的可能机制有：① PaO_2 降低（<50mmHg），脑血管扩张，增加脑血流量和脑毛细血管内压，组织液生成增多；②缺氧与酸中毒使脑血管内皮细胞受损，毛细血管壁通透性升高，导致血管性脑水肿；③缺氧致 ATP 生成减少，细胞膜钠泵功能障碍，细胞内水钠潴留发生细胞毒性脑水肿；④脑充血和脑水肿使颅内压增高，脑压高又可压迫脑血管，加重脑缺血和脑缺氧，形成恶性循环。

缺氧引起的脑组织形态学变化主要是脑水肿和脑细胞肿胀、变性、坏死。

（五）组织、细胞的变化

1. 代偿适应性变化 ①细胞利用氧的能力增强、慢性缺氧可使线粒体数量增多、表面积增大，从而有利于氧的弥散和利用。同时，线粒体呼吸链中的酶如细胞色素氧化酶、琥珀酸脱氢酶的含量增多，活性增强，提高细胞对氧的利用能力。②糖酵解增强：磷酸果糖激酶是糖酵解的限速酶。缺氧时，ATP 生成减少，ATP/ADP 值降低，使磷酸果糖激酶活性增强，糖酵解过程加强。糖酵解通过底物磷酸化，在不消耗氧的情况下生产 ATP，以补偿能量的不足。③载氧蛋白表达增加：细胞中存在多种载氧蛋白如肌红蛋白、脑红蛋白和胞红蛋白等。慢性缺氧时细胞内载氧蛋白含量增多，组织、细胞对氧的摄取和储存能力增强。④低代谢状态：缺氧时机体通过一系列调整机制，使细胞的耗能过程减弱，如糖、蛋白质合成减弱等，减少氧的消耗，以维持氧的供需平衡。

2. 严重的缺氧可导致缺氧性细胞损伤 ①细胞膜损伤：ATP 生成较少，钠泵不能充分运转，细胞内酸中毒，使细胞膜的通透性增高，Na^+ 内流，细胞内 Na^+、水增多，细胞水肿，K^+ 外流，改变膜电位，影响细胞功能；Ca^{2+} 内流，ATP 减少可影响 Ca^{2+} 的外流和被摄取，从而使胞质 Ca^{2+} 浓度增高，抑制线粒体的呼吸功能，并可激活磷脂酶，使膜磷脂分解，增加氧自由基的形成，加重细胞损伤。②线粒体损伤：急性缺氧线粒体氧化磷酸化功能降低，严重时引起线粒体肿胀、嵴崩解，外膜破碎和基质外溢等结构的损伤，从而使 ATP 生成减少，其机制与自由基的作用和细胞内钙超载有关。③溶酶体损伤：酸中毒和钙超载可激活磷脂酶，降低溶酶体膜稳定性，通透性增高，溶酶体酶逸出导致组织自溶，细胞变性和坏死。

四、影响机体对缺氧耐受性的因素

影响机体对缺氧耐受性的因素有很多，可归纳为以下两方面。

（一）代谢耗氧率

基础代谢率高的患者，如发热、甲状腺功能亢进、情绪激动等，可使代谢耗氧率增高，故对缺氧的耐受性差。而体温降低、中枢抑制等可降低代谢耗氧率，提高机体对缺氧的耐受性。临床上低温麻醉，高热患者的物理降温和冬眠疗法，都是为了提高患者对缺氧的耐受性。

（二）机体代偿能力的变化

机体通过呼吸、循环、血液系统及组织细胞的代偿性反应能增加组织的供氧和利用氧的能力。有心、肺疾病者和老年人，因呼吸循环系统代偿能力差，对缺氧的适应能力下降；体育锻炼可提高心肺功能，增加酶活性，提高血液运输能力，从而提高机体对缺氧的耐受性。

五、氧疗与氧中毒

（一）氧疗

各类缺氧的治疗，均可给患者吸氧，但氧疗的效果不一。氧疗对低张性缺氧效果最好，吸氧可提高肺泡气的氧分压，进而使 PaO_2 升高，从而增加对组织的氧供。但由静脉血分流入动脉引起的低张性缺氧，因为分流的血液未经过肺泡而直接掺入动脉血，故氧疗的效果不明显。

血液性缺氧、循环性缺氧、组织性缺氧的 PaO_2 正常，故吸氧意义不大，但吸氧可增加血浆内溶解的氧，所以临床上也给患者吸氧。CO 中毒者吸入纯氧，可加速碳氧血红蛋白的解离，促进一氧化碳的排出，故氧疗的效果较好。

（二）氧中毒

由于吸入气体氧分压过高而出现的临床综合征，称为氧中毒。常由高压氧或高浓度氧的持续吸入引起。细胞受损的机制一般认为与活性氧的毒性作用有关，即产生大量的氧自由基。人类氧中毒有两种类型：

1. 肺型氧中毒　吸入 1 个大气压左右的氧 8h 以后，出现胸骨后疼痛、咳嗽、呼吸困难，肺活量下降，肺部呈现炎性改变，PaO_2 反而下降，加重缺氧。

2. 脑型氧中毒　吸入 2～3 个大气压以上的氧，在短时间内引起视觉、听觉障碍，恶心、抽搐、昏厥等神经症状。严重者可昏迷、死亡。吸入高压氧时，患者出现神经症状，应区分脑型氧中毒与由缺氧引起的缺氧性脑病。患者先抽搐后昏迷，抽搐时患者清醒，此为脑型氧中毒的表现；而先昏迷后抽搐，则是缺氧性脑病的表现。对氧中毒患者应控制吸氧，但对缺氧性脑病患者应继续吸氧。

（李秀娟）

第六节　肺功能不全

机体通过外呼吸摄取 O_2，排出 CO_2，以维持机体血气平衡及内环境稳定。各种原因引起外呼吸功能障碍，以致在静息呼吸状态吸入空气时，出现 PaO_2 降低，伴有或不伴有 $PaCO_2$ 升高，表现为一系列功能、代谢变化的临床综合征称为呼吸功能不全（respiratory insufficiency），发展到严重阶段即称呼吸衰竭（respiratory failure）。一般以成年人在海平面、静息时吸入空气条件下，由于外呼吸功能障碍导致 PaO_2 低于 60mmHg，伴或不伴有 $PaCO_2$ 高于 50mmHg 作为判断呼吸衰竭的标准。呼吸衰竭必定有 PaO_2 降低，根据 $PaCO_2$ 是否升高，可将呼吸衰竭分为低氧血症型呼吸衰竭（hypoxemic respiratory failure，Ⅰ型）和低氧血症伴有高碳酸血症型呼吸衰竭（hypercapnic respiratory failure，Ⅱ型）；根据发病机制不同，分为通气性和换气性；根据原发病病变部位不同，分为中枢性和外周性；根据发病的缓急，分为急性和慢性呼吸衰竭。

一、病因和发病机制

（一）肺通气功能障碍

正常人在静息状态下的肺通气量为 6～8L/min，肺泡通气量约为 4L/min。呼吸运动增强时，肺通气量可增至 70L/min，故只有在肺通气明显障碍时才会发生呼吸衰竭。肺通气障碍包括限制性和阻塞性通气不足。

1. 肺泡通气不足

（1）限制性通气不足（restrictive hypoventilation）：指吸气时肺泡扩张受限引起的肺泡通气不足，其原因包括以下几种。①呼吸肌活动障碍：中枢或周围神经的器质性病变，如脑外伤、脑血管意外、脑炎、脊髓灰质炎、多发性脊神经炎等；由过量镇静剂、安眠药、全身麻醉药所引起的呼吸中枢抑制；呼吸肌本身的收缩功能障碍，如由长时间呼吸困难和呼吸运动增强所引起的呼吸肌疲劳、由营养不良所致呼吸肌萎缩；由低钾血症、重症肌无力、缺氧、酸中毒等所致呼吸肌无力等，上述因素均可使呼吸原动力减弱、肺扩张受限。②胸廓的顺应性降低：严重的胸廓畸形、多发性肋骨骨折、胸膜纤维化等可使胸廓的活动度降低而肺扩张受限。③肺的顺应性降低：肺的总容量减少，如广泛性肺叶切除、肺不张、肺实变等；肺组织可扩张性降低，如肺淤血、肺水肿和严重的肺纤维化；肺泡表面活性物质减少，主要见于合成与分泌不足和破坏增加，前者如新生儿呼吸窘迫综合征、急性呼吸窘迫综合征、缺氧、氧中毒、肺栓塞等；后者如肺水肿和急性胰腺炎。以上因素使肺泡扩张的弹性阻力增大，造成肺泡扩张受限。④胸腔积液和气胸：胸腔大量积液或张力性气胸压迫肺，使肺扩张受限。

（2）阻塞性通气不足（obstructive hypoventilation）：指气道狭窄或阻塞所致的通气障碍。气道阻力是肺通气过程中主要的非弹性阻力，其最主要的影响因素是气道内径。气管痉挛、管壁肿胀或纤维化，管腔被黏液、渗出物、异物等阻塞，肺组织弹性降低对小气道管壁的牵拉作用减弱等均可使气道狭窄或阻塞而增加气流阻力，从而引起阻塞性通气不足。生理情况下气道阻力80%以上在直径>2mm的支气管与气管，不足20%位于直径<2mm的外周小气道。根据阻塞部位不同，其可分为中央性气道阻塞和外周性气道阻塞。①中央性气道阻塞：指气管分叉处以上的气道阻塞。阻塞若位于胸外（如声带麻痹、炎症、水肿、异物等），吸气时气体流经病灶引起压力降低，可使气道内压明显低于大气压，导致气道狭窄加重；呼气时则相反，气道内压大于大气压而使阻塞减轻，故患者表现为吸气性呼吸困难。若阻塞位于中央气道的胸内部分，吸气时由于胸膜腔内压降低，使气道内压大于胸膜腔内压，故使阻塞减轻，呼气时由于胸膜腔内压升高而压迫气道，使气道狭窄加重，患者表现为呼气性呼吸困难（图7-6-1）。②外周性气道阻塞：主要见于慢性支气管炎、支气管哮喘、慢性阻塞性肺气肿等。小气道管壁薄且无软骨支撑，又与气管周围的肺泡结构紧密相连，随着吸气和呼气而伸缩，随着肺内压的改变，小气道内径变化。呼气时，随着肺泡的缩小，小气道缩短变窄。患者主要表现为呼气性呼吸困难。外周气道阻塞的患者用力呼气时引起小气道闭合，从而导致严重的呼气性呼吸困难。机制：用力呼气时胸膜腔内压和气道内压均高于大气压，在呼出气道上，压力由小气道至中央气道逐渐下降，通常将气道内压与胸膜腔内压相等的气道部位称为等压点。等压点下游端（通向鼻腔的一端）的气道内压低于胸膜腔内压，气道可能被压缩。但正常人气道的等压点位于有软骨环支撑的大气道，即使气道外压大于气道内压力，也不会使大气道闭合。慢性支气管炎时，由于小气道阻塞，患者在用力呼气时，气体通过阻塞部位形成的压差较大，使阻塞部位以后的气道压低于正常，以致等压点由大气道上移至无软骨支撑的小气道，在用力呼气时小气道外的压力大于小气道内的压力，使气道阻塞加重，甚至使小气道闭合；肺气肿患者肺泡回缩力降低，胸膜腔内压增高，用力呼气时使等压点上移至小气道，引起小气道闭合而出现呼气性呼吸困难。

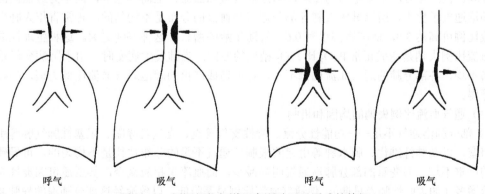

呼气　　　　　吸气　　　　　　　　呼气　　　　　吸气

图 7-6-1　不同部位气道阻塞所致呼吸困难的特征

2. 肺泡通气不足时的血气变化　总肺泡通气量不足会使肺泡气氧分压（alveolar PO_2，P_AO_2）下降和肺泡气二氧化碳分压（alveolar PCO_2，P_ACO_2）升高，因而流经肺泡毛细血管的血液不能被充分动脉化，导致 PaO_2 降低和 $PaCO_2$ 升高，最终出现 II 型呼吸衰竭。此时，$PaCO_2$ 增值与 PaO_2 降值呈一定比例关系，当肺泡通气量减少一半时，PaO_2 由正常的 100mmHg 降至 50mmHg，$PaCO_2$ 由正常的 40mmHg 升至 80mmHg，两者变化的比值为 0.8，相当于呼吸商。如果肺通气不足合并肺换气不足时，二者变化的比值不等于呼吸商。

（二）肺换气功能障碍

肺换气功能障碍包括弥散障碍、肺泡通气血流比例失调及解剖分流增加。

1. 弥散障碍（diffusion defect）　指由肺泡膜面积减少或肺泡膜异常增厚和弥散时间缩短引起的气体交换障碍。肺泡气与肺泡毛细血管血液之间的气体交换是一个物理弥散过程。气体弥散速度取决于肺泡膜两侧的气体分压差、气体的分子量和溶解度、肺泡膜的面积和厚度。气体弥散量还取决于血液与肺泡接触的时间。

（1）弥散障碍的原因和机制：①肺泡膜面积减少。正常成人肺泡总面积为 $70 \sim 80m^2$，静息时参与肺换气的面积为 $35 \sim 40m^2$，运动时增加。由于储备量大，只有当肺泡膜面积减少一半以上时，才会发生呼吸衰竭。肺泡膜面积减少见于肺实变、肺不张、肺叶广泛性切除等。②肺泡膜厚度增加。肺泡膜的薄区为气体交换的部位，由肺泡上皮、肺泡毛细血管内皮细胞及两者共有的基膜所构成，其厚度不到 $1\mu m$，虽然气体从肺泡腔到达红细胞内还需经过肺泡表面的液体层、血管内血浆和红细胞膜，但总厚度不到 $5\mu m$，故正常气体交换很快。当肺水肿、肺泡透明膜形成、肺纤维化及肺泡毛细血管扩张等导致血浆层变厚时，可因弥散距离增宽而使弥散速度减慢。③弥散时间缩短。呼吸膜病变患者静息时血气不出现异常，因为正常静息时，血液流经肺泡毛细血管的时间约为 0.75s，而完成气体交换所需时间仅为 0.25s，即使在剧烈运动时血流速度加快，血液与肺泡接触时间为 0.34s，也能使血液充分氧合。肺泡膜病变者虽然弥散速度减慢，但在静息时气体交换在 0.75s 内仍可达到血与肺泡气的平衡。只有在体力负荷增加时，肺血流速度加快，血液与肺泡接触时间缩短，导致弥散障碍，出现低氧血症。

（2）弥散障碍时的血气变化：只引起 PaO_2 降低，不会使 $PaCO_2$ 增高。因为 CO_2 在水中的溶解度比 O_2 大，故弥散速度比 O_2 快，血液中的 CO_2 能较快弥散入肺泡，肺泡气与动脉血 CO_2 分压差不升高。如果存在代偿性通气过度，$PaCO_2$ 低于正常。

2. 肺泡通气血流比例失调　血液流经肺泡时是否获得足够的氧和充分地排出 CO_2，使血液动脉化，还取决于肺泡通气量与血流量的比例。如肺的总通气量和总血流量正常，但肺通气或（和）血流不均匀，造成部分肺泡通气血流比例失调（ventilation perfusion ratio mismatch）（图 7-6-2），也可引起气体交换障碍，导致呼吸衰竭。这是肺部疾病引起呼吸衰竭最常见和最重要的机制。

正常成人在静息状态下，肺泡每分通气量约为 4.2L，每分钟肺血流量约为 5L，两者的比率约为 0.84。直立位时，由于重力的作用，肺泡通气量和血流自上而下递减，但重力对血流的影响比对肺泡通气量更大，所以健康人肺各部分通气与血流的分布是不均匀的。正常青年人肺尖部通气血流比例可高达 3.0，而肺底部仅有 0.6，且随年龄的增长，这种差别更大。这种生理性的肺泡通气血流比例失调是造成正常 PaO_2 比 P_AO_2 稍低的原因。当肺发生病变时，由于肺病变轻重程度与分布不均，各部分肺的通气血流比例不一，可能造成严重的肺泡通气血流比例失调，导致换气功能障碍。

（1）通气血流比例失调的病因和机制

1）部分肺泡通气不足——功能性分流。慢性支气管炎、支气管哮喘、阻塞性肺气肿等引起的气道阻塞，以及肺纤维化、肺水肿等引起的限制性通气不足的分布往往是不均匀的，可导致肺泡通气的严重不均。病变重的部分肺泡通气明显减少，而血流未相应减少，甚至还可因炎性充血等使血流增多（如大叶性肺炎早期），使通气血流比例显著降低，以致流经这部分肺泡的静脉血未经充分动脉化便掺入动脉血。这种情况类似动静脉短路，故称功能性分流，又称静脉血掺杂。正常成人由于肺内通气分布不均匀形成的功能性分流约占肺血流量的 3%，慢性阻塞性肺疾病严重时，功能性分流可增加到占肺血流量的 30%～50%，从而严重影响换气功能。

2）部分肺泡血流不足——无效腔通气。肺动脉栓塞、弥散性血管内凝血、肺动脉炎、肺血管收缩等都可使部分肺泡血流减少，通气血流比例显著大于正常，患部肺泡血流少而通气多，肺泡通气不能充分被利用，称为无效腔通气。正常人的生理无效腔（dead space，V_D）约占潮气量（tidal volume，V_T）的 30%，疾病时功能性无效腔可显著增多，使 V_D/V_T 高达 60%～70%，从而导致呼吸衰竭。

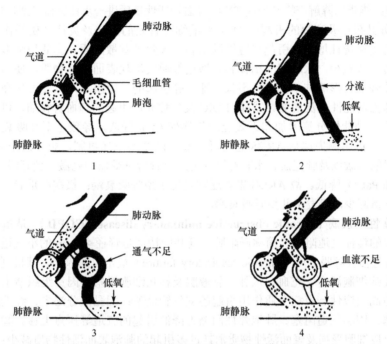

图 7-6-2　肺泡通气血流比例失调模式图
1. 正常；2. 解剖分流（真性分流）；3. 功能性分流；4. 无效腔通气

（2）通气血流比例失调时的血气变化：无论是部分肺泡通气不足引起的功能性分流增加，还是部分肺泡血流不足引起的功能性无效腔增加，均可导致 PaO_2 降低，而 $PaCO_2$ 可正常或降低，极严重时也可升高。

3. 解剖分流增加　生理情况下，肺内存在解剖分流，即一部分静脉血经支气管静脉和极少的肺内动静脉交通支直接流入肺静脉。这些解剖分流的血流量一般占心输出量的 2%～3%。支气管扩张症可伴有支气管血管扩张和肺内动静脉短路开放，使解剖分流量增加，导致呼吸衰竭。解剖分流的血液完全未经气体交换过程，故称为真性分流。吸入纯氧可有效提高功能性分流的 PaO_2，而对真性分流的 PaO_2 则无明显作用，用这种方法可对两者进行鉴别。

（三）常见呼吸系统疾病导致呼吸衰竭的机制

在呼吸衰竭的发病机制中，单纯通气不足，单纯弥散障碍，单纯肺内分流增加或单纯无效腔增加的情况较少见，往往是几个因素同时存在或相继发生作用。不同疾病引起的呼吸衰竭，其主要发病环节和机制也不同。

1. 急性呼吸窘迫综合征（acute respiratory distress syndrome，ARDS）　是由多种原因导致急性肺泡-毛细血管膜损伤引起的急性肺损伤（acute lung injury，ALI）而发生的急性呼吸衰竭。急性肺损伤的原因有很多，可以是化学因素，如吸入毒气、烟雾、胃内容物等；物理因素，如放射性损伤等；生物因素，如肺部冠状病毒感染引起的严重急性呼吸综合征（severe acute respiratory syndrome，SARS）等；全身性病理过程，如休克、大面积烧伤、败血症等；由某些治疗措施，如进行体外循环、血液透析等所致。

急性肺损伤的发生机制很复杂，尚未完全阐明。①有些致病因子可直接作用于肺泡膜引起肺损伤，如前述的化学因素和物理因素。②有的则主要通过激活白细胞、巨噬细胞和血小板而间接地引起肺损伤，如前述的生物因素和全身性病理过程。大量中性粒细胞在趋化因子（TNF-α、IL-8、脂多糖、C5a、LTB$_4$、TXA$_2$、PAF、FDP 等）作用下聚集于肺，黏附于肺泡毛细血管内皮，释放氧自由基、蛋白酶和炎症介质等，损伤肺泡上皮细胞及毛细血管内皮细胞。③血管内膜的损伤和中性粒细胞及肺组织释放的促凝物质，导致血管内凝血，形成微血栓，后者通过阻断血流进一步引起肺损伤，通过形成纤维蛋白降解产物及释放 TXA$_2$ 等血管活性物质进一步使肺血管通透性增高。

急性肺损伤引起呼吸衰竭的机制：①肺泡-毛细血管膜的损伤及炎症介质的作用，使肺泡上皮和毛细血管内皮通透性增高，引起渗透性肺水肿，导致肺弥散障碍。②Ⅱ型肺泡上皮细胞损伤使表面活性物质生成减少，水肿液的稀释和肺泡过度通气消耗表面活性物质，使肺泡表面张力增高，肺的顺应性降低，形成肺不张。肺不张、肺水肿引起的气道阻塞，以及炎症介质引起的支气管痉挛可导致肺内功能性分流增加。③肺内 DIC 及炎症介质引起的肺血管收缩，可导致无效腔通气。肺弥散障碍、功能性分流增加和无效腔通气均使 PaO$_2$ 降低，导致Ⅰ型呼吸衰竭。在上述机制中，肺泡通气血流比例失调是 ARDS 患者呼吸衰竭的主要发病机制。患者由于 PaO$_2$ 降低，对外周化学感受器的刺激以及肺充血、水肿对肺泡毛细血管旁感受器的刺激，使呼吸运动加深加快，导致呼吸窘迫和 PaCO$_2$ 降低。故 ARDS 患者通常发生Ⅰ型呼吸衰竭；极端严重者，由于肺部病变广泛，肺总通气量减少，可发生Ⅱ型呼吸衰竭。

2. 慢性阻塞性肺疾病（chronic obstructive pulmonary disease，COPD） 是指由慢性支气管炎和肺气肿引起的慢性气道阻塞，简称慢阻肺，其共同特征是管径<2mm 的小气道阻塞和阻力增高。COPD 是引起慢性呼吸衰竭（chronic respiratory failure）最常见的原因。其机制涉及：①阻塞性通气不足，炎症细胞浸润、充血、水肿、黏液腺及杯状细胞增殖、肉芽组织增生引起的支气管壁肿胀；因气道高反应性、炎症介质作用引起的支气管痉挛；因黏液分泌多、纤毛细胞损伤引起的支气管腔堵塞；因小气道阻塞、肺泡弹性回缩力降低引起的气道等压点上移。②限制性通气不足，Ⅱ型肺泡上皮细胞受损及表面活性物质消耗过多引起的肺泡表面活性物质减少；因营养不良、缺氧、酸中毒、呼吸肌疲劳引起的呼吸衰竭。③弥散功能障碍，因肺泡壁损伤引起的肺泡弥散膜面积减少和肺泡膜炎性增厚。④肺泡通气血流比例失调，因气道阻塞不均引起的部分肺泡低通气；因微血栓形成引起的部分肺泡低血流。

二、呼吸衰竭时主要的代谢功能变化

低氧血症和高碳酸血症是呼吸衰竭时机体各系统代谢和功能变化的基本原因。一方面引起一系列代偿适应性反应，以改善组织的供氧，调节酸碱平衡和维持组织器官的功能、代谢以适应新的内环境；另一方面如代偿不全，可出现严重的代谢功能障碍。

（一）酸碱平衡及电解质紊乱

Ⅰ型和Ⅱ型呼吸衰竭时均有低氧血症，可发生代谢性酸中毒。Ⅱ型呼吸衰竭时出现低氧血症和高碳酸血症，可有代谢性酸中毒和呼吸性酸中毒；ARDS 患者因代偿性呼吸加深加快，可出现代谢性酸中毒和呼吸性碱中毒；若给呼吸衰竭者应用人工呼吸机频率过大，可引起呼吸性碱中毒，使用过量利尿剂或 NaHCO$_3$ 等则可引起医源性代谢性碱中毒。一般而言，呼吸衰竭时常发生混合性酸碱平衡紊乱。

1. 代谢性酸中毒 严重缺氧时无氧代谢加强，乳酸等酸性产物增多，可引起代谢性酸中毒。此外，呼吸衰竭时可能出现功能性肾功能不全，肾小管排酸保碱功能减弱，以及引起呼吸衰竭的原发病或病理过程如感染、休克等也均可导致代谢性酸中毒。此时血液电解质有以下变化：①血清 K$^+$ 浓度增高，由于酸中毒可使细胞内 K$^+$ 外移及肾小管排 K$^+$ 减少，导致高血钾；②血清 Cl$^-$

浓度增高，代谢性酸中毒时由于 HCO_3^- 降低，可使肾排 Cl^- 减少，故血 Cl^- 增高。

2. 呼吸性酸中毒 Ⅱ型呼吸衰竭时，大量 CO_2 潴留可引起呼吸性酸中毒，此时可有高血钾和低血氯。造成低血氯的主要原因是：高碳酸血症时 CO_2 进入红细胞内使红细胞中 HCO_3^- 生成增多，后者与细胞外 Cl^- 交换，使 Cl^- 转移入细胞；酸中毒时肾小管上皮细胞产生 NH_3 增多，$NaHCO_3$ 重吸收增多，使尿中 NH_4Cl 和 $NaCl$ 的排出增加，均使血清 Cl^- 降低。当呼吸性酸中毒合并代谢性酸中毒时，血 Cl^- 可正常。

3. 呼吸性碱中毒 Ⅰ型呼吸衰竭时，因缺氧引起肺过度通气，可发生呼吸性碱中毒。此时患者可出现血钾降低、血氯增高，其发生机制与呼吸性酸中毒相反。

（二）呼吸系统变化

$PaO_2 < 60mmHg$ 时，通过外周化学感受器，反射性地增强呼吸运动，当 $PaO_2 < 30mmHg$ 时，直接抑制呼吸中枢，此抑制作用大于反射性兴奋呼吸作用。$PaCO_2$ 升高主要通过中枢化学感受器使呼吸中枢兴奋，引起呼吸加深加快。但当 $PaCO_2$ 超过 $80mmHg$ 时，由于 CO_2 麻醉抑制呼吸中枢，此时呼吸运动主要靠低动脉血氧分压对外周化学感受器的刺激得以维持。在这种情况下，氧疗只能吸入 30% 浓度的氧，以免缺氧完全纠正后反而出现呼吸抑制，加重高碳酸血症，使病情恶化。

中枢性呼吸衰竭时呼吸浅而慢，可出现潮式呼吸、间歇呼吸、抽泣样呼吸、叹气样呼吸等呼吸节律紊乱，其中最常见的为潮式呼吸。肺顺应性降低所致限制性通气不足的疾病，因牵张感受器或肺毛细血管旁感受器受刺激而反射性地引起呼吸运动变浅变快。阻塞性通气不足时，由于阻塞的部位不同．表现为吸气性呼吸困难或呼气性呼吸困难。

（三）循环系统变化

一定程度的 PaO_2 降低和 $PaCO_2$ 升高可兴奋心血管运动中枢，使心率加快、心肌收缩力增强、外周血管收缩，加之呼吸运动增强，使静脉回流增加，导致心输出量增加。严重缺氧和二氧化碳潴留对心血管的直接作用是抑制心脏活动，并使血管扩张（肺血管例外），血压下降。一般器官的血管运动通常主要受神经调节，但脑血管与冠状动脉在呼吸衰竭时则主要受局部代谢产物如腺苷等的调节，从而导致机体血流重新分布，有利于保证心、脑的血液供应。

呼吸衰竭可累及心脏，主要引起右心肥大与衰竭，即肺源性心脏病。肺源性心脏病的发病机制较复杂，包括：①缺氧和二氧化碳潴留所致血液 H^+ 浓度过高，可引起肺小动脉收缩，使肺动脉压升高而增加右心后负荷；②肺小动脉长期收缩，可引起肺血管平滑肌细胞和成纤维细胞肥大增生，胶原蛋白与弹性蛋白合成增加，导致肺血管壁增厚和硬化，管腔变窄，由此形成持久而稳定的慢性肺动脉高压；③长期缺氧引起的代偿性红细胞增多症可使血液的黏滞度增高，也会增加肺血流阻力而加重右心后负荷；④若伴有肺小动脉炎、肺毛细血管床的大量破坏、肺栓塞等也是肺动脉高压形成的原因；⑤缺氧、酸中毒使心肌舒缩功能降低；⑥呼吸困难时，用力呼气则使胸膜腔内压异常增高，心脏受压，影响心脏的舒张功能，用力吸气则胸膜腔内压异常降低，即心脏外面的负压增大，可增加右心收缩的负荷，促使右心衰竭。

（四）中枢神经系统变化

呼吸衰竭时，缺氧、高碳酸血症和酸中毒等导致中枢神经系统变化，轻度呼吸衰竭时中枢神经系统的变化以兴奋为主，严重时将发生一系列中枢神经系统的功能障碍。

中枢神经系统对缺氧最敏感，当 PaO_2 降至 $60mmHg$ 时，可出现智力和视力轻度减退。如 PaO_2 迅速降至 $40 \sim 50mmHg$ 以下，就会出现一系列神经精神症状，如头痛、不安、定向与记忆障碍、精神错乱、嗜睡，以至惊厥和昏迷。CO_2 潴留使 $PaCO_2$ 超过 $80mmHg$ 时，CO_2 入脑内增多，使脑血管扩张，脑血流量增加，导致颅内高压，可引起头痛、头晕、烦躁不安、言语不清、扑翼样震颤、精神错乱、嗜睡、抽搐、呼吸抑制等，称 CO_2 麻醉。

呼吸衰竭引起的脑功能障碍称为肺性脑病（pulmonary encephalopathy）。Ⅱ型呼吸衰竭患者肺性脑病的发病机制如下。

1. 酸中毒和缺氧对脑血管的作用

（1）脑血管扩张：酸中毒使脑血管扩张。$PaCO_2$ 升高 10mmHg 约可使脑血流量增加 50%。缺氧也可使脑血管扩张。以上因素引起脑血流增加，可造成颅内压增高，引起一系列神经精神症状。

（2）脑水肿：缺氧和酸中毒还能损伤脑血管内皮细胞，使其通透性增高，发生血管性脑水肿，导致脑间质水肿；缺氧使细胞 ATP 生成减少，影响钠泵功能，引起细胞内 Na^+、水增多，形成脑细胞毒性水肿。脑充血、水肿使颅内压增高，压迫脑血管，更加重脑缺氧，由此形成恶性循环，严重时可导致脑疝形成。此外，脑血管内皮细胞损伤尚可引起血管内凝血，这也是肺性脑病的发病因素之一。

2. 酸中毒和缺氧对脑细胞的作用　CO_2 为脂溶性，易透过血-脑屏障，而 HCO_3^- 为水溶性，不易透过血-脑屏障。当 $PaCO_2$ 显著升高（>80mmHg）时，CO_2 进入脑脊液过多，使脑脊液的 pH 下降比血液更为明显。神经细胞内酸中毒，一方面可增加脑谷氨酸脱羧酶活性，使 γ-氨基丁酸生成增多，导致中枢抑制；另一方面可增强磷脂酶活性，使溶酶体水解酶释放，引起神经细胞和组织的损伤。

（五）肾功能变化

呼吸衰竭时，可引起肾受损，轻者尿中出现蛋白、红细胞、白细胞及管型等，严重时可发生急性功能性肾衰竭，出现少尿、氮质血症和代谢性酸中毒。肾衰竭的发生是缺氧与高碳酸血症反射性地引起交感神经兴奋，使肾血管收缩，肾血流量严重减少所致。

（六）胃肠变化

严重缺氧可使胃壁血管收缩，因而能降低胃黏膜的屏障作用，CO_2 潴留可增强胃壁细胞碳酸酐酶的活性，使胃酸分泌增多，加之有的患者还可合并弥散性血管内凝血、休克等，故呼吸衰竭时可出现胃肠黏膜糜烂、坏死、出血与溃疡形成等病变。

三、呼吸衰竭防治的病理生理基础

（一）防止与去除呼吸衰竭的原因

慢性阻塞性肺疾病的患者若伴有感冒和急性支气管炎，可诱发呼吸衰竭和右心衰竭，故应注意预防，一旦发生呼吸道感染，应积极进行抗感染治疗。

（二）提高 PaO_2

呼吸衰竭者必有低张性缺氧，应尽快将 PaO_2 提高到 50mmHg 以上。Ⅰ型呼吸衰竭只有缺氧无 CO_2 潴留，可吸入较高浓度的氧（一般不超过 50%）。Ⅱ型呼吸衰竭患者的吸氧浓度不宜超过 30%，并控制流速，使 PaO_2 上升到 50~60mmHg 即可。

（三）降低 $PaCO_2$

$PaCO_2$ 增高是由肺总通气量减少所致，应通过增加肺泡通气量以降低 $PaCO_2$。增加肺通气的关键是改善气道通畅，包括：①解除呼吸道阻塞，如应用抗生素治疗气道炎症，用平喘药扩张支气管，采取体位引流，必要时行气管插管以清除分泌物；②增强呼吸动力，如对原发于呼吸中枢抑制所致限制性通气不足者应用呼吸中枢兴奋剂尼可刹米；③人工呼吸辅助通气，人工呼吸以维持必需的肺通气量，同时也使呼吸肌得以休息，有利于呼吸肌功能的恢复，这也是治疗呼吸肌疲劳的主要方法。

（四）改善内环境及重要器官的功能

纠正酸碱平衡及电解质紊乱，改善心、脑、肾等脏器功能，预防与治疗肺源性心脏病、肺性脑病及肾衰竭的发生。

（李秀娟）

思 考 题

1. 以平静呼吸为例，试述肺通气的原理和过程。

2. 胸膜腔负压是如何形成的？其生理意义如何？

3. 简述肺泡表面活性物质的来源及意义。

4. 哪些指标可以用来评价肺功能？试比较它们的优缺点。

5. 为什么说从气体交换的效果看，浅而快的呼吸对机体不利，适当深而慢的呼吸有利于气体交换？

6. O_2 和 CO_2 在血液中运输的形式是什么？

7. 切断家兔双侧迷走神经，呼吸运动会发生什么样的变化？为什么？

8. 影响肺部气体交换的因素有哪些？它们是如何影响气体交换的？

9. 给家兔注射一定量乳酸，呼吸会发生什么变化？为什么？

10. CO_2、H^+ 和 O_2 对呼吸运动有何影响？其作用机制如何？

11. 与 PO_2、H^+ 相比，为什么说 PCO_2 是调节呼吸的最重要的理化因素？

12. 缺氧可分为几种类型？各型缺氧的常见原因是什么？

13. 缺氧患者是否都伴有发绀？为什么？

14. 四种类型缺氧的血氧指标变化特点是什么？皮肤、黏膜颜色如何改变？

15. 一氧化碳中毒引起缺氧的机制是什么？

16. 食用大量腌菜会导致哪种类型的缺氧？其机制是什么？

17. 氰化物中毒引起缺氧的机制是什么？

18. 什么是呼吸衰竭？简述呼吸衰竭的发病机制。

19. 简述限制性通气不足的主要原因。

20. 何谓功能性分流和无效腔通气？

21. 如何鉴别真性分流与功能性分流，机制是什么？

22. 什么是肺性脑病？试述其发病机制。

23. 呼吸衰竭在氧疗时应注意哪些问题，为什么？

第八章 消化与吸收

内容提要 ①消化器官由消化道和消化腺组成，主要完成对食物的消化和吸收。②消化器官受副交感神经和交感神经的双重支配。一般来说，副交感神经的作用主要是加强消化道运动和消化腺分泌；交感神经的作用主要是抑制消化道运动和消化腺分泌。胃肠道黏膜层内含有多种内分泌细胞，分别分泌促胃液素、促胰液素、缩胆囊素等20余种胃肠激素。③胃液的主要成分包括盐酸、胃蛋白酶原、黏液和内因子。盐酸具有激活胃蛋白酶原和促进蛋白质变性等多种生理作用；胃蛋白酶能分解蛋白质；黏液具有润滑食物、保护胃黏膜的作用；内因子有保护维生素 B_{12} 在小肠内不被破坏并促进其吸收的作用。④消化期的胃液分泌受神经、体液因素的调节。头期胃液分泌属神经-体液性调节；胃期胃液分泌通过迷走-迷走反射、壁内神经丛的局部反射以及促胃液素的释放而刺激胃液分泌；肠期胃液分泌主要为体液性调节。⑤抑制胃液分泌的因素主要有盐酸、脂肪和高渗溶液。⑥胃的运动形式包括容受性舒张、紧张性收缩和蠕动。胃排空的动力来源于胃的运动。胃排空是间断性的，是促进胃运动和抑制胃运动两种作用相互制约的结果。⑦胰液中含有胰淀粉酶、胰脂肪酶、胰蛋白酶和糜蛋白酶，因而是最重要的一种消化液。胰液分泌受神经和体液的双重调节，以体液调节为主，主要包括促胰液素、缩胆囊素等。⑧胆汁中含有胆盐、胆固醇和胆色素，它们具有促进脂肪消化和吸收的作用。胆汁的分泌和排出受神经和体液调节，以体液调节为主。⑨小肠在紧张性收缩的基础上可产生分节运动和蠕动两种运动形式。⑩小肠是吸收的主要部位。蛋白质的吸收形式为氨基酸，糖的吸收形式是单糖，均为主动转运过程，都与 Na^+ 的转运耦联有关。脂肪消化产物的吸收与胆盐有关，脂肪的吸收途径以淋巴为主。

第一节 概　述

食物在消化道内被分解为可吸收的小分子物质的过程称为消化（digestion）。食物的消化有两种方式：①机械性消化，是通过消化道肌肉的运动，将食物研磨，与消化液混合、搅拌，并向消化道远端推送；②化学性消化，是通过消化液中各种消化酶的作用，将食物中的大分子物质（主要是蛋白质、脂肪和糖类）分解为可吸收的小分子物质。

食物经过消化后的营养成分透过消化道黏膜进入血液或淋巴的过程，称为吸收（absorption）。未被吸收的食物残渣则以粪便的形式排出体外。

一、消化道平滑肌的特性

在整个消化道中，除口、咽、食管上段和肛门外括约肌为骨骼肌外，其余的肌肉都是平滑肌。

与骨骼肌、心肌相比，消化道平滑肌的兴奋性较低，收缩缓慢；伸展性大，且经常保持微弱的持续收缩状态；消化道平滑肌对电刺激不敏感，而对化学、温度及机械牵张刺激很敏感；具有自律性，且其自动节律较慢。

二、消化腺的分泌功能

人每日由各种消化腺分泌的消化液总量达 6～8L。消化腺包括存在于消化道黏膜的许多腺体和附属于器官唾液腺、胰腺和肝。消化液的主要成分是水、无机物和有机物（主要含多种消化酶、黏液、抗体等）。消化液的功能主要有：①分解食物中的营养物质，使之便于吸收；②为各种消化酶提供适宜的 pH 环境；③稀释食物，使消化道内容物的渗透压与血浆渗透压接近，有利于营养物质的吸收；④所含的黏液、抗体等有保护消化道黏膜的作用。

三、消化道的神经支配

消化道（除口腔、咽、食管上段及肛门外括约肌外）都受交感和副交感神经的双重支配，其中副交感神经的作用是主要的。此外，还有肠神经系统共同调节消化道平滑肌的运动、腺体分泌和血管运动。

（一）外来神经

胃肠道的外来神经包括交感神经和副交感神经（图 8-1-1）。交感神经节后纤维末梢释放的递质为去甲肾上腺素，交感神经兴奋可抑制胃肠运动和分泌。副交感神经的大部分节后纤维释放的递质是乙酰胆碱，通过激活 M 受体，可促进消化道的运动和消化腺的分泌，但对消化道的括约肌则起抑制作用。

（二）内在神经（肠神经系统）

消化道的内在神经是指消化道管壁的壁内神经丛，包括位于纵行肌与环形肌之间的肌间神经丛和位于环形肌与黏膜层之间的黏膜下神经丛（图 8-1-2），是由大量神经元和神经纤维组成的复杂的神经网络。其中运动神经元支配消化道平滑肌、腺体和血管；感觉神经元感受消化道内的机械、化学和温度等刺激；还有大量的中间神经元。内在神经丛内部及两种神经

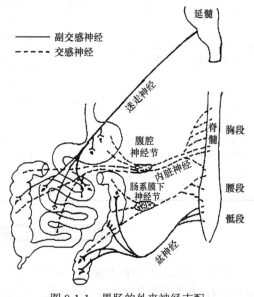

图 8-1-1 胃肠的外来神经支配

丛之间都有大量的神经纤维互相联系，共同组成一个消化道内在的、完整的、可独立完成反射活动的整合系统，称为肠神经系统。虽然肠神经系统能独立行使其功能，但外来神经（即交感和副交感神经）的活动可进一步加强或减弱其功能。

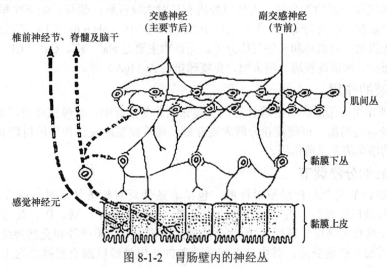

图 8-1-2 胃肠壁内的神经丛

四、胃肠激素

在胃肠黏膜层散在着大量的内分泌细胞，这些细胞所分泌的激素称为胃肠激素。

胃肠激素的生理作用极为广泛，但主要在于调节消化器官的功能，总体上讲有以下 3 个方面

（表 8-1-1）：①调节消化腺的分泌和消化道平滑肌的舒缩活动；②调节其他激素的释放；③营养作用，即一些胃肠激素具有刺激消化道组织代谢和促进生长的作用。

表 8-1-1　5 种主要胃肠激素的分布、作用及释放的刺激物

激素名称	在消化道的分布		主要生理作用	引起激素释放的刺激物
	部位	细胞		
促胃液素（gastrin）	胃窦、十二指肠	G 细胞	促进胃酸和胃蛋白酶分泌，使胃窦和幽门括约肌收缩，延缓胃排空，促进胃肠运动和胃肠上皮生长	蛋白质消化产物、迷走神经递质、扩张胃
缩胆囊素（cholecystokinin）	十二指肠、空肠	I 细胞	刺激胰液分泌和胆囊收缩，增强小肠和结肠运动，抑制胃排空，增强幽门括约肌收缩，松弛 Oddi 括约肌，促进胰外分泌部的生长	蛋白质消化产物、脂肪酸
促胰液素（secretin）	十二指肠、空肠	S 细胞	刺激胰液及胆汁中的 HCO_3^- 分泌，抑制胃酸分泌和胃肠运动，收缩幽门括约肌，抑制胃排空，促进胰外分泌部生长	盐酸、脂肪酸
抑胃肽（gastric inhibitory peptide）	十二指肠、空肠	K 细胞	刺激胰岛素分泌，抑制胃酸和胃蛋白酶分泌，抑制胃排空	葡萄糖、脂肪酸、氨基酸
促胃动素（motilin）	胃、小肠、结肠	Mo 细胞、肠嗜铬细胞	在消化间期刺激胃和小肠的运动	迷走神经、盐酸、脂肪酸

第二节　口腔内消化和吞咽

食物的消化是从口腔开始的，在口腔内，通过咀嚼和唾液中酶的作用，食物得到初步消化，被唾液浸润和混合的食团经吞咽动作通过食管进入胃内。

一、唾液的分泌

（一）唾液的性质和成分

唾液是由唾液腺分泌的混合液，人体口腔内有三对大唾液腺：腮腺、颌下腺和舌下腺，还有无数散在的小唾液腺。唾液为无色、无味接近中性的黏稠液体（pH 6.6～7.1）。唾液成分中约 99% 是水，其余为无机物、有机物和一些气体分子。无机物主要是 Na^+、K^+、Ca^{2+}、Cl^-、HCO_3^- 等。有机物主要有黏蛋白、唾液淀粉酶、溶菌酶、免疫球蛋白 A（IgA）等。

（二）唾液的作用

唾液的生理作用：①湿润与溶解食物，引起味觉并易于吞咽；②唾液还可清洁和保护口腔；③唾液中含有唾液淀粉酶，可使淀粉分解为麦芽糖，唾液淀粉酶发挥作用的最佳 pH 在中性范围内；④唾液中的溶菌酶有杀菌作用。

（三）唾液的分泌调节

唾液的分泌调节完全是神经反射性的，包括非条件反射和条件反射。前者的形成是由于食物在口腔内刺激口腔黏膜、舌、咽等处的感受器，兴奋由第 Ⅴ、Ⅶ、Ⅸ、Ⅹ 对脑神经传入中枢（延脑、下丘脑和大脑皮质等处），经整合处理后，再由副交感神经和交感神经两条途径传出支配唾液腺，引起唾液的分泌。其中，支配唾液腺的传出神经以副交感神经为主，它通过释放 ACh 起作用。因此，ACh 能促进唾液分泌，而抗 ACh 药物如阿托品，则抑制唾液分泌，引起口干。后者是人在进食时，食物的形状、颜色、气味，以及进食的环境等还能形成条件反射，引起唾液分泌。

二、咀嚼与吞咽

（一）咀嚼

咀嚼（mastication）的主要作用：①磨碎、混合和润滑食物，使之易于吞咽；也可减少大块、粗糙食物对胃肠黏膜的机械性损伤。②使食物与唾液淀粉酶接触，开始淀粉的化学性消化。③反射性地引起胃、胰、肝和胆囊的活动，为食物的下一步消化过程做好准备。

（二）吞咽

吞咽（deglutition）是由一系列动作组成的复杂的反射活动，使食团从口腔进入胃内。根据食团经过的部位，可将吞咽过程分为 3 期。①口腔期：是一种随意动作，主要依靠舌的搅拌把食团由舌背推入咽部。②咽期：食团刺激咽部的触觉感受器，立刻发动一系列快速的反射动作，将食团推入食管上段。此期历时不到 2s。③食管期：由食管蠕动完成。蠕动是指空腔器官平滑肌的顺序舒缩，形成一种向前推进的波形运动。

食管下端近胃贲门处虽然在解剖上并不存在括约肌，但此处有一段长 3～5cm 的高压区，此处的压力比胃内压高 5～10mmHg，可阻止胃内容物逆流入食管，起到了生理性括约肌的作用，故称为食管下括约肌。

第三节　胃内消化

胃是消化道最膨大的部分，其主要功能就是储存和消化食物。成人胃容量为 1～2L。食物在胃内经过机械性和化学性消化形成食糜，然后被逐渐排送入十二指肠。

胃黏膜中有 3 种外分泌腺：①贲门腺，属黏液腺；②胃底腺，腺体主要有壁细胞、主细胞和颈黏液细胞，它们分别分泌盐酸、胃蛋白酶原和黏液，壁细胞还分泌内因子；③幽门腺，含有黏液细胞和 G 细胞，前者分泌黏液、碳酸氢盐及胃蛋白酶原，后者分泌促胃液素。

一、胃液的分泌

（一）胃液的性质、成分和作用

纯净的胃液是无色酸性液体，pH 为 0.9～1.5，正常成人每日分泌量为 1.5～2.5L。胃液的成分除水分外，主要有盐酸、胃蛋白酶原、黏液、碳酸氢盐和内因子。

1. 盐酸　胃液中的盐酸也称胃酸（gastric acid），是由壁细胞分泌的，包括游离酸和与蛋白质结合的酸，两者在胃液中的总浓度称为胃液的总酸度。胃液中的盐酸含量通常以单位时间内分泌的毫摩尔（mmol）数表示，称为盐酸排出量。正常人禁食一昼夜盐酸排出量称为基础胃酸分泌，为 0～5mmol/h。在食物或某些药物刺激下，盐酸排出量明显增加，最大排出量可达 20～25mmol/h。

胃液中的 H^+ 浓度最高可达 150～170mmol/L，比血浆 H^+ 浓度高 3×10^6 倍。因此，壁细胞分泌 H^+ 是逆着巨大的浓度梯度进行的主动过程。H^+ 来自细胞内水的解离（$H_2O \rightarrow H^+ + OH^-$）。在分泌小管膜中质子泵的作用下，$H^+$ 从胞内主动转运到分泌小管中。质子泵每水解 1 分子 ATP 所释放的能量能驱使一个 H^+ 从胞内进入分泌小管，同时驱动一个 K^+ 从分泌小管进入胞内。H^+ 与 K^+ 的交换是 1 对 1 的电中性交换。在顶端膜主动分泌 H^+ 和换回 K^+ 时，顶端膜中的钾通道和氯通道也开放。进入细胞的 K^+ 又经钾通道进入分泌小管腔，细胞内的 Cl^- 通过氯通道进入分泌小管腔，并与 H^+ 形成 HCl。当需要时，HCl 由壁细胞分泌小管腔进入胃腔。留在壁细胞内的 OH^- 在碳酸酐酶（carbonic anhydrase，CA）的催化下与 CO_2 结合成 HCO_3^-，HCO_3^- 通过壁细胞基底侧膜上的 Cl^--HCO_3^- 交换体被转运出细胞，而 Cl^- 则被转运入细胞内，补充被分泌入分泌小管中的 Cl^-，

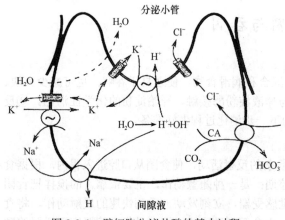

图 8-3-1　壁细胞分泌盐酸的基本过程

使 Cl^- 能源源不断地经顶端膜分泌入小管腔。此外，壁细胞基底侧膜上的钠泵将细胞内的 Na^+ 泵出细胞，同时将 K^+ 泵入细胞，以补充由顶端膜丢失的部分 K^+（图 8-3-1）。

在消化期，由于胃酸大量分泌，同时有大量 HCO_3^- 进入血液，形成所谓餐后碱潮。壁细胞分泌小管膜上的质子泵可被质子泵抑制剂如奥美拉唑抑制，故临床上可用这类药物治疗胃酸分泌过多。

胃酸的主要作用：①激活胃蛋白酶原，使之转变成有活性的胃蛋白酶，并为胃蛋白酶提供适宜的酸性环境；②使食物中的蛋白质变性，易于被消化；③杀死随食物入胃的细菌；④与钙和铁结合，形成可溶性盐，促进它们的吸收；⑤胃酸进入小肠可促进胰液、胆汁和小肠液的分泌。

2. 胃蛋白酶原　由主细胞和黏液细胞分泌，以无活性的酶原形式储存在细胞内。分泌入胃腔后，胃蛋白酶原在胃酸的作用下可转变为有活性的胃蛋白酶，其最适 pH 为 1.8～3.5，当 pH > 5.0 时，胃蛋白酶便完全失活。已激活的胃蛋白酶也能激活胃蛋白酶原转变为胃蛋白酶（正反馈），即自身催化。胃蛋白酶能使蛋白质水解，生成际、胨和少量多肽。

3. 黏液和碳酸氢盐　胃黏膜颈黏液细胞分泌可溶性黏液，它与胃腺分泌的其他成分混合在一起，可润滑胃内食糜。而位于胃腺开口之间的表面黏液细胞可分泌大量黏液，形成一松软的凝胶层，覆盖于胃黏膜表面。表面黏液细胞分泌的 HCO_3^- 也渗入到此凝胶层中，于是形成一层 0.5～1mm 厚的黏液-碳酸氢盐屏障（图 8-3-2）。这层润滑的机械与碱性屏障可保护胃黏膜免受食物的摩擦损伤，不仅有助于食物在胃内移动，并可阻止胃黏膜细胞与胃蛋白酶及高浓度的酸直接接触，因此虽然胃腔内 pH<2，但胃黏膜表面部分的 pH 可接近中性。

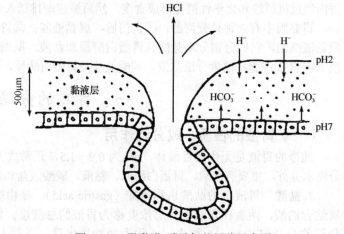

图 8-3-2　胃黏膜-碳酸氢盐屏障示意图

4. 内因子　是由壁细胞分泌一种糖蛋白，它能与食物中的维生素 B_{12} 结合，形成复合物使其易于被回肠主动吸收。胃切除者必须由胃肠外补充维生素 B_{12}。

（二）消化期的胃液分泌

进食可刺激胃液大量分泌。根据消化道感受食物刺激的部位，将消化期的胃液分泌分为头期、胃期和肠期 3 个时期。

1. 头期胃液分泌　由进食动作引起（假饲，图 8-3-3），食物刺激眼、耳、鼻、口腔、咽等处的感受器经相应的神经传入中枢，通过条件反射和非条件反射引起胃液的分泌。迷走神经是条件反射和非条件反射的共同传出神经，其末梢主要支配胃腺和胃窦部的 G 细胞，既可直接促进胃液分泌，也可通过促胃液素间接促进胃液分泌，其中以直接促进胃液分泌为主。

特点：受情绪和食欲的影响较大，胃液的酸度和胃蛋白酶含量均很高，分泌量约占进食后总分泌量的 30%。

2. 胃期胃液分泌 ①食物扩张刺激胃底、胃体感受器通过迷走-迷走反射和壁内神经丛短反射直接或通过促胃液素间接刺激胃液的分泌；②扩张幽门部感受器，通过壁内神经丛作用于 G 细胞引起促胃液素释放；③蛋白质消化产物直接刺激 G 细胞释放促胃液素，后者通过血液的运输作用于胃腺，间接引起胃液的分泌。

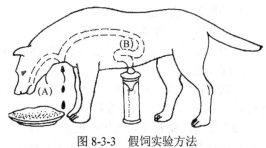

图 8-3-3　假饲实验方法

A. 食管瘘；B. 胃瘘

特点：胃液的酸度高，但酶含量比头期少，分泌量约占进食后总分泌量的 60%。

3. 肠期胃液分泌 食物进入小肠通过其化学性和机械性刺激使小肠黏膜释放促胃液素、肠泌酸素，以及经肠道吸收的氨基酸等促进胃液分泌。肠期胃液分泌主要是通过体液调节机制实现，神经调节可能并不重要。

特点：分泌量约占进食后总分泌量的 10%，酸度低，消化力（指酶的含量）弱。

在进食过程中，胃液分泌的三个时相是部分重叠的，其中头期和胃期的胃液分泌占有很重要的位置。肠期胃液分泌的量少，这可能与食物在小肠内同时还产生许多对胃液分泌起抑制作用的调节机制有关。

（三）调节胃液分泌的神经和体液因素

1. 促进胃液分泌的主要因素（图 8-3-4）

（1）乙酰胆碱：大部分支配胃的迷走神经节后纤维末梢释放 ACh。ACh 与壁细胞膜上的胆碱能 M_3 受体结合，刺激壁细胞分泌盐酸，其作用可被 M 受体拮抗剂阿托品阻断。

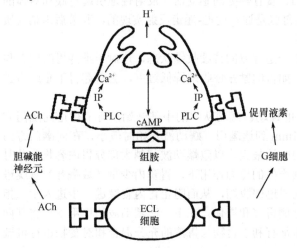

图 8-3-4　组胺、促胃液素、乙酰胆碱对壁细胞的作用及相互关系

（2）促胃液素：是由胃及上段小肠黏膜的 G 细胞分泌的一种多肽，主要经血液循环到达壁细胞，通过与膜上的促胃液素受体结合而刺激胃酸分泌，丙谷胺是该受体的拮抗剂。促胃液素也是胃底腺黏膜生长的一个不可缺少的调节物，此外，它还可刺激小肠、结肠黏膜及胰腺外分泌组织的生长。

（3）组胺：由胃黏膜固有层内的肠嗜铬样（ECL）细胞释放，通过在细胞外液中扩散，以旁分泌的形式作用于邻近壁细胞膜上的组胺（H_2）受体，刺激胃酸分泌。此外，它还能增强 ACh 和促胃液素引起的胃酸分泌。H_2 受体阻断剂如西咪替丁，可阻断组胺刺激引起的胃酸分泌。

此外，Ca^{2+}、低血糖、咖啡因和乙醇等也可刺激胃液分泌。

引起壁细胞分泌 HCl 的大多数刺激物也能刺激主细胞分泌胃蛋白酶原。因此，胃腺分泌 HCl 和胃蛋白酶原是紧密联系在一起的。ACh 是主细胞分泌胃蛋白酶原的强刺激物，促胃液素也可直接作用于主细胞。H^+ 可通过局部神经丛反射性地刺激胃蛋白酶原释放。十二指肠黏膜分泌的促胰液素和缩胆囊素也能刺激胃蛋白酶原的分泌。

2. 抑制胃液分泌的主要因素

（1）盐酸：当胃窦内 pH 降至 1.2~1.5 时，对胃酸分泌可产生抑制作用。这种抑制作用的机制包括 HCl 直接作用于壁细胞，或通过抑制 G 细胞释放促胃液素和刺激 D 细胞释放生长抑素，抑制胃酸分泌。

盐酸是胃腺活动的产物，它对胃腺活动又产生抑制作用。通过这种负反馈机制，有助于防止胃酸过度分泌，对保护胃肠黏膜具有重要的生理意义。

（2）脂肪：脂肪及其消化产物抑制胃酸分泌的作用发生在脂肪进入小肠后，而不是在胃内。脂肪酸抑制胃酸分泌，主要是通过刺激小肠上段释放肠抑胃素，通过血液循环到达胃腺而实现的。目前认为，肠抑胃素可能不是一个独立的激素，而是包含数种具有抑制胃酸分泌作用激素的混合物。

（3）高渗溶液：十二指肠内的高渗溶液可通过两种途径抑制胃液分泌，即激活渗透压感受器，通过肠-胃反射抑制胃液分泌，也能通过刺激小肠黏膜释放若干种胃肠激素而抑制胃液分泌。

各种抑制因素对胃液分泌的抑制作用是短暂和间断的，随着各种消化产物被吸收，以及肠内盐酸、高渗溶液被消化液中和与稀释，肠内抑制胃液分泌的因素又被消除。上述诸种因素在抑制胃液分泌的同时还能抑制胃的运动与排空，因而可保证胃内食糜输送到小肠的速度不会超过小肠消化和吸收能力，并可防止酸和高渗溶液引起的十二指肠黏膜损伤。

二、胃 的 运 动

胃运动的生理功能：容纳和储存食物；调节胃内压及促进液体排空；混合、研磨并加快固体食物的排空。

（一）胃运动的形式

1. 容受性舒张　进食时食物刺激口腔、咽、食管等处的感受器，反射性地引起胃底和胃体的舒张，其意义是接纳大量食物的涌入。容受性舒张是通过迷走-迷走反射实现的，其节后末梢递质是某种肽类物质，其传出纤维属于抑制性纤维。

2. 紧张性收缩　是指胃壁平滑肌经常处于一定程度的持续收缩状态，这对于维持胃的位置与形态及促进化学性消化具有重要的生理作用。如胃的紧张性收缩降低过度，会引起胃下垂或胃扩张，导致消化功能障碍。

3. 蠕动　进食 5min 后，胃开始出现明显的蠕动。蠕动从胃的中部开始，有节律地向幽门方向推进。每分钟约发生 3 次，每次蠕动约需 1min 到达幽门。蠕动波开始时较小，在向幽门方向推进的过程中波幅和波速越来越大，接近幽门时达最大，以致蠕动波超越大部分胃内容物。此时幽门括约肌处于开放状态，因此在蠕动波及其产生的压力作用下，胃窦内少量（数毫升）食糜进入十二指肠。当蠕动波到达幽门时，幽门括约肌迅即收缩，从而阻止胃内食糜进一步进入十二指肠。胃窦内持续高压，使大部分食糜返回至近侧胃窦和胃体。在下一次蠕动波的作用下再将其向幽门方向推进。胃蠕动对食糜的这种回推，非常有利于食物与胃液的充分混合和对食物进行机械与化学性消化。

胃的蠕动受胃平滑肌的慢波控制，也受神经和体液因素的影响。迷走神经兴奋、促胃液素和促胃动素可增强胃的蠕动收缩；交感神经兴奋、促胰液素、生长抑素和抑胃肽的作用则相反。

（二）胃的排空及其机制

胃内食糜由胃排入十二指肠的过程为胃排空。一般在食物入胃后 5min 即有部分食糜被排入十二指肠。胃排空的速度因食物的种类、性状和胃的运动情况而异。一般来说，液体食物的排空速度比固体食物快；等渗溶液比非等渗溶液快。三大营养物质中，糖类排空最快，蛋白质次之，脂肪最慢。混合食物完全排空需要 4~6h。

胃排空的动力是胃收缩运动造成的胃内压与十二指肠内压之差。因此，胃排空的速度受胃和十二指肠两个方面因素的控制,以后者的作用更为重要。

1. 胃内因素促进胃排空　胃内促进排空的因素是胃内容物。胃内容物对胃壁的机械扩张刺激,通过迷走-迷走反射和壁内神经丛反射使胃运动增强,胃排空加快。食物的扩张刺激和消化产物,还可引起胃泌素的释放,后者能增强胃体和胃窦的收缩,从而促进胃排空。

2. 十二指肠内因素抑制胃排空　食糜中的盐酸、脂肪及蛋白质消化产物、高渗溶液以及机械扩张可刺激十二指肠肠壁上的感受器,通过肠-胃反射和刺激小肠上段黏膜释放促胰液素、抑胃肽等,可抑制胃排空。

十二指肠内抑制胃运动的各种因素并不是经常存在的。当进入十二指肠的酸性食糜被中和,渗透压降低以及食物的消化产物被吸收后,对胃运动的抑制性影响被消除,胃运动又增强,于是胃又推送一部分食糜进入十二指肠。可见,胃的排空是间断性的,而且与上段小肠内的消化、吸收过程相适应。如果控制胃排空的机制发生障碍,可导致胃排空过快或过慢。

（三）消化间期胃的运动

胃在空腹状态下出现以间歇性强力收缩伴有较长时间的静息期为特点的周期性运动,称为消化间期移行性复合运动(migrating motor complex,MMC)。这种运动开始于胃体上部,并向肠道方向传播,使胃肠保持断续的运动,能将胃肠内容物,包括上次进食后的食物残渣、脱落的细胞碎片和细菌、空腹时吞下的唾液及胃黏液等清扫干净。

（四）呕吐

呕吐是将胃内容物从口腔强力驱出的动作。呕吐可将胃肠内有害物质排出,因而具有保护意义。

第四节　小肠内消化

食糜由胃进入十二指肠,开始小肠内的消化。由于胰液、小肠液及胆汁的化学性消化作用,以及小肠运动的机械性消化作用,食物的消化过程在小肠基本完成,经过消化的营养物质也大部分在小肠被吸收,剩余的食物残渣进入大肠。因此,小肠是消化与吸收的最重要部位。食物在小肠内停留的时间因食物的性质不同,一般为3~8h。

一、胰液的分泌

胰腺具有内分泌和外分泌两种功能。胰液是由胰腺外分泌部分的腺泡细胞及小导管细胞分泌的。

（一）胰液的性质、成分和作用

胰液是一种无色的碱性液体,pH为7.8~8.4,每日分泌量为1~2L,渗透压与血浆相等。胰液的成分包括水、无机物和有机物。无机物主要由小导管的上皮细胞分泌,有Na^+、K^+、Cl^-等离子。Na^+、K^+的浓度接近在血浆中的浓度,比较恒定。而胰液中的HCO_3^-浓度最高可达140mmol/L。

胰液中HCO_3^-的主要作用:①中和进入十二指肠的胃酸,使肠黏膜免受胃酸侵蚀,若此功能降低则易导致十二指肠溃疡;②为小肠内各种消化酶的活动提供最适pH。

胰液中的有机物主要是由胰腺腺泡细胞分泌的各种消化酶,主要有以下几种。

1. 胰淀粉酶　是一种α-淀粉酶,对淀粉、糖原及大多数碳水化合物水解效率很高,但不能水解纤维素。胰淀粉酶作用的最适pH为6.7~7.0。正常人血浆中存在着少量胰淀粉酶,当患急性胰腺炎时,血清淀粉酶明显升高,这可作为诊断的依据。

2. 蛋白酶　胰液中的蛋白酶主要有胰蛋白酶和糜蛋白酶,它们均以酶原的形式储存和分泌。

胰蛋白酶原在肠液中肠激酶的作用下，转变为有活性的胰蛋白酶。此外，胰蛋白酶自身也能激活胰蛋白酶原和糜蛋白酶原。胰蛋白酶和糜蛋白酶使蛋白质分解为多肽和氨基酸，前者可再被羧基肽酶、弹性蛋白酶进一步分解。此外，胰液中还含有 RNA 酶、DNA 酶，可使相应的核酸水解为单核苷酸。

3. 胰脂肪酶　主要的胰脂肪酶是三酰甘油水解酶。它是以活性形式分泌的，可在辅脂酶的帮助下将中性脂肪水解为脂肪酸、一酰甘油及甘油。其最适 pH 为 $7.5 \sim 8.5$。辅脂酶可把脂肪酶紧密地附着于油-水界面，因而可以增加脂肪酶水解的效力。

如上所述，胰液中含有三种主要营养成分的消化酶，因而胰液是所有消化液中消化食物最全面、消化力最强的一种最重要的消化液。当胰液缺乏时，即使其他消化液分泌正常，食物中的脂肪和蛋白质仍不能完全消化，但糖的消化一般不受影响。由于脂肪不能被消化和吸收，易引起脂肪泻。

（二）胰液分泌的调节

胰液的分泌也受神经和体液的调节，但以体液调节为主（图 8-4-1）。

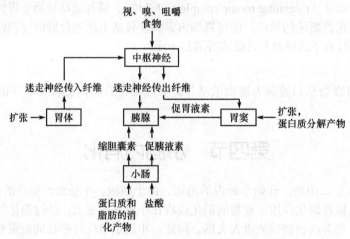

图 8-4-1　胰液分泌的神经和体液调节

1. 神经调节　食物的性状、气味及食物对口腔、食管、胃和小肠的刺激可通过神经反射（包括条件反射和非条件反射）引起胰液分泌。反射的传出神经主要为迷走神经，递质为 ACh。ACh主要作用于胰腺的腺泡细胞，对导管细胞的作用较弱。因此迷走神经兴奋时引起胰液分泌的特点是水分和 HCO_3^- 较少，而酶很丰富。此外，迷走神经还可通过促胃液素释放肽引起胃窦黏膜释放促胃液素，后者通过血液循环作用于胰腺，间接引起胰液分泌，但这一作用较小。

2. 体液调节　促胰液素、缩胆囊素是食物进入小肠后调节胰液分泌的两种主要胃肠激素。

（1）促胰液素：食糜中的 HCl 可刺激小肠黏膜中的 S 细胞分泌促胰液素。引起促胰液素释放的 pH 在 4.5 以下，当 pH 降至 3.0 时，可引起促胰液素大量释放。此外，蛋白质分解产物和高浓度的长链脂肪酸也能引起促胰液素释放，糖类几乎没有刺激作用。促胰液素通过血液循环，作用于胰腺导管上皮细胞，使其分泌大量的水和 HCO_3^-，而酶的含量却很低。

（2）缩胆囊素：食糜中的蛋白质消化产物（胨、肽、氨基酸）及脂肪分解产物（脂肪酸、甘油酯）可刺激十二指肠及上段小肠黏膜的 I 细胞释放缩胆囊素，后者通过血液循环作用于胰腺的腺泡细胞，使胰腺分泌含酶多的胰液，此作用和迷走神经的作用类似，但作用更强。缩胆囊素能促进胰液中各种酶的分泌，还能促进胆囊强烈收缩，排出胆汁。缩胆囊素对胰腺组织还有营养作用，可促进胰组织蛋白质和核糖核酸的合成。

二、胆汁的分泌和排出

胆汁是肝细胞持续生成和分泌的，生成后进入肝内的胆小管，后者汇入较大的胆管，最后经由肝管出肝。胆汁可直接经胆总管进入十二指肠；但在消化间期，胆汁经胆囊管进入胆囊并被储存，于消化期再排入十二指肠。胆汁对于脂肪的消化和吸收具有重要的作用。此外，机体通过分泌胆汁还可排泄多种内源性和外源性物质，如胆固醇、胆色素、碱性磷酸酶、肾上腺皮质类固醇及其他类固醇激素、某些药物和重金属等。

（一）胆汁的成分

正常成人每天分泌胆汁 800～1000ml。肝胆汁呈金黄色，pH 约 7.4。在胆囊中储存的胆汁，被浓缩而颜色加深，而 HCO_3^- 被吸收呈弱酸性，pH 6.8。胆汁中除 97% 的水分外，还含有胆盐、磷脂、胆固醇、胆色素等有机物及 Na^+、Cl^-、K^+、HCO_3^- 等无机物。胆汁是唯一不含消化酶的消化液。胆汁中最重要的成分是胆盐，其主要作用是促进脂肪的消化和吸收；胆色素是血红素的分解产物，是决定胆汁颜色的主要成分；胆固醇是肝脏脂肪代谢的产物。

（二）胆汁的作用

胆汁对于脂肪的消化和吸收具有重要意义。

1. 促进脂肪的消化 胆汁中的胆盐、卵磷脂和胆固醇等均可作为乳化剂，降低脂肪的表面张力，使脂肪乳化成微滴分散在水性的肠液中，因而可增加胰脂肪酶的作用面积，促进脂肪的分解消化。

2. 促进脂肪和脂溶性维生素的吸收 在小肠绒毛表面覆盖有一层不流动水层，即静水层，脂肪分解产物不易穿过静水层到达肠黏膜表面而被上皮细胞吸收。肠腔中的脂肪分解产物，如脂肪酸、一酰甘油等均可掺入由胆盐聚合成的微胶粒中，形成水溶性的混合微胶粒。混合微胶粒则很容易穿过静水层而到达肠黏膜表面，从而促进脂肪分解产物的吸收。胆汁的这一作用，也有助于脂溶性维生素 A、维生素 D、维生素 E、维生素 K 的吸收。

3. 中和胃酸及促进胆汁自身分泌 胆汁排入十二指肠后，可中和一部分胃酸；进入小肠的胆盐绝大部分由回肠黏膜吸收入血，通过门静脉回到肝脏再形成胆汁，这一过程称为胆盐的肠肝循环（enterohepatic circulation）。返回到肝脏的胆盐有刺激肝胆汁分泌的作用，称为胆盐的利胆作用。

（三）胆汁分泌和排出的调节

1. 神经调节 进食刺激消化道的感受器，通过迷走神经末梢释放 ACh 直接作用于肝细胞和胆囊，增加胆汁分泌和引起胆囊收缩，也可通过促胃液素的释放，间接引起胆汁分泌增加。

2. 体液调节 ①促胃液素可直接刺激肝细胞分泌胆汁；②促胰液素主要促进胆管上皮分泌大量水和 HCO_3^-，而刺激肝细胞分泌胆盐的作用不显著；③缩胆囊素：释放可使胆囊平滑肌强烈收缩和奥迪（Oddi）括约肌舒张，使胆囊胆汁排入小肠；④胆盐：经肠肝循环返回肝脏时有刺激肝胆汁分泌的作用。

三、小肠液的分泌

小肠内有两种腺体：十二指肠腺和小肠腺。十二指肠腺分泌富含黏液和水的碱性液体，其主要作用是保护十二指肠黏膜免受胃酸的侵蚀。小肠腺和小肠绒毛上皮细胞中的杯状细胞分泌的黏液，起润滑和保护小肠黏膜的作用。从小肠腺分泌入肠腔内的还有肠激酶，它能激活胰蛋白酶原。

食糜对肠黏膜局部的机械性和化学性刺激通过肠壁内神经丛引起局部反射，是调节小肠分泌的主要机制。小肠黏膜对肠壁的扩张刺激很敏感，小肠内食糜量越多，小肠液的分泌就越多。迷走神经兴奋可引起十二指肠腺分泌增加；交感神经兴奋则抑制十二指肠腺的分泌。因此，长期交感神经兴奋可削弱十二指肠上部（球部）的保护机制，这可能是导致该部位发生溃疡的一个原因。

许多体液因素，如促胃液素、促胰液素、缩胆囊素和血管活性肠肽等，都具有刺激小肠液分泌的作用。

四、小肠的运动

小肠运动的形式除持续的紧张性收缩外，在消化期还有两种主要的运动形式，即分节运动和蠕动。它们都是发生在紧张性收缩的基础上。在消化间期则有周期性移行性复合运动（MMC）。小肠的运动功能是通过肠壁外层的纵行肌和肠壁内层的环形肌收缩完成的。

（一）小肠运动的形式

1. 紧张性收缩　是小肠进行其他运动的基础，并使小肠保持一定的形状和位置。当小肠紧张性增高时，肠内容物的混合与运送速度增快；而当小肠紧张性降低时，则肠内容物的混合与运送速度减慢。

2. 分节运动　是一种以环形肌为主的节律性收缩和舒张运动。当小肠被食糜充盈时，肠壁的牵张刺激可引起该段肠管一定间隔距离的环形肌同时收缩，将小肠分成许多邻接的小节段；随后，原来收缩的部位发生舒张，而原来舒张的部位发生收缩。如此反复进行，使小肠内的食糜不断地被分割，又不断地混合。小肠的这种运动形式称为分节运动（图 8-4-2）。分节运动在空腹时几乎不存在，进食后逐渐变强。其主要作用是使食糜与消化液充分混合，使食糜与肠壁紧密接触，有利于消化和吸收，但并不明显地推进食糜。

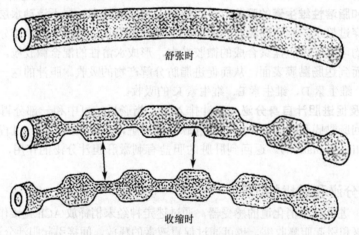

舒张时

收缩时

图 8-4-2　小肠分节运动模式图

3. 蠕动　可发生于小肠的任何部位，但小肠蠕动波的传播速度较慢，每秒钟仅 0.5～2cm。蠕动波在小肠上段传播较快，在小肠下段较慢。通常传播 3～5cm 便消失，极少超过 10cm。因此，由蠕动推动食糜在小肠内移动的速度也很慢，平均仅 1cm/min。

在小肠还可以常见到一种进行速度很快（2～25cm/s）、传播较远的蠕动，称为蠕动冲。当肠黏膜受到强烈刺激时，如肠梗阻或肠道感染时可引起蠕动冲的发生。发生蠕动冲时，可在数分钟之内把食糜从小肠上段推送到结肠，从而可迅速清除食糜中的有害刺激物或解除肠管的过度扩张。

小肠在非消化期也存在与胃相同的 MMC，它是胃 MMC 向下游传播而形成的，其意义与胃 MMC 相似。

（二）回盲瓣的功能

回盲瓣的主要功能是阻止结肠内容物反流入小肠，还可防止小肠内容物过快地进入大肠，有利于小肠内容物的完全消化与吸收。平时回盲瓣是关闭的。进食后，食物入胃，引起胃-回肠反射，使回肠蠕动加强；当回肠蠕动波到达回肠末端时，回盲括约肌舒张，回肠内容物进入结肠。结肠、盲肠和阑尾充满时，则引起回盲括约肌收缩加强和回肠蠕动减弱，于是可延缓回肠内容物的通过。

第五节　大肠的功能

人类的大肠没有重要的消化功能，其主要功能是吸收水分、无机盐及由大肠内细菌合成的维生素 B、维生素 K 等物质，储存未消化和不消化的食物残渣并形成粪便。

一、大肠液的分泌

大肠内含有许多大肠腺，可分泌大量的黏液。此外，大肠上皮细胞还分泌水、K^+、HCO_3^-，因此大肠液是一种碱性的黏性液体，pH 为 8.3～8.4。大肠黏液可润滑粪便，减少食物残渣对肠黏膜的摩擦；粘连结肠的内容物，有助于粪便的形成，减少或阻止粪便中的大量细菌活动对肠壁的影响；碱性的大肠液还可中和粪便内细菌活动产生的酸，并阻止其向外扩散，保护大肠壁不受其侵蚀。

大肠液的分泌主要由食物残渣对肠壁的直接机械刺激或通过局部神经丛反射所引起。刺激副交感神经（盆神经）可引起远端大肠分泌黏液明显增加，刺激结肠的交感神经能使大肠液分泌减少。

二、大肠的运动和排便

（一）大肠的运动形式

大肠的运动少而慢，对刺激的反应也迟缓。

1. 袋状往返运动　为空腹时多见的一种运动形式，类似小肠的分节运动，但在同一时间内参与收缩的结肠较长，收缩的环形肌较宽和有力，有时甚至使肠腔闭塞，同时纵行肌（结肠带）也收缩，结果使邻近未收缩的结肠段形成许多呈袋状的节段，因此这种收缩称为袋状收缩。这种形式的运动多见于近端结肠，可使肠黏膜与肠内容物充分接触，有利于大肠对水和无机盐的吸收。

2. 蠕动　短距离的蠕动常见于远端结肠，其传播速度很慢（约 5cm/h）。按此计算，食糜通过结肠约需 48h。大肠还有一种行进很快、向前推进距离很长的强烈蠕动，称为集团运动，它可将肠内容物从横结肠推至乙状结肠或直肠。集团运动每日发生 1～3 次，常在进餐后发生，尤多见于早餐后 1h 内，可能是由于食物充张胃或十二指肠，引起胃-结肠反射或十二指肠-结肠反射所致。

（二）粪便的形成及排便反射

1. 粪便的形成　食物残渣在大肠内停留时，一部分水被吸收，同时经过大肠内细菌的发酵与腐败作用以及大肠黏液的黏结作用，形成粪便。正常粪便中水分占 3/4，固体物占 1/4。后者包括死的和活的细菌（约占 30%），未消化和不消化的食物残渣及消化道脱落的上皮细胞碎片、黏液、胆色素（占 30%），脂肪（占 10%～20%，主要由细菌分解食物产生及来自脱落的肠上皮细胞），无机盐（占 10%～20%）和少量蛋白质（占 2%～3%）等。

2. 排便反射　排便是受意识控制的脊髓反射。人的直肠内通常是没有粪便的，当胃-结肠反射发动的集团运动将粪便推入直肠时，可刺激直肠壁感受器，传入冲动经盆神经和腹下神经到达脊髓腰骶段的初级排便中枢，并上传至大脑皮质，产生便意。如果环境许可，皮质发出下行冲动到脊髓初级排便中枢，传出冲动经盆神经引起降结肠、乙状结肠和直肠收缩，肛门内括约肌舒张，同时阴部神经传出冲动减少，肛门外括约肌舒张，粪便被排出体外。此外，腹肌、膈肌收缩也能促进粪便的排出。如果环境不许可，阴部传出神经兴奋，外括约肌仍维持收缩，几分钟后，排便反射即消失，需经过几小时或有粪便进入直肠时再发动排便反射。由于胃-结肠反射发生于餐后，故排便常发生于早餐后，尤其是幼儿。在成人，排便时间主要受习惯和环境因素的影响。

第六节　吸　收

一、吸收的部位和途径

（一）吸收的部位

食物在口腔和食管内一般不被吸收。胃的吸收能力也很差，因为胃黏膜无绒毛，且上皮细胞之间连接紧密，仅吸收少量高度脂溶性的物质如乙醇及某些药物，如阿司匹林等。小肠吸收的物质种类多、量大，是吸收的主要部位。大肠能吸收水和无机盐。各种营养物质在消化道的吸收部位见图 8-6-1。

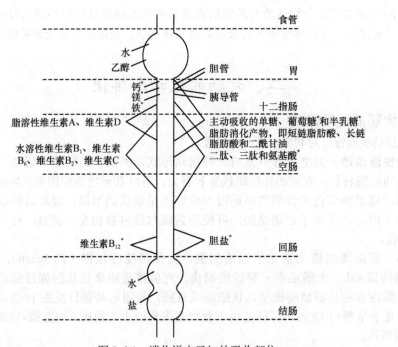

图 8-6-1　消化道中已知的吸收部位

*表示主动转运。钙可在小肠各部分，特别是十二指肠被吸收

小肠具有许多利于吸收的条件：①在小肠内，糖类、蛋白质、脂类已被消化为可吸收的物质。②小肠的吸收面积大。小肠黏膜形成许多环行皱襞，皱襞上有许多绒毛，绒毛的上皮细胞上有许多微绒毛，使小肠黏膜的表面积增加 600 倍，达到 200～250m^2（图 8-6-2）。③小肠绒毛的结构特殊，有利于吸收。绒毛内有毛细血管、毛细淋巴管（乳糜管）、平滑肌纤维及神经纤维网，消化期间小肠绒毛的节律性伸缩与摆动，可促进绒毛内的血液和淋巴流动。④食物在小肠内停留的时间较长（3～8h），能被充分吸收。

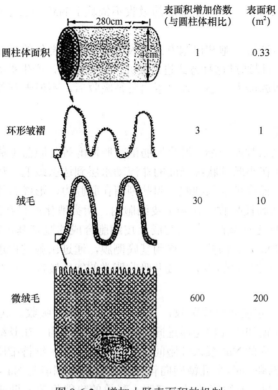

	表面积增加倍数 （与圆柱体相比）	表面积 （m²）
圆柱体面积	1	0.33
环形皱褶	3	1
绒毛	30	10
微绒毛	600	200

图 8-6-2　增加小肠表面积的机制

（二）吸收的途径

营养物质和水可通过两条途径进入血液或淋巴。

1. 跨细胞途径　通过绒毛柱状上皮细胞的腔面膜进入细胞，再通过细胞基膜进入血液或淋巴。

2. 细胞旁途径　通过相邻上皮细胞之间的紧密连接进入细胞间隙，然后进入血液或淋巴。

二、小肠内主要物质的吸收

通常小肠每日吸收数百克糖、100g 或更多的脂肪、50～100g 氨基酸、50～100g 各种离子和 7～8L 水。但正常的小肠吸收潜力远比上述数值大，每日能吸收多至几千克的糖，500g 脂肪，500～700g 蛋白质，20L 甚至更多的水。

（一）水的吸收

成人每天约摄入 2L 水，分泌约 7L 消化液，因此消化道每天吸收约 9L 水，其中空肠吸收 5～6L，回肠吸收 2L，结肠吸收 400～1000ml，十二指肠净吸收水很少。

一方面，水是通过渗透方式被吸收的，即由于肠内营养物质及电解质的吸收，造成肠内容物低渗，从而促进水从肠腔经跨细胞途径和细胞旁途径转入血液。另一方面，水也能从血浆转运到肠腔，如当胃排出大量高渗溶液入十二指肠时，水从肠壁渗出到肠腔内，使食糜很快变成等渗。

（二）蛋白质的吸收

蛋白质分解产物，包括二肽、三肽以及氨基酸的吸收类似葡萄糖、半乳糖的吸收，即通过继发性主动转运而被吸收。在小肠绒毛上皮细胞的顶端膜上，存在多种 Na⁺-氨基酸和 Na⁺-肽同向转运体，它们分别转运中性、酸性、碱性氨基酸与亚氨基酸，以及二肽、三肽进入细胞。进入细胞的氨基酸以及少量未水解的二肽、三肽、经过基底侧膜上的氨基酸或肽转运体以易化扩散的方式进入细胞间液，然后进入血液。少数氨基酸的吸收不依赖于 Na^+，可通过易化扩散的方式进入肠上皮细胞。

婴儿的肠上皮细胞可通过入胞和出胞方式吸收适量的未经消化的蛋白质。例如，母体初乳中的免疫球蛋白 A（IgA）可以通过这种方式进入婴儿的血液循环，产生被动免疫。但随着年龄的增长，小肠吸收完整蛋白质的能力减小。外来蛋白质被吸收后，不但无营养价值，而且可引起过敏反应。

（三）脂类的吸收

脂类的消化产物，包括甘油一酯、游离脂肪酸、胆固醇等与胆盐形成混合微胶粒存在于肠腔内。混合微胶粒通过覆盖在小肠纹状缘表面的非流动水层到达微绒毛，释放出其内的脂类消化产物。脂类消化产物顺浓度梯度扩散入细胞，胆盐则留在肠腔内，形成新的混合微胶粒，反复转运脂类消化产物，最后在回肠被吸收。在肠上皮细胞内，脂类消化产物在滑面内质网再发生酯化，形成甘油三酯、胆固醇酯及卵磷脂。然后与肠上皮细胞合成的脱辅基蛋白结合，形成乳糜微粒。乳糜微粒在高尔基体包装成分泌颗粒，迁移到基底侧膜，通过出胞过程进入绒毛内的乳糜管。正常成人可吸收 95% 以上的被消化的脂类，婴儿吸收脂类的能力较低，只能吸收 85%～90%。

（四）糖的吸收

糖类被分解为单糖后才能被小肠吸收，只有少量的二糖被吸收。肠道中的单糖主要是葡萄糖、半乳糖和果糖。葡萄糖和半乳糖是通过同向转运机制吸收的。在肠绒毛上皮细胞的基底侧膜上有钠泵，不断地将细胞内的 Na^+ 泵入细胞间液，再进入血液，维持细胞内低 Na^+ 浓度；在其顶端膜上存在有 Na^+-葡萄糖和 Na^+-半乳糖同向转运体，它们分别能与 Na^+-葡萄糖和 Na^+-半乳糖结合，Na^+ 依靠细胞内、外 Na^+ 的浓度差进入细胞，释放的势能将葡萄糖或半乳糖转运入细胞，然后在基底侧膜通过易化扩散进入细胞间液，再进入血液。

（五）无机盐的吸收

1. 钠的吸收　小肠每天吸收 25～30g 钠，约等于体内总钠量的 1/7；其中 5～8g 为摄入的钠，其余为消化液中的钠。因此，一旦肠分泌的钠大量丢失，如严重腹泻时，体内储存的钠在几小时内可降至很低甚至危及生命的水平。钠是主动吸收的，即由于肠上皮细胞基底侧膜上钠泵的活动所造成的细胞内低 Na^+ 浓度，促进肠腔内的 Na^+ 顺浓度差进入细胞。

2. Cl^- 和 HCO_3^- 的吸收　Cl^- 除了一部分与 Na^+ 同向转运而被吸收外，主要是通过被动扩散而被迅速吸收的。由于 Na^+ 的吸收，造成肠腔内带负电位，而肠上皮细胞内为正电位，于是 Cl^- 可顺电位差进入细胞。

在上段小肠的胰液及胆汁中含有大量的 HCO_3^-，其与 H^+ 结合形成 H_2CO_3，后者解离为 H_2O 和 CO_2，H_2O 留在肠腔内，CO_2 则通过肠上皮细胞而被吸收入血，最后从肺呼出。也就是说，HCO_3^- 是以 CO_2 的形式吸收的。

3. 铁的吸收　人每日吸收铁约 1mg，仅为每日摄入膳食铁的 5% 左右。孕妇、儿童及失血等情况下，铁的吸收量增加。食物中的铁包括血红素铁和非血红素铁，后者又包括三价铁（Fe^{3+}）和二价铁（Fe^{2+}）。Fe^{3+} 易于与小肠分泌液中的负离子形成不溶性盐，因此不易被吸收。Fe^{2+} 不易形成复合物，并且在 pH 高达 8.0 的情况下仍是可溶性的，因而易被吸收。食物中的铁主要是 Fe^{3+}，不溶性铁在较低的 pH 环境中易于溶解，所以胃酸可促进铁的吸收，而胃酸分泌缺乏时铁的吸收减少，易发生缺铁性贫血。维生素 C 可与铁形成可溶性复合物，并能使 Fe^{3+} 还原为 Fe^{2+}，因此可促进铁的吸收。

4. 钙的吸收　从食物中摄入的钙，30%～80% 在小肠内被吸收。影响钙吸收的主要因素有维生素 D 和机体对钙的需要状况。维生素 D 促进小肠对钙的吸收。机体钙缺少或对钙的需要增加时，如低钙饮食、儿童和哺乳期的妇女，钙的吸收增加。体内钙较多时，钙的吸收减少。葡萄糖可刺激 Ca^{2+} 的吸收，而脂肪、草酸盐、磷酸盐、植酸等由于可与 Ca^{2+} 形成不溶性复合物而抑制

Ca^{2+} 的吸收。酸性环境可增加 Ca^{2+} 的吸收，而碱性环境则降低 Ca^{2+} 的吸收。

（六）维生素的吸收

大多数维生素在小肠上段被吸收，但维生素 B_{12} 在回肠被吸收。大多数水溶性维生素，包括维生素 B_1、维生素 B_2、维生素 B_6、维生素 PP、维生素 C 及生物素和叶酸，是通过依赖于 Na^+ 的同向转运体被吸收的。维生素 B_{12} 须先与内因子结合成复合物后，再到回肠被主动吸收。脂溶性维生素 A、维生素 D、维生素 E、维生素 K 的吸收与脂类消化产物的吸收相同。

（西尔艾力·买买提）

思 考 题

1. 消化道平滑肌有哪些生理特性？
2. 唾液的作用有哪些？
3. 胃酸分泌的机制如何？胃液的主要成分和作用是什么？
4. 简述消化期胃液分泌的调节。
5. 何谓胃排空？受哪些因素的控制？
6. 简述胰液和胆汁的主要成分和作用。
7. 胰液的分泌是如何调节的？
8. 简述胆汁的生理作用。其分泌和排放是如何调节的？
9. 胃和小肠有哪些运动形式？各有何作用？
10. 为什么说小肠是营养物质吸收的主要场所？

第九章　肾脏的正常排泄功能与障碍和体液调节紊乱

内容提要　①肾是以泌尿的形式将机体代谢终产物、进入体内的异物和过剩的物质以及水分排出体外，从而维持机体内环境的相对稳定。②尿液由肾单位和集合管协同作用而形成，即通过肾小球的滤过作用，肾小管和集合管的重吸收与分泌、排泄作用完成。肾小球滤过的结构基础是滤过膜，滤过的动力是有效滤过压。凡能影响肾小球有效滤过压的因素均能影响肾小球的滤过率，滤过膜的通透性和面积的改变也是影响肾小球滤过率的重要因素。影响肾小管和集合管重吸收的因素包括小管液中溶质的浓度、肾小球滤过率和肾小管上皮细胞的功能状态。肾泌尿功能主要受ADH和醛固酮的调节，ADH的作用是增加远曲小管和集合管上皮细胞对水的通透性，促进其对水的重吸收，从而调节尿液浓缩和稀释的程度，维持机体的水平衡。影响ADH分泌的主要因素有血浆晶体渗透压和循环血量的改变。醛固酮的作用是保 Na^+、排 K^+ 同时保水，从而维持体液的容量。醛固酮的分泌受肾素-血管紧张素系统和血 K^+、血 Na^+ 浓度的调节。③尿的排放是一种反射性活动，其初级中枢在腰骶髓，大脑皮质等排尿反射的高位中枢对初级排尿中枢有易化和抑制性影响，从而控制排尿反射活动。④水、电解质代谢紊乱是临床常见的基本病理过程，主要有脱水、水中毒、水肿和钾代谢紊乱。脱水是因体液来源减少或丢失过多所引起，根据细胞外渗透压不同可分为3种类型，即高渗性、低渗性和等渗性脱水。脱水对机体产生多种影响，如循环障碍、细胞代谢障碍等。水中毒是由肾排水功能降低同时水摄入过多而引起的大量低渗性体液聚集在细胞内外的病理过程，表现为低钠血症、颅内压升高、肺水肿等。局部因素或全身性因素（钠、水潴留），使组织液生成的有效滤过压增大和（或）淋巴回流障碍，导致过多的体液积聚于组织间隙或体腔，即形成水肿。钾代谢紊乱与钾的摄入、排泄和细胞内外分布异常有关，主要影响神经肌肉和心肌的电生理变化。⑤机体通过体液缓冲及肺、肾的调节保持血液pH在7.35~7.45范围称为酸碱平衡。血液pH主要由 $[HCO_3^-]/[H_2CO_3]$ 的比值（20/1）决定，病因可分别导致 $[HCO_3^-]$ 或 $[H_2CO_3]$ 的原发性改变引起酸碱平衡紊乱。$[HCO_3^-]$ 的原发性降低或升高为代谢性酸碱紊乱，$[H_2CO_3]$ 的原发性升高或降低为呼吸性酸碱紊乱。原发性改变可引起同向性继发性代偿性改变，若能维持 $[HCO_3^-]/[H_2CO_3]$ 的比值为20/1，pH在正常范围，则为代偿性酸碱平衡紊乱，pH偏离正常范围则为失代偿性酸碱平衡紊乱。酸碱失衡可发生血气指标的变化和器官的功能代谢变化，尤其是心血管系统和中枢神经系统的变化。⑥当肾脏泌尿功能严重障碍，使代谢产物及毒物不能排出体外，导致水、电解质和酸碱平衡紊乱，并伴有内分泌功能障碍时称为肾衰竭。根据发病急缓和病程长短，肾衰竭可分为急性和慢性两类。⑦急性肾衰竭的病因根据发病环节不同可分为肾前性、肾性和肾后急性肾衰竭。其发生的中心环节是GFR降低。少尿型急性肾衰竭的发病经历少尿期、移行期、多尿期和恢复期。少尿期时发生"一少四多"（少尿或无尿、氮质血症、高钾血症、代谢性酸中毒和水中毒），是病情最危重的阶段。⑧慢性肾衰竭的主要原因是慢性肾小球肾炎、糖尿病肾病和高血压肾病，早期有多尿、夜尿，晚期为少尿，并出现低渗尿、等渗尿。除了内环境紊乱外，还可发生肾性高血压、肾性贫血、出血和肾性骨营养不良等变化。

第一节　概　述

　　肾脏是机体最重要的排泄器官，通过尿的生成和排出，参与维持机体内环境的稳定。肾脏能排出机体代谢终产物以及进入体内过剩的物质和异物，调节水、电解质和酸碱平衡。肾脏也是一个内分泌器官，可合成和释放肾素，参与动脉血压的调节；合成和释放促红细胞生成素，调节骨髓红细胞的生成；肾脏中的 1α-羟化酶可使 $25\text{-}(OH)D_3$ 转化为 $1,25\text{-}(OH)_2D_3$，参与调节钙的吸收和血钙水平；肾脏还能生成激肽、前列腺素，参与局部或全身血管活动的调节。

尿生成包括 3 个基本过程：①血液经肾小球毛细血管滤过形成超滤液；②超滤液被肾小管和集合管选择性重吸收到血液；③肾小管和集合管的分泌，最后形成终尿。尿液的形成受神经调节、体液调节及肾脏自身的调节。

一、肾的结构特点

（一）肾单位和集合管

肾单位是尿生成的基本功能单位，它与集合管共同完成尿的生成过程（图 9-1-1）。肾单位由以下各部分构成：

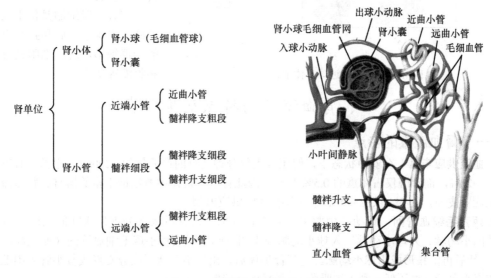

图 9-1-1　肾单位和集合管示意图

肾单位按其所在的部位可分为皮质肾单位和近髓肾单位两类。两者在结构上有一定差异，两种肾单位主要区别见表 9-1-1。

表 9-1-1　皮质肾单位和近髓肾单位的区别

主要特点	皮质肾单位	近髓肾单位
肾小体位置	皮质外层和中层	皮质内层，靠近髓质
占肾单位总数	85%～90%	10%～15%
肾单位体积	较小	较大
入、出球小动脉口径	入球小动脉＞出球小动脉	两者口径无明显差异
髓袢长度	短，仅伸入髓质外层	长，伸入髓质内层，甚至达乳头部
肾小管周围血管	丰富，缠绕于肾小管周围	形成细长的直小血管与髓袢伴行
在尿生成中的作用	主要参与尿的生成	与尿的浓缩和稀释有关

（二）球旁器

球旁器又称近球小体，由颗粒细胞（也称球旁细胞）、球外系膜细胞和致密斑三部分组成（图 9-1-2），主要分布于皮质肾单位。

颗粒细胞是入球小动脉管壁中一些特殊分化的平滑肌细胞，细胞内含分泌颗粒，能合成、储存和释放肾素，参与机体血容量和血压的调节。

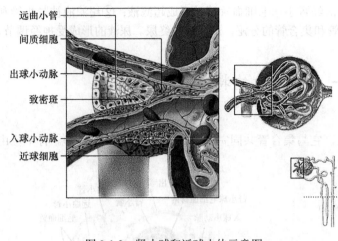

图 9-1-2　肾小球和近球小体示意图

致密斑是由特殊分化的高柱状上皮细胞构成的组织，位于穿过入球小动脉和出球小动脉间的远曲小管起始部。它能感受小管液中 NaCl 含量的变化，将信息传递至邻近的颗粒细胞，调节肾素的分泌，从而调节尿量的生成，这一调节过程称为管-球反馈。

球外系膜细胞是位于入球小动脉、出球小动脉和致密斑之间的一群细胞，这些细胞具有吞噬和收缩等功能。

二、肾血流量的特点及其调节

（一）肾血流量的特点

1. 血液供应丰富　在安静状态下，健康成人每分钟两肾的血流量约 1200ml，相当于心输出量的 20%～25%，而肾脏仅占体重的 0.5% 左右，因此肾脏是机体供血量最丰富的器官。肾血流量的 94% 供应肾皮质，约 5% 供应外髓，剩余不到 1% 供应内髓。

2. 两套毛细血管网　肾动脉由腹主动脉垂直分出，入肾后依次分支形成叶间动脉、弓状动脉、叶间小动脉、入球小动脉。入球小动脉分支相互吻合形成肾小球毛细血管网（血压高，利于滤过），然后再汇集形成出球小动脉。离开肾小体后，出球小动脉再次分支形成肾小管周围毛细血管网或直小血管（血压低，利于重吸收），最后汇入静脉。

（二）肾血流量的调节

1. 自身调节　安静时，当肾动脉灌注压在一定范围内（80～180mmHg）发生变化时，肾血流量和肾小球滤过率能保持相对稳定（图 9-1-3）。

肾血流量自身调节的机制有肌源学说和管-球反馈两种。

（1）肌源学说：在一定范围内，当肾灌注压升高时，入球小动脉血管平滑肌受到牵张，紧张性升高，更多的 Ca^{2+} 从胞外进入胞内，使平滑肌的收缩加强，血管口径变小，血流阻力加大。反之，当动脉血压降低时，肾入球小动脉平滑肌受牵张刺激减小，血管平滑肌舒张，血管口径增大，血流阻力减小。当动脉血压<80mmHg 时，平滑肌舒张达到

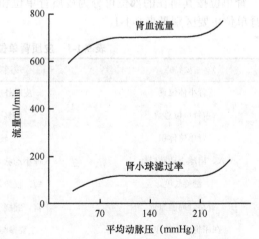

图 9-1-3　肾血流量和肾小球滤过率与动脉血压的关系

极限；而当动脉血压>180mmHg，平滑肌达到收缩极限时，肾血流量随血压改变而变化。

（2）管-球反馈：当肾血流量和肾小球滤过率下降时，小管液在髓袢中的流速变慢，使 NaCl 在髓袢升支的重吸收增加，结果导致流经致密斑处的 NaCl 浓度降低。致密斑感受 NaCl 浓度降低的信号引起两个效应：一是降低入球小动脉阻力，升高肾小球毛细血管静水压；二是增加颗粒细胞释放肾素，通过血管紧张素系统的相继激活而生成血管紧张素Ⅱ（Ang Ⅱ），Ang Ⅱ能选择性地

使出球小动脉收缩，也使肾小球毛细血管静水压升高。这两方面的效应都能使降低了的肾小球滤过压恢复正常。反之亦然。

2. 神经和体液调节　入球小动脉和出球小动脉血管平滑肌受肾交感神经支配。安静时肾交感神经使血管平滑肌有一定程度的收缩。肾交感神经兴奋时，血管平滑肌收缩，肾血流量减少。

循环血液中的去甲肾上腺素和肾上腺素、血管升压素、血管紧张素 II 和内皮素等，均可引起肾血管收缩，肾血流量减少。肾组织中生成的 PGI_2、PGE_2、NO 和缓激肽等，可引起肾血管舒张，肾血流量增加。

（马小娟）

第二节　尿的生成过程

尿生成包括三个基本过程：①血液经肾小球毛细血管滤过形成超滤液；②超滤液被肾小管和集合管选择性重吸收到血液；③肾小管和集合管的分泌，最后形成终尿。尿液的形成受神经调节、体液调节及肾脏自身的调节。

一、肾小球的滤过作用

肾小球滤过是指血液流经肾小球毛细血管时，除蛋白质外，血浆中其余成分均能被滤过进入肾小囊腔内生成超滤液，是尿生成的第一步。用微穿刺方法获取肾小囊腔超滤液并进行分析，结果表明肾小囊内液体的成分，除蛋白质外，其余成分如葡萄糖、氯化物、无机磷酸盐、尿素、尿酸和肌酐等的浓度与血浆非常接近，渗透压及酸碱度也与血浆非常接近。因此可以认为，肾小球滤液是血浆的超滤液。

（一）滤过膜及其通透性

肾小球毛细血管内的血浆经滤过进入肾小囊，其间的结构称为滤过膜。滤过膜是肾小球滤过作用的结构基础。其结构包括三层：①内层是毛细血管内皮细胞，细胞上有许多直径为 70～90nm 的小孔，称为窗孔，水和小分子溶质可自由通过。毛细血管内皮细胞表面有带负电荷的糖蛋白，能阻止带负电荷的蛋白质通过。②中间层是毛细血管基膜，由基质和一些带负电荷的蛋白质构成。膜上有直径为 2～8nm 的多角形网孔，可以通过机械屏障和电荷屏障影响滤过。③外层是肾小囊上皮细胞，上皮细胞有很长的突起，相互交错对插，在突起之间形成滤过裂隙膜，膜上有直径为 4～11nm 的小孔，是滤过膜的最后一道屏障。

不同物质通过滤过膜的能力取决于被滤过物质分子的大小及其所带的电荷。一般来说，分子有效半径<2.0nm 的中性物质可以被自由滤过（如葡萄糖）；有效半径>4.2nm 的物质则不能滤过；有效半径在 2.0～4.2nm 的各种物质，则随着有效半径的增加，滤过量逐渐降低。然而有效半径约为 3.6nm 的血浆白蛋白却很难滤过，这是因为白蛋白带负电荷。以上结果表明，滤过膜的通透性不仅取决于滤过膜孔的大小，还取决于滤过膜所带的电荷。

在某些病理情况下，肾脏基膜上负电荷减少或消失，使带负电荷的血浆白蛋白被滤过而出现蛋白尿。

（二）肾小球有效滤过压

1. 肾小球滤过率　单位时间内（每分钟）两肾生成的超滤液量称为肾小球滤过率（glomerular filtration rate，GFR）。正常成人的肾小球滤过率平均值为 125ml/min，故每天两肾的肾小球滤过液的总量达 180L。肾小球滤过率与肾血浆流量的比值称为滤过分数（filtration fraction，FF）。据测定，肾血浆流量约为 660ml/min，则滤过分数为（125/660）×100%=19%。

2. 有效滤过压　是指促进超滤的动力与对抗超滤的阻力之间的差值。超滤的动力包括肾小球

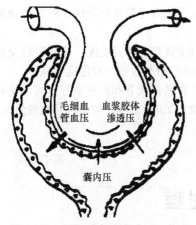

图 9-2-1　肾小球有效滤过压示意图

毛细血管静水压和肾小囊内胶体渗透压，阻力包括肾小球毛细血管内的血浆胶体渗透压和肾小囊内压（图 9-2-1）。因此，肾小球有效滤过压 =（肾小球毛细血管静水压 + 囊内液胶体渗透压）-（血浆胶体渗透压 + 肾小囊内压）。

用微穿刺法发现从肾小球毛细血管的入球端到出球端血压下降不多。正常情况下，肾小球毛细血管静水压等于肾小球毛细血管血压，约为 45mmHg，囊内液胶体渗透压接近于 0mmHg，肾小球毛细血管始端胶体渗透压约为 25mmHg，肾小囊内压（有时简称囊内压）约为 10mmHg，将上述数据代入公式，则肾小球入球小动脉端的有效滤过压 =（45+0）-（25+10）=10mmHg。

肾小球毛细血管不同部位的有效滤过压并不相同，越靠近入球小动脉端，有效滤过压越高，这主要是因为肾小球毛细血管内的血浆胶体渗透压在不断改变，当毛细血管血液从入球小动脉端流向出球小动脉端时，由于不断生成超滤液，血浆蛋白质浓度逐渐升高，使滤过阻力逐渐增大，因而有效滤过压逐渐减小。当滤过阻力等于滤过动力时，有效滤过压降到零，称为滤过平衡，此时滤过停止。

（三）影响肾小球滤过的因素

1. 肾小球毛细血管滤过系数　滤过系数（filtration coefficient，K_f）是指在单位有效滤过压的驱动下，单位时间内通过滤过膜的滤液量。K_f 是滤过膜的有效通透系数（k）和滤过面积（s）的乘积。在发生某些疾病时，如急性肾小球肾炎，肾小球毛细血管腔变窄或阻塞，有滤过功能的肾小球数量减少，肾小球滤过率降低，可导致少尿甚至无尿。在某些病理情况下滤过膜的通透性会发生较大变化。例如，肾小球肾炎和缺氧都可能使滤过膜通透性增大，出现蛋白尿甚至血尿。

2. 有效滤过压的改变

（1）肾小球毛细血管血压：正常情况下，当血压在 80～180mmHg 范围内变动时，肾小球毛细血管血压可保持稳定，故肾小球滤过率基本不变。在血容量减少、剧烈运动、强烈的伤害性刺激或情绪激动等情况下，交感神经活动加强，入球小动脉强烈收缩，导致肾血流量、肾小球毛细血管血量和毛细血管压力下降，从而影响肾小球滤过率。

（2）囊内压：正常情况下囊内压一般比较稳定。当肾盂或输尿管结石、肿瘤或前列腺肥大等原因压迫下泌尿道时，小管液或终尿不能排出，可引起逆行性压力升高，最终导致囊内压升高，从而降低有效滤过压和肾小球滤过率。

（3）血浆胶体渗透压：正常情况下，血浆胶体渗透压不会发生大幅度波动。静脉输入大量生理盐水，稀释血浆白蛋白浓度使胶体渗透压下降，有效滤过压和肾小球滤过率增加。

3. 肾血浆流量　肾血浆流量对肾小球滤过率的影响是通过改变滤过平衡点实现的。如肾血浆流量增大时，肾小球毛细血管中血浆胶体渗透压上升的速度减缓，滤过平衡点向出球小动脉端移动，肾小球滤过率增加；反之，肾小球滤过率减少。当肾交感神经强烈兴奋（如剧烈运动、失血、缺氧等），引起入球小动脉阻力明显增加时肾血流量和肾血浆流量明显减少，肾小球滤过率也显著降低。

二、肾小管和集合管的重吸收作用

超滤液进入肾小管后，称为小管液。小管液流经肾小管和集合管时，其中某些成分透过管壁上皮细胞重新回到小管周围血液的过程，称为重吸收。正常人两肾生成的超滤液每天达 180L，而终尿量仅 1.5L 左右，表明超滤液中的水分约 99% 被肾小管和集合管重吸收，超滤液中的其他物质被选择性重吸收。

肾小管和集合管的物质转运方式分为被动转运和主动转运。被动转运是指不需代谢直接供能，物质顺电化学梯度通过上皮细胞的过程。浓度差和电位差（电化学差）是溶质被动重吸收的动力。水的重吸收主要通过水通道蛋白来完成，渗透压是其被重吸收的动力之一。

主动转运有原发性主动转运和继发性主动转运。前者包括质子泵、钠泵和钙泵等；后者包括 Na^+-葡萄糖、Na^+-氨基酸同向转运、K^+-Na^+-$2Cl^-$ 同向转运，还有 Na^+-H^+ 和 Na^+-K^+ 等逆向转运。此外，肾小管上皮细胞还可通过入胞方式重吸收少量小管液中的小分子蛋白质。由于肾小管和集合管各段的结构和功能（各种转运体的分布）不同，小管液的成分也不同，肾小管各段的物质转运方式、转运量和转运机制也不相同。

（一）近端小管

1. Na^+、Cl^- 和水的重吸收　近端小管重吸收超滤液中约 70% 的 Na^+、Cl^- 和水；其中约 2/3 经跨细胞转运途径重吸收，主要发生在近端小管的前半段；约 1/3 经细胞旁途径被重吸收，主要发生在近端小管的后半段（图 9-2-2）。

在近端小管的前半段，由于上皮细胞基底侧膜上钠泵的作用，细胞内 Na^+ 浓度低，小管液中的 Na^+ 和细胞内的 H^+ 由管腔膜的 Na^+-H^+ 交换体进行逆向转运，H^+ 被分泌到小管液中，而小管液中的 Na^+ 则顺浓度梯度进入上皮细胞内。进入细胞内的 Na^+ 经基底侧膜上的钠泵被泵出细胞，进入组织间隙。由于 Na^+ 进入组织间隙，组织间隙中的渗透压升高，通过渗透作用，水便进入组织间隙。

近端小管对水的重吸收是通过渗透作用进行的。因此，近端小管中物质的重吸收为等渗重吸收，小管液为等渗液。

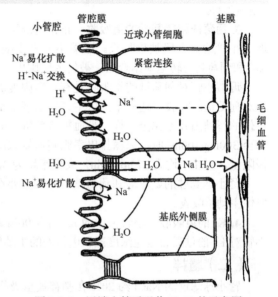

图 9-2-2　近端小管重吸收 NaCl 的示意图

2. HCO_3^- 和 Cl^- 的重吸收　在正常情况下，从肾小球滤过的 HCO_3^- 约 80% 由近端小管重吸收。血液中的 HCO_3^- 以 $NaHCO_3$ 的形式存在，当滤入肾小囊后，解离为 Na^+ 和 HCO_3^-。近端小管上皮细胞通过 Na^+-H^+ 交换分泌 H^+。进入小管液的 H^+ 与 HCO_3^- 结合为 H_2CO_3，又很快解离成 CO_2 和水，这一反应由上皮细胞顶端膜上的碳酸酐酶（CA）催化。近端小管重吸收 HCO_3^- 的机制如图 9-2-3 所示。

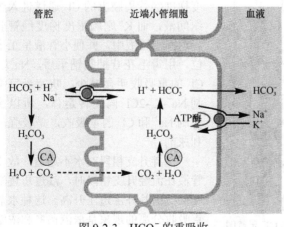

图 9-2-3　HCO_3^- 的重吸收

CO_2 很快以单纯扩散的方式进入上皮细胞。在细胞内，CO_2 和水又在碳酸酐酶的催化下形成 H_2CO_3，后者又很快解离成 H^+ 和 HCO_3^-。H^+ 通过顶端膜中的 Na^+-H^+ 逆向转运进入小管液，再次与 HCO_3^- 结合形成 H_2CO_3。细胞内大部分 HCO_3^- 与其他离子以同向转运的方式进入组织间液；小部分则通过 Cl^--HCO_3^- 交换的方式进入组织间液。两种转运方式均需基底侧膜中的钠泵提供能量。可见，近端小管重吸收 HCO_3^- 是以 CO_2 的形式进行的，故 HCO_3^- 的重吸收优先于 Cl^- 的重吸收。此外，小部分 H^+ 可由近端小管顶端膜中的

H^+-ATP 酶主动分泌入管腔。近端小管是分泌 H^+ 的主要部位，并以 Na^+-H^+ 交换的方式为主。

在近端小管前半段，因 Na^+-H^+ 交换使细胞内的 H^+ 进入小管液，HCO_3^- 以 CO_2 的方式被重吸收，而 Cl^- 不被重吸收，其结果是小管液中的 Cl^- 浓度高于管周组织间液中的 Cl^- 浓度。在近端小管后半段，上皮细胞顶端膜中存在 Na^+-H^+ 交换体和 Cl^--HCO_3^- 交换体，其转运结果是 Na^+ 和 Cl^- 进入细胞内，H^+ 和 HCO_3^- 进入小管液，HCO_3^- 以 CO_2 的形式重新进入细胞。进入细胞内的 Cl^- 由基底侧膜上的 K^+-Cl^- 同向转运体转运至组织间隙，再吸收入血。由于进入近端小管后半段小管液的 Cl^- 浓度较组织间液中的 Cl^- 浓度高 20%～40%，Cl^- 顺浓度梯度经紧密连接进入组织间液（即细胞旁途径）而被重吸收。由于 Cl^- 被动扩散进入间隙后，小管液中正离子相对增多，造成管内外电位差，管腔内带正电荷，驱使小管液内的部分 Na^+ 顺电位梯度也通过细胞旁途径被动重吸收（图 9-2-3）。

3. 葡萄糖和氨基酸的重吸收   正常情况下，肾小囊超滤液中的葡萄糖全部被近端小管特别是近端小管的前半段被重吸收。近端小管上皮细胞顶端膜上有 Na^+-葡萄糖同向转运体，小管液中 Na^+ 和葡萄糖与转运体结合后，被转入细胞内，属继发性主动转运。

近端小管对葡萄糖的重吸收是有一定限度的。当血糖浓度达 180mg/100ml 时，有一部分肾小管对葡萄糖的吸收已达极限，尿中开始出现葡萄糖，此时的血浆葡萄糖浓度称为肾糖阈。每一肾单位的肾糖阈并不完全一样。当血糖浓度继续升高时，尿中葡萄糖浓度也随之增高；当血糖浓度升至 300mg/100ml 时，尿糖排出率则随血糖浓度升高而平行增加。正常人两肾的葡萄糖重吸收的极限量，男性平均为 375mg/min，女性平均为 300mg/min。

肾小球滤过的氨基酸和葡萄糖一样，主要在近端小管被重吸收，其吸收方式也是需 Na^+ 的继发性主动重吸收。

4. K^+ 的重吸收   小管液中的 K^+ 约有 90% 被重吸收，其中近端小管重吸收 65%～70%。近端小管对 K^+ 的重吸收是逆浓度差和电位差的主动转运。

（二）髓袢

肾小球滤过的 NaCl 约 20% 在髓袢被重吸收，水约 15% 被重吸收。髓袢降支细段对溶质的通透性很低，这段小管上皮细胞的顶端膜和基底外侧膜存在大量水通道蛋白，促进水的重吸收，使水能迅速进入组织液，小管液渗透压不断升高。髓袢升支细段对水不通透，对 Na^+ 和 Cl^- 易通透，NaCl 不断通过被动的易化扩散进入组织间液，小管液渗透压逐渐下降。髓袢升支粗段对 Na^+、K^+ 和 Cl^- 具有主动重吸收作用。髓袢升支粗段的顶端膜上有 Na^+-K^+-$2Cl^-$ 同向转运体，该转运体使小管液中 1 个 Na^+、1 个 K^+ 和 2 个 Cl^- 同向转运进入上皮细胞内（图 9-2-4）。Na^+ 进入细胞是顺电化学梯度，同时将 2 个 Cl^- 和 1 个 K^+ 一起同向转运至细胞内。进入细胞内的 Na^+ 则通过细胞基底侧膜的钠泵泵至组织间液，Cl^- 由浓度梯度经管周膜上的 Cl^- 通道进入组织间液，而 K^+ 则顺浓度梯度经管腔膜返回小管液中，并使小管液呈正电位。用毒毛花苷抑制钠泵后，Na^+ 和 Cl^- 的重吸收明显减少；呋塞米可抑制 Na^+-K^+-$2Cl^-$ 同向转运体，所以也抑制 Na^+ 和 Cl^- 的重吸收，是较强的利尿剂。

髓袢升支粗段对水不通透，故小管液在流经升支粗段时，渗透压逐渐降低，但管外渗透压升高。这种水盐重吸收分离的现象是尿液稀释和浓缩的重要基础。

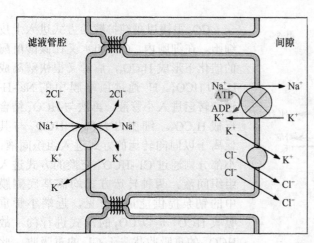

图 9-2-4   髓袢升支粗段继发性主动重吸收 Na^+、K^+ 和 Cl^- 示意图

（三）远端小管和集合管

此处对 Na^+、Cl^- 和水的重吸收可根据机体水和盐的平衡状况进行调节。Na^+ 的重吸收主要受醛固酮调节，水的重吸收主要受抗利尿激素调节。

远曲小管上皮细胞顶端膜存在 Na^+-Cl^- 同向转运体，主动重吸收 NaCl，小管液中的 Na^+、Cl^- 进入细胞内，细胞内的 Na^+ 由钠泵泵出。噻嗪类利尿剂可抑制此处的 Na^+-Cl^- 同向转运体，产生利尿作用。远曲小管对水仍不通透，随着 NaCl 的重吸收，小管液渗透压继续降低。

集合管上皮细胞有主细胞和闰细胞两种细胞类型，主细胞重吸收 NaCl 和水，分泌 K^+。闰细胞主要分泌 H^+，但也涉及 K^+ 的重吸收。集合管对水的重吸收量取决于主细胞对水的通透性。主细胞胞质的囊泡内含水通道蛋白 2（AQP2），而基底侧膜有 AQP3 和 AQP4 分布。抗利尿激素控制插入上皮细胞顶端膜 AQP2 的多少，决定上皮细胞对水的通透性。

（四）影响肾小管和集合管重吸收的因素

1. 小管液中溶质的浓度　小管液中溶质浓度升高是对抗肾小管水重吸收的力量。当小管液中溶质的浓度升高，由于渗透作用妨碍了水的重吸收，使尿量和 NaCl 排出量增加，这种现象称为渗透性利尿。糖尿病患者或正常人进食大量葡萄糖后，肾小球滤过的葡萄糖量超过了近端小管对糖的最大转运率，造成小管液渗透压升高，结果阻碍了水和 NaCl 的重吸收，不仅尿中出现葡萄糖，而且尿量也增加。糖尿病患者出现的多尿，就是渗透性利尿所致。临床上给患者静脉注入可在肾小球自由滤过但不被肾小管重吸收的物质，如甘露醇，也可产生渗透性利尿效应。

2. 球-管平衡　近端小管对溶质（特别是 Na^+）和水的重吸收随肾小球滤过率的变化而改变。实验证明，近端小管中 Na^+ 和水的重吸收率总是占肾小球滤过率的 65%～70%，这种现象称为球-管平衡。球-管平衡的生理意义在于尿中排出的 Na^+ 和水不会随肾小球滤过率的增减而出现大幅度的变化，从而保持尿量和尿钠的相对稳定。

三、肾小管和集合管的分泌与排泄作用

小管液流经肾小管和集合管时，除了其中某些成分被重吸收外，肾小管和集合管上皮细胞还能将某些物质转运入管腔，这一过程称为肾小管和集合管的分泌或排泄作用，这在维持酸碱平衡中具有重要意义。

（一）H^+ 的分泌

肾小管各段均有 H^+ 分泌，但主要在近端小管。近端小管处 H^+ 分泌与 HCO_3^- 的重吸收有关（图 9-2-5）。远曲小管和集合管的闰细胞可主动分泌 H^+。远曲小管和集合管的管腔膜存在两种主动转运机制，一种为质子泵，另一种为 H^+-K^+-ATP 酶，均可将细胞内的 H^+ 泵入小管液中。泵入小管液中的 H^+ 可与 HCO_3^- 结合，形成 H_2O 和 CO_2；也可与 HPO_4^{2-} 反应生成 $H_2PO_4^-$；还可与 NH_3 反应生成铵离子（NH_4^+），从而降低小管液中的 H^+ 浓度。

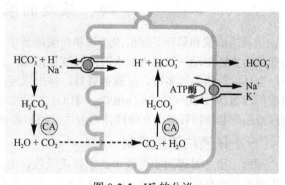

图 9-2-5　H^+ 的分泌

肾小管和集合管 H^+ 的分泌量与小管液的酸碱度有关。小管液 pH 降低时，H^+ 的分泌减少。当小管液 pH 降至 4.5 时，H^+ 的分泌停止。

肾小管和集合管上皮细胞的碳酸酐酶活性受 pH 的影响，当 pH 降低时，其活性增加，生成更多的 H^+，有利于肾脏排酸保碱。

（二）K⁺ 的分泌

远曲小管后半段和集合管的主细胞分泌 K^+，这两部位约 90% 的上皮细胞是主细胞。远端小管后半段和集合管的闰细胞可重吸收 K^+，其机制尚不清楚。

肾脏对 K^+ 的排出量主要取决于远端小管和集合管主细胞 K^+ 的分泌量，故凡能影响主细胞基底侧膜上 Na^+-K^+-ATP 酶活性和顶端膜对 Na^+、K^+ 通透性的因素，均可影响 K^+ 的分泌量。刺激主细胞分泌 K^+ 的因素包括细胞外液 K^+ 浓度升高、醛固酮分泌增加和小管液流量增高；而 H^+ 浓度升高、细胞外液 K^+ 浓度降低、小管液流量减少时，K^+ 的分泌减少。

（三）NH₃ 的分泌

近端小管、髓袢升支粗段和远端小管上皮细胞内的谷氨酰胺在谷氨酰胺酶的作用下脱氨，生成谷氨酸根和 NH_4^+；谷氨酸根在谷氨酸脱氢酶的作用下生成 α-酮戊二酸和 NH_4^+；α-酮戊二酸又可生成 2 分子 HCO_3^-。在这一反应过程中，谷氨酰胺酶是生成 NH_3 的限速酶。在细胞内，NH_4^+ 与 NH_3+H^+ 两种形式处于一定的平衡状态。NH_4^+ 通过上皮细胞顶端膜 Na^+-H^+ 转运体进入小管液（由 NH_4^+ 代替 H^+）。NH_3 是脂溶性分子，可通过细胞膜单纯扩散进入小管腔，也可通过基底侧膜进入组织间隙。HCO_3^- 与 Na^+ 一同跨过基底侧膜进入组织间液。因此，1 分子谷氨酰胺被代谢时，可生成 2 个 NH_4^+ 进入小管液，同时回收 2 个 HCO_3^-（新生成的 HCO_3^-）。这一反应过程主要发生在近端小管（图 9-2-6）。

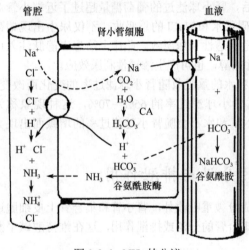

图 9-2-6　NH_3 的分泌

在集合管，细胞内生成的 NH_3 通过扩散方式进入小管液，与分泌的 H^+ 结合形成 NH_4^+，并随尿排出体外。这一反应过程中，尿中每排出 1 个 NH_4^+ 就有 1 个 HCO_3^- 被重吸收回血液。

NH_3 的分泌与 H^+ 的分泌密切相关。如果集合管 H^+ 的分泌被抑制，则尿中 NH_4^+ 的排出也就减少。生理情况下，肾脏分泌的 H^+，约 50% 由 NH_3 缓冲。氨的分泌也是肾脏调节酸碱平衡的重要机制之一。

四、尿液的浓缩和稀释

尿液的浓缩和稀释是尿液渗透压和血浆渗透压相比而言的。尿液的渗透压可随着体内液体量的变化而大幅变动。当体内缺水时，尿液被浓缩，排出的尿渗透压明显高于血浆渗透压，即高渗尿；当体内液体量过多时，尿液被稀释，排出尿液的渗透压低于血浆渗透压，为低渗尿。正常人尿液的渗透压在 50～1200mOsm/(kg·H₂O) 之间波动，表明肾脏有较强的浓缩和稀释能力。肾脏对尿液的浓缩和稀释能力在维持体内液体平衡和渗透压稳定方面起到了极为重要的作用。

（一）尿液的浓缩机制

尿液的浓缩是因为小管液中的水被重吸收，而溶质仍留在小管液中造成的（图 9-2-7）。机体产生浓缩尿液有两个必要因素：①肾小管特别是集合管对水的通透性。抗利尿激素（ADH）可以增加肾脏集合管上皮细胞顶端膜上 AOP_2 的表达，促进肾脏对水的重吸收；②肾脏髓质组织间液形成高渗透浓度梯度，进一步促进水的重吸收。

1. 肾髓质间质渗透浓度梯度的形成　髓袢的形态和功能特性是形成肾髓质渗透浓度梯度的重要条件，常用逆流倍增和逆流交换现象来解释肾髓质间液高渗浓度梯度的形成。

（1）逆流倍增机制：由于髓袢各段对水和溶质的通透性和重吸收机制不同，从而建立从外髓部至内髓部的渗透浓度梯度。下面详细讨论肾髓质渗透梯度形成的过程及机制。

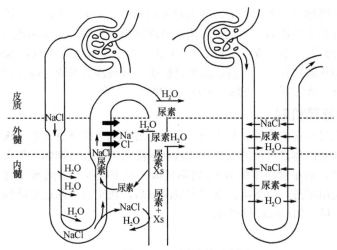

图 9-2-7　尿液浓缩示意图

粗箭头表示升支粗段主动重吸收 Na^+ 和 Cl^-；髓袢升支细段、粗段和远曲小管前段
对水不通透；Xs 表示未被重吸收的溶质

1）降支细段：髓袢降支细段对水通透，而对 NaCl 和尿素相对不通透。由于髓质从外髓部向内髓部的渗透浓度梯度，降支中的水不断进入组织间隙，使小管液从上至下形成一逐渐升高的浓度梯度，至髓袢折返处，渗透压达峰值。

2）升支细段：髓袢升支细段对水不通透，而对 NaCl 通透，对尿素为中等度通透。小管液的NaCl 浓度越来越低，小管外组织间液 NaCl 浓度升高。由于升支粗段对 NaCl 主动重吸收，小管液流入远端小管时变为低渗，而髓质形成高渗。

3）升支粗段：小管液经升支粗段向皮质方向流动时，由于升支段上皮细胞分布 Na^+-K^+-$2Cl^-$ 同向转运体主动重吸收 NaCl，而对水又不通透，使小管液在向皮质方向流动时渗透浓度逐渐降低，而小管周围组织中由于 NaCl 的堆积，渗透浓度升高，形成外髓高渗。呋塞米抑制髓袢升支粗段 Na^+-K^+-$2Cl^-$ 同向转运体，降低管内外渗透浓度梯度，使水重吸收减少，产生利尿效应。

4）远曲小管：远曲小管上皮细胞可通过 Na^+-Cl^- 同向转运体对 NaCl 进行重吸收，而对水不通透，小管液的渗透浓度降至最低。

5）集合管：髓袢升支细段对尿素中等度通透，内髓部集合管对尿素高度通透，其他部位对尿素不通透或通透性很低。当小管液流经髓袢远端小管时，水被重吸收，使小管液内尿素浓度逐渐升高，到达内髓部集合管时，由于上皮细胞对尿素通透性增高，尿素从小管液向内髓部组织液中扩散，使组织液的尿素浓度升高，同时使内髓部的渗透浓度进一步增加。所以内髓部组织高渗是由 NaCl 和尿素共同构成的（据估计各占一半）。升支细段对尿素有一定通透性，且小管液中尿素浓度比管外组织液低，故髓质组织液中的尿素扩散进入升支细段小管液，并随小管液重新进入内髓集合管，再扩散进入内髓组织间液，这一过程称为尿素的再循环。

（2）直小血管的逆流交换机制：肾髓质渗透梯度的保持取决于直小血管的逆流交换作用。直小血管的降支和升支与髓袢并行。当血液经直小血管降支向髓质深部流动时，在任一平面的组织间液渗透浓度均比直小血管内血浆的高，故组织间液中的溶质不断向直小血管内扩散，而血液中的水则进入组织间液，使直小血管内血浆渗透浓度与组织液趋向平衡。越向内髓部深入，直小血管中血浆的渗透浓度越高，在折返处，最高值约 1200mOsm/(kg·H_2O)。当直小血管内血液在升支中向皮质方向流动时，髓质渗透浓度越来越低，因血管内外的渗透梯度使血液中的溶质向组织液扩散，而水又从组织间液向血管中渗透。这一逆流交换过程使肾髓质的渗透梯度得以维持，直小血管仅将髓质中多余的溶质和水带回血液循环。直小血管的这一作用与血流量有关。

2. 抗利尿激素促进集合管水的重吸收，浓缩尿液　髓质高渗是小管液中水的重吸收动力，但重吸收的量则取决于集合管对水的通透性。抗利尿激素是决定集合管上皮细胞对水通透性的关键激素。抗利尿激素分泌增加，集合管上皮细胞对水的通透性增加，水的重吸收量增加，小管液的渗透浓度就升高，即尿液被浓缩。当抗利尿激素分泌减少，集合管对水的通透性降低时，水的重吸收减少，远曲小管的低渗小管液得不到浓缩，同时，集合管还主动重吸收 NaCl，使尿液的渗透浓度进一步降低，即尿液被稀释。任何能影响肾髓质间液高渗的形成与维持以及集合管对水通透性的因素，都将影响尿液的浓缩，使尿量和渗透浓度发生改变。

（二）尿液的稀释机制

尿液的稀释主要发生在集合管。如上所述，小管液在到达髓袢升支粗段末端时为低渗液。如果体内水过多造成血浆晶体渗透压降低，可使抗利尿激素的释放被抑制，集合管对水的通透性很低，水不能被重吸收，而小管液中的 NaCl 将继续被主动重吸收，溶质重吸收大大超过水的重吸收，使小管液的渗透浓度进一步下降。饮用大量清水后，血浆晶体渗透压降低，可引起抗利尿激素释放减少，导致尿量增加，尿液被稀释。

（马小娟）

第三节 尿生成的调节

在正常情况下，肾脏通过自身调节机制保持肾血流量相对稳定，从而使肾小球滤过率和终尿的生成量保持相对恒定。此外，在整体状态下，尿生成的全过程，包括肾小球的滤过、肾小管和集合管的重吸收和分泌，都受神经和体液因素的调节。

一、神 经 调 节

实验证明，肾交感神经不仅支配肾脏血管，还支配肾小管上皮细胞（以近端小管、髓袢升支粗段和远端小管的末梢分布密度较高）和球旁细胞。

肾交感神经主要释放去甲肾上腺素。肾交感神经兴奋时：①通过肾脏血管平滑肌的 α 受体，引起肾血管收缩而减少肾血流量。肾小球毛细血管血压下降，肾小球滤过率下降；②通过激活 β 受体，使球旁细胞释放肾素，导致血液循环中血管紧张素 II 和醛固酮浓度增加，血管紧张素 II 可直接促进近端小管重吸收 Na$^+$ 和水，醛固酮可使髓袢升支粗段、远端小管和集合管重吸收 Na$^+$ 和水，并促进 K$^+$ 的分泌；③可直接刺激近端小管和髓袢（主要是近端小管）对 Na$^+$、Cl$^-$ 和水的重吸收。

二、体 液 调 节

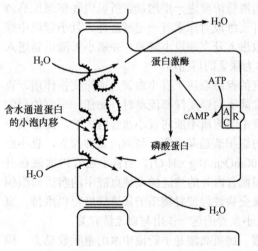

图 9-3-1 抗利尿激素的作用机制示意图

（一）抗利尿激素

1. 抗利尿激素的作用 抗利尿激素（antidiuretic hormone，ADH），也称血管升压素（vasopressin，VP）。ADH 在下丘脑视上核和室旁核的神经元胞体内合成，由垂体后叶释放入血。

ADH 通过调节远曲小管和集合管上皮细胞膜上的水通道蛋白而调节管腔膜对水的通透性，对尿量产生明显影响。当缺乏 ADH 时，上皮对水的通透性下降或不通透，水的重吸收就减少，尿量明显增加（图 9-3-1）。

2. 抗利尿激素分泌的调节

（1）血浆晶体渗透压的改变：是调节

ADH 分泌的最重要因素。大量出汗、严重呕吐或腹泻等情况可引起机体失水多于溶质丧失，使血浆晶体渗透压升高，可刺激 ADH 的分泌，通过肾小管和集合管增加对水的重吸收，使尿量减少，尿液浓缩；相反，大量饮清水后，血液被稀释，血浆晶体渗透压降低，引起 ADH 释放减少或停止，肾小管和集合管对水的重吸收减少，尿量增加，尿液稀释。但饮用生理盐水，则排尿量不会出现饮清水后的那种变化。饮用大量清水引起尿量增多的现象，称为水利尿。

（2）血容量：当体内血容量减少 5%～10% 时，心肺感受器的刺激减弱，经迷走神经传至下丘脑的信号减少，对 ADH 释放的抑制作用减弱或消失，故 ADH 的释放增加；反之，当循环血量增多，回心血量增加时，可刺激心肺感受器，抑制 ADH 释放。动脉血压的改变也可通过压力感受器对 ADH 的释放进行调节。当动脉血压在正常范围时（平均压为 100mmHg），压力感受器传入冲动对 ADH 的释放起抑制作用，当动脉血压低于正常时，ADH 的释放增加。

心肺感受器和压力感受器在调节 ADH 释放时，其敏感性比渗透压感受器要低，一般血容量或动脉血压降低 5%～10% 时，才能刺激 ADH 的释放。但血容量或动脉血压降低时，可降低引起 ADH 释放的血浆晶体渗透浓度阈值，即 ADH 释放的调定点下移；反之，当血容量或动脉血压升高时，可使调定点上移。

（3）其他因素：恶心是引起 ADH 分泌的有效刺激；疼痛、应激刺激、血管紧张素Ⅱ和低血糖以及某些药物，如尼古丁和吗啡，均可刺激 ADH 分泌；乙醇可抑制 ADH 分泌，故饮酒后尿量可增加。

（二）醛固酮

1. 醛固酮的作用　醛固酮（aldosterone，ALD）是肾上腺皮质球状带分泌的一种激素。它的主要作用是促进远曲小管和集合管对 Na^+ 的主动重吸收和 K^+ 的分泌，故有保钠排钾的作用。

2. 醛固酮分泌的调节

（1）肾素-血管紧张素-醛固酮系统：肾素是由肾的球旁细胞合成、储存和释放。肾素作用于由肝合成释放入血的血管紧张素原生成十肽血管紧张素Ⅰ（angiotensin Ⅰ，Ang Ⅰ），Ang Ⅰ在血管紧张素转换酶（angiotensin-converting enzyme，ACE）的作用下，生成血管紧张素Ⅱ（angiotensin Ⅱ，Ang Ⅱ）。Ang Ⅱ在血管紧张素酶 A（又称氨基肽酶 A）的作用下，生成七肽血管紧张素Ⅲ（angiotensin Ⅲ，Ang Ⅲ）。Ang Ⅱ在三种 Ang 中是生物活性最强的一种，除对血管和肾小管产生作用外，还能刺激肾上腺皮质球状带细胞合成和释放醛固酮（图 9-3-2）。

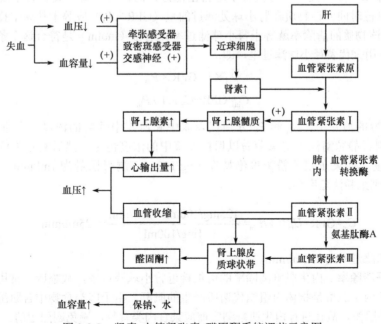

图 9-3-2　肾素-血管紧张素-醛固酮系统调节示意图

（2）血 Na^+ 和血 K^+ 的浓度：血 Na^+ 浓度降低或血 K^+ 浓度升高可直接刺激肾上腺皮质球状带使醛固酮分泌增加，导致肾保钠排钾，从而保持血 Na^+ 和血 K^+ 的平衡；反之，血 Na^+ 浓度升高或血 K^+ 浓度降低，则醛固酮分泌减少。

（三）心房钠尿肽

心房钠尿肽具有利钠和利尿作用（详见第六章第四节"心血管活动的调节"）。

（马小娟）

第四节　清　除　率

一、清除率的概念和计算方法

清除率（clearance rate，C）是指两肾在 1min 内能将多少毫升血浆中的某一物质完全清除（排出），这个能完全清除某物质的血浆毫升数，就是该物质的清除率。不同物质的清除率不同。

需要指出的是，清除率所指每分钟被完全清除了某物质的血浆毫升数，只是一个推算的数值。肾并不可能只把这一部分血浆中的某一物质完全清除掉，而是指 1min 内所清除的该物质的量来自多少毫升血浆，或相当于多少毫升血浆中所含的该种物质。

二、测定清除率的意义

（一）测定肾小球滤过率

已知肾脏每分钟排出某物质 X 的量为 $U_x \times V$，如果该物质可自由经肾小球滤过，又可被肾小管和集合管重吸收和分泌，则 $U_x \times V$ 应是每分钟肾小球滤过量、重吸收量（R_x）和分泌量（S_x）的代数和。每分钟肾小球滤过该物质的量为肾小球滤过率（GFR）乘以该物质在血浆中的浓度（P_x），因此每分钟该物质的排出量为：

$$U_x \times V = GFR \times P_x - R_x + S_x$$

1. 菊粉清除率　如果某物质可被肾小球自由滤过，而在肾小管和集合管中既不被重吸收又不被分泌，则单位时间内该物质在肾小球处滤过的量（$GFR \times P_x$）应等于从尿中排出该物质的量（$U_x \times V$），因此该物质的清除率就等于肾小球滤过率。菊粉（inulin）是符合这个条件的物质，所以它的清除率可用来代表肾小球滤过率，即：

$$U_{in} \times V = GFR \times P_{in}$$

$$C_{in} = GFR = U_{in} \times V / P_{in}$$

式中，C_{in} 是菊粉的清除率，U_{in} 和 P_{in} 分别代表尿中和血浆中菊粉的浓度。在进行菊粉清除率测定时，给被测者静脉滴注一定量菊粉以保持血浆中的浓度恒定，然后测定单位时间内尿量和尿中的菊粉浓度。如果血浆菊粉浓度维持在 1mg/100ml，测得尿量为 1ml/min，尿菊粉浓度为 125mg/100ml，则菊粉清除率为：

$$C_{in} = GFR = U_{in} \times V / P_{in} = \frac{125mg/100ml \times 1ml/min}{1mg/100ml} = 125ml/min$$

所以肾小球滤过率为 125ml/min。

2. 内生肌酐清除率　内生肌酐清除率的值很接近肾小球滤过率，故临床上常用它来推测肾小球滤过率。所谓内生肌酐是指体内组织代谢所产生的肌酐。由于肉类食物中含肌酐以及剧烈肌肉活动可产生额外肌酐，故在进行内生肌酐测定前应禁食肉类食物，避免剧烈运动。

内生肌酐清除率可按下式计算：

$$内生肌酐清除率 = \frac{尿肌酐浓度（mg/L）\times 尿量（L/24h）}{血肌酐浓度（mg/L）}$$

（二）测定肾血流量

如果血浆在流经肾脏后，肾静脉血中某一物质的浓度接近零，则表示血浆中该物质经过肾小球滤过和肾小管、集合管的转运后，被全部从血浆中清除，因此该物质在尿中的排出量（$U_x \times V$）应等于每分钟肾血浆流量（renal plasma flow，RPF）乘以血浆中该物质的浓度，即：

$$U_x \times V = RPF \times P_x$$

如静脉滴注碘锐特或对氨基马尿酸（para-aminohippuric acid，PAH）的钠盐，使其血浆浓度维持在 $1\sim3mg/100ml$，当血液流经肾一次后，血浆中碘锐特和 PAH 可几近完全（约 90%）被肾脏清除，因此 PAH 或碘锐特清除率的值可用来代表有效肾血浆流量，即每分钟流经两肾全部肾单位的血浆量。通过测定 PAH 清除率可以计算肾血浆流量。如测得 C_{PHA} 为 594ml/min，假定肾动脉血中的 PAH 有 90% 被肾脏清除，则

$$RPF = C_{PHA}/0.90 = 594ml/min \div 90\% = 660ml/min$$

如已知 GFR（如 125ml/min），就可进一步计算滤过分数（filtration fraction，FF），即

$$FF = GFR/RPF = 125ml/min/660ml/min \times 100\% = 19\%$$

根据肾血浆流量和红细胞比容，便可计算肾血流量。如测得受试者红细胞比容为 45%，肾血浆流量为 660ml/min，则

$$RBF = 660ml/min \div （1-45\%） = 1200ml/min$$

（马小娟）

第五节　尿的排放

尿液是连续不断生成的，由集合管、肾盏、肾盂经输尿管进入膀胱。尿液在膀胱内储存达到一定量时，引起反射性排尿（micturition），尿液经尿道排出体外。

一、膀胱和尿道的神经支配

膀胱逼尿肌和内括约肌受副交感神经和交感神经双重支配（图 9-5-1）。副交感神经节前神经元走行于盆神经中，盆神经节后纤维末梢释放乙酰胆碱，激活逼尿肌的胆碱能 M 受体使逼尿肌收缩。盆神经中也含有感觉纤维，感受膀胱壁被牵拉的程度。后尿道的牵张刺激是诱发排尿反射的主要信号。除盆神经外，阴部神经支配膀胱外括约肌。阴部神经为躯体运动神经，故膀胱外括约

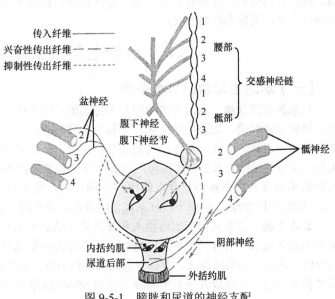

图 9-5-1　膀胱和尿道的神经支配

肌的活动可随意控制。阴部神经兴奋时，外括约肌收缩；反之，外括约肌舒张。排尿反射时可反射性地抑制阴部神经的活动。支配膀胱的交感神经纤维经腹下神经到达膀胱。刺激交感神经可使膀胱逼尿肌松弛，内括约肌收缩和血管收缩。交感神经亦含感觉传入纤维，可将引起痛觉的信号传入中枢。

二、排尿反射

排尿是一个反射过程，称为排尿反射。排尿反射是一种脊髓反射，但脑的高级中枢可抑制或加强其反射过程。

当膀胱内尿量达一定充盈度（400～500ml）时，膀胱壁上特别是后尿道的感受器受牵张刺激而兴奋。冲动沿盆神经传入纤维传至脊髓骶段的排尿反射初级中枢，同时，冲动也上传到达脑干（脑桥）和大脑皮质的排尿反射高位中枢，并产生尿意。

在发生排尿反射时，骶段脊髓排尿中枢的传出信号经盆神经传出，引起逼尿肌收缩，尿道内括约肌舒张，于是尿液被压向后尿道。进入后尿道的尿液又刺激尿道的感受器，冲动沿阴部神经再次传至骶段脊髓排尿中枢，进一步加强其活动。这是一个正反馈过程，使逼尿肌收缩更强，尿道外括约肌开放，于是尿液被强大的膀胱内压驱出。这一正反馈过程反复进行，直至膀胱内的尿液排完。

（马小娟）

第六节　水、电解质平衡及其紊乱

一、机体的内环境和稳态

体内的水和溶解于水中的多种无机物和有机物构成体液（body fluid）。正常成年人的体液量约占体重的 60%，其中约 40% 分布于细胞内，称为细胞内液（intracellular fluid，ICF）；其余约 20% 分布于细胞外，称为细胞外液（extracellular fluid，ECF）。细胞外液中约 15% 分布于细胞间隙内，称为组织间液（interstitial fluid，ISF）或组织液（tissue fluid）；其余约 5% 则在血管中不断地循环流动，即为血浆（plasma）。组织间液中有极少数的一部分分布于一些密闭的腔隙（如关节囊、颅腔、胸膜腔、腹膜腔）中，为一特殊部分，也称第三间隙液。由于这一部分是由上皮细胞分泌产生的，又称为跨细胞液。

二、水和电解质的正常代谢

（一）水的生理功能和水平衡

1. 水的生理功能　水的生理功能是多方面的：①水既是一切生化反应的场所，又是良好的溶剂，能使物质溶解，加速化学反应，有利于营养物质的消化、吸收、运输和代谢废物的排泄，水本身也参与水解、水化、加水、脱氧等重要反应；②调节体温；③润滑作用；④体内的水有相当大的一部分是以结合水的形式存在，与蛋白质、黏多糖和磷脂等相结合，发挥其复杂的生理功能。各种组织器官含自由水和结合水的比例不同，因而坚实程度各异，心脏含水 79%，比血液仅少4%（血液含水 83%），但由于心脏主要含结合水，故它的形态坚实柔韧，而血液则循环流动。

2. 水平衡　正常人每天水的摄入和排出处于动态平衡中（表 9-6-1）。由呼吸和皮肤蒸发的水称为不感蒸发水，前者几乎不含电解质，后者仅含少量电解质，故可以当作纯水来看待。在显性出汗时汗液是一种低渗溶液，含有少量的氯化钠和钾。因此，大量出汗时，会伴有电解质的丢失。需要指出的是，正常成人每天至少必须排出 500ml 尿液才能清除体内的代谢废物，此称为最低尿量，再加上不感蒸发水和粪便排水量，则每天最低排出的水量为 1500ml。要维持水分出入量的平衡，每天需水 1500～2000ml，称为日需要量。

表 9-6-1 正常人每天水的摄入量和排出量 单位：ml/d

摄入量		排出量	
饮水	1000～1500	尿液	1000～1500
食物水	700	呼吸蒸发	350
代谢水	300	皮肤蒸发	500
		粪便	150
合计	2000～2500	合计	2000～2500

（二）电解质的生理功能和钠钾平衡

1. 电解质的生理功能 机体的电解质分为有机电解质（如蛋白质）和无机电解质（即无机盐）两部分。形成无机盐的主要金属阳离子为 K^+、Na^+、Ca^{2+} 和 Mg^{2+} 等，主要阴离子则为 Cl^-、HCO_3^-、HPO_4^{2-} 等。无机电解质的主要功能是维持体液的渗透压平衡和酸碱平衡；维持神经、肌肉和心肌细胞的静息电位并参与其动作电位的形成；参与新陈代谢和生理功能活动。

2. 钠平衡 正常成人体内含钠总量为 40～50mmol/kg 体重，其中 60%～70% 是可以交换的，约 40% 是不可交换的，主要结合于骨骼的基质。总钠量的 50% 左右存在于细胞外液，10% 左右存在于细胞内液。血清 Na^+ 浓度的正常范围是 135～150mmol/L，细胞内液中的 Na^+ 浓度仅为 10mmol/L 左右。成人每天饮食摄入钠 100～200mmol。天然食物中含钠甚少，故摄入的钠主要来自食盐。摄入的钠几乎全部由小肠吸收，Na^+ 主要经肾随尿排出。多吃多排、少吃少排、不吃不排。正常情况下排出和摄入钠量几乎相等。此外，随着汗液的分泌也可排出少量钠，钠的排出通常也伴有氯的排出。

3. 钾平衡 正常人体内的含钾量为 50～55mmol/kg 体重。其中约 90% 存在于细胞内，骨钾约占 7.6%，跨细胞液约占 1%，仅约 1.4% 的钾存在于细胞外液中。钾的摄入和排出处于动态平衡，且保持血清钾浓度在正常范围内。天然食物中含钾比较丰富，成人每天随饮食摄入 50～120mmol 钾。摄入钾的 90% 经肾随尿排出。多吃多排、少吃少排，但是不吃也排，说明肾虽有保钾能力，但不如保钠能力强；摄入钾的 10% 随粪便和汗液排出。机体可通过以下几条途径维持血清钾的平衡：①通过细胞膜钠泵，改变钾在细胞内、外液的分布；②通过细胞内外的 H^+-K^+ 交换，影响细胞内、外液钾的分布；③通过肾小管上皮细胞内、外跨膜电位的改变影响其排钾量；④通过醛固酮和远端小管液流速，调节肾排钾量；⑤通过结肠的排钾及出汗形式。钾具有维持细胞新陈代谢、保持细胞静息电位、调节细胞内外的渗透压及调节酸碱平衡等多种生理功能。

（三）体液容量及渗透压的调节

水和电解质平衡是指体液的容量、电解质浓度和渗透压保持在相对恒定的范围内，这是通过神经-内分泌系统的调节实现的。

1. 渴感的作用 口渴中枢位于下丘脑视上核的侧面，与渗透压感受器邻近。细胞外液渗透压升高 1%～2% 就可以刺激渗透压感受器，从而兴奋口渴中枢，引起口渴的感觉，使机体主动饮水。此外，口腔黏膜干燥、有效循环血量减少及血管紧张素Ⅱ增多也引起口渴。

2. 抗利尿激素 是人体内调节水平衡的主要激素，作用于远曲小管和集合管，促进水的重吸收，减少水的排出。

3. 醛固酮 是人体内调节水、电解质平衡的主要激素，作用于远曲小管和集合管，具有保钠、保水、排钾、排氢的作用。

4. 心房钠尿肽 是由心房肌细胞产生的使肾脏具有强大排钠、排水作用的多肽。

三、水、钠代谢紊乱

水、钠代谢紊乱往往是同时或相继发生的，并且相互影响，关系密切，故临床上常将两者同时考虑。在分类时，根据体液容量变化可分为低容量性和高容量性。低容量性即为临床上常见的脱水，高容量性可见于水中毒和水肿。

（一）脱水

各种原因引起的体液容量的明显减少（体液丢失量至少超过体重 2%）称为脱水（dehydration）。脱水时常伴有钠的丢失，由于水和钠的丢失比例不同，根据细胞外液渗透压的变化，可将脱水分为 3 种类型，即高渗性脱水、低渗性脱水和等渗性脱水。

1. 高渗性脱水（hypertonic dehydration） 是指失水多于失钠，血 Na^+ > 150mmol/L，血浆渗透压 > 310mmol/L，伴有细胞内外液量的减少，又称低容量性高钠血症（hypovolemic hypernatremia）。

（1）原因和机制

1）水摄入不足：①水源断绝，如沙漠迷路及海上航行途中淡水用尽而无法及时补充等。②不能饮水，如因口腔、咽喉或食管疾病导致吞咽困难；中枢神经系统损伤、精神病、昏迷及极度衰弱的患者，因不能饮水或渴感丧失，而造成摄水减少。一日不饮水，丢失水约 1200ml（约为体重的 2%）。婴儿一日不饮水，失水可达体重的 10%，对水丢失更为敏感，故临床上更应特别注意。

2）水丢失过多：①经呼吸道失水，如发热、代谢性酸中毒或癔症引起的过度通气都会使呼吸道黏膜水分蒸发增加，丢失几乎不含电解质的液体。②经皮肤失水，高热、大量出汗和甲状腺功能亢进时，可经皮肤丢失大量低渗液体。发热时体温每升高 1.5℃，不感蒸发失水约增加 500ml/d。③经肾丢失，尿崩症患者因 ADH 生成和释放减少或肾小管对 ADH 反应性降低及肾浓缩功能不良时，肾远曲小管和集合管对水的重吸收减少，排出大量低渗尿；因治疗需要静脉注入大量甘露醇、高渗葡萄糖溶液或昏迷患者鼻饲高蛋白质饮食时，可因渗透性利尿而导致失水过多。④经胃肠道丢失，如呕吐、腹泻和消化道引流等可导致等渗或偏低渗的消化液丢失。

若以上情况未及时补水，加之伴有不感蒸发导致失水大于失钠，造成高渗性脱水。

（2）对机体的影响：由于失水多于失钠，细胞外液容量减少而渗透压升高，引起体内发生一系列机能和代谢变化。

1）口渴：①细胞外液渗透压升高刺激下丘脑渴觉中枢，引起口渴感。②循环血量减少，通过肾素-血管紧张素系统产生的血管紧张素 Ⅱ 可刺激渴觉中枢。③脱水引起唾液腺分泌减少出现的口舌干燥，也是引起渴感的原因。口渴是高渗性脱水患者早期的表现。

2）尿量减少：细胞外液渗透压升高可刺激下丘脑渗透压感受器，引起 ADH 分泌增加，使肾小管对水的重吸收增强，因而尿量减少而尿比重增高。

3）细胞内液向细胞外液转移：由于细胞外液高渗，水分从渗透压相对较低的细胞内向细胞外转移，这在一定程度上减轻了细胞外液的不足，但同时也引起细胞脱水，致使细胞皱缩。因此高渗性脱水时细胞内外液均减少，但以细胞内液减少为主（图 9-6-1）。

4）中枢神经系统功能障碍：重度高渗性脱水患者，因细胞外液高渗使脑细胞严重脱水时，可引起中枢神经系统功能障碍，如幻觉、嗜睡、肌肉抽搐、昏迷甚至死亡。脑体积因脱水而显著缩小时，颅骨与脑皮质间血管张力增大，可导致血管破裂而出现局部脑出血和蛛网膜下腔出血。

5）细胞外液容量变化不明显，晚期可出现循环衰竭：早期由于细胞内液向细胞外转移，血容量变化不明显，醛固酮分泌可不增多。严重或晚期阶段由于体液丢失过多使细胞外液容量不足，可引起醛固酮分泌增加，增强肾小管对钠、水的重吸收，与 ADH 一起维持细胞外液容量和循环血量，加上细胞内液向细胞外液转移，均使细胞外液得到水分的补充，既有助于渗透压回降，又使血容量得到恢复，故在高渗性脱水时细胞外液量及血容量的减少均没有低渗性脱水明显。因此轻、中度高渗性脱水患者没有明显血压下降及氮质血症等表现。而重度高渗性脱水患者，因细胞外液量明显减少，也可出现循环衰竭。

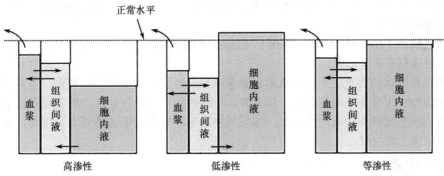

图 9-6-1　脱水体液容量变动示意图

6）脱水热：因皮肤蒸发水分减少和汗腺细胞脱水，导致机体散热障碍，使体温升高称为脱水热，常见于婴幼儿。

（3）防治的病理生理基础：治疗原发病，去除病因。补充水分，不能口服者可由静脉输入5%葡萄糖溶液，但高渗性脱水也有钠的丢失，故应适当补充钠盐，以免细胞外液量恢复时发生低渗状态。

2. 低渗性脱水（hypotonic dehydration）　是指失钠多于失水，血 Na^+ <135mmol/L，血浆渗透压<280mmol/L，伴有细胞外液量的减少，又称低容量性低钠血症（hypovolemic hyponatremia）。

（1）原因和机制：常见的原因是体液大量丢失后只补水而未补充钠所致。

1）经肾丢失钠：①长期使用排钠性利尿药，如呋塞米、噻嗪类等，这些利尿剂能抑制髓袢升支对钠的重吸收。②肾上腺皮质功能不全，醛固酮分泌减少，使肾小管重吸收钠减少，肾排 Na^+ 增多。③慢性间质性肾疾病，可使肾髓质结构破坏，不能维持髓质正常浓度梯度和髓袢升支功能受损，钠的重吸收减少，Na^+ 随尿液排出增加。④肾小管性酸中毒，肾小管排酸障碍，其主要发病环节是集合管分泌 H^+ 降低，H^+-Na^+ 交换减少，导致 Na^+ 随尿排出增加。

2）肾外丢失：①经消化道丢失，是脱水最常见的原因，如严重呕吐、腹泻、肠瘘和胃肠引流等可导致大量含 Na^+ 消化液丢失。②液体在第三间隙积聚，如大量胸腔积液或腹水形成而反复抽放时。③经皮肤丢失，汗液虽为低渗液，但大量出汗可伴有钠的丢失；大面积烧伤可使血浆从创面渗出，水、钠均丢失。

（2）对机体的影响

1）渴感不明显：由于细胞外液渗透压降低可抑制口渴中枢，故轻症或早期患者不会出现渴感；重症或晚期患者由于血容量明显减少，可引起口渴中枢兴奋产生轻度渴感。

2）早期尿量正常或稍增多，晚期尿量减少：在低渗性脱水早期，细胞外液虽轻度丢失但渗透压降低，使 ADH 分泌减少，肾远曲小管和集合管对水的重吸收减少，尿量无明显减少。晚期当细胞外液量明显减少时，血容量不足可刺激 ADH 释放，肾远曲小管和集合管对水的重吸收增加，尿量减少。

3）细胞外液向细胞内转移，易发生休克：由于细胞外液的丢失和低渗，水分又从渗透压较低的细胞外向相对高渗的细胞内转移，引起血容量明显减少易发生循环衰竭，表现为直立性眩晕、动脉血压降低、脉搏细速、静脉萎陷等。因此，低渗性脱水是以细胞外脱水为主。

4）脱水征明显：水分从细胞外向细胞内转移，细胞外液减少，加之血容量减少，血液浓缩，血浆胶体渗透压升高，使组织间液部分水向血管内转移，造成组织间液明显减少（图9-6-1），患者可表现为皮肤弹性明显减退、眼窝及婴幼儿囟门凹陷等脱水征。

5）尿钠变化：经肾失钠的患者，尿钠含量增多；如果是肾外原因引起，则因低血容量时肾血流量减少而激活肾素-血管紧张素-醛固酮系统，使肾小管对钠的重吸收增加，尿钠含量减少。

（3）防治的病理生理基础：治疗原发病，去除病因。补充生理盐水恢复细胞外液容量和渗透压。对休克患者应积极抢救。

3. 等渗性脱水（isotonic dehydration）　特点是水钠等比例丢失，血容量减少，但血清 Na^+ 浓度和血浆渗透压仍在正常范围。

任何等渗性液体的大量丢失所造成的血容量减少，短期内均属等渗性脱水，可见于呕吐、腹泻、大面积烧伤、大量抽放胸腔积液、腹水等。等渗性脱水不进行处理，患者可通过不感蒸发等途径不断丢失水分而转变为高渗性脱水；如果只补水则可转变为低渗性脱水。因此，单纯性的等渗性脱水在临床上较少见。

（二）水中毒

水中毒（water intoxication）是指由于肾排水能力降低而摄水或输水过多，导致大量低渗性液体在细胞内外潴留的病理过程。其特征是血 Na^+ 浓度<135mmol/L，血浆渗透压<280mmol/L，体内钠总量正常或增多，伴有体液量的增多，又称高容量性低钠血症（hypervolemic hyponatremia）。

1. 原因和机制

（1）水的摄入过多：如用无盐水灌肠，肠道吸收水分过多、精神性饮水过量和持续性大量饮水等，另外，静脉输入含盐少或不含盐的液体过多过快，超过肾的排水能力。因婴幼儿对水、电解质调节能力差，更易发生水中毒。

（2）水排出减少：多见于急性肾衰竭，ADH 分泌过多，如某些恶性肿瘤、中枢神经系统疾病、恐惧、疼痛、外伤等，由于交感神经兴奋解除了副交感神经对 ADH 分泌的抑制。

在肾功能良好的情况下，一般不易发生水中毒，故水中毒最常发生于急性肾功能不全患者而又输液过多时。

2. 对机体的影响

（1）细胞外液量增多，血液稀释。

（2）细胞内液增多：细胞外液低渗使水分向细胞内转移，造成细胞内水肿。由于细胞内液的容量大于细胞外液，潴留的水大多积聚在细胞内，故早期细胞外液增加不明显。

（3）中枢神经系统功能障碍：由于脑细胞肿胀和脑组织水肿使颅内压升高，可引起中枢神经系统功能障碍，如头痛、恶心、呕吐、凝视、失语、视盘水肿等，严重者可发生脑疝而导致呼吸、心跳停止。

3. 防治的病理生理基础　防治原发病，对于有水潴留倾向的患者应严格限制水的输入量。轻症水中毒患者通过停止或限制水分输入可自行恢复；重症或急症患者除限水外，立即静脉内输注甘露醇、山梨醇等渗透性利尿剂或给予强利尿剂，以减轻脑细胞水肿和促进体内水分的排出，或给予少量高渗盐水促进水分向细胞外转移和缓解体液的低渗状态，纠正脑细胞水肿。

（三）水肿

水肿（edema）是过多的液体在组织间隙或体腔内积聚的一种常见的病理过程。一般将过多的体液积聚在体腔内称为积液（hydrop），如腹水、胸腔积液、心包积液、脑积液等。

1. 水肿的分类

（1）按水肿波及的范围分类：可分为全身性水肿（anasarca）和局部性水肿（local edema）。

（2）按发病原因分类：可分为肾性水肿、肝性水肿、心性水肿、营养不良性水肿、淋巴性水肿、炎性水肿、特发性水肿（原因不明）等。

（3）按发生水肿的组织器官分类：可分为皮下水肿、肺水肿和脑水肿等。

2. 水肿的发病机制　正常人体组织液总量是相对恒定的，主要依赖于两大平衡因素，即血管内外液体交换的平衡和体内外液体交换的平衡，当这种平衡失调时就可能导致水肿。

（1）血管内外液体交换失平衡——组织液生成大于回流

1）毛细血管流体静压增高：毛细血管流体静压增高可使有效滤过压增大，于是组织液生成增多，当超过淋巴回流的代偿能力时，便可引起水肿。毛细血管流体静压增高的常见原因是全身静脉压和局部静脉压增高。前者见于充血性心力衰竭时静脉压增高，是引起全身性水肿的重要原因；后者见于肿瘤压迫静脉或静脉的血栓形成，可使受阻的毛细血管流体静压增高，引起局部水肿。动脉充血也可引起毛细血管流体静压增高，成为炎性水肿发生的原因之一。

2）血浆胶体渗透压降低：血浆胶体渗透压主要取决于血浆白蛋白的含量。当血浆白蛋白含量减少时，血浆胶体渗透压下降，而有效滤过压增大，组织液的生成增加，超过淋巴代偿回流时，可发生水肿。引起血浆白蛋白含量下降的原因：①蛋白质合成障碍，见于肝硬化或严重的营养不良；②蛋白质丢失过多，见于肾病综合征时大量蛋白质从尿中丢失；③蛋白质消耗增加，见于慢性消耗性疾病，如慢性感染、恶性肿瘤等。

3）微血管壁通透性增加：正常时，毛细血管壁只允许微量小分子蛋白质滤过，因而，在毛细血管内外形成了很大的胶体渗透压梯度。当微血管壁通透性增高时，血浆蛋白质大量从毛细血管和微静脉壁滤过。于是，毛细血管静脉端和微静脉内的胶体渗透压下降，组织间液的胶体渗透压上升，促使溶质及水分的滤过。主要见于感染、烧伤、冻伤、化学伤及昆虫咬伤等。这些因素可直接损伤微血管壁或通过组胺、激肽等炎症介质的作用而使微血管壁的通透性增高。

4）淋巴回流受阻：正常时，淋巴回流不仅能把组织液及其所含的蛋白质回收到血液循环，而且在组织液生成增多时还能代偿回流，具有重要的抗水肿作用。在某些病理条件下，当淋巴干道被堵塞，淋巴回流受阻或不能代偿性加强回流时，含蛋白的水肿液在组织间隙中积聚，形成淋巴性水肿。常见的原因：①恶性肿瘤细胞侵入并堵塞淋巴管；②乳腺癌根治术摘除主要的淋巴组织，可致相应部位水肿；③丝虫病时，主要的淋巴管道被成虫阻塞，可引起下肢和阴囊的慢性水肿。

（2）体内外液体交换失平衡——钠、水潴留：肾在调节钠、水平衡中起重要作用，平时经肾小球滤过的钠、水总量，只有0.5%～1%排出体外，99%～99.5%被肾小管重吸收。其中，60%～70%由近曲小管主动重吸收；远曲小管和集合管对钠、水的重吸收则主要受激素调节。这些调节因素保证了球-管平衡，在某些因素导致球-管平衡失调时，便可导致钠、水潴留，成为水肿发生的重要原因（图9-6-2）。

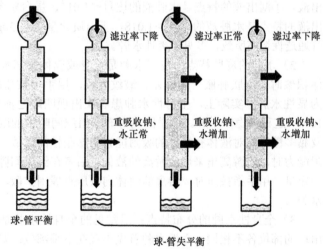

图 9-6-2　球-管失衡基本形式示意图

1）肾小球滤过率下降：当肾小球滤过率降低，在不伴有肾小管重吸收相应减少时，就会导致水钠潴留。若再伴有肾小管重吸收增强时，水钠潴留更明显。引起肾小球滤过率降低的常见原因：①滤过膜的通透性降低，见于急性肾小球肾炎，炎性渗出物和内皮细胞肿胀所引起的滤过膜的通透性降低；②滤过膜的面积减少，如慢性肾小球肾炎肾单位严重破坏时；③肾血流量减少，如充血性心力衰竭、肾病综合征、肝硬化伴腹水等使有效循环血量减少，肾血流量下降，肾小球滤过率降低。同时，继发性交感-肾上腺髓质系统和肾素-血管紧张素系统兴奋，使入球小动脉收缩，肾血流量和肾小球滤过率进一步降低，而引起水钠潴留。

2）近曲小管重吸收钠水增多：当有效循环血量减少时，近曲小管对钠水的重吸收增加使肾排水减少，成为某些全身性水肿发生的重要原因。①心房钠尿肽（atrial natriuretic peptide，ANP）分泌减少：当充血性心力衰竭、肾病综合征、肝硬化伴腹水等循环血容量明显减少时，ANP 分泌减少，抑制近曲小管对钠水重吸收作用减弱，从而导致或促进水肿的发生。②肾小球滤过分数（filtration fraction，FF）增加：是肾内物理因素。FF＝肾小球滤过率/肾血浆流量。充血性心力衰竭或肾病综合征时，肾血流量随有效循环血量的减少而下降，由于出球小动脉收缩比入球小动脉收缩明显，肾小球滤过率比肾血浆流量相对增多，FF 增高，使血浆中非胶体成分滤过量相对增多。因此，通过肾小球后，流入肾小管周围毛细血管血流的血浆胶体渗透压增高，而流体静压下降。于是，近曲小管重吸收钠和水增加，导致水钠潴留。

3）远曲小管和集合管重吸收钠水增加：①醛固酮含量增多：醛固酮作用于肾远曲小管和集合管对钠、水重吸收增多，进而引起水钠潴留。醛固酮增加的常见原因有分泌增加：当有效循环血量下降，或其他原因使肾血流减少时，肾血管灌注压下降，可刺激入球小动脉壁的牵张感受器；肾小球滤过率降低使流经致密斑的钠量减少等，均可使近球细胞分泌肾素增加。于是，肾素-血管紧张素-醛固酮系统被激活。临床上，见于充血性心力衰竭、肾病综合征及肝硬化腹水时；灭活减少：肝硬化患者肝细胞灭活醛固酮的功能减退，也是血中醛固酮含量增高的原因。②抗利尿激素分泌增加：抗利尿激素的作用是促进远曲小管和集合管对水的重吸收，是引起水钠潴留的重要原因之一。引起 ADH 分泌增加的原因有：充血性心力衰竭等时，有效循环血量减少使左心房壁和胸腔大血管的容量感受器所受的刺激减弱，反射性地引起 ADH 分泌增加；肾素-血管紧张素-醛固酮系统激活后，血管紧张素Ⅱ生成增多，刺激醛固酮分泌增加，可使肾小管对钠的重吸收增多，血浆渗透压增高，刺激下丘脑渗透压感受器，使 ADH 的分泌与释放增加；肝功能障碍时 ADH 灭活减少。

3. 水肿的特点及对机体的影响

（1）水肿的特点

1）水肿液的性状：水肿液含血浆的全部晶体成分，根据蛋白质含量的不同分为漏出液和渗出液。①漏出液的特点是水肿液的比重＜1.015，蛋白质含量＜2.5g/L，细胞数＜500/100ml。②渗出液的特点是水肿液的比重＞1.018，蛋白质含量可达 30g/L，可见大量的白细胞。后者是毛细血管通透性增高所致，多见于炎性水肿。

2）水肿的皮肤特点：皮下水肿是全身或躯体局部水肿的重要体征。当皮下组织有过多的液体积聚时，皮肤肿胀、弹性差、皱纹变浅，用手指按压时可留有凹陷，称为凹陷性水肿，又称为显性水肿。实际上，全身性水肿患者在出现凹陷之前已有组织液的增多，并可达到原体重的 10%，这称为隐性水肿。这是因为分布在组织间隙中的胶体网状物（化学成分是透明质酸、胶原及黏多糖等）对液体有很大的吸附能力和膨胀性的缘故。只有当液体的积聚超过胶体网状物的吸附能力时，才游离出来形成游离的液体，后者在组织间隙中有高度的移动性，当液体的积聚达到一定量，用手指按压时，游离的液体向按压点周围扩散，形成凹陷且不能立即平复，出现凹陷性水肿。

3）全身性水肿的分布特点：最常见的全身性水肿是心性水肿、肾性水肿和肝性水肿。水肿出现的部位各不相同。心性水肿首先出现在下垂部位；肾性水肿先表现为眼睑和颜面部水肿；肝性水肿则以腹水多见。这与下列因素有关：①重力效应。毛细血管流体静压受重力影响，距心脏水平面向下垂直距离越远的部位，外周静脉压和毛细血管流体静压越高。因此，右心衰竭时体静脉回流障碍，首先表现为下垂部位的静脉压增高与水肿。②组织结构特点。一般来说，组织结构疏松、皮肤伸展度大的部位易容纳水肿液。组织结构致密的部位，皮肤较厚而伸展度小，不易发生水肿。因此，肾性水肿，由于不受重力的影响，首先发生于组织疏松的眼睑部。③局部血流动力学因素参与水肿的形成。以肝性水肿的发生为例，肝硬化时由于肝内广泛的结缔组织增生与收缩，以及再生肝细胞结节的压迫，肝静脉回流受阻，进而使肝静脉压及毛细血管流体静压增高，成为肝硬化时易伴发腹水的原因。

（2）水肿对机体的影响：除炎性水肿液具有稀释毒素、运送抗体等抗损伤作用外，其他水肿对机体都有不同程度的不利影响。其影响大小取决于水肿的部位、程度、发生速度及持续时间。

1）细胞营养障碍：过量的液体在组织间隙中积聚，使细胞与毛细血管间的距离加大，增加了营养物质向细胞弥散的距离。受骨壳或坚实的包膜限制的器官或组织，急速发生重度水肿时，压迫微血管使营养血流减少，可导致细胞发生严重的营养障碍。

2）水肿对器官组织功能活动的影响：水肿对器官组织功能活动的影响，取决于水肿发生的速度及程度。急速发展的重度水肿因来不及适应与代偿，可引起比慢性水肿重得多的功能障碍。若为生命活动的重要器官，则可造成更为严重的后果，如脑水肿引起颅内压升高，脑疝致死；喉头水肿可引起气管阻塞，甚至窒息死亡。

四、钾代谢紊乱

（一）低钾血症

低钾血症（hypokalemia）是指血清钾浓度<3.5mmol/L。

1. 原因和机制

（1）钾摄入不足：在正常饮食条件下，一般不会发生低钾血症。只有在消化道肠梗阻、昏迷、神经性厌食及手术后较长时间禁食，在静脉补液中又未同时补钾或补钾不够时，才可发生低钾血症。

（2）钾丢失过多：这是低钾血症最常见的原因，常见于下列情况。

1）经消化道失钾：主要见于严重呕吐、腹泻、胃肠减压、肠瘘等。因消化液富含钾，且丢失消化液引起血容量减少，导致继发性醛固酮增多，也促进肾排钾。

2）经肾失钾：主要见于以下方面。①长期大量使用髓袢或噻嗪类利尿剂：如呋塞米、氯噻嗪，通过抑制髓袢升支粗段或远曲小管起始部对 Cl^- 和 Na^+ 的重吸收而产生利尿作用，由此也导致远曲小管内 Na^+ 含量增多，K^+-Na^+ 交换增多，而使排钾增多；渗透性利尿剂如甘露醇及高血糖等，可因远曲小管中尿流量增多、流速增快而致尿钾排出增多。②盐皮质激素过多：见于原发和继发性醛固酮增多症，其机制是盐皮质激素排钾作用导致钾丢失过多。③肾小管性酸中毒：可由遗传性因素，肾实质疾病或药物导致的肾损害所引起。Ⅰ型，是远曲小管质子泵（H^+ 泵）功能障碍使 Na^+-K^+ 交换增加，钾随尿排出增多；Ⅱ型，是近曲小管重吸收 K^+ 障碍所致。④镁缺失：缺镁导致肾小管上皮细胞的 Na^+-K^+-ATP 酶失活，K^+ 重吸收减少，尿钾排出增多。

3）经皮肤失钾：见于在炎热环境下进行和从事剧烈体力活动，引起过量排汗失钾。

（3）细胞外钾转到细胞内

1）碱中毒：H^+ 从细胞内向细胞外转移，以缓解细胞外液碱中毒，同时细胞外 K^+ 进入细胞内以维持体液的离子平衡；肾小管上皮细胞也发生此类离子转移，致使 H^+-Na^+ 交换减弱，而 K^+-Na^+ 交换增强，尿钾排出增多。

2）过量胰岛素使用：一方面胰岛素能增强细胞膜 Na^+-K^+-ATP 酶活性，另一方面使细胞合成糖原，均引起钾转入细胞内。

3）β-肾上腺素受体活性增强：如肾上腺素通过 cAMP 机制激活钠泵促进细胞外钾内移。

4）某些毒物中毒：如钡中毒，粗制棉籽油中毒（主要毒素为棉酚），它们可引起钾通道的阻滞，使 K^+ 自细胞内外流减少。

5）低钾性周期性瘫痪：家族性低钾性周期性麻痹是一种少见的常染色体显性遗传病，发作时出现低钾血症和骨骼肌瘫痪，发病机制不清，不经治疗可在 6～24h 自行缓解。

2. 对机体的影响　低钾血症时，机体功能代谢变化因个体不同而有很大的差异，主要取决于血钾浓度降低的速度和程度及伴随的缺钾严重程度，表现为膜电位异常引发的一系列障碍、细胞代谢障碍引发的损害及酸碱平衡异常。

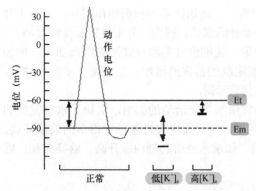

图 9-6-3 细胞外钾浓度正常和异常时骨骼肌静息
电位（Em）和阈电位（Et）的关系

（1）对神经肌肉的影响：主要有骨骼肌和胃肠道平滑肌，其中以下肢肌肉最为常见，严重时可累及躯干、上肢肌肉及呼吸肌。

1）急性低钾血症：轻症可无症状或仅觉倦怠和全身软弱无力；重症可发生弛缓性瘫痪。其机制主要是超极化阻滞状态的发生。由于细胞外液钾浓度急剧降低时，细胞内液钾浓度 $[K^+]_i$ 和细胞外液钾浓度 $[K^+]_o$ 的比值变大，静息状态下细胞内液钾外流增加，使静息电位（Em）负值增大，与阈电位（Et）之间的距离（Em−Et）增大，细胞仍处于超极化阻滞状态（图 9-6-3），因此细胞的兴奋性降低，严重时甚至不能兴奋。

2）慢性低钾血症：由于病程缓慢，细胞内液钾逐渐移到细胞外，使 $[K^+]_i/[K^+]_o$ 比值变化不大，静息电位因而基本正常，细胞兴奋性无明显变化，故临床表现不明显。

（2）对心肌的影响：主要表现为心肌生理特性的改变及引发的心电图变化和心肌功能的损害（图 9-6-4）。

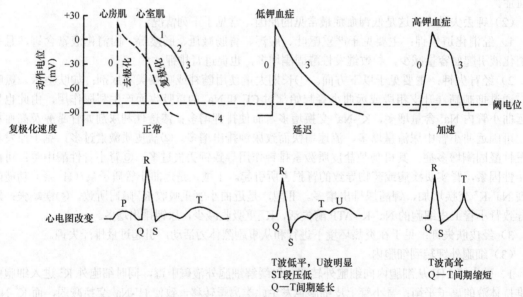

图 9-6-4 细胞外液钾浓度对心肌细胞动作电位和心电图的影响

1）心肌生理特性的改变

a. 兴奋性增高：心肌兴奋性大小主要与 Em−Et 间距长短有关。低钾血症时，心肌细胞膜对 K^+ 的通透性降低，因而 Em 绝对值减少，Em−Et 间距缩短，心肌兴奋性增高。

b. 自律性增高：心肌自律性的产生依赖于动作电位 4 期的自动去极化。低钾血症时，心肌细胞膜对 K^+ 的通透性下降，因此复极化 4 期 K^+ 外流减慢，而 Na^+ 内流相对加速，使快反应自律细胞的自动去极化加速，心肌自律性增高。

c. 传导性降低：心肌传导性快慢主要与动作电位 0 期去极化的速度和幅度有关。低钾血症时，心肌细胞膜 Em 绝对值减少，去极化时 Na^+ 内流速度减慢，故动作电位 0 期去极化速度减慢和幅度降低，兴奋的扩布因而减慢，心肌传导性降低。

d. 收缩性改变：轻度低钾血症时，其对 Ca^{2+} 内流的抑制作用减弱，因而复极化 2 期时 Ca^{2+} 内流增多，心肌收缩性增强；但严重或慢性低钾血症时，可因细胞内缺钾，使心肌细胞代谢障碍而发生变性坏死，心肌收缩性因而减弱。

2）心电图的变化：与心肌细胞在低钾血症时电生理特性变化密切相关，典型的表现有：代表复极化 2 期的 ST 段压低；相当于复极化 3 期的 T 波低平和 U 波增高（超常期延长所致）；相当于心室动作电位时间的 Q—T 间期延长；严重低钾血症时还可见 P 波增高、P—Q 间期延长和 QRS 波群增宽。

3）心肌功能的损害：表现为心律失常和心肌对洋地黄类强心药物的敏感性增加。

a. 心律失常：由于自律性增高，可出现窦性心动过速；异位起搏的插入而出现期前收缩发生阵发性心动过速等；此外，心肌兴奋性升高，3 期复极化延缓所致的超常期延长更易导致心律失常的发生。

b. 心肌对洋地黄类强心药物的敏感性增加：低钾血症时，洋地黄与 Na^+-K^+-ATP 酶的亲和力增高而增强了洋地黄的毒性作用，并显著降低其治疗的效果。

（3）骨骼肌损害：钾对骨骼肌的血流量有调节作用。严重缺钾患者，肌肉运动时不能释放足够的钾，以致发生缺血缺氧性肌痉挛、坏死和横纹肌溶解。

（4）肾脏损害：形态上主要表现为髓质集合管上皮细胞肿胀、增生等，重者可波及各段肾小管，甚至肾小球，出现间质性肾炎样表现。功能上主要表现为尿浓缩功能障碍而出现多尿，其发生机制是：①远曲小管和集合管上皮细胞受损，cAMP 生成不足，对 ADH 的反应性降低；②髓袢升支粗段对 NaCl 的重吸收障碍，妨碍了肾髓质渗透压梯度的形成而影响了对水的重吸收。

（5）对酸碱平衡的影响：低钾血症可引起代谢性碱中毒，同时发生反常性酸性尿。其发生机制是：①细胞外液 K^+ 浓度减少，此时细胞内液 K^+ 外出，而细胞外液 H^+ 内移，引起细胞外液碱中毒；②肾小管上皮细胞内 K^+ 浓度降低，H^+ 浓度增高，造成肾小管 Na^+-K^+ 交换减弱而 H^+-Na^+ 交换加强，尿排 K^+ 减少，排 H^+ 增多，加重代谢性碱中毒，且尿液呈酸性。

3. 防治的病理生理基础

（1）防治原发病，尽快恢复饮食和肾功能。

（2）补钾：对严重低钾血症或出现明显的并发症，如心律失常或肌肉瘫痪等，应及时补钾。最好口服，不能口服者或病情严重时，才考虑静脉滴注补钾。补钾时应观察心率、心律，注意补钾的总量、输入的浓度与速度和尿量，还须定时测定血钾浓度。细胞内缺钾恢复较慢，因此，治疗缺钾勿操之过急。

（3）纠正水和其他电解质代谢紊乱：引起低钾血症的原因常同时引起水和其他电解质代谢紊乱，应及时检查并加以纠正。同时低钾血症易伴发低镁血症，由于缺镁可引起低钾，故补钾时必须补镁，方才有效。

（二）高钾血症

血清钾浓度＞5.5mmol/L 称为高钾血症（hyperkalemia）。

1. 原因和机制

（1）钾摄入过多：主要见于处理不当，如经静脉输入过多钾盐或输入大量库存血。

（2）钾排出减少：主要是肾脏排钾减少，这是高钾血症最主要的原因。常见于：①肾衰竭。急性肾衰竭少尿期、慢性肾衰竭晚期，因肾小球滤过率减少或肾小管排钾功能障碍，往往发生高钾血症。②盐皮质激素缺乏，包括绝对和相对缺乏两种情况。前者见于肾上腺皮质功能减退，后者见于某些肾小管疾病（如间质性肾炎、狼疮肾、移植肾等），对醛固酮的反应低下。两者均表现为肾远曲小管、集合管排钾障碍，致使血钾升高。③长期应用潴钾利尿剂。螺内酯和三氨蝶呤等具有对抗醛固酮保钠排钾的作用，长期大量应用可引起高钾血症。

（3）细胞内钾转到细胞外：细胞内钾迅速转到细胞外，当超过了肾的排钾能力时，血钾浓度高。主要见于以下情况。

1）酸中毒：酸中毒时易伴发高钾血症，其机制是：①酸中毒时细胞外液 H^+ 浓度升高，H^+ 进入细胞内被缓冲，而细胞内 K^+ 转到细胞外以维持电荷平衡；②肾小管上皮细胞内、外也发生此种离子转移，致使 H^+-Na^+ 交换加强，而 K^+-Na^+ 交换减弱，尿钾排出减少。

2）高血糖合并胰岛素不足：见于糖尿病，其发生机制是：胰岛素缺乏妨碍了钾进入细胞内，同时高血糖形成的血浆高渗透压使血钾升高。血浆渗透压增高引起细胞内脱水，同时细胞内钾浓度相对增高，为钾通过细胞膜、钾通道的被动外移提供了浓度梯度。

3）某些药物的使用：β 受体阻滞剂、洋地黄类药物中毒等通过干扰 Na^+-K^+-ATP 酶活性而妨碍细胞摄钾。

4）组织分解：如溶血、挤压综合征时，细胞内钾大量释出而引起高钾血症。

5）缺氧：缺氧时细胞 ATP 生成不足，细胞膜上钠泵运转障碍，使 Na^+ 在细胞内潴留，而细胞外 K^+ 不易进入细胞内。

6）高钾性周期性麻痹：是一种常染色体显性遗传性疾病，发作时细胞内钾外移而引起血钾升高。

2. 对机体的影响

（1）对神经肌肉的影响

1）急性高钾血症：①急性轻度高钾血症（血清钾 5.3～7.0mmol/L）时，主要表现为感觉异常、刺痛等症状，但常被原发病症状所掩盖。其发生机制是：细胞外液钾浓度增高后，$[K^+]_i/[K^+]_o$ 值变小，静息期细胞内钾外流减少，使 Em 绝对值减少，与 Et 间距离缩短而兴奋性增高。②急性重度高钾血症（血清钾 7.0～9.0mmol/L）时，表现为肌肉软弱无力乃至弛缓性瘫痪，其机制在于细胞外液钾浓度急剧升高，$[K^+]_i/[K^+]_o$ 值更小，使 Em 值下降或几乎接近于 Et 水平。Em 值过小，使肌肉细胞膜上的快钠通道失活，细胞处于去极化阻滞状态而不能兴奋（图 9-6-3）。

2）慢性高钾血症：很少出现神经肌肉方面的症状，主要是细胞内外钾浓度梯度变化不大，$[K^+]_i/[K^+]_o$ 值变化不明显之故。

（2）对心肌的影响：高钾血症对心肌的毒性作用极强，可发生致命性心室纤颤和心搏骤停。主要表现为心肌生理特性的改变及引发的心电图变化和心肌功能的损害。

1）心肌生理特性的改变

a. 兴奋性改变：急性高钾血症时，心肌兴奋性的改变随血钾浓度升高的程度不同而有所不同。急性轻度高钾血症时，心肌的兴奋性增高；急性重度高钾血症时，心肌的兴奋性降低；慢性高钾血症时，心肌兴奋性变化不甚明显。其发生机制与高钾血症时神经肌肉的变化机制相似。

b. 自律性降低：高钾血症时，细胞膜对 K^+ 的通透性增高，复极化 4 期 K^+ 外流增加而 Na^+ 内流相对缓慢，快反应自律细胞的自动去极化减慢，因而引起心肌自律性降低。

c. 传导性降低：由于心肌细胞 Em 绝对值变小，与 Et 接近，则 0 期钠通道不易开放，使去极化的速度减慢、幅度变小，因此心肌兴奋传导的速度也减慢。严重高钾血症时，可因严重传导阻滞和心肌兴奋性消失而发生心搏骤停。

d. 收缩性减弱：高钾血症时，细胞外液 K^+ 浓度增高抑制了复极化 2 期时 Ca^{2+} 的内流，使心肌细胞内 Ca^{2+} 浓度降低，因而心肌收缩性减弱。

2）心电图的变化：由于复极 3 期 K^+ 外流加速，因而 3 期复极时间和有效不应期缩短，反映复极 3 期的 T 波狭窄高耸，相当于心室动作电位时间的 Q—T 间期轻度缩短。由于传导性降低，心房去极化的 P 波压低、增宽或消失；代表房室传导的 P—R 间期延长；相当于心室去极化的 R 波降低；相当于心室内传导的 QRS 综合波增宽。

3）心肌功能的损害：高钾血症时心肌传导性降低可引起传导延缓和单向阻滞，同时有效不应期又缩短，故易形成兴奋折返，引起严重心律失常。

（3）对酸碱平衡的影响：高钾血症可引起代谢性酸中毒，并出现反常性碱性尿。其发生机制是：①高钾血症时，细胞外液 K^+ 升高，此时细胞外液 K^+ 内移，而细胞内液 H^+ 外出，引起细胞外液酸中毒；②肾小管上皮细胞内 K^+ 浓度增高，H^+ 浓度减少，导致肾小管 H^+-Na^+ 交换减弱，而 K^+-Na^+ 交换增强，尿排 K^+ 增加、排 H^+ 减少，加重代谢性酸中毒，且尿液呈碱性。

3. 防治的病理生理基础

（1）治疗原发病，去除引起高钾的原因。

（2）减少钾的摄入或口服阳离子交换树脂、腹膜透析或血液透析以加速钾的排泄。

（3）给予葡萄糖和胰岛素促进钾向细胞内转移。

（4）静脉给予钠盐和钙制剂，对抗钾对心肌的毒性作用。

（5）纠正其他电解质紊乱。

（朱彦刘莹）

第七节　酸碱平衡与酸碱平衡紊乱

人体的体液环境必须具有适宜的酸碱度才能维持正常的代谢和生理功能，在正常状态下，机体不断产生并摄入酸性或碱性物质，通过体液的缓冲系统以及肺和肾的调节功能，使体液的 pH 总是相对稳定，这种维持体液 pH 相对稳定性的过程称为酸碱平衡（acid-base balance）。

尽管机体对酸碱负荷具有强大的缓冲能力和有效的调节功能，但在一些病理情况下，由于酸碱超负荷或调节机制障碍而导致体液内环境酸碱稳态破坏，称为酸碱平衡紊乱（acid-base disturbance），会对生命造成严重的威胁。

一、酸碱的概念和酸碱物质的来源

（一）酸碱的概念

在化学反应中，能释放出 H^+ 的化学物质称为酸，如 HCl、H_2SO_4、NH_4^+ 和 H_2CO_3 等；反之，能接受 H^+ 的化学物质称为碱，如 NH_3、HCO_3^- 等。

（二）体内酸碱物质的来源

体液中的酸性或碱性物质可以来自体内的分解代谢过程，也可以从体外摄入。酸性物质主要通过体内代谢产生，碱性物质主要来自食物。在普通膳食条件下，体内代谢所产生的酸性物质远远超过碱性物质。正常机体酸性或碱性物质的来源和特点见表 9-7-1。

表 9-7-1　正常机体酸性或碱性物质的来源和特点

酸、碱分类	来源	特点
酸性物质（多）		
挥发酸	机体代谢产生大量 CO_2，与 H_2O 结合成 H_2CO_3	每天可产生 300~400L CO_2，相当于 15mol H^+ 由肺呼出
固定酸	糖酵解产生的乳酸 糖氧化产生的三羧酸 脂肪分解产生的酮酸 蛋白质分解产生的硫酸、磷酸、尿酸等	每天产生的固定酸含 H^+ 为 50~100mmol，经肾排出，不能由肺呼出
碱性物质（少）		
	体内氨基酸脱氨基产 NH_3、蔬菜、瓜果中的有机酸盐可与 HCO_3^- 结合生成碱性盐	主要由肾调节

1. 酸的来源

（1）挥发酸：糖、脂肪、蛋白质在其分解代谢中，氧化的最终产物是 CO_2，CO_2 与水结合生成碳酸（H_2CO_3），是机体在代谢过程中产生最多的酸性物质。碳酸可释放出 H^+，也可分解产生气

体 CO_2，从肺排出体外，所以称为挥发酸。碳酸是体内唯一的挥发酸。

（2）固定酸：不能变成气体由肺呼出，而只能通过肾由尿排出的酸性物质称为固定酸或非挥发酸。

2. 碱的来源　体内碱性物质主要来自食物，特别是蔬菜、瓜果中所含的有机酸盐。

二、酸碱平衡的调节

正常机体虽然不断地摄取和生成酸性及碱性物质，但血液 pH 是相对恒定的，并不随一般的生理活动而发生显著变化。这是因为机体内存在着精细的酸碱平衡调节机制，主要是体液中的缓冲系统以及肺、肾对酸碱平衡的调节。

（一）血液中缓冲系统的调节作用

所谓缓冲系统，是指由一种弱酸和相应的缓冲碱所组成，具有缓冲酸碱能力的混合溶液。血液中主要有 HCO_3^-/H_2CO_3、$HPO_4^{2-}/H_2PO_4^-$、Pr^-/HPr 和 Hb^-/HHb 等缓冲系统（表 9-7-2）。血液缓冲系统中以 HCO_3^-/H_2CO_3 缓冲系统最重要，这是因为该系统具有以下特点：①缓冲能力最强，是含量最多的缓冲系统，占血液缓冲总量的 53%。②为开放性缓冲系统，可通过肺和肾对血液中 CO_2 及 HCO_3^- 的浓度进行调节，使其缓冲能力大为增加，远远超过其化学反应达到的程度。③可以缓冲所有的固定酸。但是，碳酸氢盐缓冲系统不能缓冲挥发酸，挥发酸的缓冲主要靠非碳酸氢盐缓冲系统，特别是 Hb^- 及 HbO_2 缓冲。

表 9-7-2　全血中各缓冲系统含量与分布

缓冲系统	占全血缓冲系统（%）
血浆 HCO_3^-	35
红细胞内 HCO_3^-	18
Hb 及 HbO_2	35
血浆蛋白	7
磷酸盐	5

（二）肺在酸碱平衡调节中的作用

肺是通过改变呼吸运动的频率和幅度来调节 CO_2 的排出量，使血浆中 HCO_3^-/H_2CO_3 的浓度比值维持正常，以保持其相对恒定。

呼吸运动受中枢和外周化学感受器的调节。中枢化学感受器对 $PaCO_2$ 变动非常敏感，这是由于增加的 CO_2 容易透过血-脑屏障，改变了脑间质或脑脊液的 pH，使 H^+ 浓度增高，刺激了延髓呼吸中枢的化学感受器，从而兴奋呼吸中枢，肺的通气量明显增加。当 $PaCO_2$ 由正常值 40mmHg 上升到 60mmHg 时，肺通气量可增加 10 倍。但 $PaCO_2$ 增高至 80mmHg 以上时，呼吸中枢反而受到抑制，引起二氧化碳麻醉。缺氧、$PaCO_2$ 和 H^+ 升高均可使外周化学感受器主动脉体和颈动脉体受到刺激，反射性地兴奋呼吸中枢使肺泡通气量增加。PaO_2 下降至 30mmHg 以下时直接对呼吸中枢产生抑制效应。在正常情况下，中枢化学感受器的作用远较外周化学感受器强。

（三）组织细胞对酸碱平衡的调节作用

机体大量的组织细胞主要是通过离子交换对酸碱进行调节，如 H^+-Na^+、H^+-K^+、Na^+-K^+ 交换维持电中性，红细胞、肌细胞和骨组织均能发挥这种作用。当酸中毒时，由于细胞外液 H^+ 浓度增加，H^+ 可弥散入细胞内，而细胞内的 K^+ 和 Na^+ 则移出细胞外，从而维持电中性。而碱中毒时恰好相反，H^+ 移出细胞外，而 K^+ 和 Na^+ 则移入细胞内。这种离子交换的结果能缓冲细胞外液中 H^+ 浓度的变动，同时也影响血 K^+ 的浓度。在酸中毒时，血 K^+ 往往升高，而碱中毒时则降低。

（四）肾在酸碱平衡调节中的作用

肾脏主要是通过排酸或保碱的作用来调节血浆 HCO_3^- 含量以维持血中正常 pH。由于在普通膳食条件下，正常人体内酸性物质的产生远远超过碱性物质的产生量，因此，肾主要针对固定酸的调节，每天需经肾排出代谢性 H^+ 50～100mmol，同时经肾小球滤出的 HCO_3^- 有 85%～90% 在近端小管被重吸收，其余部分在远曲小管和集合管被重吸收（图 9-7-1），其主要机制为如下。

1. 近端小管 H^+ 的分泌和 HCO_3^- 的重吸收　肾小管上皮细胞内富含碳酸酐酶（carbonic anhydrase，CA），能催化 CO_2 与 H_2O 结合生成 H_2CO_3，H_2CO_3 可部分解离成 H^+ 和 HCO_3^-，H^+ 通

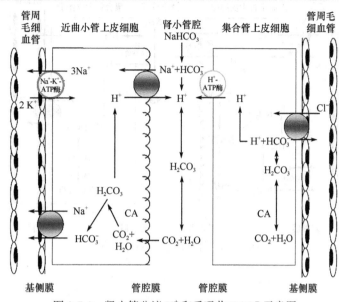

图 9-7-1　肾小管分泌 H^+ 和重吸收 HCO_3^- 示意图
○. 表示主动转运；●. 表示继发性主动转运；CA. 碳酸酐酶

过管腔膜 Na^+-H^+ 载体与滤液中 Na^+ 交换，并与肾小球滤过的 HCO_3^- 结合生成 H_2CO_3，迅速水解为 H_2O 和 CO_2，H_2O 随尿排出，CO_2 弥散回肾小管上皮细胞。进入细胞内的 Na^+ 经基侧膜钠泵主动转运入血，而 HCO_3^- 经基侧膜 Na^+-HCO_3^- 转运体进入血液循环，随尿液排出体外的 HCO_3^- 仅为滤出量的 0.1%，几乎无 HCO_3^- 的丢失（图 9-7-1）。

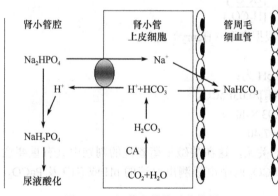

图 9-7-2　远曲小管的酸化作用

2. 远曲小管和集合管 H^+ 的分泌和 HCO_3^- 的重吸收　远曲小管和集合管的闰细胞借助于管腔膜 H^+-ATP 泵向管腔中分泌 H^+，同时在基膜侧以 Cl^--HCO_3^- 交换的方式重吸收 HCO_3^-（图 9-7-1）。远曲小管上皮细胞分泌 H^+ 到集合管管腔后，可将管腔液中的 Na_2HPO_4 变成 NaH_2PO_4，使尿液酸化，这是肾排 H^+ 的一个重要方式，称为肾小管的远端酸化作用（distal acidification）（图 9-7-2）。随着 H^+ 的不断分泌，小管液中的大多数 Na_2HPO_4 变成 NaH_2PO_4，可使两者的比值由原来的 4∶1 变为 1∶99，尿液 pH 可降至 4.8 左右，则不能进一步发挥缓冲作用。

3. NH_4^+ 的分泌　NH_4^+ 的生成和排出是 pH 依赖性的，酸中毒越重，尿排 NH_4^+ 量越多。近曲小管上皮细胞是产生 NH_4^+ 的主要场所，由谷氨酰胺在谷氨酰胺酶的作用下产生 NH_3+α-酮戊二酸。后者进一步生成 HCO_3^- 进入血液，而 NH_3 与近曲小管上皮细胞内碳酸解离的 H^+ 结合成 NH_4^+，经载体与 Na^+ 交换进入管腔，由尿排出。

酸中毒严重时，当磷酸盐缓冲系统不能缓冲时，不仅近曲小管分泌 NH_4^+ 增加，远曲小管和集合管也可分泌 NH_3。NH_3 不带电荷，脂溶性，容易通过细胞膜进入管腔。NH_3 进入肾小管腔后与小管上皮细胞排泌的 H^+ 结合成 NH_4^+，其扩散量取决于小管周围组织间液和小管液的 pH。小管液的 pH 越低，NH_3 越容易向小管液中扩散（图 9-7-3）。

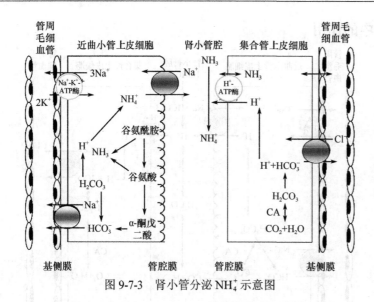

图 9-7-3 肾小管分泌 NH_4^+ 示意图

上述三方面的调节因素共同维持体内的酸碱平衡，但在作用时间和强度上是有差别的。血液缓冲系统反应迅速，即刻就可起作用，但缓冲作用不能持久；肺的调节效能快而大，缓冲作用于 30min 时达到最高峰，但仅对 CO_2 有调节作用；细胞的缓冲在 3～4h 发挥作用，能力虽强，但常可导致血钾的异常；肾脏的调节比较慢，常在酸碱平衡紊乱发生后 12～24h 才发挥作用，3～5d 达到高峰，但调节能力强大且维持时间较长，特别是对保留 $NaHCO_3$ 和排出固定酸具有重要的作用。

三、酸碱平衡紊乱的常用指标

（一）pH

pH 是反映酸碱度的重要指标，由于血液中 H^+ 很少，因此广泛用 H^+ 浓度的负对数即 pH 表示体液的酸碱度。正常人动脉血 pH 为 7.35～7.45，pH<7.35 为酸中毒（acidosis）；pH>7.45 为碱中毒（alkalosis）。根据 Henderson-Hasselbalch 方程式，血液 pH 为：

$$pH=pK_a+lg\frac{[HCO_3^-]}{[H_2CO_3]}$$

式中，H_2CO_3 浓度由 CO_2 溶解量（dCO_2）决定，根据亨利（Henry）定律：

$dCO_2=CO_2$ 在血液中的溶解度（α）$\times PaCO_2$

由于 pK_a 约为 6.1，α=0.03，故正常人动脉血 pH 为：

$$pH=6.1+lg[HCO_3^-]/0.03PaCO_2$$
$$=6.1+lg24/0.03\times40$$
$$=6.1+lg20/1=7.40$$

以上公式反映了 pH、HCO_3^- 和 $PaCO_2$ 之间的关系，这在酸碱平衡紊乱的判别中具有重要意义。根据这一公式，血气分析仪可直接用 pH 和 CO_2 两个电极测出血液的 pH 或 [H^+] 及 $PaCO_2$，并计算出血中 HCO_3^- 浓度。

由上可见，pH 主要取决于 HCO_3^-/H_2CO_3 的比值，两者比值只要维持在 20：1，pH 即处在正常范围。因此，pH 在正常范围有 3 种可能：①没有酸碱紊乱；②代偿性酸、碱中毒时，通过机体的调节作用，HCO_3^-/H_2CO_3 的比值可维持在 20：1，pH 仍处在正常范围；③机体同时存在程度相当的混合性酸、碱中毒，pH 也可能在正常范围。另外，仅凭 pH 不能区分代谢性或呼吸性酸碱平衡紊乱的类型，若要区别它们还需要测定反映血浆 HCO_3^- 和 H_2CO_3 浓度等指标的改变。

（二）动脉血二氧化碳分压

动脉血二氧化碳分压（partial pressure of carbon dioxide，$PaCO_2$）是指物理性溶解在血浆中的 CO_2 分子所产生的张力。正常值为 33～46mmHg，平均值为 40mmHg。由于 CO_2 通过呼吸膜的弥散速度很快，所以 $PaCO_2$ 与肺泡气中的 CO_2 分压（P_ACO_2）基本相等，因此 $PaCO_2$ 是反映酸碱平衡呼吸性因素的重要指标。$PaCO_2$ 增高，表示肺泡通气不足，有 CO_2 潴留，见于呼吸性酸中毒或代偿后的代谢性碱中毒；$PaCO_2$ 降低，表示肺泡通气过度，CO_2 呼出过多，见于呼吸性碱中毒或代偿后的代谢性酸中毒。

（三）标准碳酸氢盐和实际碳酸氢盐

标准碳酸氢盐（standard bicarbonate，SB）是指全血在标准条件下，即在温度 38℃，血红蛋白氧饱和度为 100%，PCO_2 为 40mmHg 时测得的血浆 HCO_3^- 含量。因为已排除了呼吸性因素的影响，故 SB 是反映代谢性因素的指标，正常值为 22～27mmol/L，平均为 24mmol/L。SB 在代谢性酸中毒时降低，在代谢性碱中毒时升高。但在呼吸性酸、碱中毒时，由于肾的代偿作用，SB 也可继发性降低或升高。

实际碳酸氢盐（actual bicarbonate，AB）是指隔绝空气的血液标本，在实际体温、$PaCO_2$ 和血氧饱和度条件下所测得的血浆 HCO_3^- 含量。AB 受呼吸和代谢两方面因素的影响。正常人 AB=SB。AB 和 SB 的差值反映呼吸性因素对酸碱平衡的影响：若 SB 正常，AB>SB，表示有 CO_2 潴留；AB<SB，表明有 CO_2 排出过多。

（四）缓冲碱

缓冲碱（buffer base，BB）是指血液中一切具有缓冲作用的负离子碱的总和，包括血液中 HCO_3^-、Hb^- 和 Pr^- 等，通常以氧饱和的全血在标准状态下测定，正常值为 45～55mmol/L，其中 HCO_3^- 为 22～27mmol/L，Hb^- 为 6.3mmol/L，Pr^- 为 16～18mmol/L。缓冲碱数值是反映代谢性因素的指标，$PaCO_2$ 高低对其无明显影响。

（五）碱剩余

碱剩余（base excess，BE）是指在标准条件下，将 1L 全血或血浆滴定至 pH 7.4 时所用的酸或碱的量。如需用酸滴定，说明受测血样碱过剩，用正值表示（+BE）；如需用碱滴定，说明受测血样碱缺失，用负值表示（-BE）。血浆 BE 的正常值为 0mmol/L±3mmol/L。在测定 BE 时，排除了 $PaCO_2$ 升高或降低对酸碱平衡的影响，所以 BE 是反映代谢性因素的指标。代谢性酸中毒时 BE 负值增加；代谢性碱中毒时 BE 正值增加。

（六）阴离子间隙

阴离子间隙（anion gap，AG）是指血浆中未测定的阴离子（UA）与未测定的阳离子（UC）的差值，即 AG=UA-UC。由于细胞外液中阴、阳离子的总量相等，从而维持正负电荷的平衡。总阳离子量应为已测定阳离子量加未测定阳离子量，即 Na^++K^++UC，由于 K^+ 量较少，可以忽略不计。总阴离子量为已测定阴离子量加未测定阴离子量，即 Cl^-+HCO_3^-+UA。这样就可以列出下列等式：

$$Na^+ + UC = Cl^- + HCO_3^- + UA$$
$$AG = UA - UC = Na^+ - (Cl^- + HCO_3^-)$$
$$AG = 140 - (104 + 24) = 12mmol/L$$

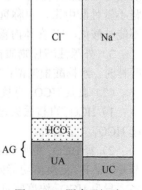

图 9-7-4　阴离子间隙

波动范围为 12mmol/L±2mmol/L（图 9-7-4）。未测定的阴离子包括各种有机酸，如乙酰乙酸、β-羟丁酸、丙酮酸、乳酸和 Pr^-、HPO_4^{2-}、SO_4^{2-} 等。AG 增大，多数是有机酸和无机酸的阴离子在体内蓄积所致。AG 的测定对区分不同类型的代谢性酸中毒和诊断某些混合型酸碱平衡紊乱有重要意义。

四、单纯型酸碱平衡紊乱

尽管机体对酸碱负荷有很大的缓冲能力和有效的调节功能，但许多因素可以引起酸碱负荷过度或调节机制障碍导致体液酸碱度稳定性破坏，这种稳定性破坏称为酸碱平衡紊乱。血液 pH 取决于 HCO_3^- 与 H_2CO_3 的浓度之比，pH 为 7.4 时其比值为 20∶1。根据血液 pH 的高低，可将酸碱平衡紊乱分为两大类，pH 降低称为酸中毒，pH 升高称为碱中毒。HCO_3^- 浓度含量主要受代谢性因素的影响，由其浓度原发性降低或升高引起的酸碱平衡紊乱，称为代谢性酸中毒（metabolic acidosis）或代谢性碱中毒（metabolic alkalosis）；H_2CO_3 含量主要受呼吸性因素的影响，由其浓度原发性增高或降低引起的酸碱平衡紊乱，称为呼吸性酸中毒（respiratory acidosis）或呼吸性碱中毒（respiratory alkalosis）。另外，在单纯型酸中毒或碱中毒时，由于机体的调节，虽然体内酸性或碱性物质的含量已经发生改变，但是血液 pH 尚在正常范围之内，称为代偿性酸或碱中毒。如果血液 pH 低于或高于正常范围，则称为失代偿性酸或碱中毒，这可以反映机体酸碱平衡紊乱的代偿情况和严重程度。

在临床工作中，患者情况是复杂的，在同一患者不但可以发生一种酸碱平衡紊乱，还可以同时发生两种或两种以上酸碱平衡紊乱，如是单一的失衡，称为单纯型酸碱平衡紊乱，如为两种或两种以上酸碱平衡紊乱同时存在，称为混合型酸碱平衡紊乱。这里主要介绍单纯型酸碱平衡紊乱。

（一）代谢性酸中毒

代谢性酸中毒是指细胞外液 H^+ 增加和（或）HCO_3^- 丢失而引起的以血浆 $[HCO_3^-]$ 减少为特征的酸碱平衡紊乱，是临床上酸碱平衡紊乱中最常见的一种类型。

1. 原因和机制

（1）酸负荷增多

1）固定酸产生过多：常见于以下情况。①乳酸酸中毒：任何原因所致的缺氧或组织灌流量减少，都可以使细胞内无氧酵解增强而引起乳酸生成增多，常见于休克、心搏骤停、心力衰竭、严重贫血、肺水肿、低氧血症和一氧化碳中毒等。此外，还可为严重肝病或酒精中毒时乳酸利用障碍引起等。②酮症酸中毒：常见于机体脂肪被大量动员的情况下，如糖尿病、严重饥饿等。糖尿病时由于胰岛素绝对或相对不足，使葡萄糖利用减少，而脂肪分解加速。由于大量脂肪酸进入肝而形成过多的酮体（其中 β-羟丁酸和乙酰乙酸是固定酸），当其量超过外周组织的氧化能力及肾脏的排出能力时，就可发生酮症酸中毒。长时间饥饿或禁食时，体内糖原耗尽后，能量来源于脂肪分解，也可引起酮症酸中毒。

2）肾排酸减少：①严重肾衰竭。由于肾小球滤过率降低，体内的固定酸代谢产物如硫酸、磷酸等不能经肾排出，使其在体内蓄积，血中 H^+ 浓度增加导致 HCO_3^- 被缓冲而浓度下降。②I 型肾小管性酸中毒，也称远端肾小管性酸中毒，发病环节是远端小管、集合管分泌 H^+ 障碍，尿液不能被酸化，H^+ 在体内蓄积，导致 HCO_3^- 浓度进行性下降。

3）外源性酸性物质摄入过多：如水杨酸中毒，见于医疗或意外事故等情况下大量摄入阿司匹林时，水杨酸根潴留；另外，含氯的成酸性药物摄入过多，在体内解离出 HCl。

（2）血浆 HCO_3^- 直接减少

1）HCO_3^- 直接丢失过多：常见于严重腹泻、小肠和胆管瘘、肠道引流、大面积烧伤等，可引起 HCO_3^- 大量丢失。

2）肾 HCO_3^- 重吸收和生成减少：①II 型肾小管性酸中毒，也称近端小管性酸中毒，发病环节是 Na^+-H^+ 交换体功能障碍或碳酸酐酶活性降低，HCO_3^- 在近端小管重吸收减少，尿中排出增多，导致 HCO_3^- 浓度降低。②大量使用碳酸酐酶抑制剂时，肾小管 H^+ 的分泌和 HCO_3^- 的重吸收减少，使 HCO_3^- 从尿中丢失。

3）HCO_3^- 被稀释：快速输入大量无 HCO_3^- 的液体，如葡萄糖或生理盐水，使血液中 HCO_3^- 被稀释，造成稀释性代谢性酸中毒。

（3）高血钾：各种原因引起的细胞外液高 K^+，可引起细胞内外 H^+-K^+ 交换，导致代谢性酸中毒。这种酸中毒，体内 H^+ 总量并未增加，只是 H^+ 从细胞内逸出，造成细胞外酸中毒。

2. 分类　通常根据 AG 值的变化，将代谢性酸中毒分为两类：AG 增高型代谢性酸中毒和 AG 正常型代谢性酸中毒。

（1）AG 增高型：其特点是 AG 增高，血氯正常，指除了含氯以外的任何固定酸的血浆浓度增大时的代谢性酸中毒，如乳酸性酸中毒、酮症酸中毒、硫酸和磷酸排泄障碍在体内蓄积和水杨酸中毒等。固定酸的 H^+ 被 HCO_3^- 缓冲，其酸根（乳酸根、水杨酸根等）增高，这部分酸根均属于未测定的阴离子，所以 AG 值增大，而 Cl^- 正常（图 9-7-5）。

（2）AG 正常型：其特点是 AG 正常，血氯增高。当血浆中 HCO_3^- 浓度原发性降低并同时伴有血氯代偿性增高时，则呈现 AG 正常型代谢性酸中毒（图 9-7-5）。见于消化

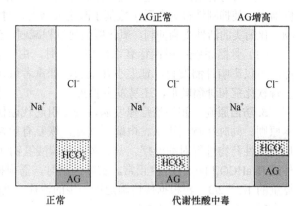

图 9-7-5　正常和代谢性酸中毒时的阴离子间隙

道直接丢失 HCO_3^-；轻度或中度肾功能障碍分泌 H^+ 减少；肾小管性酸中毒 HCO_3^- 重吸收减少或分泌 H^+ 障碍；使用碳酸酐酶抑制剂及含氯的酸性盐摄入过多等。

3. 机体的代偿调节

（1）血液的缓冲和细胞内外离子交换的缓冲代偿调节：代谢性酸中毒时，细胞外液 H^+ 浓度增加，即刻与血液 HCO_3^- 和非 HCO_3^- 缓冲对作用，使 HCO_3^- 及其他缓冲碱不断被消耗。细胞内、外离子交换开始于酸中毒后 2～4h，约有 60% 的 H^+ 在细胞内被缓冲。H^+ 进入细胞时，细胞内 K^+ 外移，使电中性得以维持，但可导致高钾血症。

（2）肺的代偿调节：由于血液中 H^+ 浓度升高，刺激外周化学感受器，反射性兴奋延髓呼吸中枢，使呼吸的幅度和频率增加，改变肺的通气量。呼吸系统的代偿作用极其迅速，一般数分钟即可出现深大呼吸，呼吸加深加快是代谢性酸中毒的主要临床表现。其代偿意义是使 CO_2 排出增多，血浆 H_2CO_3 浓度降低，从而使血浆 HCO_3^-/H_2CO_3 的比值接近 20：1，pH 可以维持在正常范围内。代偿最大极限是 $PaCO_2$ 降到 10mmHg。

（3）肾的代偿调节：除因肾功能异常引起的代谢性酸中毒外，其他原因引起的代谢性酸中毒，肾均能发挥重要的代偿作用。酸中毒时，肾小管上皮细胞中的碳酸酐酶和谷氨酰胺酶活性增高，肾分泌 H^+ 和分泌 NH_4^+ 增加，同时重吸收 HCO_3^- 增多。尿中 NH_4Cl 和 NaH_2PO_4 浓度升高，尿液 pH 降低。肾的代偿调节作用一般在酸中毒持续数小时后开始，3～5d 达高峰，持续时间可达数周到数月，排酸可比正常时提高 10 倍，尿液 pH 最低可降至 4.0。

代谢性酸中毒时血气分析参数变化如下：由于 HCO_3^- 降低，反映酸碱平衡代谢性因素的指标 AB、SB、BB 均降低，BE 负值增大；同时由于呼吸的代偿活动，可使 $PaCO_2$ 降低，使 AB<SB。

4. 对机体的影响　代谢性酸中毒主要引起心血管系统、中枢神经系统功能障碍及骨骼改变等。

（1）心血管系统：严重的酸中毒常发生心律失常、心肌收缩力降低及心血管对儿茶酚胺的反应性降低。

1）心律失常：酸中毒时出现的心律失常与血钾升高密切相关。血钾升高的机制：①细胞外 H^+ 进入细胞内，细胞内 K^+ 移到细胞外；②肾小管上皮细胞排 H^+ 增多，排 K^+ 减少。严重高钾血症能引起心脏传导阻滞，甚至心室纤颤及心搏骤停。

2）心肌收缩力减弱：严重酸中毒可干扰心肌兴奋-收缩耦联，其机制如下。①H^+ 可竞争性抑制 Ca^{2+} 与肌钙蛋白结合。②H^+ 影响 Ca^{2+} 内流。③H^+ 能抑制心肌细胞肌质网摄取、储存和释放 Ca^{2+}。

3）心血管系统对儿茶酚胺的反应性降低：尤其是毛细血管前括约肌对儿茶酚胺的反应性降低，使毛细血管网大量开放，回心量减少，引起低血压甚至休克。

（2）中枢神经系统：代谢性酸中毒时，中枢神经系统功能主要表现为抑制，可出现乏力、倦怠，严重者可有嗜睡、昏迷。其发生机制与下列因素有关：①酸中毒时，脑组织中谷氨酸脱羧酶活性增强，使抑制性神经介质 γ-氨基丁酸生成增高，对中枢神经系统产生抑制效应；②酸中毒时，生物氧化酶类的活性受到抑制，氧化磷酸化过程减弱，致使 ATP 生成减少，脑组织能量供应不足。

（3）骨骼系统：慢性肾衰竭伴酸中毒时，由于不断从骨骼中释放出来的钙盐与过量的 H^+ 缓冲，不仅影响骨骼发育，延迟小儿生长，严重者可发生肾性佝偻病和纤维素性骨炎；成人则可发生骨软化症和骨骼畸形，还易发生骨折。

5. 防治原则　积极治疗原发病，去除引起代谢性酸中毒的原因，这是治疗代谢性酸中毒的基本原则。同时注意纠正水、电解质紊乱，恢复有效循环血量和肾功能。对严重患者，可给予一定量的碱性药物进行对症治疗。一般多选用碳酸氢钠（$NaHCO_3$）以直接补充 HCO_3^-，促使患者细胞外液 $[NaHCO_3]/[H_2CO_3]$ 值正常。实际应用时，需根据血浆 HCO_3^- 测定值计算用药量，首次补充计算量的 $1/2 \sim 2/3$，再根据病情确定进一步的治疗。同时防治低钾血症和低钙血症。

（二）呼吸性酸中毒

呼吸性酸中毒是指 CO_2 排出障碍或吸入过多引起的以血浆 H_2CO_3（或 $PaCO_2$）增高为特征的酸碱平衡紊乱。

1. 原因和机制　引起呼吸性酸中毒的原因不外乎是 CO_2 排出障碍或 CO_2 吸入过多，但多数情况下是由于外呼吸功能障碍而致的 CO_2 排出受阻。常见原因如下。

（1）呼吸中枢抑制：颅脑损伤、脑炎、脑膜炎、脑血管意外、麻醉药或镇静剂用量过大等。

（2）呼吸肌麻痹：急性脊髓灰质炎、传染性多发性神经根炎、重症肌无力、有机磷中毒、重症低钾血症、周期性瘫痪、脊髓高位损伤等疾病时，由于呼吸运动困难，可使二氧化碳潴留而发生呼吸性酸中毒。

（3）呼吸道阻塞：喉头痉挛或水肿、溺水、吸入异物等均可引起急性呼吸性酸中毒。

（4）胸廓病变：胸部创伤、严重气胸或大量胸腔积液和胸廓畸形等，均可严重影响肺通气功能，使 CO_2 排出受阻而引起急性呼吸性酸中毒。

（5）肺部疾病：广泛的肺组织病变，如肺气肿、支气管炎、支气管哮喘和肺炎等，均可由于肺通气功能障碍而引起呼吸性酸中毒。

（6）呼吸机使用不当：由于通气量过小所致。

（7）CO_2 吸入过多：见于处在通气不良，空气中 CO_2 浓度较高的矿井、坑道或防空洞内等。

2. 分类

（1）急性呼吸性酸中毒：常见于急性气道阻塞、急性心源性肺水肿、中枢或呼吸肌麻痹引起的呼吸骤停以及急性呼吸窘迫综合征晚期等。

（2）慢性呼吸性酸中毒：见于慢性阻塞性肺疾病及肺广泛纤维化或肺不张等，一般指 $PaCO_2$ 高浓度潴留持续达 24h 以上者。

3. 机体的代偿调节　呼吸性酸中毒的共同病因是肺通气功能障碍或吸入空气中 CO_2 浓度过高，故呼吸系统往往不能发挥代偿调节作用。呼吸性酸中毒时，由于 HCO_3^-/H_2CO_3 缓冲对不起作用，血浆其他缓冲碱含量较低，缓冲 H_2CO_3 的能力很有限。因此，呼吸性酸中毒时起代偿调节作用的主要方面如下。

（1）细胞内外离子交换和细胞内缓冲：是急性呼吸性酸中毒的主要代偿方式。在急性呼吸性酸中毒时，CO_2 在体内潴留使血浆 H_2CO_3 浓度不断升高，H_2CO_3 解离为 H^+ 和 HCO_3^-，H^+ 与细胞内 K^+ 交换，进入细胞内的 H^+ 可被蛋白质所缓冲，同时引起血浆 K^+ 浓度升高。HCO_3^- 则留在细胞外液中有一定的代偿作用。此外，血浆中的 CO_2 通过弥散迅速进入红细胞，并在碳酸酐酶的催化下生成 H_2CO_3，H_2CO_3 解离为 H^+ 和 HCO_3^-。H^+ 与 Hb^- 结合生成 HHb，而 HCO_3^- 则进入血浆与 Cl^- 交换，结果使血浆 HCO_3^- 浓度有所增加，血 Cl^- 有所降低（图 9-7-6）。但是，$PaCO_2$ 每升高 10mmHg，血浆 HCO_3^- 仅增高 1mmol/L，不足以维持血浆 HCO_3^-/H_2CO_3 的正常比值，因此，急性呼吸性酸中毒往往是失代偿型的。

（2）肾代偿：慢性呼吸性酸中毒主要的代偿方式是肾的代偿作用。$PaCO_2$ 和 H^+ 浓度升高，可增强肾小管上皮细胞内碳酸酐酶和谷氨酰胺酶的活性，促进肾小管排 H^+ 和排 NH_4^+，同时，增加对 HCO_3^- 的重吸收。这种作用在 3～5d 后达到新的稳定状态，$PaCO_2$ 每升高约 10mmHg，血浆 HCO_3^- 浓度可增加 4.0mmol/L，可使血浆 HCO_3^-/H_2CO_3 值恢复至正常。因此，在轻、中度慢性呼吸性酸中毒时 pH 可维持在正常范围，称为代偿型呼吸性酸中毒。

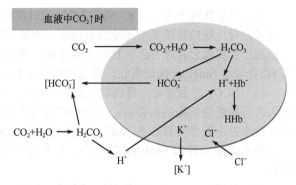

图 9-7-6　呼吸性酸中毒时细胞内外离子交换示意图

呼吸性酸中毒血气分析的参数变化如下：$PaCO_2$ 升高，通过肾代偿后，代谢性指标继发性升高，AB、SB、BB 值均升高，AB＞SB，BE 正值增大。

4. 对机体的影响　呼吸性酸中毒对机体的影响主要表现在中枢神经系统和心血管系统，心血管系统功能变化与代谢性酸中毒相似。

（1）CO_2 直接舒张脑血管的作用：高浓度的 CO_2 可直接引起脑血管扩张，使脑血流量和颅内压升高，常引起持续性头痛。

（2）中枢神经系统功能障碍：患者可出现震颤、精神错乱及嗜睡等，通常称为 CO_2 麻醉或肺性脑病。由于 CO_2 为脂溶性，能迅速通过血-脑屏障，而 HCO_3^- 为水溶性，通过血-脑屏障很慢，因而脑脊液 pH 的下降较一般细胞外液更显著。所以，神经系统功能障碍在呼吸性酸中毒时较代谢性酸中毒时更为明显。

5. 防治原则　首先应积极治疗原发病，尽快改善通气功能，保持呼吸道通畅，以利于 CO_2 的排出，必要时可做气管插管或气管切开和使用人工呼吸机改善通气。慎用碱性药物。对严重呼吸性酸中毒患者，必须在保证足够通气的情况下才能应用 $NaHCO_3$。对肾代偿后代谢因素也增高的患者，切忌过急地使用人工呼吸器使 $PaCO_2$ 迅速下降到正常，导致肾对 HCO_3^- 升高的代偿功能还来不及做出反应，结果会出现代谢性碱中毒，使病情复杂化。

（三）代谢性碱中毒

代谢性碱中毒是指细胞外液 H^+ 丢失和（或）碱过多而引起的 pH 升高，以血浆 HCO_3^- 原发性升高为特征。

1. 原因和机制

（1）H^+ 丢失过多：血浆 HCO_3^- 原发性升高，主要见于 H^+ 丢失。细胞内 H_2CO_3 解离生成 H^+ 和 HCO_3^-，因此每丢失 1mmol 的 H^+，必然同时生成 1mmol 的 HCO_3^-，后者返回血液增多，造成代谢性碱中毒。H^+ 丢失主要通过以下两种途径。

1）经胃丢失：常见于幽门梗阻、高位肠梗阻等引起的剧烈呕吐和胃引流等引起大量含 HCl 的胃液丢失。正常人体胃液中的 HCl 进入肠腔后，与肠液中的 HCO_3^- 发生中和反应。当剧烈呕吐等原因使胃液中的 HCl 丢失时，肠腔内的 HCO_3^- 就不能被 H^+ 中和，而不断由肠黏膜吸收入血，使血浆 HCO_3^- 升高而引起代谢性碱中毒。此外，胃液丢失常伴有 Cl^- 和 K^+ 的丢失，可引起低氯血症和低钾血症，这也是促进发生代谢性碱中毒的原因。

2）经肾丢失：①应用利尿药。常见于长期应用利尿剂的患者，呋塞米、依他尼酸等利尿剂主要作用于髓袢升支抑制 Cl^- 的主动重吸收，Na^+ 的被动重吸收也就相应减少，致使 Na^+、Cl^- 和 H_2O 的重吸收减少，远端流速增加而起利尿作用。由于远曲小管 Na^+ 浓度升高，导致 H^+-Na^+ 和 K^+-Na^+ 交换加强。H^+-Na^+ 交换的加强，使肾小管重吸收 HCO_3^- 相应增加，故血浆 HCO_3^- 浓度升高，发生低氯性碱中毒。而 K^+-Na^+ 交换加强引起缺钾，也可导致低钾性碱中毒。②肾上腺皮质激素过多：肾上腺皮质激素中无论盐类激素（如醛固酮）还是糖类激素（如氢化可的松）都能促进肾远曲小管和集合管对 Na^+ 和 H_2O 的重吸收，促进 K^+ 和 H^+ 的排泌。这些激素过多时，能使肾丢失 H^+ 并增加 $NaHCO_3$ 的重吸收，引起代谢性碱中毒，同时还可引起低钾血症。

（2）HCO_3^- 过量负荷：肾功能受损后主要见于过量口服或静脉补充 $NaHCO_3$，也可见于大量输入含柠檬酸盐抗凝的库存血，由于柠檬酸盐在体内经代谢产生 HCO_3^-，可使血浆 HCO_3^- 浓度升高。脱水时，只丢失 H_2O 和 $NaCl$，可使血浆中 HCO_3^- 浓度升高，造成浓缩性碱中毒。但应指出，正常肾有较强的排泄 $NaHCO_3$ 的能力，只有肾功能受损时服用大量碱性药物才会发生代谢性碱中毒。

（3）低钾血症：可引起代谢性碱中毒。这是由于低钾血症时，细胞外液 K^+ 浓度降低，细胞内 K^+ 向细胞外转移，细胞外液 H^+ 向细胞内转移；同时，肾小管上皮细胞 K^+ 浓度降低，促使 H^+ 排泌增加，因 H^+-Na^+ 交换增加，HCO_3^- 重吸收加强，而发生代谢性碱中毒。

2. 分类　按照代谢性碱中毒的发病机制和对生理盐水治疗的效果，可分为以下两类。

（1）盐水反应性碱中毒：常见于呕吐及利尿剂使用引起低氯血症，促进肾小管对 $NaHCO_3$ 的重吸收。给予等张或半张的盐水来扩充细胞外液，补充 Cl^- 能促进过多的 HCO_3^- 经肾排出，使碱中毒得以纠正。

（2）盐水抵抗性碱中毒：常见于全身性水肿、原发性醛固酮增多症、严重低钾血症及库欣（Cushing）综合征等，维持因素是盐皮质激素的直接作用和低 K^+，这种碱中毒患者给予盐水没有治疗效果。

3. 机体的代偿调节

（1）血液和组织细胞的缓冲调节：代谢性碱中毒时，细胞外液中过多的 HCO_3^- 可与 H^+ 反应，生成 H_2CO_3。但在大多数缓冲对的组成中，碱性成分远多于酸性成分，故血液对碱中毒的缓冲能力较弱。由于细胞外液中 H^+ 浓度降低，细胞内 H^+ 外移，细胞外 K^+ 进入细胞内，从而产生低钾血症。

（2）肺的代偿调节：代谢性碱中毒时，由于细胞外液 H^+ 浓度降低对呼吸有抑制作用，因而呼吸运动变浅变慢，肺泡通气量减少，CO_2 的排出减少，从而使 $PaCO_2$ 和血浆 H_2CO_3 浓度升高，HCO_3^-/H_2CO_3 值趋于正常。但是肺的这种代偿调节是有一定限度的，因为呼吸变浅变慢虽可提高 $PaCO_2$ 水平，却可降低 PaO_2，当 $PaO_2<60mmHg$ 时反而引起呼吸中枢兴奋，限制 $PaCO_2$ 升高，很少能达到完全代偿。

（3）肾的代偿调节：肾在代谢性碱中毒的代偿调节上有重要作用，血浆 H^+ 减少使肾小管上皮细胞内的碳酸酐酶和谷氨酰胺酶活性受到抑制，故肾小管分泌 H^+ 和 NH_4^+ 减少，HCO_3^- 重吸收减少，血浆 HCO_3^- 有所降低。因此，代谢性碱中毒时，肾分泌 H^+ 减少和 HCO_3^- 排出增加，使尿呈碱性。但在缺钾性碱中毒时，肾小管分泌 K^+ 减少而分泌 H^+ 增加，尿液却呈酸性（称为反常性酸性尿）。

代谢性碱中毒时，由于 HCO_3^- 原发性升高，血气分析可测得 AB、SB、BB 增高，BE 正值加大；同时，由于呼吸抑制，可使 $PaCO_2$ 继发性升高，AB>SB。

4. 对机体的影响　临床上一般轻度代谢性碱中毒患者无明显症状，可以有呼吸变浅变慢。但严重代谢性碱中毒则可出现许多功能代谢变化。

（1）中枢神经系统功能改变：严重代谢性碱中毒患者常有烦躁不安、精神错乱、谵妄、意识障碍等症状。这是由于血浆 pH 升高时，脑组织内 γ-氨基丁酸转氨酶活性增高，而谷氨酸脱羧酶活性降低，故 γ-氨基丁酸分解加强而生成减少，对中枢神经系统抑制作用减弱，因此出现中枢神经系统兴奋症状。另外，还与碱中毒时血红蛋白氧解离曲线左移，氧合血红蛋白不易释放氧，造成脑组织缺氧有关。

（2）对神经肌肉的影响：代谢性碱中毒时，神经肌肉的兴奋性增高，如腱反射亢进、四肢麻木、震颤、手足搐搦等症状。这与 pH 升高时，血浆游离钙浓度降低有关。但如果患者伴有低钾血症，可出现肌肉软弱无力、麻痹等症状，因而能掩盖碱中毒的影响。

（3）低钾血症：碱中毒与低钾血症常互为因果。碱中毒时，细胞外液 H^+ 浓度降低，细胞内 H^+ 外移而细胞外 K^+ 进入细胞内；同时，由于肾小管上皮细胞排 H^+ 减少，故 H^+-Na^+ 交换降低而 K^+-Na^+ 交换增强，故排 K^+ 增多而致低钾血症。低钾血症可使肌肉无力或麻痹、心律失常等，严重者可发生心室纤颤。

5. 防治原则　积极治疗原发病。对生理盐水治疗有效的，轻者只需输入生理盐水或葡萄糖盐水即可纠正。失氯失钾引起者，则需同时补充氯化钾促进碱中毒的纠正。对于严重碱中毒可给予一定量的弱酸性药物或酸性药物，如盐酸的稀释液（0.1mmol/L HCl）静脉缓慢注射。

对生理盐水治疗无效的，可用碳酸酐酶抑制剂，如乙酰唑胺，可抑制肾小管上皮细胞内的碳酸酐酶的活性，因而排 H^+ 和重吸收 HCO_3^- 减少，增加 Na^+ 和 HCO_3^- 的排出。肾上腺皮质激素分泌过多者，可用抗醛固酮药物如螺内酯处理，同时也要适当补钾。

（四）呼吸性碱中毒

呼吸性碱中毒是指肺通气过度引起的以血浆 H_2CO_3 浓度原发性减少为特征的酸碱平衡紊乱。

1. 原因和机制　各种原因引起的肺通气过度使 CO_2 排出过多是呼吸性碱中毒的基本机制。

（1）低氧血症：许多肺疾病如肺炎、间质性肺疾病、肺水肿等，以及乏氧性缺氧，均可使 PaO_2 降低而引起通气过度。

（2）肺疾病：许多肺疾病可引起呼吸性碱中毒，如呼吸窘迫综合征、肺炎、肺梗死、间质性肺疾病等。除与缺氧刺激有关外，还与肺牵张感受器和肺毛细血管旁感受器受刺激导致过度通气有关。

（3）呼吸中枢受到直接刺激或精神性过度通气：中枢神经系统疾病如颅脑损伤、脑炎、脑膜炎、脑内肿瘤及脑血管意外等均可刺激呼吸中枢引起过度通气。某些药物如水杨酸、铵盐类药物可直接兴奋呼吸中枢致使通气增强。精神性通气过度，如癔症和高热、甲状腺功能亢进等因机体代谢旺盛也使通气增加。

（4）人工呼吸机使用不当：常因通气量过大而引起严重呼吸性碱中毒。

2. 分类

（1）急性呼吸性碱中毒：常见于人工呼吸机过度通气，癔症、高热和低氧血症时。一般指 $PaCO_2$ 在 24h 内急剧下降而导致的 pH 升高。

（2）慢性呼吸性碱中毒：常见于慢性颅脑疾病、肺疾病、肝疾病、缺氧和氨兴奋呼吸中枢引起持久的 $PaCO_2$ 下降而导致的 pH 升高。

3. 机体的代偿调节　当有效肺泡通气量超过每日产生的 CO_2 排出需要时，血浆 H_2CO_3 浓度降低，pH 升高。由低碳酸血症导致的 H^+ 减少，可通过血浆 HCO_3^- 浓度降低得到代偿。这种代偿作用包括迅速发生的细胞内缓冲和缓慢进行的肾排酸减少。

（1）细胞内外离子交换和细胞内缓冲：急性呼吸性碱中毒时，主要是细胞内外离子交换和细胞内缓冲，由于血浆 H_2CO_3 浓度迅速降低，HCO_3^- 浓度相对升高，大约 10min 内，H^+ 从细胞内移到细胞外，细胞外的 Na^+、K^+ 移到细胞内，在细胞外液中 H^+ 与 HCO_3^- 结合，使血浆 HCO_3^- 浓度有所降低，H_2CO_3 浓度有所回升。此外，当血浆 $PaCO_2$ 下降，HCO_3^- 升高时，部分 HCO_3^- 进入红细胞内与 Cl^- 交换（图 9-7-7）。

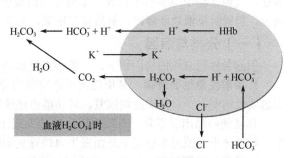

图 9-7-7　呼吸性碱中毒时细胞内外离子交换示意图

（2）肾代偿调节：由于肾的代偿调节是一个缓慢的过程，急性呼吸性碱中毒时，肾来不及发挥代偿作用，极易发生失代偿性碱中毒。在慢性呼吸性碱中毒低碳酸血症持续存在的情况下，肾小管上皮细胞分泌 H^+、NH_4^+ 减少，重吸收 HCO_3^- 降低，随尿排出的 HCO_3^- 增多，血浆 HCO_3^- 浓度代偿性降低，从而有效避免了细胞外液 pH 发生大幅度变动。因此，慢性呼吸性碱中毒往往是代偿性的。

呼吸性碱中毒血气分析的参数变化如下：$PaCO_2$ 下降，AB<SB；由于肾代偿不断排出 HCO_3^-，故可使 AB、SB、BB 值均降低，BE 负值增大。

4. 对机体的影响　失代偿型呼吸性碱中毒对中枢神经和神经肌肉的影响与代谢性碱中毒相似。但是手足搐搦比较多见且明显，严重者肌肉震颤、周身抽搐，其发生机制与低钙有关。神经系统功能障碍除碱中毒对脑功能的损伤外，还与 $PaCO_2$ 下降引起脑血管收缩，使脑血流量减少有关。此外呼吸性碱中毒时，也可因细胞内外离子交换和肾排钾增加而发生低钾血症，还可因血红蛋白氧解离曲线左移而使组织供氧不足。

5. 防治原则　积极治疗原发病和去除引起过度通气的原因。急性呼吸性碱中毒患者可吸入含5% CO_2 的混合气体，或用纸袋罩于患者口鼻使其再吸入呼出的气体以维持血浆 H_2CO_3 浓度。对精神性通气过度患者可用镇静剂。有手足抽搐的，可给予葡萄糖酸钙静脉注射。

（何　丽）

第八节　肾　衰　竭

肾脏的主要功能是泌尿，通过泌尿排出体内代谢终产物、药物和毒物，调节水、电解质和酸碱平衡，保持机体内环境的稳定。肾还有多种内分泌功能，能够合成和分泌肾素、前列腺素、促红细胞生成素及 1,25-$(OH)_2D_3$ 等物质，以调节机体的重要生命活动及代谢。此外，肾还能灭活某些激素，如胃泌素、甲状旁腺激素等，对血液系统、钙磷代谢和血压的调节等具有重要影响。

当各种病因引起肾脏泌尿功能严重障碍，使代谢产物及毒物不能排出体外，导致水、电解质和酸碱平衡紊乱，并伴有内分泌功能障碍时，出现一系列的症状和体征，这种临床综合征称为肾功能不全。根据发病的病因和急缓，肾功能不全又可分为急性和慢性两种。无论急性还是慢性肾功能不全，发展到严重阶段时，均以尿毒症告终。因此，尿毒症是急、慢性肾功能不全的最后阶段，是肾衰竭的最终表现。

一、急性肾衰竭

急性肾衰竭（acute renal failure，ARF）是指各种病因在短时间内（数分钟至数小时）引起双侧肾脏泌尿功能急剧障碍，导致机体内环境紊乱的临床综合征。主要临床表现有氮质血症、高钾血症、代谢性酸中毒和水中毒等。多数患者出现少尿或无尿，为少尿型 ARF；少数患者尿量并不减少，但肾脏排泄功能障碍，氮质血症明显，为非少尿型 ARF。

（一）分类与病因

引起急性肾衰竭的病因很多，一般根据发病环节可将其分为肾前性、肾性和肾后性三大类。

1. 肾前性急性肾衰竭　是指任何原因导致的肾血液灌流量急剧减少而引起的急性肾衰竭。肾无器质性病变，一旦肾灌流量恢复，肾功能也迅速恢复。因此又称为功能性肾衰竭。

凡能使心输出量下降，有效循环血量减少或使肾血管收缩的任何因素，均可引起肾灌流量不足，导致肾小球滤过率急剧下降而发生急性肾衰竭。常见于各型休克早期。

2. 肾性急性肾衰竭　是指各种原因引起的肾实质病变而产生的急性肾衰竭，又称为器质性肾衰竭。

　　其主要病因包括肾小球损伤（如急性肾小球肾炎、系统性红斑狼疮等）；急性肾小管坏死（如肾缺血和再灌注损伤、重金属中毒、药物中毒、生物性毒素中毒等）；异型输血导致的全身性溶血。

　　3. 肾后性急性肾衰竭　是指肾以下尿路（肾盏至尿道口）梗阻引起的急性肾衰竭。若能及时解除梗阻，肾功能可以恢复。肾后性因素见于双侧输尿管结石、盆腔肿瘤和前列腺肥大等引起的尿路梗阻。

（二）发病机制

　　不同原因所致的 ARF 的机制不尽相同，但共同的中心环节是肾小球滤过率（GFR）降低。肾前性 ARF 时由于循环血量减少致肾灌流量减少，GFR 降低；肾后性 ARF 时囊内压增加致 GFR 下降。肾性 ARF 的发生机制较复杂，主要与以下因素有关：

　　1. 肾血管及血流动力学异常　肾血管及血流动力学异常是 ARF 初期 GFR 降低和少尿的主要机制。

　　（1）肾灌注压下降：当全身血压<80mmHg 时，肾血流失去自身调节的能力，肾血流和 GFR 降低。当血压<40mmHg 时，肾血流和 GFR 几乎为零。

　　（2）肾血管收缩：各种原因导致全身有效循环血量减少时可激活交感-肾上腺髓质系统，使儿茶酚胺水平升高；同时肾血流量减少刺激近球细胞分泌肾素，激活肾素-血管紧张素-醛固酮系统引起血管紧张素 II 增加。两者不但使全身血管收缩，而且使肾血管收缩，尤以皮质肾单位的入球小动脉收缩为甚。此外，肾实质损伤时肾脏合成、分泌前列腺素（PGE_2、PGI）减少，同时使激肽释放酶破坏增多，激肽生成量减少和肾缺血再灌注损伤等均可导致肾血管收缩造成 GFR 下降。

　　（3）肾血管阻塞：肾缺血、缺氧及肾中毒时，肾血管内皮细胞肿胀，肾血管内微血栓形成使肾血流阻力增加，甚至阻塞肾血管，使肾血流量减少。

　　2. 肾小管损伤

　　（1）肾小管阻塞：异型输血时释放的血红蛋白、挤压综合征时产生的肌红蛋白、急性肾小管坏死后脱落的上皮细胞碎片及磺胺药物结晶、尿酸盐结晶等均可沉积在肾小管腔内形成管型，阻塞肾小管，使管腔内压力升高，肾小囊内压升高，引起肾小球有效滤过压降低而发生少尿。

　　（2）肾小管原尿回漏：急性肾衰竭时，肾小管上皮细胞广泛坏死，基膜断裂，尿液经断裂的基膜扩散反流回肾间质，使肾间质水肿，并压迫肾小管和肾小管周围的毛细血管。肾小管受压后阻塞加重，导致囊内压升高，有效滤过压下降；另外，毛细血管受压加重了肾小管缺血坏死，使肾脏损害进一步加重。

　　3. 肾小球滤过系数降低　肾小球滤过率＝滤过系数×有效滤过压。滤过系数代表肾小球的通透能力，与滤过膜的面积及其通透性有关。肾缺血和肾中毒时滤过系数降低也是导致 GFR 降低的机制之一。肾缺血和肾中毒时，一方面使肾小球毛细血管内皮细胞肿胀、足细胞足突结构变化、滤过膜上的窗孔变小及密度减少；另一方面可促进许多内源性及外源性的活性物质释放，如血管紧张素 II 和血栓素 A_2 等引起肾小球系膜细胞收缩，从而导致肾小球滤过面积减少，肾小球滤过系数降低。

（三）发病过程及功能代谢变化

　　少尿型急性肾衰竭的病理过程大致可分为 4 个阶段，即少尿期、移行期、多尿期和恢复期。

　　1. 少尿期　此期为病情最危重阶段，可持续数天或数周，持续越久，预后越差。此期不仅尿量显著减少，而且还伴有严重的内环境紊乱。

　　（1）尿量和尿液成分发生改变：①尿量减少。出现少尿（尿量<400ml/d）甚至无尿（尿量<100ml/d）。少尿的发生是肾血流减少、肾小管损害及滤过系数降低等因素综合作用所致。②尿相对密度降低，并固定在 1.010～1.015。这是由肾小管损伤造成肾对尿液的浓缩和稀释功能障碍所致。③因肾对钠的重吸收障碍致尿钠增高。④由于肾小球滤过障碍和肾小管受损，尿中可出现

红细胞、白细胞、蛋白及管型等。

（2）水中毒：由于尿量减少，体内分解代谢加强以致内生水增多，以及因治疗不当输入过多液体等原因，可发生体内水潴留，从而引起稀释性低钠血症，进而导致全身软组织水肿和细胞内水肿；严重时还可发生脑水肿、肺水肿和心力衰竭，为 ARF 的常见死因之一。

（3）高钾血症：是少尿期最危险的变化，常为少尿期致死原因。主要发生原因：①尿钾排出减少；②组织损伤及分解代谢增强，钾从细胞内释出；③酸中毒使钾从细胞内转移至细胞外；④输入库存血或摄入含钾多的食物或药物。高钾血症可引起心脏传导阻滞和心律失常，严重时可出现心室纤颤或心搏骤停。

（4）代谢性酸中毒：具有进行性、不易纠正的特点。其形成与以下因素有关：①分解代谢加剧，固定酸产生增多；②泌尿功能障碍，固定酸排出减少；③肾小管坏死使其分泌 NH_4^+ 和分泌 H^+ 能力降低。酸中毒可抑制心血管系统和中枢神经系统，影响体内多种酶的活性，并促进高钾血症的发生。

（5）氮质血症：血中尿素、尿酸、肌酐等非蛋白氮含量显著升高，称为氮质血症。其发生机制主要是肾排泄功能障碍和体内蛋白质分解增加（如感染、中毒或创伤、烧伤等）。

2. 移行期　当尿量增加到 400ml/d 以上时标志着患者已度过少尿期、进入移行期。提示肾小管上皮细胞已开始修复增生，是肾功能开始好转的信号。在移行期，由于肾功能尚处于刚开始修复阶段，肾排泄能力仍低于正常。因此，氮质血症、高钾血症和酸中毒等内环境紊乱还不能立即改善。

3. 多尿期　此期尿量可达 3000ml/d 或更多。一般而言，少尿期体内蓄积的水分和尿素氮等代谢物越多，多尿期尿量也越多。

多尿的机制：①肾血流量增多，肾小球滤过率逐渐恢复正常；②新生的肾小管上皮细胞的浓缩功能尚未恢复；③少尿期蓄积了大量代谢产物，致使肾小球滤出液中的溶质浓度增高，发生渗透性利尿；④肾间质水肿消退，肾小管阻塞解除；⑤少尿期大量水分在体内潴留，随着肾功能的逐渐恢复，肾代偿性排出多余水分。

此期由于肾功能尚未完全恢复，内环境紊乱可持续存在；另外，由于肾小管浓缩功能尚未完全恢复，可导致大量水、电解质丧失，造成脱水、低钾血症、低钠血症等。

4. 恢复期　此期尿量和尿成分已基本恢复正常，血中非蛋白氮含量下降，水、电解质和酸碱平衡紊乱得到纠正，内环境趋于稳定。但肾功能特别是肾小管的浓缩功能完全恢复需要数月甚至更长时间。少数急性肾衰竭患者可转为慢性肾衰竭。

非少尿型急性肾衰竭的肾实质损伤较轻，病程相对较短，严重的并发症少，预后较好。非少尿型占急性肾衰竭的 30%～50%。

（四）急性肾衰竭防治的病理生理基础

1. 预防　合理用药，慎用对肾有毒性的药物；积极预防和救治休克。

2. 治疗　纠正水和电解质紊乱、酸中毒，控制氮质血症，防治感染，合理提供营养，透析治疗等。

二、慢性肾衰竭

各种慢性肾脏病引起肾单位进行性、不可逆性破坏，以致残存肾单位逐渐减少，无法充分排除代谢废物，导致代谢废物和毒物潴留，水、电解质和酸碱平衡紊乱及内分泌功能障碍的病理过程，称为慢性肾衰竭（chronic renal failure，CRF）。慢性肾衰竭发展呈渐进性，病程长、病情复杂，最终以尿毒症结束。

（一）病因

凡能引起肾实质进行性破坏的疾病均可导致 CRF，如慢性肾小球肾炎、肾小动脉硬化症、慢性肾盂肾炎、糖尿病肾病、高血压性肾损害、狼疮性肾炎等。以往的研究认为，慢性肾小球肾炎是 CRF 最常见的原因，而近年的资料表明，糖尿病肾病和高血压性肾损害所致的 CRF 逐年增多。

（二）发病过程

慢性肾衰竭的病程是进行性加重的，可分为代偿期、肾功能不全期、肾衰竭期和尿毒症期，后三期又统称失代偿期。

1. 代偿期（肾储备功能降低期）　此期在病因作用下肾内虽存在着多种病变，但通过动员肾的适应代偿能力，仍能维持机体内环境的相对稳定。内生肌酐清除率在正常值的 30% 以上，患者不出现肾功能不全的临床表现。但当机体发生感染、创伤、失血或滥用肾血管收缩药等情况时，超出了残存肾单位的代偿能力，即进入肾功能不全期。

2. 肾功能不全期　此期内生肌酐清除率下降至正常值的 25%～30%。此时，肾已不能维持内环境稳定，可出现多尿、夜尿、酸中毒、轻中度氮质血症和贫血等。

3. 肾衰竭期　内生肌酐清除率下降至正常值的 20%～25%。临床症状明显，表现为夜尿增多，代谢性酸中毒明显，出现低钙高磷、高氯及低钠血症，发生严重贫血和氮质血症，并伴有尿毒症部分中毒症状等。

4. 尿毒症期　内生肌酐清除率下降至正常值的 20% 以下。患者出现全身严重中毒症状及多系统功能障碍。

（三）发病机制

CRF 的发病机制尚不十分清楚。可能是多种因素相互作用、共同发展，导致肾单位不断损伤，肾功能进行性减退，最终发展为终末期肾衰竭。目前认为，CRF 的发生可能与以下因素有关：

1. 健存肾单位学说和肾小球过度滤过学说　慢性肾脏病使肾单位不断遭受破坏而丧失其功能。健存肾单位发生代偿性肥大，以增强其功能。但随着疾病的进展，健存肾单位逐渐减少。当肾组织的破坏达到一定程度时，健存肾单位肾小球血流动力学发生代偿性变化，入球小动脉和出球小动脉阻力下降，前者尤甚。该变化引起健存肾单位的高灌注、高压力与高滤过，致血管内皮细胞损害、系膜细胞和基质增生、肾小球硬化，健存肾单位进一步减少。当健存肾单位数量不足以维持正常的泌尿功能时，机体出现内环境紊乱。

2. 矫枉失衡学说　CRF 时，机体内环境失衡并非完全为肾功能减退所致，部分是由于机体为了纠正某些内环境紊乱而引起新的内环境失衡，造成机体进行性损害。例如，CRF 时肾排磷减少，致血磷升高、血钙降低，机体通过分泌甲状旁腺激素（PTH）抑制健存肾单位对磷的重吸收，即通过纠正作用维持血磷的正常；随着病情发展，健存肾单位进行性丧失，GFR 逐渐减少，PTH分泌逐增。持续增多的 PTH 可引起肾性骨病及一系列的自体中毒症状，使内环境进一步紊乱，出现新的失衡。

（四）功能和代谢变化

1. 尿的变化

（1）尿量的变化：在慢性肾衰竭早期，常表现为夜尿、多尿和等渗尿等。到晚期，由于肾单位大量破坏，肾小球滤过率极度降低，才出现少尿。

1）夜尿：正常成人每日尿量约为 1500ml，夜间尿量只占 1/3。慢性肾衰竭早期常出现夜间排尿增多的症状，夜间尿量和白天尿量相近，甚至超过白天尿量，这种情况称为夜尿。其发生机制尚不清楚。

2）多尿：每 24h 尿量超过 2000ml 时称为多尿。其机制可能有：①流经代偿性肥大的健存肾单位的肾小球血量呈代偿性增加，导致滤过的原尿量增加，且原尿流速快；②原尿中溶质多产生渗透性利尿；③患某些肾脏病时，髓袢发生病变不能形成高渗环境而使尿液不能被集合管充分浓缩；④肾小管上皮细胞受损对 ADH 的反应性降低。

3）少尿：慢性肾衰竭晚期，肾单位极度减少，总的肾小球滤过率明显减少，使每日终尿量显著下降，可少于 400ml。

（2）尿渗透压的变化：临床上常以尿比重来判定尿渗透压的变化。慢性肾衰竭早期，肾浓缩能力减退而稀释功能正常，因而出现低比重尿或低渗尿；随着病情发展，肾浓缩和稀释功能均告丧失，终尿的渗透压接近血浆晶体渗透压。尿渗透压为 266～300mmol/L（正常为 360～1450mmol/L），故称为等渗尿。

（3）尿成分的改变

1）蛋白尿：慢性肾脏病时肾小球滤过膜受损，通透性增强，使蛋白质滤出增多；同时肾小管上皮细胞受损，使滤过的蛋白质重吸收减少，均可导致蛋白尿。

2）血尿和脓尿：某些慢性肾脏病，如慢性肾小球肾炎时，由于基膜可出现局灶性溶解破坏，通透性增高，血液中的红细胞则可从肾小球滤过，随尿排出形成血尿；若尿沉渣中含有大量变性白细胞则为脓尿。

3）管型尿：尿中管型的出现表示蛋白质在肾小管内凝固，其形成与尿液酸碱度、尿蛋白的性质和浓度以及尿量有密切关系。

2. 氮质血症

（1）血尿素氮：通常以血尿素氮（BUN）作为衡量氮质血症程度的指标。应注意的是，由于肾具有强大的代偿功能，只要残存的功能肾单位不低于 30%，BUN 就可以维持正常水平。因此，BUN 并非反映肾功能的灵敏指标，只有当肾功能受到严重损伤时，BUN 水平才会明显升高。此外，BUN 值还受外源性（蛋白质摄入量）与内源性（感染、肾上腺皮质激素的应用、胃肠出血等）尿素负荷大小的影响。因此，根据 BUN 值判断肾功能变化时，应考虑这些尿素负荷的影响。

（2）血肌酐：血肌酐浓度与肌肉磷酸肌酸所产生的肌酐量和肾小球的滤过功能有关，而与外源性的蛋白质摄入量无关。但在早期肾小球滤过率极度下降之前和 BUN 一样不能很好地反映肾功能的变化。但内生肌酐清除率可反映肾小球滤过率的变化，故与肾功能密切相关。内生肌酐清除率还和肾结构改变有关，因而又可反映健存肾单位数目。因此，临床常采用内生肌酐清除率来判断病情的严重程度。

3. 水、电解质和酸碱平衡紊乱

（1）水钠代谢障碍：CRF 时，由于有功能肾单位的减少以及肾浓缩与稀释功能障碍，肾对水代谢的调节适应能力减退。如果此时水负荷突然发生变化，易引起水代谢紊乱，表现为两个方面：①在摄水不足或丢水过多时，由于肾对尿浓缩功能障碍，易引起血容量降低和脱水等；②当摄水过多时，由于肾稀释能力障碍，又可导致水潴留、水肿和水中毒。

水代谢紊乱可引起血钠过高或过低，而钠代谢异常也常合并水代谢障碍。随着 CRF 的进展，有功能的肾单位进一步破坏，肾潴钠能力降低。如果钠的摄入不足以补充丢失的钠，即可导致机体钠总量的减少和低钠血症。

（2）钾代谢障碍：慢性肾衰竭患者，虽有肾小球滤过率降低，但如果尿量不减少，血钾可以长期维持正常。这与醛固酮分泌增多和肾小管上皮细胞 Na^+-K^+-ATP 酶活性增强，致远端小管代偿性分泌钾增多有关。但是在外源性或内源性钾负荷变化超过了机体的代偿时，可发生钾代谢失衡。

低钾血症见于：①厌食而摄钾不足；②呕吐、腹泻使钾丢失过多；③长期应用排钾利尿剂，使尿钾排出增多。晚期发生高钾血症，由于：①尿量减少而排钾减少；②长期应用保钾类利尿剂；③酸中毒；④感染等使分解代谢增强；⑤溶血；⑥含钾饮食或药物摄入过多。

（3）钙磷代谢紊乱

1）血磷增高：慢性肾衰竭早期，在 GFR 下降时血磷会暂时上升，但由于钙磷乘积为一常数，血中游离钙减少，刺激甲状旁腺分泌 PTH，后者可抑制肾小管对磷的重吸收，使磷排出增多，可维持血磷基本正常。慢性肾衰竭后期，当肾功能严重受损导致 GFR 极度下降（＜30ml/min）时，继发性 PTH 分泌增多已不能使磷充分排出，故血磷水平显著升高。同时，PTH 增多使溶骨活动加强，骨磷释放增多，从而形成恶性循环，导致血磷水平不断上升。

2）血钙降低：在慢性肾衰竭时往往出现低血钙。其机制如下。①由于钙磷乘积为一常数，慢性肾衰竭时血磷升高，必然导致血钙下降；②磷从肠道排出增多：与肠内食物中的钙结合成难溶解的磷酸钙排出，妨碍钙的吸收；③肾实质损害导致维生素 D 代谢障碍：肾小管将肝合成的 $25\text{-}(OH)D_3$ 羟化为 $1,25\text{-}(OH)_2D_3$ 的功能减退，影响肠道对钙的吸收；④血磷升高刺激甲状旁腺 C 细胞分泌降钙素，抑制肠道对钙的吸收；⑤体内某些毒性物质的滞留可使小肠黏膜受损，影响钙的吸收。

慢性肾衰竭患者血钙下降，但很少出现手足搐搦，这是因为患者常有酸中毒，使血中结合 Ca^{2+} 趋于解离。因此在纠正酸中毒时必须避免速度过快而引起手足搐搦。

（4）代谢性酸中毒：慢性肾衰竭时产生酸中毒的主要原因如下：①肾小管上皮细胞分泌 H^+ 减少，$NaHCO_3$ 重吸收减少；②肾小管分泌 NH_4^+ 减少，H^+ 排出下降；③肾小球滤过率极度降低（小于正常人的 20%），血浆中固定酸不能由尿中排泄，如硫酸、磷酸等在体内积蓄，加之肾小管分泌 NH_4^+、H^+ 减少，使大量的 H^+ 蓄积；④继发性 PTH 分泌增多时，近曲小管上皮细胞碳酸酐酶活性受抑制，导致近曲小管 $NaHCO_3$ 重吸收减少。

4. 肾性高血压　是指因肾实质病变所引起的高血压，为继发性高血压中最常见的一种类型。肾性高血压的发生机制如下：

（1）肾素-血管紧张素系统的活动增强：某些疾病导致肾相对缺血，激活了肾素-血管紧张素系统，使血管紧张素Ⅱ生成增多，外周阻力增加，又能促使醛固酮分泌导致水钠潴留，故可导致血压升高。这种主要由于肾素和血管紧张素Ⅱ增多引起的高血压称为肾素依赖性高血压。此类患者通过药物疗法（如血管紧张素转化酶抑制剂等）抑制肾素-血管紧张素系统的活性，消除血管紧张素Ⅱ对血管的作用，可达到降压的目的。

（2）水钠潴留：慢性肾衰竭时肾对钠水的排泄能力下降，可出现水钠潴留，从而引起：①血容量增加，心脏收缩加强，血压升高；②动脉系统灌注压升高，反射性地引起血管收缩，外周阻力增加；③长时间血管容量扩张可刺激血管平滑肌细胞增生，使血管壁增厚，血管阻力增加。上述因素共同促进了肾性高血压的发展。主要由水钠潴留所致的高血压又称为钠依赖性高血压。对该类高血压患者限制钠盐摄入和应用利尿剂加强尿钠的排出，可收到较好的降压效果。

（3）肾分泌的抗高血压物质减少：正常肾髓质能合成、释放前列腺素 A_2 和 E_2 等舒血管的物质。当肾实质严重受损后，肾合成的这些舒血管物质的量显著下降，与肾素-血管紧张素系统之间的平衡被打破，因而导致高血压的发生。

5. 肾性贫血　慢性肾衰竭患者大多伴有贫血。其发生机制如下：

（1）促红细胞生成素合成减少：随着肾实质的破坏，促红细胞生成素产生逐渐减少，使骨髓干细胞形成红细胞的过程受到抑制，红细胞生成减少。

（2）体内蓄积的毒性物质（如甲基胍等）对骨髓造血功能的抑制。

（3）毒性物质抑制血小板功能所致的出血。

（4）毒性物质使红细胞的破坏速度加快，引起溶血。

（5）肾毒物可引起肠道对铁和叶酸等造血原料的吸收减少或利用障碍。

6. 出血倾向　约 1/5 慢性肾衰竭患者存在出血现象，可表现为皮下瘀斑、鼻出血或胃肠出血等，主要是体内蓄积的毒性物质抑制血小板的功能所致。血小板功能障碍的表现：①血小板第三因子（磷脂）的释放受到抑制，因而凝血酶原激活物生成减少；②血小板的黏着和聚集功能减弱，因而出血时间延长。

7. 肾性骨营养不良　又称肾性骨病，是指慢性肾衰竭时在幼儿所出现的肾性佝偻病，成人发生的骨质软化、纤维性骨炎和骨质疏松等。其发病机制如下：

（1）钙磷代谢障碍和继发性甲状旁腺功能亢进：慢性肾衰竭时，由于高血磷导致血钙水平下降，后者刺激甲状旁腺功能亢进，分泌大量 PTH，使溶骨作用增强，引起骨质脱钙。

（2）维生素 D 代谢障碍：$1,25-(OH)_2D_3$ 具有促进肠钙吸收和骨盐沉积的作用。慢性肾衰竭时，由于 $1,25-(OH)_2D_3$ 合成减少，致使肠钙吸收发生障碍，出现低钙血症致骨质钙化不良，从而出现肾性骨营养不良。

（3）酸中毒：慢性肾衰竭常伴有持续性的酸中毒，动员骨盐缓冲，导致骨盐溶解。此外，酸中毒还干扰 $1,25-(OH)_2D_3$ 的合成，也是促进肾性佝偻病或骨软化病的发生原因。

（4）铝积聚：慢性肾衰竭时由于肾排铝功能减弱，此时患者又长期进行血液透析及口服含铝的药物，发生铝积聚。铝直接抑制骨盐沉着，干扰骨质形成过程，导致骨软化症。

（五）慢性肾衰竭防治的病理生理基础

1. 治疗原发病。

2. 避免和去除加速肾脏疾病进展的因素，防止肾功能进一步损害，如控制感染，解除尿路梗阻，控制高血压和心力衰竭，避免使用血管收缩药物等。

3. 饮食治疗。给予低蛋白质、低磷、高热量和高生物效价饮食，注意补充维生素、钙、必需氨基酸和多不饱和脂肪酸。

4. 血液净化疗法。该疗法可使患者长期存活率明显增加，使慢性肾衰竭从"不治之症"变为"可治病症"。

5. 肾移植是治疗慢性终末期肾病最理想的方法。

（马小娟）

思　考　题

1. 名词解释：肾小球滤过率、滤过分数、有效滤过压、水利尿、渗透性利尿、肾糖阈和血浆清除率。

2. 简述肾小球的滤过过程及其影响因素。

3. 糖尿病患者为什么会出现糖尿和多尿？

4. 试述尿生成的调节。

5. 高渗性脱水和低渗性脱水的原因是什么？

6. 何谓脱水？试述高渗性脱水和低渗性脱水对机体的影响。

7. 哪一种类型脱水容易发生脑内出血？为什么？

8. 简述低渗性脱水易导致低血压或休克的机制。

9. 引起低钾血症和高钾血症的原因有哪些？

10. 简述低钾血症和高钾血症对神经肌肉组织和心肌的影响。

11. 简述反常性酸性尿和反常性碱性尿的发生机制。

12. 当动脉血 pH 7.4 时，是否有酸碱平衡紊乱？为什么？

13. 试述引起代谢性酸中毒的原因及其血气分析参数的变化。

14. 试述引起呼吸性酸中毒的原因及其血气分析参数的变化。

15. 代谢性酸中毒患者为什么会出现中枢神经系统功能抑制？

16. 代谢性酸中毒对心血管系统的影响与机制是什么？

17. 肾前性、肾性及肾后性急性肾衰竭发生的原因和机制有何区别？

18. 急性肾衰竭少尿期可出现哪些代谢紊乱？

19. 急性肾衰竭时会发生何种类型酸碱平衡紊乱？其发生机制是什么？

20. 急性肾衰竭少尿期发生高钾血症的机制是什么？

21. 肾性高血压的概念及发生机制是什么？

22. 肾性骨营养不良的概念及发生机制是什么？

第十章 内分泌与生殖

内容提要 ①内分泌系统包括全身各内分泌腺及散在于机体其他部分的内分泌细胞。由内分泌系统分泌的高效能生物活性物质称为激素。②激素在血液中的含量甚微，但作用显著，它能有选择地作用于靶细胞，通过传递信息，增强或减弱靶细胞内原有的生理生化过程。激素与激素间可以存在协同作用、拮抗作用或者是允许作用。含氮激素通过第二信使调节细胞功能。可以作为第二信使的物质有 cAMP、cGMP、Ca^{2+}、IP_3 和 DG 等。类固醇激素通过影响基因表达而发挥作用。③下丘脑的神经内分泌细胞是联系神经调节和体液调节的枢纽。下丘脑与垂体组成下丘脑-垂体功能系统。视上核和室旁核合成的血管升压素和缩宫素经下丘脑-垂体束运送并储存于神经垂体后叶。下丘脑促垂体区细胞分泌的下丘脑调节肽经垂体门脉运送至腺垂体。腺垂体分泌 7 种下丘脑调节肽。生长激素主要促进机体的生长发育和代谢；催乳素主要促进乳腺发育，引起并维持泌乳。④甲状腺激素的主要生理作用是促进新陈代谢，维持机体正常生长发育和成熟，提高中枢神经系统的兴奋性。⑤盐皮质激素（醛固酮）促进肾远曲小管和集合管重吸收 Na^+ 和排出 K^+，并同时保留水分使细胞外液容量增加。糖皮质激素（皮质醇）的主要生理作用是促进肝内糖异生和抑制组织细胞对葡萄糖的利用，促进脂肪酸氧化代谢和脂肪重新分布，促进肝外组织蛋白质分解、抑制蛋白质合成，在应激反应中具有重要作用，是机体抵抗有害刺激所必需的。胰岛素的主要作用是促进物质合成代谢，降低血糖。⑥睾丸具有生精和分泌雄性激素的双重功能，雄激素主要是维持生精作用，促进机体生长发育和男性第二性征的出现。卵巢产生、排放卵子和分泌雌激素。雌激素促进女性副性器官的生长发育和第二性征的出现，雌激素和孕激素促进子宫内膜呈现周期性变化，保证受精卵着床和维持妊娠。⑦月经周期是女性正常生殖功能的特征性表现，下丘脑-腺垂体-卵巢轴的活动使子宫内膜出现周期性剥落而产生周期性出血，形成月经周期。每次月经周期的第 14 天排卵，提供一个成熟卵子。⑧机体受到各种精神或躯体性刺激时，出现以交感神经系统和下丘脑-垂体-肾上腺皮质系统兴奋增强为主的一系列非特异性反应，同时体内多种具有保护功能的蛋白质合成和释放增多，以提高机体的非特异性适应防御能力，称为应激反应。⑨应激反应过强或持续过久会加剧机体内环境紊乱和重要器官系统功能障碍，导致机体防御功能降低，并引起损伤性变化。

第一节 概　述

内分泌系统（endocrine system）是由机体各内分泌腺和分散存在于某些器官组织中的内分泌细胞共同组成的信息整合机体功能的调节系统，它与神经系统在功能上紧密联系，相互协同，密切配合，共同调节机体的各种功能活动，维持内环境相对稳定。内分泌（endocrine）是指腺细胞将其产生的物质（即激素）直接分泌到血液或细胞外液等体液中，并以它们为媒介对靶细胞产生调节效应的一种分泌形式。激素（hormone）是由内分泌细胞所合成和分泌的高效能生物活性物质，是细胞与细胞之间信息传递的化学媒介。

人体内主要的内分泌腺包括垂体、甲状腺、肾上腺、胰岛、甲状旁腺、性腺和松果体等；散在的内分泌细胞分布比较广泛，下丘脑、心肌、血管内皮、肺、肾、胎盘、脂肪组织等器官组织中均存在各种不同的内分泌细胞。

一、激素作用的一般特性

不同的内分泌细胞，合成和分泌不同的激素。激素一般具有下列共同的作用特征。

（一）激素的信息传递作用

激素是一种信使物质，能将某种信息以化学方式传递给靶细胞，调节其代谢过程和功能活动，使之加强或减弱。在这些作用中，激素既不能添加新功能，也不能提供能量，仅仅是将生物信息传递给靶细胞的"信使"（messenger），调节靶细胞固有的一系列生物效应。因此，激素被称为第一信使。

（二）激素作用的相对特异性

激素的作用具有较高的组织特异性和效应特异性，与靶细胞上存在的能与该激素发生特异性结合的受体（receptor）有关。各种激素的作用范围存在很大差异，有些激素的作用非常局限，如腺垂体分泌的促激素主要作用于外周靶腺；而有些激素的作用却极为广泛，如生长激素、甲状腺激素和胰岛素等的作用可遍及全身各器官组织，这取决于激素受体的分布范围。激素作用的特异性并非绝对，有些激素可与多个受体结合，即有交叉现象，只是与不同受体的亲和力有所差异。如胰岛素既可与其受体结合也可与胰岛素样生长因子结合，糖皮质激素既可与糖皮质激素受体也可与盐皮质激素受体结合等。

（三）激素的高效能生物放大作用

在生理状态下，激素在血液中的浓度均很低，一般在 nmol/L 甚至 pmol/L 数量级。虽然激素的含量甚微，但作用显著。激素与受体结合，使细胞内发生一系列酶促反应，逐级放大，形成一个高效的生物放大系统。例如，0.1μg 促肾上腺皮质激素释放激素（CRH）可使腺垂体释放 1μg 促肾上腺皮质激素（ACTH），再引起肾上腺皮质分泌 40μg 糖皮质激素，最终可产生约 6000μg 糖原储备的细胞效应。

（四）激素间的相互作用

各种激素在发挥作用时，彼此联系、相互影响，主要表现为 3 个方面。①协同作用（synergistic effect）：是指多种激素联合作用对某一生理功能所产生的总效应大于各激素单独作用所产生效应的总和。如生长激素、肾上腺素、胰高血糖素及糖皮质激素等，虽然作用于代谢的不同环节，但均可升高血糖，它们共同作用时，在升高血糖的效应上远远超过了各自单独的作用，因此在升糖效应上有协同作用。②拮抗作用（antagonism）：是指不同激素对某一生理功能产生相反的作用。如胰岛素能降低血糖，与上述激素的升糖效应相拮抗。甲状旁腺激素与 1,25-(OH)$_2$D$_3$ 对血钙的调节有协同作用，而与降钙素的降血钙效应相拮抗。③允许作用（permissive action）：是指某种激素对其他激素的支持作用。有的激素本身并不能直接对某些器官组织或细胞产生生物效应，但在它存在的条件下，却可使另一种激素的作用明显增强，这种现象称为允许作用。如糖皮质激素本身并无增强心肌和血管平滑肌收缩的作用，但是只有它存在时，儿茶酚胺类激素才能发挥心血管调节的效应。

二、激素的分类及作用机制

（一）激素的分类

激素的种类繁多，来源复杂，按其化学性质不同，可分为三大类。

1. 肽和蛋白质类激素

（1）蛋白质激素：主要有胰岛素、甲状旁腺激素及腺垂体激素等。

（2）肽类激素：包括下丘脑调节肽、神经垂体激素、降钙素和胃肠激素等。

2. 胺类激素　多为氨基酸的衍生物，如去甲肾上腺素、肾上腺素及甲状腺激素等。

3. 脂类激素

（1）类固醇激素：包括皮质醇、醛固酮、雌激素、孕激素及雄激素等。

（2）廿烷酸类：包括花生四烯酸转化而成的前列腺素、血栓素类和白三烯类等。

（二）激素的作用机制

激素作为化学信使与靶细胞膜受体或细胞内受体结合后，启动靶细胞内一系列信号转导程序，并最终产生生物效应，这一调节过程至少包括 3 个环节：①激素与受体的相互识别与结合；②激素受体复合物的信号转导；③转导信号进一步引起的生物效应。

1. 膜受体介导的作用机制——第二信使学说 1965 年 Suthefland 学派提出第二信使学说，认为含氮激素是第一信使（first messenger），与靶细胞膜上的特异性受体结合后，激活膜内的腺苷酸环化酶（adenylyl cyclase，AC），在有 Mg^{2+} 存在的条件下，AC 催化 ATP 转变成 cAMP，cAMP 作为第二信使（second messenger），再激活依赖 cAMP 的蛋白激酶 A（protein kinase A，PKA），继而催化细胞内的磷酸化反应，引起各种生物效应，实现细胞内的信号转导（图 10-1-1）。

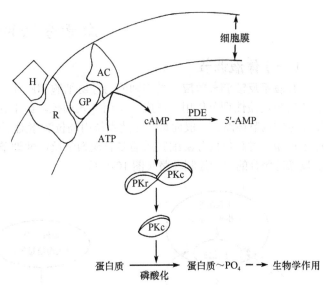

图 10-1-1 含氮类激素作用机制示意图

GP. G 蛋白；AC. 腺苷酸环化酶；H. 激素；R. 受体；PDE. 磷酸二酯酶；PKr. 蛋白激酶调节亚单位；PKc. 蛋白激酶催化亚单位

激素受体和 AC 是细胞膜中彼此独立存在的两类蛋白质，激素受体在细胞膜的外表面，AC 在膜的内表面，两者之间的信息传递需要通过鸟苷酸结合蛋白（简称 G 蛋白）的偶联作用。目前已发现的 G 蛋白有 19 种，它们的差别主要在 a 单位。与激素信息传递有关的 G 蛋白有：激活 AC 的兴奋性 G 蛋白（Gs），抑制 AC 活性的抑制性 G 蛋白（Gi），激活磷脂酶 C（PLC）活性的 G 蛋白（Gp），以及与光信号和味觉信号转导有关的 G 蛋白、调节某些离子通道的 G 蛋白等。

关于第二信使，除了 cAMP 之外，还有 cGMP、IP_3、DG 及 Ca^{2+} 等。另外，细胞内的蛋白激酶除 PKA 外，还有蛋白激酶 C（PKC）及蛋白激酶 G（PKG）等。

2. 胞内受体介导的作用机制——基因表达学说 叶先（Jesen）和戈尔斯基（Gorski）提出的基因表达学说（gene expression hypothesis）认为，类固醇激素并不与细胞膜受体结合，而是直接进入细胞内，先与细胞内受体结合形成激素-受体复合物，后者进入细胞核产生生物效应。即这类激素经过两个步骤影响基因转录和表达，改变细胞活动，故又称二步作用原理。胞内受体是指定位在细胞质或细胞核中的激素受体。现已知，即使激素受体定位在细胞质，最终也要转入细胞核内发挥作用，因此也将之视为核受体。核受体多为单肽链结构，都含有共同的功能区段，在与特定的激素结合后作用于 DNA 分子的激素应答元件（hormone response element，HRE），调节靶基因转录及所表达的产物引起细胞生物效应（图 10-1-2）。

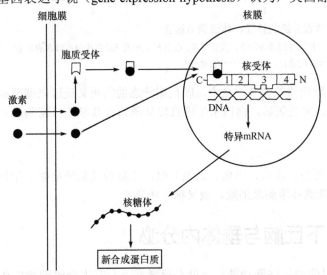

图 10-1-2 类固醇激素的作用机制示意图

1. 激素结合结构域；2. 核定位信号结构域；3. DNA 结合结构域；4. 转录激活结构域

三、激素分泌的调控

（一）体液调节

1. 轴系反馈调节效应　受控制的内分泌细胞和腺体产生的激素可对控制部分的内分泌细胞和腺体发挥反馈性调节作用，形成一个闭环式调控。如下丘脑-垂体-靶腺轴调节系统是控制激素分泌稳态的调节环路。一般而言，在此系统内高位激素对下位内分泌细胞活动具有促进性调节作用；而下位激素对高位内分泌细胞活动多表现为负反馈性调节作用，可分别形成长反馈、短反馈和超短反馈等闭合的自动控制环路（图10-1-3）。

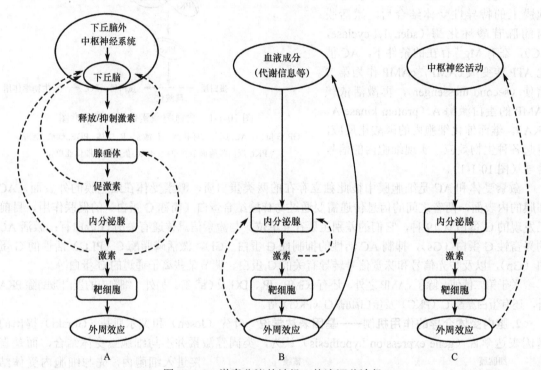

图 10-1-3　激素分泌的神经、体液调节途径

A. 下丘脑-垂体-靶腺轴多级反馈调节系统；B. 激素作用外周效应的直接反馈调节；C. 神经系统的活动直接调控激素的分泌
──────→作用途径；- - - - - - - →反馈途径

2. 直接反馈调节效应　激素参与物质代谢的调节，血中反映代谢状态的物质又反过来调节相应激素的分泌水平，形成直接反馈效应。如进餐后，血糖水平可直接刺激胰岛 B 细胞分泌胰岛素入血，使血糖水平回降。

（二）神经调节

当内环境发生剧烈变化（如手术、创伤、疼痛、出血、恐惧）时，中枢神经系统根据感觉系统传入的信息，通过下丘脑影响一直持续到环境刺激消除，故又称开环调节。

第二节　下丘脑与垂体内分泌

下丘脑的一些神经细胞既保持典型的神经细胞功能，又能分泌激素，具有内分泌细胞的作用，称为神经内分泌细胞。下丘脑与垂体的联系非常密切，形成下丘脑-垂体功能单位，包括下丘脑-神经垂体和下丘脑-腺垂体两部分（图10-2-1）。

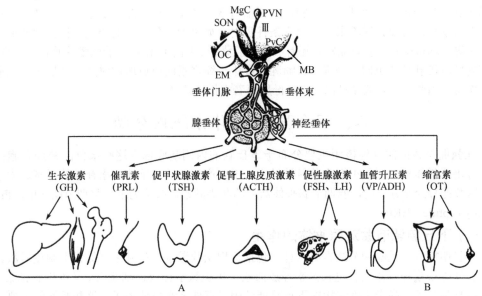

图 10-2-1　下丘脑-垂体系统与外周内分泌腺及器官组织的功能关系

A. 下丘脑-腺垂体系统；B. 下丘脑-神经垂体系统

Ⅲ. 第三脑室；EM. 正中隆起；MB. 乳头体；MgC. 大细胞神经元；OC. 视交叉；PvC. 小细胞神经元；PVN. 室旁核；SON. 视上核

一、下丘脑-神经垂体系统内分泌

下丘脑-神经垂体内分泌是指下丘脑视上核和室旁核等部位大细胞神经元的轴突延伸，通过垂体柄进入并终止于神经垂体，形成下丘脑-垂体束。这些神经内分泌大细胞可合成血管升压素 (vasopressin, VP) 和缩宫素 (oxytocin，OT)。血管升压素和缩宫素与同时合成的神经垂体激素运载蛋白形成复合物，经过下丘脑-垂体束的轴质流动，运送并储存在神经垂体，机体需要时释放，经血液循环运送到靶器官发挥作用。

（一）血管升压素的生理作用

生理浓度的血管升压素几乎没有收缩血管导致血压升高的作用，然而却具有十分明显的抗利尿作用，因此，血管升压素又称抗利尿激素。在大失血情况下，血管升压素的释放显著增多，血浓度明显升高，才具有收缩微小血管、升高血压的作用。

（二）缩宫素的生理作用

缩宫素的主要生理作用是在分娩时刺激子宫收缩和在哺乳期促进乳汁排出。

1. 对子宫的作用　缩宫素可促进子宫收缩，但其作用与子宫的功能状态有关。缩宫素对非孕子宫的作用较弱，而对妊娠子宫的作用则比较强。孕激素能降低子宫对缩宫素的敏感性，而雌激素则可促进缩宫素与其受体结合，增加子宫对缩宫素的敏感性，发挥允许作用。缩宫素促进子宫收缩的机制是使细胞外的 Ca^{2+} 进入子宫平滑肌内，提高胞质中的 Ca^{2+} 浓度，经钙调蛋白与蛋白激酶的参与，引起肌细胞收缩。低剂量缩宫素可引起子宫肌发生节律性收缩，大剂量缩宫素则可导致子宫出现强直性收缩。但是缩宫素并不是分娩时发动子宫收缩的决定因素。在分娩过程中，胎儿刺激子宫颈可反射性地引起缩宫素释放，形成正反馈调节机制，使子宫收缩进一步增强，起到催产的作用。

2. 对乳腺的作用　缩宫素是分娩后刺激乳腺排放乳汁的关键激素，妇女哺乳期乳腺可不断分泌乳汁并储存于腺泡中。分娩后，子宫平滑肌上缩宫素受体减少，但乳腺内缩宫素受体明显增多。缩宫素使乳腺腺泡周围的肌上皮细胞收缩，腺泡内压力增高，乳汁经输乳管从乳头射出。当婴儿吸吮乳头时，可引起典型的神经内分泌反射，称为射乳反射（milk ejection reflex）。其过程是吸吮乳头的感觉信息经传入神经到达下丘脑，兴奋缩宫素神经元，神经冲动沿下丘脑垂体束至神经垂体，使缩宫素释放入血；射乳很容易建立条件反射，如母亲见到自己的婴儿、抚摸婴儿或听到婴儿的哭声等，均可引起射乳。缩宫素还有类似催乳素释放因子的作用，能刺激腺垂体分泌催乳素，因此在射乳时泌乳功能也同步增强。在哺乳过程中，缩宫素的释放增加对加速产后子宫复原也有一定的作用。因此，母乳喂养对保护母婴健康有着积极的意义。

二、下丘脑-腺垂体系统内分泌

下丘脑促垂体区的神经核团主要分布于下丘脑的内侧基底部，这些部位的神经元胞体比较小，可分泌肽类激素，属于小细胞肽能神经元，主要产生调节腺垂体激素释放的激素。由下丘脑促垂体区肽能神经元分泌的，能调节腺垂体活动的肽类激素，统称为下丘脑调节肽（hypothalamic regulatory peptide，HRP）。

（一）下丘脑调节肽对腺垂体的作用

迄今已明确的下丘脑调节激素有六种，包括促甲状腺激素释放激素、促肾上腺皮质激素释放激素、促性腺激素释放激素、生长激素释放激素、生长激素释放抑制激素（又称生长抑素）及催乳素释放抑制激素。尚未明确结构的下丘脑调节因子有催乳素释放因子。这些激素的主要作用如表 10-2-1。

表 10-2-1 下丘脑调节肽的化学性质和主要作用

下丘脑调节肽	英文缩写	主要作用
促甲状腺激素释放激素	TRH	促进 TSH 释放，也能刺激 PRL 释放
促性腺激素释放激素	GnRH	促进 LH 和 FSH 释放（LH 为主）
促肾上腺皮质激素释放激素	CRH	促进 ACTH 释放
生长抑素	GHRIH	抑制 GH 及 LH、FSH、TSH、PRL、ACTH 的分泌
生长激素释放激素	GHRH	促进 GH 释放
催乳素释放因子	PRF	促进 PRL 释放
催乳素释放抑制激素	PIH	抑制 PRL 释放

值得注意的是，下丘脑调节肽除在下丘脑促垂体区产生外，还可以在中枢神经系统其他部位以及身体的许多组织中生成。它们除调节腺垂体活动外，还有许多其他调节功能。下丘脑肽能神经元的活动受高位中枢及外周传入信息的影响。影响肽能神经元活动的神经递质的种类及分布也较为复杂，如脑啡肽、β-内啡肽、血管活性肠肽、P 物质、神经降压素及缩胆囊素、多巴胺（DA）、去甲肾上腺素（NE）和 5-羟色胺（5-HT）等。

（二）腺垂体激素生理作用

腺垂体主要分泌 7 种激素，促甲状腺激素（thyroid stimulating hormone，TSH）、促肾上腺皮质激素（adrenocorticotropic hormone，ACTH）、卵泡刺激素（follicle stimulating hormone，FSH）、黄体生成素（luteinizing hormone，LH）、生长激素（growth hormone，GH）、催乳素（prolactin，PRL）、促黑激素（melanocyte-stimulating hormone，MSH）。其中 TSH、ACTH、FSH 与 LH 均有各自的靶腺，形成三个调节轴：①下丘脑-垂体-甲状腺轴（hypothalamic-pituitary-thyroid axis）；②下丘脑-脑垂体-肾上腺皮质轴（hypothalamic-pituitary-adrenal cortex axis）；③下丘脑-垂体-性腺轴（hypothalamic-pituitary-gonad axis）。这四种激素是通过促进靶腺细胞分泌激素进而发挥作用的，所以也称为促激素。而 GH 和 PRL 则分别直接作用于其各自的靶细胞或靶组织。在腺垂体中间部含有的阿黑皮素原 (proopiomelanocortin，POMC) 是垂体多种激素的共同前体，包括 ACTH、β-促脂解素（β-lipotropin，β-LPH）及 MSH。

1. 生长激素（GH） 是腺垂体中含量较多的一种激素。人生长激素（human growth hormone，hGH）由 191 个氨基酸残基组成，分子质量为 22.67kDa，其化学结构与人催乳素十分相似，故两者除具有特定作用外，相互间还有一定的交叉作用，即生长激素有较弱的泌乳始动作用，催乳素也有较弱的促生长作用等。

（1）生长激素的生物学作用：促进物质代谢与生长发育，对机体各个器官和各组织均有影响，对骨骼、肌肉及内脏器官的作用尤为显著。

1）促进生长作用：机体的生长发育受多种激素的调节，而生长激素是起关键作用的调节因素。GH 直接刺激骨生长板前软骨细胞分化为软骨细胞，同时加宽骺板，骨基质沉积，促进骨的纵向生长。还能间接通过诱导胰岛素样生长因子（insulin-like growth factor，IGF）促进软骨组织摄取钙、磷、钠、钾、硫等无机盐，促进氨基酸进入软骨细胞，增强 DNA、RNA 和蛋白质的合成，促进软骨组织增殖和骨化，长骨加长。实验证明，幼年动物在摘除垂体后，生长即停滞；但如及时补充生长激素，则可使之恢复生长发育。临床观察可见，若幼年时期生长激素分泌不足，则患儿生长缓慢，身材矮小，称为侏儒症（dwarfism）；如果幼年时期生长激素分泌过多，则引起巨人症（gigantism）。成年人如果发生生长激素分泌过多的情况，由于骨骺已经闭合，长骨不会再生长，但肢端的短骨、颅骨及软组织可出现异常生长，表现为手足粗大、鼻大唇厚、下颌突出及内脏器官增大等现象，称为肢端肥大症（acromegaly）。生长激素促生长的作用主要是由于它能促进骨、软骨、肌肉及其他组织细胞的分裂增殖和蛋白质合成，从而使骨骼和肌肉的生长发育加快。

2）促进代谢作用：GH 促进蛋白质合成，增强钠、钾、钙、磷、硫等重要元素的摄取与利用，抑制糖的消耗，加速脂肪分解，使机体的能量来源由糖代谢向脂肪代谢转移，有利于生长发育和组织修复，具体表现为以下 3 个方面。①蛋白质代谢：GH 促进氨基酸进入细胞，加速蛋白质合成，因而尿氮减少，呈正氮平衡。②脂肪代谢：GH 促进脂肪分解，组织脂肪量减少，特别是肢体中脂肪量减少；促进脂肪进入肝脏，增强脂肪酸的氧化，提供能量。③糖代谢：由于 GH 能抑制外周组织对葡萄糖的利用，减少葡萄糖的消耗，故 GH 有使血糖趋于升高的作用。GH 分泌过多，可因血糖升高而引起糖尿，称为垂体性糖尿病。

（2）生长激素分泌的调节

1）下丘脑对 GH 分泌的调节：腺垂体 GH 的分泌受下丘脑 GHRH 与 GHRIH 的双重调节，GHRH 促进 GH 分泌，而 GHRIH 抑制 GH 的分泌。一般认为，GHRH 对 GH 的分泌起经常性的调节作用，而 GHRIH 则主要在应激等刺激引起 GH 分泌过多时才对 GH 分泌起抑制作用。GHRH 和 GHRIH 两者相互配合，共同调节腺垂体 GH 的分泌。GH 呈脉冲式分泌，每隔 1～4h 出现一次波动，这是由于下丘脑 GHRH 的脉冲式分泌决定的（图 10-2-2）。

2）反馈调节：生长激素的分泌还受血液中胰岛素样生长因子的负反馈性调节以及睡眠和代谢因素的影响。人在进入慢波睡眠时，GH 分泌增加；转入快波睡眠后，GH 分泌减少。慢波睡眠时 GH 的分泌增多，有利于机体的生长发育和体力恢复。

饥饿、运动、低血糖及应激反应等，均可引起 GH 分泌增多。急性低血糖刺激 GH 分泌的效应最显著，相反，血糖升高则可抑制 GH 的分泌。血中氨基酸增多时，也可引起 GH 分泌增加，而游离脂肪酸增多时则使 GH 的分泌减少。

2. 催乳素（prolactin，PRL） 是由 199 个氨基酸残基、分子质量为 22kDa 的蛋白质。成人垂体中 PRL 含量极少，血浆中 PRL 的基础浓度为 0.5～0.8μg/dl，女性高于男性，在青春期、排卵期均升高。

（1）催乳素的生物学作用

1）对乳腺的作用：PRL 可促进乳腺发育，引起并维持泌乳，故称为催乳素。在女性青春期乳腺的发育中，雌激素、孕激素、生长激素、糖皮质激素、甲状腺激素及 PRL 起着重要的作用。到妊娠期，随着 PRL、雌激素及孕激素分泌增多，使乳腺组织进一步发育，具备泌乳能力却不泌乳，原因是此时血中雌激素和孕激素浓度过高，抑制了 PRL 的泌乳作用。分娩后，血中雌激素和孕激素浓度明显降低，PRL 才发挥始动和维持泌乳的作用。

2）对性腺的作用：PRL 对性腺的作用比较复杂。在女性，随着卵泡的发育成熟，卵泡内的 PRL 含量增加，与颗粒细胞上的 PRL 受体结合后，可刺激 LH 受体的形成，使 LH 能发挥促进排卵、黄体生成及雌激素、孕激素分泌的作用。可见，PRL 对卵巢黄体功能的影响主要是刺激 LH 受体的生成，调控卵巢内 LH 受体的数量，同时还可以为孕酮的生成提供底物，促进孕酮生成，减少孕酮分解。实验表明，小剂量 PRL 对卵巢雌激素和孕激素的合成有促进作用，但大剂量 PRL 则有抑制作用。

在男性，PRL 可促进前列腺及精囊的生长，还可增强 LH 对间质细胞的作用，使睾酮的合成增加。

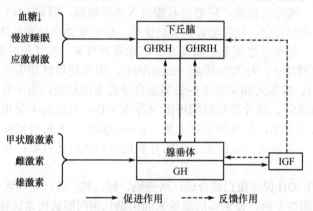

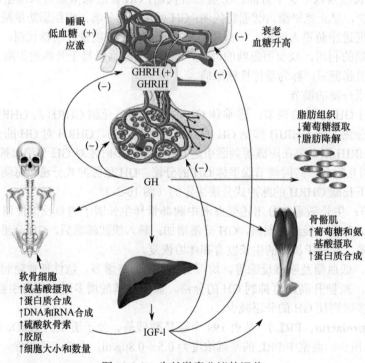

图 10-2-2　生长激素分泌的调节

IGF：胰岛素样生长因子

（2）催乳素分泌的调节

1）下丘脑调节肽的调节：PRL 的分泌受下丘脑 PRF 与 PIF 的双重控制，PRF 促进 PRL 分泌，PIF 抑制 PRL 分泌。平时以 PIF 的抑制作用为主。

2）负反馈调节：血中 PRL 水平升高可易化下丘脑正中隆起多巴胺能神经元的分泌，多巴胺又可直接抑制下丘脑 GnRH 和腺垂体 PRL 的分泌，使血中 PRL 水平降低，发挥负反馈调节作用。

第三节　甲状腺内分泌

甲状腺是人体内最大的内分泌腺，正常成年人的甲状腺重 15～30g。甲状腺由约 3×10^6 个直径平均 200μm 的腺泡组成。甲状腺激素由腺泡上皮细胞合成，以胶质形式储存于腺泡腔内。甲状腺激素是体内唯一在细胞外储存的内分泌激素。

一、甲状腺激素及其代谢

甲状腺激素（thyroid hormone，TH）是酪氨酸的碘化物，具有生物活性的甲状腺激素有甲状腺素，也称四碘甲腺原氨酸（T_4）和三碘甲腺原氨酸（3,5,3′-triiodothyronine，T_3）两种。在血浆中分别占 93% 和 7%，但是 T_3 的生理作用比 T_4 强 3～5 倍。

合成 TH 的主要原料是碘和甲状腺球蛋白（thyroglobulin，TG）。甲状腺过氧化物酶（thyroid peroxidase，TPO）是 TH 合成的关键酶。碘主要来源于食物，国人每天从食物中摄取碘 100～200μg，其中约 1/3 为甲状腺摄取。甲状腺的含碘量为 8000μg，约占全身总碘量的 90%。甲状腺球蛋白由腺泡上皮细胞分泌，其酪氨酸残基碘化后合成甲状腺激素。

（一）甲状腺激素的合成

甲状腺激素的合成有聚碘、活化、碘化和偶联等步骤。

1. 甲状腺腺泡的聚碘　由肠道吸收的碘以 I^- 的形式存在于血液中，浓度约 250μg/L。甲状腺内的 I^- 浓度比血液中高约 30 倍，因此聚碘过程是逆电-化学梯度的主动转运过程。称为碘捕获（iodide trap）。碘捕获是由位于腺泡上皮细胞基底膜的钠碘同向转运体（sodium-iodide symporter，NIS）介导的继发性主动转运。依赖钠泵活动所提供的势能，NIS 能以 $1I^-$：$2Na^+$ 的比例和同向转运的方式将 I^- 转运进腺泡上皮细胞内。实验证明，用哇巴因抑制 Na^+-K^+-ATP 酶后，可使聚碘作用发生障碍。临床上常用放射性同位素 ^{131}I 示踪法来检查和判断甲状腺聚碘能力及功能状态，甲状腺功能亢进时，摄取碘的能力增强，功能减退时则相反。

2. 碘的活化　是碘取代酪氨酸残基上的氢原子的先决条件。摄入腺泡上皮的 I^- 在 TPO 的催化下，被活化成"活化碘"（可能是 I^0，有机碘）。若 TPO 先天不足，I^- 的活化就发生障碍，可导致甲状腺肿大。这一活化过程是在腺泡上皮细胞顶端膜的微绒毛与腺泡腔的交界处进行的。

3. 酪氨酸碘化与碘化酪氨酸的偶联　碘化过程发生在 TG 结构中的酪氨酸残基上，由活化的碘取代酪氨酸残基苯环上的氢，生成一碘酪氨酸（monoiodotyrosine，MIT）和二碘酪氨酸（diiodotyrosine，DIT）。然后一个分子 MIT 与一个分子 DIT 偶联，生成 T_3；两个分子 DIT 偶联，生成 T_4。此外，还能生成极少量的逆 - 三碘甲腺原氨酸（3，3′，5′-triiodothyronine，T_3，不具有甲状腺激素的生物活性）。

在甲状腺激素合成的过程中，TPO 直接参与碘的活化、酪氨酸的碘化及偶联等多个环节，并起催化作用。硫氧嘧啶与硫脲类药物可抑制 TPO 的活性，使甲状腺激素合成减少，在临床上可用于治疗甲状腺功能亢进。

（二）甲状腺激素的储存、释放、转运与代谢

1. 储存　在甲状腺球蛋白上形成的甲状腺激素在腺泡腔内以胶质的形式储存。其特点有 2个：一是储存于细胞外（腺泡腔内）；二是储存量大，可供机体利用 50～120d，在体内各种激素的储存量上居首位。甲状腺球蛋白是上述酪氨酸碘化和偶联的场所。在甲状腺球蛋白分子上，既含有酪氨酸、MIT 及 DIT，也含有 T_3 和 T_4。在一个甲状腺球蛋白分子中，T_3 与 T_4 之比为 20：1。此比值常受碘含量变化的影响，当甲状腺内碘化活动增强时，由于 DIT 含量增加，T_4 含量也相应

增加；反之，碘缺乏时，MIT 的含量增加，故 T_3 的含量增多。

2. 释放　在 TSH 的作用下，甲状腺上皮细胞顶端膜的微绒毛伸出伪足，将腺泡中含有 T_3、T_4 的 TG 胶质小滴吞饮入上皮细胞内，形成吞饮小体。后者与溶酶体融合，TG 被水解，释放 T_3、T_4 进入血液。而水解下来的 MIT 和 DIT 在甲状腺上皮细胞胞质中碘化酪氨酸脱碘酶的作用下迅速脱碘，供重新利用。该酶对 T_3、T_4 无作用，T_3 和 T_4 可迅速进入血液循环。已经脱去 T_3、T_4、MIT 和 DIT 的甲状腺球蛋白，被溶酶体中的蛋白酶水解。

3. 转运　T_3、T_4 释放入血后，99% 以上与血浆中的甲状腺激素结合球蛋白、甲状腺激素转运蛋白及白蛋白结合；以游离形式存在的 T_4 为 0.04%，T_3 为 0.4%。只有游离型甲状腺激素才能进入靶组织细胞，发挥其生物学作用，而结合型甲状腺激素没有生物活性作用。游离型和结合型甲状腺激素可相互转化，二者间维持动态平衡。结合型甲状腺激素既可成为 T_4 的储备库，缓冲甲状腺分泌功能的急剧变化，又可在结合型与游离型激素之间起缓冲作用，还可以防止 T_4 和 T_3 被肾小球滤过而从尿中丢失。

4. 代谢　血浆中 T_4 的半衰期为 6～7d，T_3 的半衰期为 1～2d。肝、肾、垂体、骨骼肌是甲状腺激素降解的主要部位。脱碘是 T_4 和 T_3 降解的主要方式。80% 的 T_4 在外周组织脱碘酶的作用下生成 T_3 和 rT_3，成为血液中 T_3 的主要来源。脱下的碘可由甲状腺再摄取或由肾排出。其余 15%～20% 的 T_4 和 T_3 在肝内降解，形成葡萄糖醛酸或硫酸盐的代谢产物，随胆汁排入消化道，经粪便排出体外。

二、甲状腺激素的生物作用

甲状腺激素的生物学作用很广泛，其主要的作用是促进物质与能量代谢，促进生长及发育过程。

（一）调节新陈代谢

1. 对能量代谢的作用　甲状腺激素具有显著的产热效应，可提高机体绝大多数组织的耗氧量和产热量，尤以心、肝、骨骼肌和肾脏最为显著。研究表明，1mg T_4 可使机体产热量增加 $4.18×10^6$J（1000kcal），基础代谢率提高 28%。T_3 的产热作用比 T_4 强 3～5 倍，但作用的持续时间较短。

甲状腺功能亢进患者，产热量增加，基础代谢率可升高 25%～80%，体温偏高，怕热喜凉，多汗。反之，甲状腺功能减退的患者，产热量减少，基础代谢率可降低 30%～50%，体温偏低，喜热怕冷。

2. 对物质代谢的作用

（1）蛋白质代谢：在生理情况下，T_3、T_4 均可加速蛋白质的合成，尿氮减少，表现为正氮平衡。但是，甲状腺激素对蛋白质代谢的影响是双向的，T_3 和 T_4 增多时又可加速蛋白质的分解，特别是骨骼肌的蛋白质分解，肌肉无力，并促进骨骼的蛋白质分解，从而导致血钙升高和骨质疏松，尿钙排出量增加。甲状腺功能减退的患者，由于 T_3 和 T_4 分泌不足，蛋白质合成减少，肌肉乏力，组织间隙中黏蛋白增多，并结合大量离子和水分子，形成水肿，称为黏液性水肿。

（2）糖代谢：甲状腺激素可促进小肠黏膜对糖的吸收，增强糖原分解，使血糖升高；同时又增强外周组织对糖的利用，使血糖降低。甲状腺激素还能促进小肠对糖的吸收。甲状腺功能亢进患者在进食后血糖迅速升高，甚至出现糖尿，但随后又快速降低。

（3）脂类代谢：甲状腺激素可促进脂肪酸氧化，加速胆固醇降解，并增强儿茶酚胺与胰高血糖素对脂肪的分解作用。甲状腺激素也可促进胆固醇的合成，但分解的速度超过合成，因此，甲状腺功能亢进时，患者血中胆固醇的含量常低于正常。

（二）促进生长发育

甲状腺激素是维持机体正常生长、发育不可缺少的激素，特别是对骨和脑的发育尤为重要。

甲状腺激素具有促进组织分化、生长与发育成熟的作用。胚胎时期缺碘而导致甲状腺激素合成不足或出生后甲状腺功能减退的婴幼儿，脑的发育有明显障碍，智力低下，且身材矮小，称为呆小症（即克汀病，cretinism）。患儿脑各个部位的神经细胞变小，神经髓鞘生长延迟，中枢神经系统某些酶的合成发生障碍，蛋白质、磷脂和递质的含量减少，以致智力低下；同时，骨化中心发育不全，骨骺愈合延迟，长骨生长停滞，导致身材矮小。但在胚胎期胎儿骨的生长并不必需甲状腺激素，因此胎儿出生时的身高可以基本正常，而在出生后数周出现生长停滞。对呆小症的治疗必须抓紧时机，应在出生后 3～4 个月补充甲状腺激素，过迟则难以奏效。在儿童生长发育的过程中，甲状腺激素和生长激素有协同作用，如缺乏甲状腺激素，则可影响生长激素发挥正常作用。这可能与甲状腺激素能增强胰岛素样生长因子的活性及增加骨更新率的作用有关。

（三）影响器官系统功能

1.对神经系统的影响 甲状腺激素不仅影响胚胎期脑的发育，对已分化成熟的神经系统的活动也有作用。甲状腺激素可加强儿茶酚胺的效应（允许作用），使交感神经系统兴奋。甲状腺功能亢进的患者，对成年人来说，T_3、T_4 主要兴奋中枢神经系统。甲状腺功能亢进的患者表现为多愁善感、喜怒无常、失眠多梦、注意力不易集中及肌肉颤动等；相反，甲状腺功能减退的患者，中枢神经系统兴奋性降低，出现记忆力减退、行动迟缓、淡漠无情及终日嗜睡等症状。

2.对心血管系统的影响 T_3 和 T_4 可使心率加快，心肌收缩力增强，心输出量增加。故甲状腺功能亢进的患者常出现心动过速、心肌肥大，甚至因心肌过度劳累而导致心力衰竭。

3.对消化系统的影响 甲状腺激素可促进消化道的运动和消化腺的分泌。甲状腺功能亢进时，食欲亢进，胃肠道运动加速，肠吸收减少，甚至出现顽固性吸收不良性腹泻；甲状腺功能减退时，食欲减退，由于胃肠运动减弱可出现腹胀和便秘。

三、甲状腺功能的调节

甲状腺激素的合成和分泌主要受下丘脑-垂体-甲状腺轴调节，包括下丘脑-垂体对甲状腺的调节及甲状腺激素对下丘脑和腺垂体的反馈调节。此外，甲状腺还存在一定程度的自身调节和受自主神经活动的影响。

（一）下丘脑-垂体对甲状腺功能的调节

下丘脑中间基底部存在与 TRH 释放有关的"促甲状腺区"，该区 TRH 神经元释放的 TRH 可促进腺垂体 TSH 的合成和释放。TSH 是调节甲状腺功能活动的主要激素，其作用包括两个方面，一方面是促进甲状腺激素的合成与释放，包括增强摄碘、碘的活化、偶联及释放过程，使血中 T_3、T_4 的浓度增高；另一方面是促进甲状腺腺泡细胞增生、腺体肥大。

下丘脑 TRH 神经元还接收神经系统其他部位传来的信息，如寒冷刺激的信息在到达下丘脑体温中枢的同时，还能通过去甲肾上腺素增强下丘脑 TRH 神经元的活动，引起 TRH 的释放。另外，当机体受到应激刺激时，下丘脑可释放较多的生长抑素，抑制 TRH 的合成和释放，进而使 TSH 释放减少。

甲状腺腺泡上皮的细胞膜上存在 TSH 受体。一般认为，TSH 与其受体结合后，经兴奋性 G 蛋白激活腺苷酸环化酶，使 cAMP 增加，继而激活 PKA，产生生物效应。TSH 还可通过磷脂酰肌醇-IP_3/DG-钙调蛋白途径，激活钙调蛋白依赖性蛋白激酶和 PKC，促进甲状腺激素的合成和释放。

（二）甲状腺激素对腺垂体和下丘脑的反馈性调节

血中游离 T_3、T_4 浓度的改变，对腺垂体 TSH 的分泌具有反馈调节作用。当血中 T_3、T_4 浓度增高时，可刺激腺垂体促甲状腺激素细胞产生一种抑制性蛋白，使 TSH 的合成与释放减少，同时还可降低垂体对 TRH 的反应性，细胞膜上 TRH 受体的数量减少，故 TSH 的分泌减少，最终使血中 T_3、T_4 的浓度降至正常水平，反之亦然。此外，T_3 和 T_4 除对腺垂体有负反馈调节作用外，对

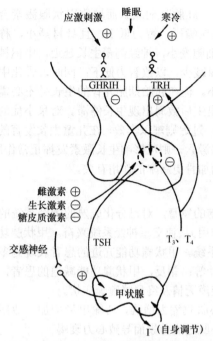

图 10-3-1   甲状腺激素分泌的调节
⊕ 表示促进作用；⊖ 表示抑制作用

下丘脑 TRH 神经元的活动也有负反馈调节作用（图 10-3-1）。

地方性甲状腺肿是由于水和食物中碘含量不足，体内 T_3、T_4 合成减少，血中 T_3、T_4 长期降低，对腺垂体的反馈性抑制作用减弱，引起 TSH 分泌增加，从而导致甲状腺组织的代偿性增生和肥大。

（三）甲状腺的自身调节

在没有神经和体液因素影响的情况下，甲状腺还可根据血碘水平调节其自身对摄取碘及合成甲状腺激素的能力，称为甲状腺的自身调节。这是一种有一定限度的缓慢的调节机制。当外源性碘量增加时，最初 T_3、T_4 的合成增加，但碘量超过一定限度后，T_3、T_4 的合成速度不但不继续增加，反而明显下降。若血碘浓度达到 10mmol/L 时，甲状腺的聚碘作用完全消失。这种过量的碘所产生的抗甲状腺聚碘作用，称为碘阻滞效应（iodine blocking effect）。如再继续加大碘量，则抑制聚碘的作用又会消失，使激素合成再次增加，出现对高碘的适应。相反，当血碘含量不足时，甲状腺的聚碘作用增强，甲状腺激素的合成也加强。临床上常利用过量碘产生的抗甲状腺效应来处理甲状腺危象和用于甲状腺手术的术前准备。

第四节   甲状旁腺、维生素 D 和 C 细胞内分泌

甲状旁腺激素、1,25-$(OH)_2D_3$ 及降钙素三者共同调节钙、磷代谢，控制血浆钙、磷水平。钙和磷是机体构建和多种功能活动所必需的基本元素。血钙稳态对骨代谢、神经元兴奋及兴奋传递、腺细胞分泌、血液凝固、心肌兴奋与收缩以及细胞的信号转导过程都有非常重要的作用。磷是体内许多重要化合物（如核苷酸、核酸、磷脂及多种辅酶）的重要组成成分，并参与体内糖、脂类、蛋白质、核酸等物质的代谢以及酸碱平衡的调节。

一、甲状旁腺激素

甲状旁腺激素（parathyroid hormone，PTH）是由甲状旁腺主细胞合成和分泌的激素。甲状旁腺激素的作用主要是升高血钙和降低血磷，是调节血钙和血磷水平的最重要的激素。

甲状旁腺激素的生理作用主要有以下几个方面。

1. 对肾的作用   PTH 促进肾远端小管对钙的重吸收，使尿钙减少，血钙升高。同时，PTH 可抑制近端小管对磷的重吸收，促进磷的排出，使血磷降低。

PTH 的另一个主要作用是激活肾内的 1α-羟化酶，后者可促使 25-$(OH) D_3$ 转变为有高度活性的 1,25-$(OH)_2D_3$。1,25-$(OH)_2D_3$ 进入小肠黏膜，可促进对钙和磷的吸收。

2. 对骨的作用   PTH 可促进骨钙入血，其作用包括快速效应与延迟效应两个时相。快速效应在 PTH 作用后数分钟即可出现，使骨细胞膜对 Ca^{2+} 的通透性迅速增高，骨液中的 Ca^{2+} 进入细胞，然后钙泵活动增强，将 Ca^{2+} 转运至细胞外液中，引起血钙升高。延迟效应在 PTH 作用后 12～14h 出现，一般需几天或几周后才达高峰，其效应是刺激破骨细胞的活动，加速骨组织的溶解，使钙、磷进入血液。

二、维生素 D_3

体内的维生素 D_3，可从肝、乳、鱼肝油等含量丰富的食物中摄取，也可在体内由皮肤合成。在日光紫外线照射下，皮肤中的 7-脱氢胆固醇迅速转化成维生素 D_3。维生素 D_3 需要经过羟化酶的催化才具有生物活性。首先，维生素 D_3 在肝内 25-羟化酶的作用下形成 25-$(OH)D_3$，然后又在肾近端小管 1α-羟化酶的催化下成为活性更高的 1,25-$(OH)_2 D_3$。下面简述 1,25-$(OH)_2 D_3$ 的主要作用。

1. 对小肠的作用　1,25-$(OH)_2 D_3$ 可促进小肠黏膜上皮细胞对钙的吸收。1,25-$(OH)_2 D_3$ 也能促进小肠黏膜细胞对磷的吸收。因此，它既能升高血钙，也能增加血磷。

2. 对骨的作用　1,25-$(OH)_2 D_3$ 对动员骨钙入血和钙在骨中的沉积都有作用。一方面，1,25-$(OH)_2 D_3$ 可通过增加破骨细胞的数量，增强骨的溶解，使骨钙、骨磷释放入血，从而升高血钙和血磷；另一方面，1,25-$(OH)_2 D_3$ 又能刺激成骨细胞的活动，促进骨钙沉积和骨的形成。幼儿缺乏维生素 D 易患佝偻病，而成年人缺乏维生素 D 则易发生骨软化症和骨质疏松症。

三、降　钙　素

降钙素（calcitonin，CT）是由甲状腺腺泡旁细胞（又称"C"细胞）分泌的肽类激素。降钙素的主要作用是降低血钙和血磷。降钙素一方面能抑制破骨细胞的活动，使溶骨过程减弱，另一方面又能加强成骨细胞活动，增强成骨过程，骨组织中钙、磷沉积增加，而血中钙、磷水平降低。此外，CT 还可以提高碱性磷酸酶的活性，促进骨的形成和钙化过程。降钙素还能减少肾小管对钙、磷、钠及氯等离子的重吸收，因此可增加这些离子在尿中的排出量。

第五节　肾上腺内分泌

肾上腺位于两侧肾的上方，其结构包括皮质和髓质两个部分。肾上腺皮质分泌类固醇激素，其作用广泛，对维持机体的基本生命活动十分重要。肾上腺髓质分泌儿茶酚胺类激素，在机体应激反应中起重要的作用。

一、肾上腺皮质激素

肾上腺皮质由外向内可分为球状带、束状带和网状带，分别合成和分泌以醛固酮（aldosterone）为代表的盐皮质激素（mineralocorticoid）、以皮质醇（cortisol）为代表的糖皮质激素（glucocorticoid）和以脱氢表雄酮（dehydroepiandrosterone）为代表的性激素。网状带也能合成和分泌少量的糖皮质激素和雌激素。由于这些激素都属于类固醇的衍生物，因此统称为类固醇激素（steroid hormone）。此处仅讨论糖皮质激素。

（一）糖皮质激素的生理作用

正常人血浆中的糖皮质激素主要为皮质醇，其次为皮质酮，后者仅为前者的 1/20～1/10。

1. 对物质代谢的影响

（1）糖代谢：糖皮质激素是体内调节糖代谢的重要激素之一。糖皮质激素可促进糖异生，加强蛋白质的分解，减少外周组织对氨基酸的利用，使糖异生的原料增多，并增强肝内与糖异生有关的酶的活性。另外，糖皮质激素又可降低肌肉和脂肪等组织对胰岛素的反应性，使葡萄糖的利用减少，导致血糖升高。如果糖皮质激素分泌过多，会出现高血糖甚至糖尿；相反，肾上腺皮质功能低下的患者（如艾迪生病）则可发生低血糖。

（2）蛋白质代谢：糖皮质激素可促进肝外组织特别是肌肉的蛋白分解，并加速氨基酸进入肝, 生成肝糖原。糖皮质激素分泌过多时, 蛋白质分解增强, 合成减少, 可出现肌肉消瘦、骨质疏松、皮肤变薄、淋巴组织萎缩等现象。

（3）脂肪代谢：糖皮质激素可促进脂肪分解, 增强脂肪酸在肝内的氧化过程, 有利于糖异生。肾上腺皮质功能亢进时, 由于全身不同部位脂肪组织对糖皮质激素的敏感性不同, 体内脂肪发生重新分布, 出现面圆、背厚、躯干部发胖而四肢消瘦的"向心性肥胖"的特殊体型。

（4）水盐代谢：糖皮质激素可降低肾小球入球小动脉的阻力, 增加肾血浆流量, 使肾小球滤过率增加, 有利于水的排出。肾上腺皮质功能不全的患者, 肾排水能力降低, 严重时可出现水中毒。此时, 补充糖皮质激素可使病情缓解, 而补充盐皮质激素则无效。此外, 糖皮质激素还有较弱的保钠排钾作用, 即促进远端小管和集合管重吸收钠和排出钾。糖皮质激素还可以减少近球小管对 PO_4^{3-} 的重吸收, 使尿中排出的 PO_4^{3-} 增加。

2. 对各器官组织的影响

（1）对血细胞：糖皮质激素可刺激骨髓的造血功能, 使血液中红细胞和血小板的数量增加；同时可动员附着在血管边缘的中性粒细胞进入血液循环, 故血液中的中性粒细胞计数增加。糖皮质激素还能使淋巴细胞和嗜酸性粒细胞减少。

（2）对心血管系统：提高心肌、血管平滑肌对儿茶酚胺类激素的敏感性（允许作用）, 上调心肌、血管平滑肌细胞肾上腺素受体的表达, 加强心肌收缩力, 增加血管紧张度, 维持正常血压。另外, 糖皮质激素可降低毛细血管壁的通透性, 减少血浆的滤过, 有利于维持血容量。在离体实验中, 糖皮质激素可增强心肌的收缩力；但在整体条件下糖皮质激素对心脏的作用并不明显。

（3）对消化系统：糖皮质激素促进胃酸和胃蛋白酶原的分泌, 长期服用糖皮质激素有诱发和加剧溃疡病的可能。因此, 溃疡病患者应慎用糖皮质激素。

3. 在应激反应中的作用 见本章第八节。

4. 其他作用 药理剂量的糖皮质激素有抗炎、抗过敏、抗中毒和抗休克作用。

（二）糖皮质激素分泌的调节

糖皮质激素的分泌可分为基础分泌和应激分泌两种形式。前者是指在正常生理状态下的分泌, 后者是指应激刺激时机体发生适应性反应时的分泌。但无论是基础分泌还是应激分泌, 均由下丘脑-垂体-肾上腺皮质轴进行调控。

1. 下丘脑-腺垂体对肾上腺皮质功能的调节 下丘脑室旁核及促垂体区的 CRH 神经元可合成和释放 CRH。CRH 通过垂体门脉系统被运送到腺垂体促肾上腺皮质激素细胞, 通过 cAMP-PKA 途径使 ACTH 分泌增多, 进而刺激肾上腺皮质对糖皮质激素的合成与释放。

腺垂体中存在大分子的前阿黑皮素原（pre-proopiomelanocortin, pre-POMC）。在 CRH 的作用下, POMC 酶解生成 ACTH、β-促脂解素（β-lipotropin, β-LPH）和 β-内啡肽。实验研究表明, 肾上腺皮质束状带和网状带细胞膜上存在 ACTH 受体, ACTH 与其受体结合后, 通过 cAMP-PKA 或 IP_3/DG-PKC 信号转导途径, 加速胆固醇进入线粒体, 激活合成糖皮质激素的各种酶系统, 使糖皮质激素的合成与分泌过程加强（图 10-5-1）。

2. 糖皮质激素对下丘脑和腺垂体的反馈调节 当血中糖皮质激素浓度升高时, 可反馈性地抑制下丘脑 CRH 神经元和腺垂体 ACTH 神经元的活动, 使 CRH 释放减少, ACTH 合成及释放受到抑制。这种反馈称为长反馈。腺垂体分泌的 ACTH 也可反馈性地抑制 CRH 神经元的活动, 称为短反馈（图 10-5-1）。糖皮质激素对 CRH 和 ACTH 分泌的负反馈调节作用, 是通过抑制下丘脑 CRH 及腺垂体 ACTH 的合成和

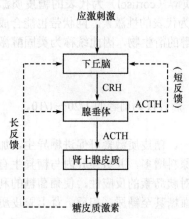

图 10-5-1 糖皮质激素分泌的调节

实线表示促进作用；虚线表示抑制作用

降低腺垂体 ACTH 细胞对 CRH 的反应性等方式实现的。在应激时这种负反馈调节被抑制甚至消失，血中 ACTH 和糖皮质激素的浓度升高。

由于存在这种复杂的反馈调节，长期大量应用糖皮质激素的患者，外源性糖皮质激素可通过长反馈抑制 ACTH 的合成与分泌，甚至造成肾上腺皮质萎缩，分泌功能停止。长期服用糖皮质激素的患者如果突然停药，由于 ACTH 水平很低和肾上腺皮质萎缩，血中糖皮质激素水平低下，可引起肾上腺皮质危象，甚至危及生命。因此，必须采取逐渐减量的停药方法或间断给予 ACTH，以防止肾上腺皮质萎缩。

二、肾上腺髓质激素

肾上腺髓质与交感神经节后神经元在胚胎发生上同源，既属于自主神经系统又属于内分泌系统。因此，肾上腺髓质嗜铬细胞在功能上相当于无轴突的交感神经节后神经元，分泌的激素主要为肾上腺素（约占 80%）和去甲肾上腺素（约占 20%），还有少量的多巴胺，统称为儿茶酚胺。血中的肾上腺素主要来自肾上腺髓质，去甲肾上腺素则来自肾上腺髓质和肾上腺素能神经纤维末梢。

（一）生物学作用

肾上腺素和去甲肾上腺素作用于靶细胞 α 受体和 β 受体而发挥作用。有关肾上腺素和去甲肾上腺素对各组织器官的作用已在相关章节述及，在此主要讨论它们对物质代谢的影响和在应激反应中的作用。

1. 调节物质代谢 肾上腺素和去甲肾上腺素与各型肾上腺素受体结合后调节新陈代谢的机制不同。例如，骨骼肌运动增强时，肾上腺素可通过激活 β_2 受体，加强肌糖原的分解，为肌肉收缩提供即时的能源供应；必要时也能通过激活 β_3 受体加强脂肪组织的脂肪分解，为肌肉较为持久的活动提供游离脂肪酸分解供能；肾上腺素还能通过激活肝细胞的 α_1 受体来促进糖异生，以维持血糖浓度；此外，骨骼肌运动时还能通过局部自主神经的支配激活 α_2 受体，抑制胰岛素分泌，促进糖异生，协同血糖浓度的维持。

2. 参与应激反应 肾上腺髓质嗜铬细胞受交感神经胆碱能节前纤维的支配。一般生理状态下，血中儿茶酚胺浓度很低，几乎不参与机体代谢及功能的调节。但当机体遇到紧急情况时，如遭遇恐惧、愤怒、焦虑、搏斗、运动、低血糖、低血压、寒冷等刺激，通过传入纤维将有关信息传到延髓、下丘脑及大脑皮质，进而使支配肾上腺髓质嗜铬细胞的交感神经兴奋，肾上腺髓质激素分泌水平急剧升高（可达基础水平的 1000 倍），引起中枢神经系统兴奋性增强，此时机体反应极为机敏，处于警觉状态；心率加快，心输出量增加，血压升高，全身血量重新分布，以确保心、脑与肌肉等器官的血流量增加；呼吸加深加快；血糖升高，脂肪分解，葡萄糖、脂肪氧化增强，以满足机体在紧急情况下急增的能量需求。总之，尽最大的可能动员机体许多器官的潜能，提高应对能力。这种在紧急情况下发生的交感-肾上腺髓质系统活动增强的适应性反应，称为应急反应（emergency reaction）。

现在认为，Cannon 的"应急"和 Seyle 的"应激"学说，实质上都是在机体受到伤害性刺激时，通过中枢神经系统的整合，经神经-内分泌调节活动而实现的自我保护性反应，以应对并迅速适应突然出现的环境变化。一般而言，前者在于提高机体对环境突变的应变能力，后者则是增强机体对伤害性刺激的耐受能力。

（二）分泌调节

1. 交感神经的作用 交感神经兴奋时，节前纤维末梢释放乙酰胆碱，作用于嗜铬细胞膜中的 N_1 受体，促使肾上腺髓质激素的分泌，同时也提高靶细胞中儿茶酚胺合成酶系的活性，促进儿茶酚胺的合成。

2. ACTH 和 GC 的作用 腺垂体分泌的 ACTH 可直接或间接（通过引起 GC 分泌）提高嗜铬

细胞内催化儿茶酚胺有关合成酶的活性，促进儿茶酚胺的合成及分泌量。

3. 自身反馈性调节　当肾上腺髓质嗜铬细胞中去甲肾上腺素或多巴胺含量增多到一定水平时，可负反馈地抑制酪氨酸羟化酶的活性；而当肾上腺素合成增多到一定程度时，则可负反馈地抑制儿茶酚胺的进一步合成。反之，当嗜铬细胞内儿茶酚胺含量减少时，儿茶酚胺合成增加，从而保持激素合成的稳态。

第六节　胰岛内分泌

胰腺具有外分泌和内分泌两种功能。外分泌腺腺泡分泌的消化液通过腺管进入十二指肠，参与消化过程；内分泌通过分散于胰腺腺泡之间的胰岛分泌多种激素。胰岛细胞至少可分为五种功能不同的细胞类型：A 细胞约占胰岛细胞的 25%，分泌胰高血糖素（glucagon）；B 细胞数量最多，占 60%～70%，分泌胰岛素（insulin）；D 细胞占胰岛细胞的 10% 左右，分泌生长抑素（somatostatin，SST）；D_1 细胞可能分泌血管活性肠肽（vasoactive intestinal peptide，VIP）；而 F（PP）细胞数量很少，分泌胰多肽（pancreatic polypeptide，PP）。本节主要讨论胰岛素和胰高血糖素。

一、胰　岛　素

胰岛素是含有 51 个氨基酸残基的小分子蛋白质，分子量为 5.8kDa。正常人在空腹状态下，血清胰岛素浓度为 35～145pmol/L。血液中的胰岛素以与血浆蛋白结合及游离的两种形式存在，两者之间保持动态平衡。只有游离形式的胰岛素才具有生物活性。胰岛素在血中的半衰期仅为 5～6min，主要在肝内灭活，肾与肌肉组织也能灭活一部分胰岛素。

（一）胰岛素的生理作用

胰岛素是促进物质合成代谢、调节血糖稳态的关键激素。

1. 对糖代谢　胰岛素通过增加糖的去路与减少糖的来源，使血糖降低。胰岛素能促进全身组织，特别是肝、肌肉和脂肪组织摄取与利用葡萄糖，促进肝糖原和肌糖原的合成，抑制糖异生，促进葡萄糖转变为脂肪酸，并储存于脂肪组织中，从而降低血糖水平。当胰岛素缺乏时，血糖浓度升高。血糖水平如超过肾糖阈，尿中就可出现葡萄糖。

2. 对脂肪代谢　胰岛素可促进肝合成脂肪酸，并转运到脂肪细胞中储存；促进葡萄糖进入脂肪细胞，合成甘油三酯和脂肪酸；还可抑制脂肪酶的活性，减少脂肪分解。胰岛素缺乏时，糖的利用受阻，脂肪分解增强，会产生大量脂肪酸，后者在肝内氧化成大量酮体，可引起酮血症和酸中毒。

3. 对蛋白质代谢　胰岛素可促进蛋白质合成，并抑制蛋白质分解。胰岛素可在蛋白质合成的各个环节上发挥作用，如加速氨基酸跨膜转运进入细胞的过程；加快细胞核的复制和转录过程，增加 DNA 和 RNA 的生成；加速核糖体的翻译过程，使蛋白质合成增加。此外，胰岛素还可抑制蛋白质分解和肝糖异生。

胰岛素因能增强蛋白质的合成，故对机体的生长发育有促进作用。但胰岛素单独作用时，其促进生长的作用并不强，在与生长激素共同作用时，能发挥明显的协同效应。

（二）胰岛素分泌的调节

血糖浓度是调节胰岛素分泌的最重要的因素。B 细胞对血糖水平的变化十分敏感，血糖浓度升高时，胰岛素分泌增加，使血糖水平降低；当血糖水平降至正常时，胰岛素分泌也迅速恢复到基础水平，从而维持血糖浓度的相对稳定。许多氨基酸和脂肪酸也都有刺激胰岛素分泌的作用，以精氨酸和赖氨酸的作用为最强。血中脂肪酸和酮体明显增多时也可促进胰岛素的分泌。氨基酸和血糖对刺激胰岛素分泌有协同作用，两者同时升高时，可使胰岛素分泌量成倍增长。长时间的高血糖、高氨基酸和高脂血症可持续刺激胰岛素分泌，致使胰岛 B 细胞衰竭，引起糖尿病。在胃肠激素中，促胃液素、促胰液素、缩胆囊素和抑胃肽均有促进胰岛素分泌的作用。但目前认为，只有抑胃肽才是葡萄糖依赖的胰岛素分泌刺激因子，而促胃液素、促胰液素及缩胆囊素则可能是通过升高血糖而间接刺激胰岛素分泌的。另外，迷走神经兴奋时，胰岛素分泌增加；相反交感神经兴奋时，胰岛素分泌减少（图 10-6-1）。

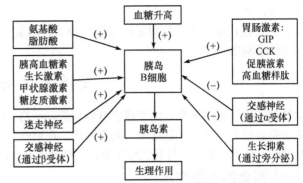

图 10-6-1　胰岛素分泌调节示意图

GIP：抑胃肽；CCK：缩胆囊素

二、胰高血糖素

胰高血糖素（glucagon）是胰岛 A 细胞分泌的，由 29 个氨基酸残基组成的直链多肽，分子量为 3485。胰高血糖素在血清中的浓度为 50～100ng/L，血浆中的半衰期为 5～10min，主要在肝内降解失活，也有一部分在肾中降解。胰高血糖素具有很强的促进分解代谢的作用，可促进肝糖原分解和糖异生作用，使血糖明显升高；还可促使氨基酸转化为葡萄糖，抑制蛋白质的合成，促进脂肪分解，因此被认为是促进分解代谢的激素。

第七节　生　殖

生殖（reproduction）是指生物体发育成熟后一定阶段，产生与自己相似子代个体，并借以繁殖种族的生理功能。生物个体由出生、生长发育至衰老、死亡，是生命现象发展的自然规律，因此，能够产生新个体的生殖活动具有延续种系的重要意义。

一、男性生殖功能

男性的主要生殖器官是睾丸，附性器官包括附睾、输精管、精囊、前列腺、尿道球腺和阴茎等。男性的第二性征表现为生长胡须、肌肉发达、体格高大、喉头突出、声调低、性格刚强等。

睾丸是男性的主性器官，由精曲小管与间质细胞组成，前者是生成精子的部位，而后者具有内分泌功能，可分泌雄激素。

1. 睾丸的生精功能　精曲小管是生成精子的部位。精曲小管上皮由生精细胞和支持细胞构成。精子生成的过程是从紧贴在精曲小管基膜上的原始生精细胞（精原细胞）开始的。在青春期，精原细胞依次经历初级精母细胞、次级精母细胞、精子细胞及精子各个不同发育阶段，最终精子发育成熟并脱离支持细胞进入管腔。

支持细胞主要为各级生精细胞提供营养和保护与支持作用。

精子生成需要适宜温度，阴囊内温度较腹腔内温度低 2℃左右，适于精子生成。在胚胎发育期间，如果睾丸没有降入阴囊内，将影响精子生成，是引起男性不育症的原因之一。

2. 睾丸的内分泌功能　睾丸（testis）的间质细胞（interstitial cell）分泌雄激素（androgen），主要为睾酮（testosterone），支持细胞（sertoli cell）分泌抑制素（inhibin）。

睾酮的生理作用主要有以下几个方面。

（1）维持生精作用，睾酮自间质细胞分泌后，可进入支持细胞并转变为双氢睾酮，随后进入精曲小管，促进生精细胞的分化和精子的生成过程。

（2）刺激生殖器官的生长，促进男性第二性征的出现并维持在正常状态。

（3）维持正常性欲。

（4）促进蛋白质合成，特别是肌肉和生殖器官的蛋白质合成，同时还能促进骨骼生长与钙、磷沉积及红细胞生成等。

二、女性生殖功能

女性的主性器官是卵巢，副性器官有输卵管、子宫、阴道等。女性的第二性征表现为不长胡须、皮下脂肪较为丰满、骨盆宽大、乳腺发达、声调较高、性格较为温和。卵巢是女性的主性器官，其功能一是产生卵子，具有生卵作用；二是合成并分泌类固醇激素，具有内分泌功能。

（一）卵巢的生卵作用

卵巢的生卵作用是成熟女性最基本的生殖功能。青春期开始后，卵巢在腺垂体促性腺激素的作用下，生卵功能出现月周期性变化，每月有15～20个卵泡生长发育，但是有一个卵泡发育成熟并排卵。卵泡在发育过程中经过一系列变化：原始卵泡→初级卵泡→次级卵泡→成熟卵泡。当卵泡发育为成熟卵泡后，其中的卵细胞在 LH 等多种激素的作用下，向卵巢表面移动，成熟卵泡壁破裂，出现排卵孔，卵细胞与透明带、放射冠及卵泡液被排出卵泡，此过程称为排卵（ovulation）。排出的卵细胞即被输卵管伞捕捉，送入输卵管中。排卵后，残余的卵胞壁颗粒细胞和内膜细胞迅速增生，胞质积聚黄色颗粒，于是原来的卵泡空间变为黄色的内分泌细胞团，称为黄体（corpus luteum）。排卵后 7～8d，黄体发展到顶峰，若排出的卵子没有受精，黄体仅能维持12～15d，随即退化、变性和纤维化而转变为白体（corpus albicans）。若卵子受精，则黄体继续长大，至妊娠数月后逐渐萎缩。

（二）卵巢的内分泌功能

卵巢主要分泌雌激素和孕激素，此外还分泌少量的雄激素。卵泡期主要由颗粒细胞和内膜细胞分泌雌激素，而黄体期则由黄体细胞分泌孕激素和雌激素。

1. 雌激素的生理作用　人类的雌激素（estrogen）包括雌二醇（estradiol，E_2）、雌酮（estrone）和雌三醇（estriol，E_3）。三者中以雌二醇活性为最强，雌酮的活性仅为雌二醇的10%，雌三醇活性最低。

雌激素刺激女性生殖器官的生长发育，并对代谢产生一定影响。

（1）对女性生殖器官的作用：雌激素可协同 FSH 促进卵泡发育，诱导排卵前夕 LH 峰的出现而引发排卵，是卵泡发育、成熟、排卵不可缺少的调节因素。雌激素也能促进子宫发育，使子宫内膜发生增生期变化，增加子宫颈黏液的分泌，促进输卵管上皮增生、分泌及输卵管运动，有利于精子与卵子的运行。此外，雌激素还可以使阴道黏膜上皮细胞增生、角化，糖原含量增加，阴道分泌物呈酸性。

（2）对乳腺和第二性征的影响：雌激素刺激乳腺导管和结缔组织增生，促进乳腺发育。全身脂肪和毛发呈女性分布，音调较高，骨盆宽大，臀部肥厚，促进女性第二性征的出现。

（3）对代谢的作用：雌激素对蛋白质代谢、脂肪代谢、骨骼代谢及水盐代谢都能发生影响，还可促进生殖器官的细胞增殖和分化，加速蛋白质合成，促进生长发育，降低血浆低密度脂蛋白而增加高密度脂蛋白含量，增强成骨细胞的活动和钙、磷沉积，促进骨的成熟及骨骺愈合。高浓度的雌激素可因使醛固酮分泌增多而导致水钠潴留等。

2. 孕激素的生理作用　孕激素主要有孕酮（progesterone，P），排卵前，颗粒细胞和卵泡膜即可分泌少量孕酮；排卵后，黄体细胞在分泌雌激素的同时，分泌大量孕酮。孕酮一般必须在雌激素作用的基础上才能发挥作用。主要作用于子宫，保证受精卵着床和维持妊娠。

（1）对子宫的作用：孕酮可使处于增生期的子宫内膜进一步增厚，并进入分泌期，从而为受精卵的生存和着床提供适宜的环境。此外，孕酮还有降低子宫肌细胞膜的兴奋性，抑制母体对胎儿的排斥反应，以及降低子宫肌对缩宫素的敏感性等作用。孕酮还能使子宫颈黏液减少并变稠，使精子难以穿过。孕酮是早期妊娠必需的激素。

（2）对乳腺的作用：在雌激素作用的基础上，孕酮可促进乳腺腺泡的发育和成熟，并与缩宫素等激素一起，为分娩后泌乳作准备。

（3）产热作用：女性的基础体温在卵泡期较低，排卵日最低，排卵后可升高 0.5℃ 左右，直至下次月经来临。临床上常将基础体温的变化作为判断有无排卵的标志之一。在女性绝经期后或卵巢摘除后，基础体温的特征性变化消失。排卵影响基础体温的机制可能与孕酮和去甲肾上腺素对体温中枢的协同作用有关。

3. 雄激素的生理作用 女性体内有少量的雄激素，主要由卵泡内膜细胞和肾上腺皮质网状带细胞产生。适量的雄激素可刺激女性阴毛与腋毛的生长。雄激素过早出现会造成女性生殖器官发育异常。女性体内雄激素分泌过多时，可出现阴蒂肥大、多毛症等男性化特征。

（三）月经周期及其激素基础

女性从青春期开始至生殖功能停止（45～50 岁），其生殖器官的结构和功能都呈现规律的周期性变化，最突出的表现是每个月经阴道排血一次，每次历时平均约 4d，这种定期的阴道排血现象，称为月经（menstruation）。因为是周而复始，故称为月经周期（menstrual cycle）（图 10-7-1）。

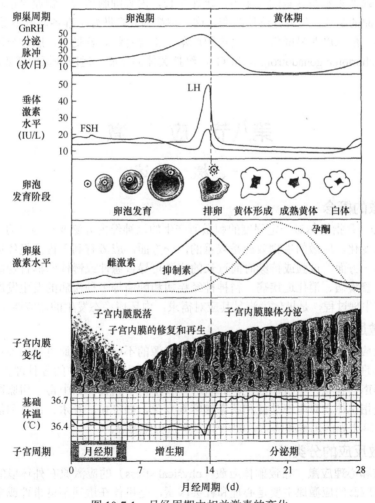

图 10-7-1 月经周期中相关激素的变化

GnRH：促性腺激素释放激素；FSH：卵泡刺激素；LH：黄体生成素

月经是子宫内膜剥落的结果。根据月经周期卵巢的变化可将月经周期分为两个阶段，以排卵日为界点,排卵之前称为卵泡期,排卵之后称为黄体期。也可以根据子宫内膜的变化将月经周期分为 3 期。①月经期:子宫内膜脱落出血,持续 3～5d;②增生期:子宫内膜增生修复,历经 10d 左右;③分泌期:子宫内膜的腺体分泌增加,历经约 14d。

月经周期受下丘脑-垂体-卵巢轴活动的调节,也与血液中 FSH、LH、雌激素及孕激素的浓度有密切的关系。

1. 卵泡期 相当于月经期和增殖期。此期开始时,子宫内膜脱落,阴道流血,即月经期开始,血中雌二醇和孕酮浓度均处于低下水平,它们对下丘脑和腺垂体的负反馈作用减弱,使下丘脑分泌 GnRH 和腺垂体分泌 FSH 与 LH 的量逐渐增加。卵泡期开始 1 周后,成熟卵泡分泌的雌二醇浓度迅速增加,雌二醇此时对 LH 和 FSH 的分泌起正反馈作用。约在排卵的前一天,雌二醇分泌达到高峰,由于雌二醇的正反馈作用,下丘脑分泌 LH 和 FSH 共同使成熟卵泡破裂,排出卵子。

在卵泡期中,子宫内膜增厚,腺体增多并变长,称为增殖期。

2. 黄体期 相当于子宫内膜的分泌期。排卵后,生成的黄体在 LH 的作用下分泌大量的孕激素及雌激素。此期内血液中高浓度的孕酮及雌二醇,将通过下丘脑和腺垂体的负反馈作用,使 GnRH 的分泌量减少,血液中的 FSH 和 LH 浓度相应降低。

子宫内膜在雌激素和孕激素的作用下,迅速生长,内膜细胞增大,糖原含量增加,腺管由直变弯,分泌含糖原的黏液,呈现分泌期改变。这一切都为妊娠做好了准备。若不受孕,黄体退化,血液中孕酮与雌二醇浓度明显降低,子宫内膜脱落,出现月经。若受孕,胎盘分泌人绒毛膜促性腺激素(human chorionic gonadotropin,hCG),维持黄体的功能,适应妊娠的需要。

(包雅丽)

第八节 应 激

一、概 述

(一)应激的概念

应激(stress)是指机体对一定强度的刺激所产生的以神经内分泌变化为主的一系列非特异性全身性适应性的变化。应激的生物效应是双重的,一方面,应激有利于提高机体适应与应对环境变化的能力;另一方面,过强或持续时间过长的应激可导致急性或慢性的器官功能障碍和代谢紊乱。应激与心血管疾病、消化道疾病、精神神经疾病和肿瘤等多种疾病的发生发展密切相关,是常见的基本病理生理过程,是机体为满足其应对需求,内环境稳态发生的适应性变化与重建。

(二)应激原

引起应激反应的各种因素统称为应激原。根据来源的不同,应激原可分为外环境因素、内环境因素和社会心理因素三大类。其中,外环境因素指来自外界环境中的各种理化因素(如高热、寒冷、射线、噪声、强光、电击、低压、低氧等)和生物学因素(如中毒、病原微生物感染等);而内环境因素是指机体自身生理功能和状态的客观变化,如贫血、脱水、休克和低血糖等。心理应激原是来自大脑主观的思维和情感,如恐惧、愤怒和焦虑等。

(三)应激反应的分类

1. 躯体应激和心理应激 导致躯体应激(physical stress)的应激原有外环境的理化和生物学因素。引发心理应激的应激原主要是心理和社会因素,是机体在遭遇不良事件或主观感觉到压力和威胁时产生的一种伴有生理、行为和情绪改变的心理紧张状态。一些应激原既可导致躯体应激,也可引起心理应激。

2. 急性应激和慢性应激 急性应激是指机体受到突然刺激,如突发的天灾人祸、意外受伤等所致的应激。过强的急性应激原可诱发心源性猝死、急性心肌梗死(如在原有冠心病的基础上)

及精神障碍等。慢性应激则是由应激原长时间作用（如长期处于高负荷的学习和工作状态）所致。慢性应激可导致消瘦，影响生长发育，并可引发抑郁和高血压等疾病。

3. 生理性应激和病理性应激　根据应激原对机体影响的程度和导致的结果，可将应激分为生理性应激和病理性应激。前者指适度的、持续时间不长的应激，如体育竞赛、适度的工作压力。这种应激可促进体内的物质代谢和调动器官的储备功能，增加人的活力，提高机体的认知、判断和应对各种事件的能力，也称为良性应激。后者指由强烈的或作用持续时间过长的应激原（如大面积烧伤或严重的精神创伤）导致的应激。这种应激可造成代谢紊乱和器官功能障碍，进而导致疾病，故也称为劣性应激。

机体对应激原的反应除取决于应激原的种类、作用的强度和时程外，还受遗传因素、个性特点、生活阅历等个体因素的影响，因此不同个体对应激原的敏感性和耐受性不尽相同，从而表现出不同程度的应激反应。

二、应激反应的基本表现

应激反应作为一种非特异的、广泛存在的反应，其变化涉及整体、器官和细胞乃至基因各个水平。

（一）应激的神经内分泌反应

应激时，神经内分泌反应是代谢和多种器官功能变化的基础。其中，最重要的神经内分泌反应是激活蓝斑-交感-肾上腺髓质系统（locus ceruleus-sympathetic-adrenal medulla system，LSAM 系统）和下丘脑-垂体-肾上腺皮质系统（hypothalamic-pituitary-adrenal cortex system，HPAC 系统）。

1. 蓝斑-交感-肾上腺髓质系统的变化

（1）结构基础：蓝斑是 LSAM 系统的主要中枢整合部位，富含上行和下行的去甲肾上腺素能神经元。其上行纤维主要投射至杏仁体、海马和新皮质，下行纤维则主要投射至脊髓侧角，调节交感神经的活性和肾上腺髓质中儿茶酚胺的释放。此外，蓝斑去甲肾上腺素能神经元还与下丘脑室旁核有直接的纤维联系，可能在应激启动 HPAC 系统中发挥关键作用。

（2）中枢效应：应激时 LSAM 系统激活的中枢效应主要表现为兴奋、警觉、专注和紧张；过度激活则会产生焦虑、害怕或愤怒等情绪反应，这与蓝斑去甲肾上腺素能神经元上行投射脑区中（杏仁体、海马、边缘系统、新皮质）的去甲肾上腺素水平有关。

（3）外周效应：应激时 LSAM 系统兴奋的外周效应主要表现为血浆去甲肾上腺素、肾上腺素和多巴胺等儿茶酚胺水平迅速升高，并通过对血液循环、呼吸和代谢等多个环节的紧急动员和综合调节，使机体处于一种唤起（arousal）状态，保障心、脑和骨骼肌等重要器官在应激反应时的能量需求。强烈和持续的 LSAM 系统兴奋也可产生损害作用。

1）LSAM 系统的防御或代偿意义：①心血管系统。心率加快、心收缩力增强、心排血量增加、血压上升、血液重分布等，保证了应激时心脏、脑和骨骼肌等重要器官的血液灌流。②呼吸系统。支气管扩张，肺泡通气量增加，机体摄取氧增多。③物质和能量代谢。胰高血糖素分泌增加，促进糖原分解、糖异生、脂肪动员和分解，以满足应激时机体组织增加的能源供应需要。④其他。促进促肾上腺皮质激素（ACTH）、生长激素（GH）、肾素和促红细胞生成素的分泌，引起体内广泛的动员，使机体处于唤起状态，有利于应对各种环境变化。

2）LSAM 系统过度兴奋的不利影响：腹腔内脏血管的持续收缩可导致相应器官的缺血、缺氧，胃肠黏膜糜烂、溃疡、出血；儿茶酚胺可使血小板数目增加和黏附聚集性增强，导致血液黏滞度升高，促进血栓形成；心率加快和心肌耗氧量增加可导致心肌缺血，严重时可诱发致死性心律失常等。

2. 下丘脑-垂体-肾上腺皮质激素系统的变化

（1）结构基础：下丘脑室旁核（PVN）是 HPAC 系统的中枢位点，其上行神经纤维主要投射至杏仁体、海马，下行纤维通过分泌 CRH，调控腺垂体释放 ACTH，从而调节肾上腺皮质合成与分泌糖皮质激素（glucocorticoid, GC）。此外，室旁核与蓝斑之间有着丰富的交互联络，蓝斑神经元释放的去甲肾上腺素对 CRH 的分泌具有调控作用。CRH 分泌是 HPAC 系统激活的关键环节。

（2）中枢效应：主要是导致情绪行为的变化。目前认为，适量的 CRH 分泌增加可使机体保持兴奋或愉快感，是有利的适应反应；而 CRH 过度分泌，特别是慢性应激时的持续分泌，导致适应机制障碍，出现焦虑、抑郁、学习与记忆能力下降、食欲和性欲减退等。

（3）外周效应：应激时 HPAC 系统激活的外周效应主要由 GC 介导。正常情况下，成人每日分泌为 25～37mg。应激时 GC 分泌量迅速增加。临床上常以测定 GC 浓度作为应激强度的判断指标，动态观察 GC 对判断应激状况尤为重要。如外科手术导致的应激可使 GC 分泌量增加 3～5 倍，达到 100mg/d。如无术后并发症，血浆 GC 通常于 24h 内恢复至正常水平。若应激原持续存在，血浆 GC 水平则可持续升高。如大面积烧伤患者，血浆 GC 水平升高持续 2～3 个月。动物实验表明，切除双侧肾上腺后，几乎不能适应任何应激环境，轻微有害刺激即可导致其死亡；但如仅去除肾上腺髓质而保留肾上腺皮质，动物在应激状态下仍可存活；给摘除肾上腺的动物注射 GC，可恢复其抗损伤的应激能力。可见 GC 在机体抵抗有害刺激中发挥至关重要作用，但持续增加也可对机体造成损害。

1）应激时 GC 分泌增多的代偿意义：①有利于维持血压。GC 本身对心血管没有直接的调节作用，但是儿茶酚胺发挥心血管调节活性需要 GC 的存在，被称为 GC 的允许作用。②有利于维持血糖。GC 能促进蛋白质分解和糖异生，使肝糖原得到补充，从而将血糖维持在高水平。肾上腺皮质功能不全的动物，应激时易发生低血糖。③有利于脂肪动员。GC 对儿茶酚胺、胰高血糖素和生长激素的脂肪动员具有允许作用，促进脂肪分解、供能。④对抗细胞损伤。GC 的诱导产物脂调蛋白对磷脂酶 A_2 有抑制作用，从而抑制膜磷脂的降解，增强细胞膜稳定性，减轻溶酶体酶对组织细胞的损害，保护细胞。⑤抑制炎症反应。抑制中性粒细胞活化和促炎介质产生，促进抗炎介质的产生，从而发挥抑制炎症和免疫反应的作用。

2）应激时 GC 持续增加的不利影响：①抑制免疫系统，使机体的免疫力降低，易并发感染；②代谢改变，如血脂升高、血糖升高，并参与形成胰岛素抵抗等；③能通过抑制甲状腺轴和性腺轴，导致内分泌紊乱和性功能减退，月经不调，哺乳期泌乳减少，导致儿童生长发育迟缓。

3. 其他内分泌变化 应激可引起广泛的神经内分泌改变，表 10-8-1 概括了除蓝斑-交感-肾上腺髓质轴和 HPA 轴以外的其他内分泌变化。

表 10-8-1 应激的其他内分泌变化

名称	分泌部位	变化
β-内啡肽	腺垂体等	升高
ADH（血管升压素）	下丘脑（室旁核）	升高
GnRH	下丘脑	降低
生长素	腺垂体	急性应激升高，慢性降低
催乳素	腺垂体	升高
TRH	下丘脑	降低
TSH	垂体前叶	降低
T_4、T_3	甲状腺	降低
LH、FSH	垂体前叶	降低
胰高血糖素	胰岛 A 细胞	升高
胰岛素	胰岛 B 细胞	降低

（二）急性期反应和急性期蛋白质

急性期反应（acute phase response，APR）是感染、烧伤、大手术、创伤等应激原诱发机体产生的一种快速的防御反应。除了表现为体温升高、血糖升高、补体增高、外周血吞噬细胞数目增多和活性增强等非特异性免疫反应外，还表现为血浆中一些蛋白质浓度的迅速变化，这些蛋白质被称为急性期蛋白质（acute phase protein，APP），属分泌型蛋白（表10-8-2），种类很多，主要由肝细胞合成。单核吞噬细胞、成纤维细胞可产生少数急性期蛋白质。正常时血中急性期蛋白质含量很少，但在炎症、感染、发热时明显增加。少数蛋白在急性期反应时减少，被称为负急性期蛋白质，如白蛋白、前白蛋白、转铁蛋白等。

表 10-8-2　重要的急性期蛋白质

成分	分子量	正常血浆浓度（mg/ml）	急性炎症时增加
C 反应蛋白	105 000	<0.5	>1000 倍
血清淀粉样 A 蛋白	160 000	<10	>1000 倍
α_1- 酸性糖蛋白	40 000	55～140	2～3 倍
α_1- 蛋白酶抑制剂	54 000	200～400	2～3 倍
α_1- 抗糜蛋白酶	68 000	30～60	2～3 倍
结合珠蛋白	100 000	40～180	2～3 倍
纤维蛋白原	340 000	200～450	2～3 倍
铜蓝蛋白	151 000	15～60	50%
补体	180 000	80～120	50%

急性期蛋白质的种类很多，其功能也相当广泛，主要包括以下几个方面。

（1）抑制蛋白酶：创伤、感染时体内蛋白分解酶增多，急性期蛋白质中的蛋白酶抑制剂可避免蛋白酶对组织的过度损伤。如 α_1- 蛋白酶抑制剂、α_1- 抗糜蛋白酶、α_2- 巨球蛋白。

（2）抗感染、抗损伤：以急性期蛋白质中的 C 反应蛋白作用最明显，它可与细菌细胞壁结合，起抗体样调理作用，激活补体经典途径，促进吞噬细胞的功能，抑制血小板的磷脂酶，减少其炎症介质的释放等。在各种炎症、感染、组织损伤等疾病中都可见 C 反应蛋白的迅速升高，且其升高程度常与炎症、组织损伤的程度呈正相关，因此临床上常用 C 反应蛋白作为炎症和疾病活动性的指标。

（3）调节凝血和纤溶：增加的凝血因子，如凝血因子Ⅷ和纤维蛋白原可在组织损伤早期促进凝血。增加的纤溶酶原在凝血后期能促进纤溶系统的激活，有利于纤维蛋白凝块的溶解。

（4）其他：如铜蓝蛋白能活化超氧化物歧化酶，故有清除氧自由基的作用。结合珠蛋白、铜蓝蛋白、血红素结合蛋白等可与相应的物质结合避免过多的游离 Cu^{2+}、血红素等对机体的危害，并可调节它们的体内代谢过程和生理功能。

（三）细胞应激

细胞应激反应（cell stress response）是指在各种有害因素导致生物大分子（如膜脂质、蛋白质和 DNA）损伤、细胞稳态破坏时，细胞通过调节自身的蛋白质表达与活性，产生一系列防御性反应，以增强其抗损伤能力、重建细胞稳态。细胞应激反应在进化上高度保守，广泛存在于高等动物、低等动物和单细胞生物中。导致细胞应激反应的应激原很多，包括各种理化因素（冷、热、低氧、渗透压、射线、活性氧、自由基、化学药物、化学毒物）、生物因素（细菌或病毒等病原微生物感染）和营养因素（营养不良、营养过剩）等。

尽管导致生物大分子损伤的应激原差异很大，但是由其激发的细胞防御反应往往表现出应激原非特异性。这里重点介绍常见的热休克反应。

1. 热休克蛋白的概念和基本组成　热休克蛋白（heat shock protein，HSP）是指细胞在应激原特别是环境高温诱导下新生成或生成增加的一组蛋白质，它们属于非分泌型蛋白，主要在细胞内发挥功能，能够稳定细胞结构、维持细胞生理功能，从而提高细胞对应激原的耐受性。以后发现除环境高温以外，其他应激原如缺氧、寒冷、饥饿等也能诱导 HSP 生成，因此，HSP 又称为应激蛋白。

HSP 是生物体中广泛存在的一组高度保守的细胞内蛋白质。根据 HSP 分子量的大小可分成若干亚家族，如 HSP90、HSP70、HSP60 和小分子 HSP 家族，按其生成方式又可分为组成性和诱导性。其中与应激关系最为密切的是 HSP70 家族，应激时表达明显增加。

2. HSP 的基本功能　HSP 在细胞内含量相当高，据估计细胞总蛋白的 5% 为 HSP，其功能涉及细胞的结构维持、更新、修复、免疫等，但其基本功能为帮助蛋白质正确折叠、移位、修复和降解，被人形象地称为"分子伴侣"。

应激能促进诱导性 HSP 生成，这是因为多种损伤性应激能使原来存在于胞质的热休克因子（heart shock factor，HSF）激活，HSF 是一种转录因子，在非应激细胞中，HSF 以单体形式存在于胞质中，与 HSP70 结合，不表现转录活性。多种应激原能导致蛋白质（特别是合成中的蛋白和正在穿膜过程中的蛋白）变性，变性蛋白通过与 HSP70 结合使 HSF 游离并激活，激活的 HSF 聚合成三聚体向核内移位，与 HSP 基因上游的热休克组件（HSE）结合，促进一系列 HSP 的表达（图 10-8-1）。

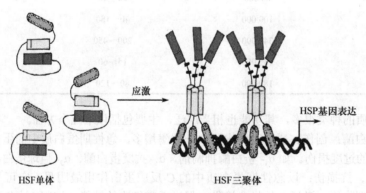

图 10-8-1　热休克蛋白的生成

三、应激时机体的功能代谢变化

（一）能量和物质代谢的变化

应激时由于儿茶酚胺、糖皮质激素、胰高血糖素等促进分解代谢的激素分泌增加，而胰岛素分泌相对不足和组织细胞对胰岛素抵抗，可出现糖、蛋白质和脂肪的分解代谢增强，代谢率增高，出现应激性高血糖、血中游离脂肪酸和酮体增多及负氮平衡。在严重应激时，使代谢率显著升高。正常成人安静状态下每天约需能量 8368kJ（2000kcal）。大面积烧伤的患者，每天可高达 20920kJ（5000kcal），相当于重体力劳动时的代谢率。应激时高代谢的防御意义在于为机体应对紧急情况时提供足够的能量。但是如果应激的持续时间过长，机体可很快出现消瘦、体重下降。由于负氮平衡，蛋白质缺乏，患者会发生贫血，创面愈合迟缓，抵抗力降低。因此，对严重的、持续时间长的应激反应患者，要注意补充营养物质和胰岛素。

（二）中枢神经系统

蓝斑去甲肾上腺素能神经元激活和反应性增高，机体出现紧张，专注程度升高；过度时则会产生焦虑、害怕或愤怒等情绪反应。HPA 轴的适度兴奋有助于维持良好的认知学习能力和良好的情绪，但 HPA 轴兴奋的过度或不足都可以引起中枢神经系统的功能障碍，出现抑郁、厌食甚至自杀倾向等。

（三）免疫系统

急性应激反应时，可见外周血吞噬细胞数目增多，活性增强，补体、C反应蛋白等非特异性抗感染的急性期反应蛋白质含量升高等。但持续强烈的应激反应常造成免疫功能的抑制甚至功能紊乱。由于应激时变化最明显的激素为糖皮质激素和儿茶酚胺，而两者对免疫系统主要都显示抑制效应，因此持续应激通常会造成免疫功能的抑制，甚至功能障碍，诱发自身免疫病。

另外，免疫系统对神经内分泌系统亦具有调节作用。免疫细胞可释放多种神经-内分泌激素，这些激素可在局部或全身发挥作用，参与应激反应的调控。

（四）心血管系统

应激时，由于交感-肾上腺髓质系统兴奋，儿茶酚胺分泌增多。心血管系统主要变化为心率增快、心肌收缩力增强、心输出量增加、总外周阻力增高及血流重新分布等。这些改变有助于增加心输出量，升高血压，保证心脑的血液供应。交感-肾上腺髓质系统的强烈兴奋亦可对心血管系统产生不利影响，可导致冠状动脉痉挛，血小板聚集，血液黏滞度升高而导致心肌缺血及心肌梗死。强烈的精神应激可引起心律失常及猝死。

（五）消化系统

慢性应激时，消化功能的典型变化为食欲降低，严重时甚至可诱发神经性厌食症，食欲减退可能与CRH的分泌增加有关。但部分人应激时也会出现进食增加并成为肥胖症的诱因。应激时由于交感-肾上腺髓质系统的强烈兴奋，胃肠血管收缩，血流量减少，特别是胃肠黏膜的缺血，可造成胃肠黏膜的损害，出现应激性溃疡。

（六）血液系统

急性应激时，外周血中可见白细胞数目增多、核左移，血小板数增多、黏附力增强，纤维蛋白原浓度升高，凝血因子V、凝血因子Ⅷ、血浆纤溶酶原、抗凝血酶Ⅲ等的浓度也升高；血液表现出非特异性抗感染能力和凝血能力的增强，全血和血浆黏滞度升高，红细胞沉降率增快等。骨髓检查可见髓系和巨核细胞系的增生。上述改变既有抗感染、抗损伤出血的有利方面，也有促进血栓、发生DIC的不利方面。

慢性应激时，特别是在各种慢性疾病状态下，患者常出现贫血，贫血常呈低色素性，血清铁降低，类似于缺铁性贫血。但与缺铁性贫血不同，其骨髓中的铁（含铁血黄素）含量正常甚至增高，补铁治疗无效，红细胞寿命常缩短至80d左右，其机制可能与单核巨噬细胞系统对红细胞的破坏加速有关。

（七）泌尿生殖系统

应激时交感-肾上腺髓质系统的兴奋使肾血管收缩，肾小球滤过率（GFR）降低；肾素-血管紧张素-醛固酮系统的激活亦引起肾血管收缩；ADH的分泌增多更促进水的重吸收。因此，应激时泌尿功能的主要变化表现为尿少，尿比重升高，水钠排泄减少。

应激对生殖功能常产生不利影响，下丘脑分泌的促性腺激素释放激素（GnRH）在应激特别是精神心理应激时降低，或者分泌的规律性被扰乱，表现为某些女性在遭受丧失亲人、过度的工作压力、惊吓等心理刺激后出现月经紊乱或闭经，哺乳期妇女乳汁明显减少或泌乳停止等，但催乳素的分泌在应激时通常是增高的，且其消长与ACTH的消长常平行，为何在催乳素增加的情况下出现泌乳的减少或停止，其机制尚不清。

四、应激与疾病

应激时不仅可出现一系列生理反应，如神经-内分泌、体液和细胞水平的变化，还会导致心理反应，这些变化会导致机体功能和代谢改变，使机体能迅速适应变化的内外环境，产生保护性作用。而如果应激反应过强或者反应时间过长，无论是躯体的还是心理的，都可导致代谢异常和器官功能紊乱，从而发生疾病。

应激不仅是某些疾病的病因，还是多种疾病发生发展的重要参与因素。75%～90% 的人类疾病与应激有关。习惯上将那些由应激引起的疾病称为应激性疾病，如应激性溃疡（stress ulcer）。而将可由应激诱发或加重的疾病，如原发性高血压、冠心病、溃疡性结肠炎、支气管哮喘、抑郁症等称为应激相关疾病（stress related illness）。

（一）应激与消化系统疾病

1. 应激性溃疡　是指患者在遭受各类重伤（包括大手术）、重病和其他应激情况下，出现胃和十二指肠黏膜的急性病变，主要表现为胃和十二指肠黏膜的糜烂、浅溃疡、渗血等。少数溃疡可较深或穿孔，当溃疡发展侵蚀大血管时，可引起大出血。据内镜检查，重伤重症时应激性溃疡发病率相当高，一般为 75%～100%。此外还有调查表明长期慢性精神应激者（如人事纠纷、婚姻危机、恐惧忧郁等）十二指肠溃疡的发生率明显高于对照组，表明精神因素亦是导致应激性溃疡的重要因素。

目前认为，应激性溃疡的发生机制与以下因素有关。

（1）胃黏膜缺血：由于交感-肾上腺髓质系统的强烈兴奋，胃肠血管收缩，血流量减少，特别是胃肠黏膜的缺血缺氧，可造成胃肠黏膜的损伤。黏膜的缺血以及应激时明显增加的糖皮质激素导致蛋白质合成减少而分解增加，使胃肠黏膜上皮细胞的再生和修复能力降低，这些成为应激时出现胃黏膜糜烂、溃疡、出血的基本原因。

（2）黏膜屏障功能降低：黏膜缺血使上皮细胞能量不足，不能产生足量的碳酸氢盐和黏液，而糖皮质激素可使盐酸和胃蛋白酶的分泌增加，胃黏液分泌减少，致使黏膜上皮细胞间的紧密连接和覆盖于黏膜表面的黏液-碳酸氢盐层所组成的胃黏膜屏障遭到破坏。黏液减少使黏膜屏障功能降低，胃酸中的 H^+ 反向逆流入黏膜增多，而碳酸氢盐减少，又导致中和胃酸的能力减弱。在胃黏膜血流灌注良好的情况下，弥散至黏膜内的过量 H^+ 可被血流中的 HCO_3^- 所中和或被血流及时运走，而防止 H^+ 对细胞的损害。而在应激的状况下，因黏膜血流量的减少不能及时将弥散入黏膜的 H^+ 运走，可使 H^+ 在黏膜内积聚而造成损伤。

（3）其他损伤因素：如胆汁逆流在胃黏膜缺血的情况下可损害黏膜的屏障功能，使黏膜通透性升高，H^+ 反向逆流入黏膜增多。此外，一些损伤性应激时氧自由基对黏膜上皮的损伤也与应激性溃疡的发生有关。

总之，应激性溃疡的发生是机体神经内分泌失调、胃黏膜屏障保护功能削弱及胃黏膜损伤因素作用相对增强等多因素综合作用的结果。应激性溃疡若无出血或穿孔等并发症，在原发病得到控制后，通常于数天内完全愈合，不留瘢痕。

2. 功能性胃肠病（functional gastrointestinal disorder，FGID）　是一类具有消化道症状而没有明确器质性病变或生化指标异常的胃肠道疾病。所有 FGID 的发病都与心理因素有直接或间接的关系，其机制可能与应激抑制胃排空及刺激结肠运动有关。

肠易激综合征（IBS）是一种以腹痛或腹部不适伴排便异常为特征的肠功能紊乱性综合征，属于 FGID 的典型代表。临床上，IBS 发病以 20～50 岁多见，女性多于男性，主要表现为慢性和反复发作的腹痛、腹胀、腹鸣、便秘或腹泻等症状，但胃肠道并没有明确的形态学和生化方面的异常。IBS 与心理应激密切相关，常伴有焦虑、抑郁等情感障碍。

（二）应激与心血管疾病

1. 高血压和冠心病　过度的脑力工作负荷、持续紧张、长期精神刺激、烦恼、焦虑等可使心理处于紧张状态，从而促进高血压和冠心病的发生发展，研究表明应激可导致交感神经-肾上腺髓质系统和肾素-血管紧张素-醛固酮系统激活，血管升压素分泌增加。而糖皮质激素的持续升高能增加血管平滑肌细胞对儿茶酚胺的敏感性。交感神经持久的兴奋还可引起血管壁增生变厚，管壁与口径的比值增大，对交感冲动的反应性增加，这些因素都可导致小血管收缩、外周阻力增大，促进高血压的发生和发展。

心理刺激是冠心病发生、加重和复发的重要诱因。在灵长类动物中，处于非支配地位的雄性和处于下层地位的雌性动物，多发动脉粥样硬化。在人类中，工作不稳定、过度紧张和劳累也能促进和加重动脉粥样硬化。已证明应激所导致的糖皮质激素持续升高能引起代谢的改变，使血胆固醇升高。交感激活引起的急性期反应还可使血液黏度和凝固性升高，促进血管损伤部位（如粥样损伤部位）的血栓形成，引起急性心肌缺血、心肌梗死。我国有关资料显示，有 1/3～1/2 的冠心病病例发病前有不同程度的应激，以情绪激动、心理紧张及体力劳动最为多见。

2. 心律失常和心源性猝死 心律失常的发生和应激，特别是强烈的情绪性应激或心理应激密切相关，大量实验和临床证据表明交感-肾上腺髓质系统的强烈兴奋，应激负荷过强，使心血管反应过于激烈，会导致心肌纤维断裂，心肌细胞功能损伤或凋亡、坏死，并引起外周血管的强烈收缩，甚至使冠状动脉痉挛，在冠状动脉和心肌已有损伤的基础上，导致心肌缺血更为严重。应激还易在冠状动脉已有病变的基础上引起心肌电活动异常，减低心室纤颤的阈值，诱发心律失常，特别是诱发致死性的心室纤颤，导致心源性猝死。因此，越来越多的学者认为，心血管疾病是第一位的应激性疾病。

（三）应激与内分泌和生殖系统异常

应激可引起神经-内分泌功能的广泛变化，因此长时间的应激可引发多种内分泌功能的紊乱，并与糖尿病和甲状腺功能亢进的发生有关。已证明在应激时增多的应激激素（如糖皮质激素）和细胞因子（如 TNF-α）可通过干扰胰岛素受体后的信号转导途径及细胞内的代谢，导致组织细胞对胰岛素的抵抗并造成糖代谢紊乱。多种增高的应激激素还可直接导致应激性高血糖。长期的精神创伤或强烈的精神刺激，如忧虑、悲哀、惊恐、紧张等也会诱发甲状腺功能亢进。此外应激已成为生殖、内分泌疾病常见而重要的原因。HPA轴可在各个环节抑制性腺轴。下丘脑分泌的促性腺激素释放激素在应激特别是精神心理应激时降低，或者分泌的规律性被扰乱，此外，应激还可以使靶组织性腺对性激素产生抵抗，其结果可使哺乳期妇女乳汁明显减少、突然断乳；30 多岁的妇女出现性欲减退、月经紊乱或停经等。慢性心理应激还可导致儿童生长发育迟缓，如失去父母或生活在父母粗暴、亲子关系紧张家庭中的儿童，可出现生长缓慢、青春期延迟，并常伴有行为异常，如抑郁、异食癖等，被称为心理社会呆小状态或心因性侏儒。而在解除应激状态后，其血浆中 GH 浓度会很快回升，生长发育亦随之加速。

高强度的应激负荷由于神经内分泌反应过度亢奋，导致强烈而广泛的情绪和行为反应，引起多种形式的精神和认知障碍。此外，应激还可引起免疫抑制，诱发自身免疫病，如类风湿关节炎、系统性红斑狼疮患者常有精神创伤史。

五、病理性应激的防治原则

1. 及时去除躯体应激原 在明确躯体应激原的情况下，应尽量予以及时去除，如控制感染、修复创面、清除有毒物质、改变生活环境等。去除躯体应激原不仅有利于治疗躯体疾病，也有利于消除或缓解心理应激。

2. 注重心理治疗和心理护理 及时消除、缓解患者的心理应激，避免新的应激原刺激，增强患者的康复信心。

3. 合理使用糖皮质激素 在严重创伤、感染、休克等应激状态下，糖皮质激素具有重要的防御保护作用。因此，对应激反应低下的患者（可表现为皮质醇含量偏低），在上述情况下，可适当补充糖皮质激素，帮助患者度过危险期。

4. 加强营养 应激时的高代谢率和分解代谢亢进，对机体造成巨大消耗，需要及时加强营养。

（李秀娟）

思 考 题

1. 简述激素作用的一般特性。

2. 甲状腺激素的主要作用有哪些？

3. 简述地方性甲状腺肿的发病机制和原因。

4. 长期大量使用糖皮质激素类药物的患者，能否突然停药？为什么？

5. 举例说明神经调节和靶细胞反馈调节在激素释放中的作用方式及意义。

6. 调节血糖水平的激素主要有哪几种？其对血糖水平有何影响？

7. 睾酮有哪些主要生理作用？其分泌的调节机制如何？

8. 雌激素和孕激素各有哪些生理作用？

9. 何谓应激？应激反应如何分类？

10. 应激时有哪些主要的神经内分泌变化？

11. 应激时糖皮质激素分泌增多的保护作用是什么？

12. 应激时热休克蛋白有何作用？

13. 何谓应激性溃疡？其主要发生机制是什么？

第十一章 医学分子生物学基础

内容提要 ①核苷酸具有多种重要的生理功能，最主要的是作为合成核酸的基本原料。体内嘌呤和嘧啶核苷酸合成均有两条途径，即从头合成和补救合成途径。从头合成途径是指利用氨基酸等小分子物质合成核苷酸的过程；补救合成途径是碱基或核苷的重新利用过程。体内除脱氧胸苷酸由 dUMP 甲基化生成外，其他的脱氧核糖核苷酸是由各自相应的核糖核苷酸在二磷酸水平上还原而成。嘌呤核苷酸在人体内分解的代谢终产物是尿酸；嘧啶核苷酸分解代谢的共有终产物是 CO_2 和 NH_3，除此之外，胞嘧啶和尿嘧啶还有 β-丙氨酸，胸腺嘧啶有 β-氨基异丁酸产物。根据嘌呤和嘧啶核苷酸的合成过程，可以设计多种抗代谢物，如 6-MP、5-FU 等，这些抗代谢物在疾病治疗中有重要作用。除了 RNA 病毒之外，大量研究证实 DNA 的生物合成是以半保留复制的方式进行的，这种合成方式保证了遗传信息的准确传递。②DNA 复制过程分为起始、延长和终止 3 个阶段。复制的起始阶段需要解旋酶、拓扑异构酶、单链结合蛋白、引物酶等蛋白质因子参与并合成引发体，包括完成 DNA 双链的解开和引物的合成。复制的延长是以 dNTP 为原料，通过生成 3′,5′ 磷酸二酯键使脱氧核苷酸聚合，催化这一反应的酶是 DNA 聚合酶。原核生物的 DNA 聚合酶有 Ⅰ、Ⅱ、Ⅲ 三种。真核生物有 DNA 聚合酶 α、β、γ、δ、ε 等多种。在此阶段，底物 dNTP 脱去焦磷酸并以磷酸二酯键方式在延长中的 DNA 链末端的 3′-OH 上接续地加合，子代 DNA 的合成总是从 5′ 端到 3′ 端。当子链延长为连续复制时，子代 DNA 被称作领头链，如当子链延长为不连续复制，则子代 DNA 被称作随从链。不连续复制中出现的 DNA 片段称为冈崎片段。在终止阶段，DNA 聚合酶 Ⅰ 切除冈崎片段中的 RNA 引物，以 dNTP 作底物填补引物切除留下的空隙，最后用连接酶接合缺口。原核生物双向复制从起始点向终止点汇合成环状 DNA。真核生物则通过端粒酶保证染色体 DNA 的线性复制完整。③逆转录是以 RNA 为模板合成 DNA 的过程，包括以 RNA 为模板合成 DNA；杂化双链上 RNA 的水解；以单链 DNA 为模板合成双链 DNA 的连续步骤。因此，逆转录酶具有以 RNA 或 DNA 为模板的 dNTP 的聚合活性和 RNA 酶活性。逆转录现象的发现，加深了人们对中心法则的认识，拓宽了对 RNA 病毒的研究领域。④在 DNA 指导下的 RNA 合成称为转录。DNA 指导的 RNA 聚合酶需要以 DNA 为模板，以 NTP 为底物完成核苷酸的聚合反应。RNA 链的合成方向也是 5′ → 3′。RNA 聚合酶催化的反应无须引物，该酶也无校对功能。⑤大肠埃希菌 RNA 聚合酶全酶由 5 种亚基（α_2、β、β′、ω 和 σ）组成，没有 σ 亚基的酶称为核心酶。σ 亚基的作用在于引导 RNA 聚合酶选择性地结合在被转录基因的启动子上。真核生物的 RNA 聚合酶分为 Ⅰ、Ⅱ 和 Ⅲ 三种，它们分别转录 rRNA、mRNA 和小 RNA（tRNA 和 5S rRNA）的前体。启动子是 RNA 聚合酶识别、结合和开始转录的一段 DNA 序列。原核生物的启动子有两个保守序列，位于 −10 区的 Pribnow 盒，和位于 −35 区的识别区。RNA 的合成可分为识别、起始、延长和终止 4 个阶段。原核生物 RNA 聚合酶首先识别启动子，然后形成 RNA 聚合酶全酶-DNA ppp-GpN-OH3′ 的转录起始复合物。σ 亚基脱落以后，核心酶向模板链下游移动，并在转录泡不断形成 3′,5′-磷酸二酯键是转录的延长阶段。原核生物的转录终止包括依赖 ρ 因子和非依赖 ρ 因子的转录终止两种方式。经转录所生成的 RNA 需经过修饰、剪接等一系列加工过程才成为成熟的 RNA，成熟的各种 RNA 具有特定的生物学功能。⑥将蛋白质的生物合成称为翻译。蛋白质合成体系由氨基酸、mRNA、tRNA、核糖体、某些酶与蛋白因子、供能物质和无机离子等共同组成。mRNA 是蛋白质合成的模板，通过遗传密码决定蛋白质分子上的氨基酸组成和排列顺序。tRNA 是转运氨基酸的工具，即氨基酸需与 tRNA 结合，生成氨酰-tRNA，才能参与蛋白质的合成过程。rRNA 和多种蛋白质组成的核糖体是翻译的场所，其中的 rRNA 有酶的作用。核糖体分为大、小亚基，其上的 P 位和 A 位分别是肽酰-tRNA 和氨酰-tRNA 结合的位置。肽链的合成可描述为核糖体循环，可分为起始、延长和终止 3 个阶段。起始阶段完成了翻译起始复合物的形成。延长阶段是进位、成肽和转位 3 个步骤的重复，直至终止密码出现结束肽链合成。蛋白质在肽链合成后，还需要经过如切去一定肽段、羟化、亚基聚合等加工修饰后才表现生物学功能。蛋白质合成受各种药物和毒素的干扰和抑制。

第一节 核苷酸代谢

一、嘌呤核苷酸的代谢

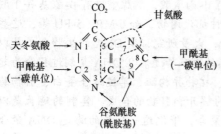

图 11-1-1 嘌呤碱合成的元素来源

（一）合成代谢

1. 从头合成（主要合成途径）

（1）基本原料：甘氨酸、天冬氨酸、谷氨酰胺、一碳单位、CO_2 及 5-磷酸核糖（R-5-P）（图 11-1-1）。

（2）合成部位：肝（主要）、小肠黏膜及胸腺等。

（3）基本过程

1）合成磷酸核糖焦磷酸（phosphoribosyl pyrophosphate，PRPP）。

$$R\text{-}5\text{-}P \xrightarrow{\text{磷酸核糖焦磷酸激酶}} \text{磷酸核糖焦磷酸（PRPP）}$$

2）合成次黄嘌呤核苷酸（inosine-5-monophosphate，IMP）：PRPP 经过与谷氨酰胺、甘氨酸、一碳单位、CO_2 和天冬氨酸的先后 11 步反应，生成 IMP。

3）由 IMP 生成 AMP 和 GMP。

IMP
- 上支：$\xrightarrow{\text{腺苷酸代琥珀酸合成酶}}$ 腺苷酸代琥珀酸 $\xrightarrow{\text{腺苷酸代琥珀酸裂解酶}}$ AMP + 延胡索酸
- 下支：$\xrightarrow{\text{IMP脱氢酶}}$ XMP $\xrightarrow{\text{GMP合成酶}}$ GMP

（4）合成特点：①参与反应的酶均在细胞液中；②以 R-5-P 为原料先合成 PRPP，再经过 11 步反应逐步合成 IMP（不是先合成嘌呤环，再与磷酸核糖结合）；③由 IMP 转变为 AMP 和 GMP。

2. 补救合成途径 人体内并不是所有的组织器官都可以进行从头合成途径，如脑、骨髓等，因此只能利用游离嘌呤碱或嘌呤核苷进行补救合成。补救合成途径是指在酶的催化下，由 PRPP 的磷酸核糖部分与现成的嘌呤碱基结合形成核苷酸，或者由核苷酸激酶催化核苷磷酸化形成核苷酸。

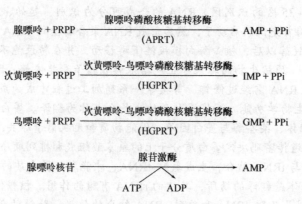

（二）分解代谢

分解过程：

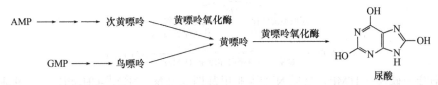

人和灵长类动物嘌呤核苷酸代谢终产物为尿酸，经血运输、由尿排出。正常人血中尿酸含量为 $0.12\sim0.36$ mmol/L。当血中尿酸含量超过 0.48 mmol/L 时，由于其溶解度低，尿酸盐可形成结晶沉积于软组织、软骨及关节等处，导致痛风症。临床上常使用别嘌呤醇（allopurinol）治疗痛风症。

二、嘧啶核苷酸的代谢

（一）合成代谢

1. 从头合成

（1）基本原料：谷氨酰胺、天冬氨酸、CO_2、5-磷酸核糖（图 11-1-2）。

（2）合成部位：肝（主要）、各组织均可合成。

（3）基本过程

1）合成尿嘧啶核苷酸（uridine monophosphate，UMP）：由谷氨酰胺和 CO_2 先合成氨基甲酰磷酸，然后再与天冬氨酸反应，经过脱水、脱氢等步骤生成乳清酸，再与 PRPP 反应，生成 UMP。

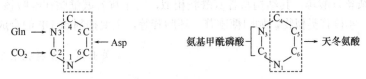

图 11-1-2　嘧啶碱合成的元素来源

2）CTP 的合成

$$UMP \xrightarrow{\text{尿苷一磷酸激酶}} UDP \xrightarrow{\text{尿苷二磷酸激酶}} UTP \xrightarrow[\text{谷氨酰胺　谷氨酸}]{\text{CTP合成酶}} CTP$$

（4）合成特点：①大部分酶在细胞液，个别在线粒体；②与嘌呤核苷酸的从头合成途径不同，该途径是先合成嘧啶环，再与磷酸核糖相连生成 UMP；③由 UMP 再合成其他的嘧啶核苷酸。

2. 补救合成　嘧啶核苷酸也存在着补救合成途径，即利用外源性嘧啶碱及其核苷重新合成嘧啶核苷酸。其合成方式与嘌呤相同。

（二）分解代谢

胞嘧啶和尿嘧啶分解代谢终产物为 NH_3、CO_2 和 β-丙氨酸；胸腺嘧啶分解代谢终产物为 NH_3、CO_2 和 β-氨基异丁酸，β-氨基异丁酸可直接随尿排出或进一步分解。白血病患者、经放射治疗或化学治疗的癌症患者，尿中 β-氨基异丁酸排出量增多。

三、脱氧核苷酸的合成

除脱氧胸苷一磷酸外，体内的脱氧核苷酸均是在二磷酸核苷水平上，通过相应的核糖核苷酸还原生成。

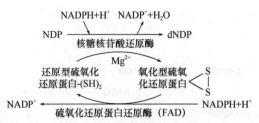

脱氧胸苷一磷酸（dTMP）是以 N^5,N^{10}-亚甲基四氢叶酸（N^5,N^{10}-CH_2-FH_4）为甲基供体，由 dUMP 经甲基化而生成。在提供甲基后四氢叶酸（FH_4）转变成二氢叶酸（FH_2），FH_2 可由二氢叶酸还原酶催化、NADPH 供氢，重新生成 FH_4。其反应过程如下：

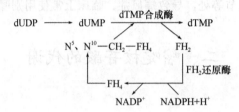

四、抗代谢物

抗代谢物是指在化学结构上与正常代谢物结构相似，具有竞争性地拮抗正常代谢的物质。抗代谢物在抗肿瘤治疗、抗病毒治疗中具有重要作用。主要有：①碱基类似物，如 5-氟尿嘧啶、6-巯基嘌呤等，主要抑制嘧啶和嘌呤核苷酸合成；②叶酸类似物，甲氨蝶呤（MTX）能竞争性地抑制 FH_2 还原酶，使叶酸不能还原成 FH_2 和 FH_4。MTX 在临床上可用于白血病等的治疗；③氨基酸类似物，如氮杂丝氨酸等，其结构与谷氨酰胺相似，可干扰谷氨酰胺在嘌呤核苷酸合成中的作用而抑制其合成；④核苷类似物，如阿糖胞苷、环胞苷等，主要抑制 dCDP 的合成。

（关亚群　古丽妮尕尔·安外尔）

第二节　DNA 的生物合成

DNA 是遗传的物质基础，基因是 DNA 分子上为生物活性产物编码的功能性片段，这些产物主要是蛋白质或各种 RNA。通过复制（replication），DNA 把亲代遗传信息准确地传递到子代。复制是以亲代 DNA 为模板，合成与之完全相同的子代 DNA 的过程。转录（transcription）是以 DNA 为模板合成与 DNA 某段核苷酸顺序互补的 RNA 分子。翻译（translation）是以 mRNA 为模板，按照其核苷酸顺序所组成的密码，指导蛋白质合成的过程。1958 年，DNA 双螺旋结构的发现人之一 F.Crick 把上述遗传信息的传递方式归纳为中心法则（central dogma）。1970

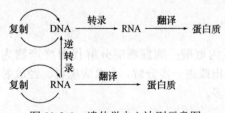

图 11-2-1　遗传学中心法则示意图

年，H.Temin 等从致癌的 RNA 病毒中发现逆转录酶后，对中心法则做出了补充与修正，即 RNA 病毒以 RNA 为模板指导 DNA 的合成，由于这种遗传信息的传递方向和上述转录方向相反，故称逆转录（reverse transcription）或反转录。后来又发现某些病毒中的 RNA 也可以进行复制。修正与补充后的中心法则示意图见图 11-2-1。

中心法则代表了大多数生物遗传信息储存和表达的规律，奠定了在分子水平上研究遗传、繁殖、进化、代谢类型、生长发育、生命起源、健康或疾病等生命科学上的关键问题的理论基础，至今，中心法则依然是指导包括医学在内的生命科学研究的重要原则。

一、DNA 复制

DNA 复制最重要的特征是半保留复制。复制时，亲代的 DNA 双链解开成两条单链，并各自作为模板，按照碱基配对原则，分别合成一条与之互补的 DNA 单链。由于碱基互补，两个子代 DNA 分子和亲代 DNA 分子的碱基序列一致，并且子代细胞的 DNA 双链中，一条链是从亲代完整地接收过来，另一条链是重新合成的，因此将这种复制方式称为半保留复制。

（一）参与 DNA 复制的酶类

复制是在酶催化下的核苷酸聚合过程，需要多种高分子物质的共同参与，包括：①合成原料，dATP、dGTP、dCTP 和 dTTP；② DNA 聚合酶，催化形成 $3',5'$-磷酸二酯键；③模板（template），指解开成单链的两条亲代 DNA 单链；④引物（primer），一小段 RNA，提供 $3'$-OH 端，使 dNTP 可以依次聚合；以及其他酶和蛋白质因子。

1. DNA 聚合酶

（1）原核生物的 DNA 聚合酶：DNA 聚合酶是以 DNA 为模板催化 DNA 合成的酶，故称为 DNA 依赖的 DNA 聚合酶（DNA dependent DNA polymerase，DDDP），简称为 DNA pol。利用 *E.coli* 作为研究对象，现在已知的原核生物 DNA 聚合酶有 DNA pol Ⅰ、DNA pol Ⅱ 和 DNA pol Ⅲ。

DNA pol Ⅰ 是单一肽链的大分子，分子质量为 109kDa，只能催化延长约 20 个核苷酸，说明它不是真正在复制延长过程中起作用的酶。用特异的蛋白酶可以把 DNA pol Ⅰ 水解为大、小两个片段，大片段称作 Klenow 片段，具有 $5' \rightarrow 3'$ DNA 聚合酶活性和 $3' \rightarrow 5'$ 核酸外切酶活性；小片段有 $5' \rightarrow 3'$ 核酸外切酶活性。所以 DNA pol Ⅰ 在活细胞内的功能，主要是对复制中的错误进行校对，对复制和修复中出现的空隙进行填补。

DNA pol Ⅲ 是在复制延长中真正催化核苷酸聚合的酶。DNA pol Ⅲ 的分子质量约为 140kDa，是由 10 种（17 个）亚基组成的不对称异聚合体（图 11-2-2）。其中 α、ε、θ 组成核心酶，主要作用是合成 DNA，有 $5' \rightarrow 3'$ 聚合活性；ε 亚基是复制的保真性所必需的；β 亚基发挥夹稳 DNA 模板链，并使酶沿模板滑动的作用；其余的 7 个亚基统称为 γ-复合物（γ-complex）。DNA pol Ⅱ 是在 pol Ⅰ 及 pol Ⅲ 缺失的情况下暂时起作用的酶。DNA pol Ⅱ 对模板的特异性不高，即使在已发生损伤的 DNA 模板上，它也能催化核苷酸聚合，因此认为，它参与 DNA 损伤的应急状态。

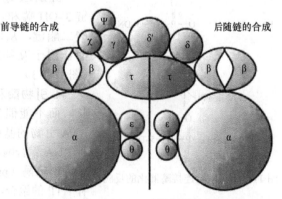

图 11-2-2 *E.coli* DNA pol Ⅲ 全酶的分子结构

3 种 DNA 聚合酶的作用特点：都需要以单链 DNA 作为模板，都催化 4 种脱氧核糖核苷酸沿 $5' \rightarrow 3'$ 方向聚合。但这 3 种酶都不能从头合成 DNA，只能在原有的多核苷酸链（引物）的 $3'$-OH 端上延长 DNA 链。都具有 $3' \rightarrow 5'$ 核酸外切酶活性，即能从 DNA 的 $3'$ 端水解 DNA 分子，每次水解掉一个核苷酸。

（2）真核生物的 DNA 聚合酶：真核生物的 DNA 聚合酶至少 15 种，常见的有 5 种，分别称为 DNA polα、β、γ、δ、ε。DNA polα 合成引物，然后迅速被具有连续合成能力的 DNA polδ 和 DNA polε 所替换，这一过程称为聚合酶转换（polymerase switching）。DNA polδ 负责合成后随链，DNA polε 负责合成前导链。DNA polα 催化新链延长的长度有限，但能催化 RNA 的合成，因此认为它具有引物酶活性。DNA polβ 复制的保真度低，可能是参与应急修复复制的酶。DNA polγ 主要负责线粒体 DNA 的复制。

2. 参与解链、解旋的酶类 在活细胞内，原核生物 DNA 是以超螺旋的三级结构状态存在，真核生物则更复杂。DNA 复制时，必须先解开复杂的螺旋和双链，使碱基暴露，这样 DNA 才能起模板作用。目前已知的解旋、解链酶类至少有解旋酶（helicase）、DNA 拓扑异构酶（DNA topoisomerase）和单链 DNA 结合蛋白（single stranded DNA binding protein，SSB）三大类。它们共同起解开、理顺 DNA 链，维持 DNA 在一段时间内处于单链状态的作用。

（1）解旋酶：是利用 ATP 供能来解开 DNA 两条互补链的一类酶。作用在复制叉处，恰在复制叉前解开一小段 DNA，双螺旋解开后，单链 DNA 作为模板指导 DNA 新链的合成。在复制过程中，解旋酶可沿着模板随复制叉的伸展而移动。

（2）DNA 拓扑异构酶：简称拓扑酶。DNA 具有超螺旋结构，在 DNA 复制中，这种紧密缠绕的结构需解开。于是 DNA 双螺旋沿轴旋转的同时也沿同一轴反向旋转以便解链，由于复制速度快，易造成 DNA 分子打结、缠绕、连环现象。拓扑异构酶的作用能松弛超螺旋，克服扭结现象。拓扑异构酶有Ⅰ型和Ⅱ型两种，最近还发现了拓扑异构酶Ⅲ。拓扑异构酶Ⅰ可以切断 DNA 双链中的一股，使 DNA 解链旋转不致打结，适时又把切口封闭，使 DNA 变为松弛状态，催化反应无须 ATP。拓扑异构酶Ⅱ可在一定位置上，切断处于正超螺旋状态的 DNA 双链，使超螺旋松弛；然后利用 ATP 供能，松弛状态的 DNA 的断端在同一个酶的催化下连接恢复。这些作用均可使复制中的 DNA 解开螺旋、连环或解连环，达到适度盘绕。拓扑异构酶对 DNA 分子的作用是既能水解，又能连接 DNA 分子中磷酸二酯键。

（3）单链 DNA 结合蛋白（SSB）：作为模板的 DNA 总要处于单链状态，而 DNA 分子只要符合碱基配对，又总会有形成双链的倾向，以使分子达到稳定状态和免受细胞内广泛存在的核酸酶降解。在复制中 SSB 用于维持模板处于单链状态并保护单链的完整。其作用方式是不断地结合、脱离。

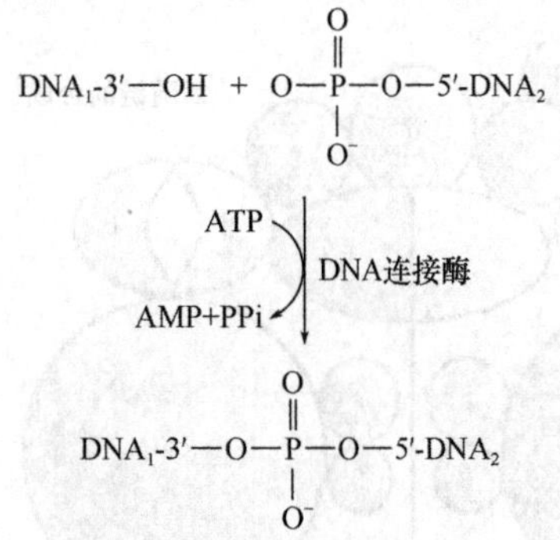

DNA$_1$-3'—OH + O$\overset{\overset{O}{\|}}{\underset{\underset{O^-}{\|}}{P}}$—O—5'-DNA$_2$

ATP ↘ ↓ DNA连接酶
AMP+PPi ↗

DNA$_1$-3'—O$\overset{\overset{O}{\|}}{\underset{\underset{O^-}{\|}}{P}}$—O—5'-DNA$_2$

图 11-2-3 DNA 连接酶催化的反应

3. DNA 连接酶（DNA ligase） DNA 连接酶连接 DNA 链 3'-OH 端和相邻 DNA 链的 5'-磷酸基端，使两者生成磷酸二酯键，从而把两段相邻的 DNA 链连成完整的链。连接酶作用于互补双链上的单链缺口，催化过程需要消耗 ATP（图 11-2-3）。

4. 引物酶和引发体 DNA 聚合酶只能催化 DNA 链的延长，而不能催化 DNA 链合成的起始。因此，复制是在一段 RNA 引物的基础上进行 dNTP 的聚合。催化引物的合成是一种 RNA 聚合酶，它不同于催化转录过程的 RNA 聚合酶，因此称为引物酶（primase）。引物酶在模板的复制起始部位催化互补 NTP 的聚合，形成短片段的 RNA。在 DNA 解链基础上，辨认复制起始点的 DnaA 蛋白，协助解旋酶的 DnaC 蛋白，解旋酶与其他复制因子一起形成复合体，引物酶进入后再结合到模板 DNA 起始区形成引发体（primosome），在适当位置引物酶催化引物的合成。

（二）DNA 的复制过程

复制是连续的过程，但为描述方便，将 DNA 的复制过程大致分为起始、延长和终止 3 个阶段。

1. 复制的起始 起始是复制中较复杂的环节，简单来说就是要把 DNA 解成单链和生成引物。原核生物 E.coli 是从固定的起始点 C（origin C）开始，同时向两个方向进行复制，称为双向复制（bidirectional replication）。复制时双链打开分成两股，新链沿着张开的模板生成，复制中形成的这种"Y"形结构称为复制叉（replication fork），见图 11-2-4。

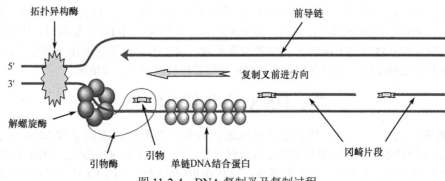

图 11-2-4　DNA 复制叉及复制过程

真核生物的染色体庞大、复杂，有多个复制起始点，两个起始点之间的 DNA 片段即为一个复制单位，也称为一个复制子（replicon）。

复制的起始需要多种蛋白质参与，这些蛋白质与复制起始点上一些特有的核苷酸序列结合，形成蛋白质-DNA 复合物。复制起始时，DnaA 蛋白辨认并结合于这些特有核苷酸序列上，然后其他几个蛋白质互相靠近，形成蛋白质-DNA 复合体结构，该结构可促使其邻近的 DNA 进行解链。在已解开的局部单链上，解旋酶（DnaB 蛋白）在 DnaC 蛋白的协同下，可沿解链的方向继续移动，使双链解开足够用于复制的长度，并且逐步置换出 DnaA 蛋白，同时 SSB 也参与进来，并在一定范围内使 DNA 保持开链的状态，拓扑异构酶则理顺 DNA 链。此时引物酶即可进入，引物酶以 4 种 NTP 为原料，以解开的 DNA 单链为模板，按照碱基互补的原则，合成一个长度为十几个至几十个核苷酸不等的短链 RNA 作为合成 DNA 的引物。引物合成的方向也是 5′ → 3′。已合成的引物必然会留下 3′-OH 端，此时在 DNA pol Ⅲ 的催化下，第一个 dNTP 与引物 3′-OH 端生成 3′,5′-磷酸二酯键。新链在每一次反应完成后留下 3′-OH，复制就可进行下去。

2. 复制的延长　起始阶段完成后，既有单链 DNA 作模板，又有带 3′-OH 的 RNA 引物，这样就满足了 DNA 聚合酶的作用条件，在 DNA 聚合酶的催化下，以亲代的两条 DNA 单链作模板，以 4 种 dNTP 为原料，按照碱基互补的原则合成新的 DNA 链。在体内由于 DNA 的两条链是反向平行的，而新链的合成始终是按 5′ → 3′ 方向进行，因此，随着双链的打开，由起始点形成复制叉后，新合成的两条方向相反的链中，一条链的合成方向与复制叉前进方向一致，合成能连续进行，称前导链（leading strand）；另一条链的合成方向与复制叉前进方向相反，不能顺着解链方向连续延长，必须等待模板链解出足够的长度，出现新的复制起始点，复制才能重新开始并延长，该链称后随链（lagging strand）。1968 年，日本生物化学家冈崎首先发现随从链是一段段的不连续合成的，因此将这些不连续的 DNA 片段称冈崎片段。原核生物冈崎片段大小在 1000～2000 个核苷酸范围，真核生物冈崎片段较短，只有 100～200 个核苷酸残基。

DNA 复制延长的速度相当快，原核生物每秒钟能加入的核苷酸数目可达 2500 个碱基对。高等生物 DNA 复制的延长速度可能慢一些，但真核生物复制可从多个起始点生成多个复制子同时复制，总的复制速度也可达到与原核生物差不多。

3. 复制的终止　由于复制不连续而生成许多冈崎片段，并且其 5′ 起点是 RNA 而不是 DNA，所以复制还需去掉这些 RNA 引物并换成 DNA，最后把 DNA 片段连接成完整的新链。RNA 的水解是由细胞内 RNA 酶完成的。RNA 水解后，留下的片段与片段之间的空隙，由 DNA pol Ⅰ 来催化填补完成。即由 DNA pol Ⅰ 催化延长链的 3′-OH 端直到除去引物后的 DNA 片段 5′-P 端。由于这两个末端都是游离的，有一个缺口，最后由 DNA 连接酶连接这个缺口，形成完整的子代 DNA。

复制中的随从链需要经历数次上述过程把全部片段连接成完整的一条链。前导链也有引物被水解而留下空隙的现象。原核生物多为环状 DNA，复制至最后的 3′-OH 端，可延长填补复制起始时形成引物所留下的缺口。

真核生物 DNA 复制，是与染色体蛋白质，包括组蛋白和非组蛋白的合成同步进行的。DNA 复制完成后，随即装配成核内的核蛋白，组成染色体。线性染色体 DNA 复制时，中间的不连续片段可以连接，但新链最早出现的 5′ 端引物被降解后，留下的空隙无法填补。端粒不依赖模板的复制，可能补偿这种由除去引物引起的末端缩短，但具体机制还不十分清楚。

二、DNA 的突变及修复

从生物进化史来看，DNA 复制是严格地遵守碱基互补原则，因此子代 DNA 分子是亲代 DNA 分子的准确抄本。这就是遗传的稳定性或保守性，它保证了物种的稳定。但同时，突变是与遗传保守性相对立而又相互统一的自然现象，世代相传的基因在一定的条件下可以发生改变，并把这种变化传给子代。因此，基因的稳定性是相对的，可变性是绝对的，由于基因有可变性，才有生命的发展，才有生物的多样性，才使生物能适应环境的变化而生存下来。

（一）突变的分子基础

从分子水平看，突变（mutation）就是 DNA 分子上碱基的改变，也称为 DNA 损伤（DNA damage）。突变包括自发突变和诱发突变。大量的突变属于自发突变，发生频率只不过在 10^{-9} 左右。自发突变是在 DNA 复制过程中发生的碱基错配。诱发突变是指物理因素或化学因素引起的 DNA 分子改变。无论是自发突变还是诱发突变，后果不外以下 4 种：①致死性的；②使生物体的某些功能丧失；③只改变了基因型，而对表型无影响；④发生了有利于物种生存或有利于人类的结果。

根据 DNA 分子的改变，可把突变分为：①点突变。DNA 分子上一个碱基的变异，又可分为转换和颠换两种。转换是指同型碱基互换；颠换是指异型碱基之间互换。②缺失或插入。一个碱基或一段核苷酸链从 DNA 分子上消失，或一个原来没有的碱基或一段原来没有的核苷酸链插入到 DNA 分子中间。缺失或插入都可导致框移突变，框移突变是指三联体密码阅读方式的改变，造成蛋白质的氨基酸排列顺序发生改变，其后果是翻译出的蛋白质可能完全不同。3 个或 $3n$ 个核苷酸的插入或缺失，不一定能引起框移突变。③重排或重组。DNA 分子内发生较大片段的交换。移位的 DNA 可以在新位点上颠倒方向反置，也可以在染色体之间发生交换重组。

（二）DNA 损伤的修复

修复是指针对 DNA 分子中已发生了的缺陷而施行的补救机制。主要有光复活修复、切除修复、重组修复和 SOS 修复等。

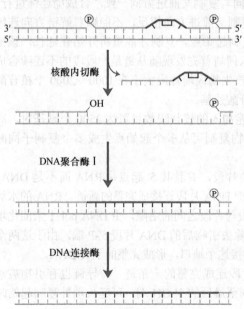

图 11-2-5　切除修复示意图

1. 光复活修复　在紫外线照射下，DNA 分子中同一链上相邻的胸腺嘧啶之间很容易形成嘧啶二聚体，进而影响其复制、转录功能。几乎所有生物细胞中均含有一种光复活酶，能分解被紫外线照射形成的嘧啶二聚体，使 DNA 完全恢复正常。

2. 切除修复　是细胞内最重要的修复机制，主要由 DNA 聚合酶 I 及连接酶执行修复。首先由特异的核酸内切酶识别损伤部位，并在损伤部位附近的 5′ 端或 -3′ 端切断磷酸二酯键。然后在核酸内切酶的作用下，将损伤的一小段 DNA 单链切除；然后进一步在 DNA 聚合酶 I 的作用下，以互补链为模板，合成 DNA 链进行修复，最后在连接酶的作用下，将所合成的 DNA 修复片段与原来的 DNA 断裂处连接起来（图 11-2-5）。

3. 重组修复 当 DNA 分子损伤面较大，还来不及修复完善就进行复制时，损伤部位因无模板指导，复制出来的子链会出现缺口，这时就靠重组蛋白 RecA 的核酸酶活性将另一股健康的母链与缺口部分进行重组交换以填补缺口。而健康母链所出现的缺口，可在 DNA 聚合酶 I 和连接酶的共同作用下将缺口复原。重组修复后，损伤链的损伤会长期保留下去，但随着复制的不断进行，损伤链所占的比例变得越来越小。

4. SOS 修复 SOS 是国际呼救信号。细胞采用这一修复方式是由于 DNA 损伤广泛致难以继续复制，由此而诱发出一系列复杂的反应。

三、逆 转 录

逆转录是以 RNA 为模板合成 DNA 的过程。1964 年，H.Temin 发现并提出劳斯肉瘤病毒在生活周期中存在一种中间产物，是病毒入侵宿主细胞以后，以病毒 RNA 为模板，合成含有病毒全部遗传信息的 DNA。1970 年 H.Temin 等在实验室中证明劳斯肉瘤病毒里含有一种能使 RNA 逆转录成 DNA 的酶，后将此酶称为逆转录酶。因为该酶催化以 RNA 为模板合成 DNA 的过程，故又称为 RNA 依赖的 DNA 聚合酶（RNA-dependent DNA polymerase，RDDP）。

逆转录酶具有双重功能。它既可利用病毒 RNA 作模板，合成一条与模板互补的 DNA 链（cDNA），即形成 RNA-DNA 杂交分子，又可以此新合成的 DNA 链为模板，合成另一条互补的 DNA 链，形成双链 cDNA 分子（图 11-2-6）。逆转录酶同时又具有核糖核酸酶 H 的活性，专一地水解 RNA-DNA 杂交分子中的 RNA。

逆转录酶存在于所有的致癌 RNA 病毒中，其功能可能和病毒的恶性转化有关。病毒的 RNA 通过逆转录先形成 DNA，然后整合到宿主细胞染色体 DNA 中去，使此细胞内除合成自身原有的蛋白质外，又能合成病毒特异的某些蛋白质。

逆转录酶也存在于正常细胞，如蛙卵、正在分裂的淋巴细胞、胚胎细胞等。推测这类酶在细胞分化和胚胎发育中可能起某种作用。

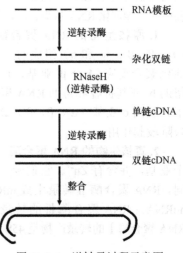

图 11-2-6 逆转录过程示意图

逆转录酶的发现具有重要的理论与实践意义。它对中心法则进行了必要的补充，在实际工作中，逆转录的发现有助于基因工程的实施，由于目的基因的转录产物 mRNA 易于制备，可将 mRNA 逆转录形成 cDNA，从而获得相应的目的基因。

（古丽妮尕尔·安外尔）

第三节 RNA 的生物合成

生物体以 DNA 为模板合成 RNA 的过程称为转录（transcription），细胞中的各类 RNA 都是以 DNA 为模板，在 RNA 聚合酶的催化下转录生成的。某些病毒或噬菌体还能够通过 RNA 复制合成与其自身相同的 RNA 分子。

一、转录的模板和酶

（一）转录的模板

复制是为了保留物种的全部遗传信息，所以，DNA 全长均需复制。但转录是有选择性的，DNA 双链中按碱基配对能指导合成 RNA 的那股单链，称作模板链（template strand），相对的另一股链称为编码链（coding strand）。编码链的碱基顺序与转录出的 RNA 的顺序基本相同，只是编码链上的 T 在 RNA 的相应位置上用 U 代替。当一个 DNA 分子进行转录时，双链 DNA 中只有一条链作为转录的模板；并且在一个包含许多基因的双链 DNA 分子中，各个基因的模板链并非永远在同一单链上，所以这种转录方式称为不对称转录（asymmetric transcription）。

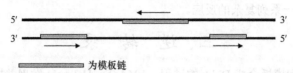

（二）RNA 聚合酶

RNA 聚合酶广泛存在于原核和真核生物之中，该酶在 DNA 模板存在时，能催化 4 种 NTP 合成与模板互补的 RNA，因此也称为 DNA 依赖的 RNA 聚合酶（DDRP），简称 RNA pol。该酶不需要引物，能催化 RNA 从头合成，但该酶缺乏校读功能。原核生物和真核生物的 RNA 聚合酶不同。

1. 原核生物的 RNA 聚合酶 大肠埃希菌（E.coli）的 RNA 聚合酶全酶是由 5 种亚基（α_2、β、β'、ω 和 σ）组成的六聚体蛋白质。2 个 α 亚基，决定哪些基因被转录；1 个 β 亚基，催化聚合反应；1 个 β' 亚基，可结合 DNA 模板和解开双螺旋；1 个 ω 亚基具有保护 β' 亚基、帮助 β' 亚基折叠和协助 RNA 聚合酶组装等功能；1 个 σ 亚基，可辨认转录起始点，结合启动子。脱离 σ 亚基（α_2、β、β'、Ω）的 RNA 聚合酶称核心酶（core enzyme），核心酶在转录延长阶段起作用。

2. 真核生物的 RNA 聚合酶 主要有 3 种，分别称为 RNA 聚合酶 Ⅰ、Ⅱ、Ⅲ，通常有 8～14 个亚基，并含有 Zn^{2+}。它们专一性地转录不同的基因，由它们催化产生的转录产物也各不相同。RNA 聚合酶 Ⅱ 转录生成 mRNA 的前体，即核内不均一 RNA（heterogeneous nuclear RNA, hnRNA）；RNA 聚合酶 Ⅲ 的转录产物都是小分子量的 RNA，如 tRNA、5S rRNA、snRNA 等；RNA 聚合酶 Ⅰ 的转录产物是 45S rRNA，经剪接修饰生成除 5S rRNA 以外的各种 rRNA。

二、转 录 过 程

转录过程需要以 DNA 为模板，但不需要引物，故 RNA 链可以从头合成。转录过程包括酶与模板的辨认结合、转录的起始、转录的延长和转录的终止 4 个阶段。下面以大肠埃希菌为例介绍转录的全过程。

（一）酶与模板的辨认结合

转录是不连续、分区段进行的。每一转录区段可视为一个转录单位，原核生物的一个转录单位称为操纵子（operon）。操纵子包括若干个结构基因及其上游的调控序列。调控序列中的启动子（promoter）是转录开始时 RNA 聚合酶识别、结合和开始转录的一段 DNA 序列。

原核生物的启动子包括 3 个不同的功能部位：一是起始部位，即 DNA 分子上开始转录的位置，标记为 +1。以此沿编码链 3′ 方向为下游，核苷酸数以正数表示，5′ 方向为上游，核苷酸数以负数表示。二是 RNA 聚合酶的结合部位，在转录起始点上游约 10 个核苷酸处（−10 区）。该序列有高度的保守性，并且 A-T 配对较多，称 pribnow 盒。三是 RNA 聚合酶的识别部位，在转录起始点上游约 35 个核苷酸处（−35 区），为第二个保守序列，是 RNA 聚合酶 σ 亚基识别的部位（图 11-3-1）。在分析了 45 个操纵子序列之后发现：−35 区的一致性序列是 TTGACA，−10 区的一致性序列是 TATAAT。

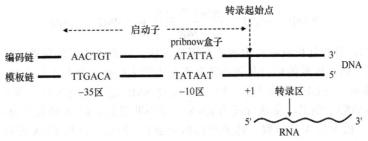

图 11-3-1 原核生物转录启动子

（二）转录的起始

转录和复制都依赖 DNA 模板，DNA 的双链都需要解开成单链。复制解链范围大，形成复制叉；转录解链的范围只需要 10～20 个核苷酸对，形成转录泡（transcription bubble）。转录泡也称为转录复合物，就是 RNA 聚合酶的核心酶、DNA 模板和转录产物 RNA 三者结合在一起的复合体。RNA 聚合酶沿 DNA 链前移，RNA 链也逐渐延长，DNA 双链则随着 RNA 聚合酶的移动不断小规模地展开，转录结束的区段又随即复合（图 11-3-2）。

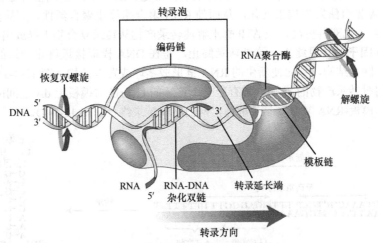

图 11-3-2 原核生物的转录泡示意图

原核生物的转录起始需要靠 σ 因子首先识别 DNA 分子启动子的识别部位，即辨认 DNA 分-35 区的 TTGACA 序列并结合。由于在这一区段，酶与模板的结合很松弛，因此酶随即移-10 区的 TATAAT 序列并跨入转录起始点。此时 DNA 双螺旋分子的局部区域发生构象改变，特别是在 pribnow 盒附近，双链暂时打开，暴露出 DNA 模板链。转录起始不需引物，与模板配对的第一个和第二个相邻核苷酸，在 RNA 聚合酶催化下生成 3′,5′-磷酸二酯键而直接连接起来。转录起始生成 RNA 的第一个核苷酸，即 5′ 端通常是 GTP，并且第一、二位核苷酸聚合后，仍保留 5′ 端三个磷酸，也就是生成 5′-pppGpN-OH-3′，即四磷酸二核苷酸，它的 3′ 端有游离羟基，加入 NTP 后可以使 RNA 链延长下去。RNA 链上这种 5′ 端结构一直保留至转录完成，RNA 链脱落。当合成一小段核苷酸链后，σ 亚基即从转录起始复合物上脱落，只有核心酶继续结合于 DNA 模板链上前移而进入延长阶段。脱落的 σ 亚基再与另一个核心酶结合，去启动另一次转录。

（三）转录的延长

转录延长的化学反应，在原核生物和真核生物之间没有太多的区别，只是催化反应的 RNA 聚合酶不同。

$$（NMP）_n+NTP \xrightarrow[\text{Mg}^{2+}]{\text{RNA 聚合酶}} （NMP）_{n+1}+PPi$$

原核生物 RNA 链的延长反应是由核心酶催化完成。随着 σ 亚基的脱落，核心酶的构象会发生改变。RNA 聚合酶与模板的结合从较为紧密而变得较为松弛，有利于核心酶沿着 DNA 模板链的 3′ → 5′ 方向移动。与 DNA 模板链序列互补的底物 NMP 逐一地进入反应体系，在核心酶的催化下，形成 3′,5′-磷酸二酯键，使新合成的 RNA 分子不断延长。RNA 延长的速度大约每秒 50 个核苷酸。转录时，模板为 A 的位置，转录产物相应加 U，因此，产物 RNA 没有 T。RNA 聚合酶分子较大，可以覆盖 40bp 以上的 DNA 区段，转录解链范围<20bp，产物 RNA 又和模板配对形成 12bp 左右的 DNA：RNA 杂化双链。此时，酶 -DNA RNA 形成的复合物称为转录复合物，也形象地称为转录泡（图 11-3-2）。

（四）转录的终止

当 RNA 聚合酶在 DNA 模板上停顿下来不再前进，同时转录产物 RNA 链从转录复合物上脱落下来，就是转录终止。原核生物转录终止分为依赖 ρ（Rho）因子与非依赖 ρ 因子两种模式。

1. 依赖 ρ 因子的转录终止　ρ 因子是由相同的 6 个亚基组成的六聚体蛋白质，能结合 RNA，还有 ATP 酶活性和解旋酶活性。ρ 因子终止转录的作用是识别和结合 3′ 端富含 C 的转录产物，两者的结合使 RNA 聚合酶发生构象变化，从而使 RNA 聚合酶停止聚合活性，ρ 因子的解旋酶的活性使 DNA：RNA 杂化双链拆离，经 ATP 酶水解使转录产物从转录复合物中释放出来而停止转录。

2. 非依赖 ρ 因子的转录终止　这类转录终止，是在 DNA 模板接近终止转录的区域有特殊的碱基序列，且为回文结构，从而使新生的 RNA 链形成茎环或发卡结构（图 11-3-3），以阻止 RNA 聚合酶滑动。同时转录产物的 3′ 端，常有若干个连续的 U。rU 与模板上 dA 之间的氢键很弱，使得 RNA 聚合酶-模板-RNA 复合物易于解体，从而实现转录终止（图 11-3-4）。

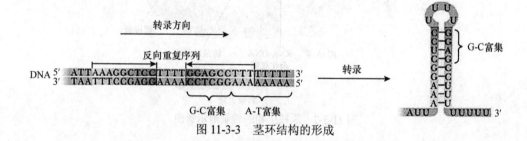

图 11-3-3　茎环结构的形成

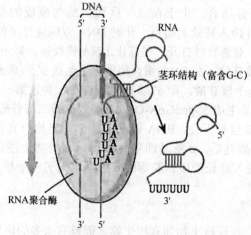

图 11-3-4　原核生物非依赖 ρ 因子的转录终止模式

三、RNA 转录后的加工

在细胞内由 RNA 聚合酶合成的初级转录产物往往需要经过一系列的变化，如 5′ 端和 3′ 端的切除及特殊结构的形成、核苷的修饰，以及拼接和编辑等过程，才能成为成熟的 RNA 分子，此过程称为转录后加工。

原核生物的 mRNA 一经转录通常立即进行翻译，除少数外，一般不进行转录后加工。但 tRNA 和 rRNA 都要经过加工才能成为有活性的分子。真核生物存在细胞核结构，转录和翻译在时间和空间上都被分隔开来，转录后的加工较为复杂。这里主要介绍真核生物转录后的加工。

（一）mRNA 的转录后加工

真核生物 mRNA 的前体是核内不均一 RNA（hnRNA）。哺乳动物细胞中 hnRNA 的分子量往往比在胞质中出现的成熟 mRNA 大几倍甚至数十倍。这是因为真核生物的大部分结构基因存在间隔序列，即由若干个编码区和非编码区互相间隔开但又连续镶嵌而成。用外显子（exon）和内含子（intron）分别表示相应的编码和非编码序列。真核生物 mRNA 转录后的加工包括：5′ 端形成特殊的帽子结构；3′ 端切除多余部分并加上多聚腺苷酸尾巴（poly A tail）；通过剪接除去内含子并连接外显子等。

1. 首、尾的修饰　转录产物第一个核苷酸往往是 5′-三磷酸鸟苷 pppG。mRNA 成熟过程中，先由磷酸酶将 5′-pppG 水解，脱去一个磷酸生成 5′-ppG。然后，5′ 端与另一鸟苷三磷酸（GTP）反应，生成三磷酸双鸟苷，释放出无机焦磷酸，在甲基化酶作用下发生甲基化反应，形成帽子结构 7mGpppG。3′ 端的修饰主要是加上聚腺苷酸尾。加入 poly（A）之前，先由核酸外切酶切去 3′ 端一些过剩的核苷酸，然后加入 poly（A）。poly（A）的长度随 mRNA 的寿命而缩短，可能是维持 mRNA 作为翻译模板的活性，以及增加 mRNA 本身稳定性的因素。

2. mRNA 的剪接　就是把 hnRNA 中的内含子除去，把外显子连接起来。细胞核内存在许多小核 RNA，与核内多种蛋白质结合，组成核糖核酸蛋白体，也称为剪接体（spliceosome），剪接体结合在 hnRNA 的内含子区段，并把内含子弯曲，使其 5′ 和 3′ 端靠近形成索套状结构，利于剪去内含子，把外显子连接起来（图 11-3-5）。

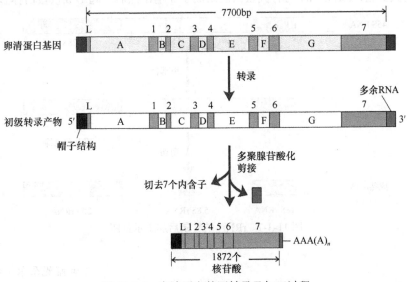

图 11-3-5　卵清蛋白基因转录及加工过程

（二）tRNA 的转录后加工

真核生物 tRNA 的前体是由 RNA pol Ⅲ 催化生成的初级转录产物。前体分子中，5′端的多余核苷酸在核酸内切酶 RNA 酶 P 的作用下切除；3′端多余的核苷酸则是在核酸外切酶 RNA 酶 D 的作用下，从末端逐个切除。除此之外，tRNA 转录后加工还包括各种稀有碱基的生成，如尿嘧啶还原为双氢尿嘧啶、假尿嘧啶核苷的生成、A → ^mA 的甲基化反应等（图 11-3-6）。

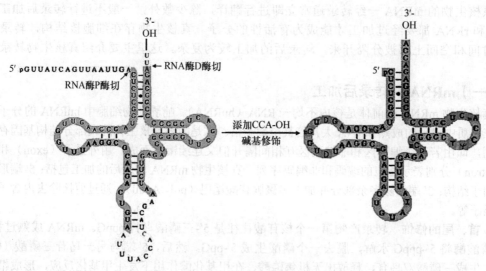

图 11-3-6   tRNA 的转录后加工示意图

（三）rRNA 的转录后加工

哺乳动物的 rRNA 基因成簇排列在一起，彼此被间隔区分开，18S、5.8S 及 28S rRNA 的基因组成一个转录单位，转录产生 45S rRNA 前体。每个基因转录产物需要进行甲基化修饰，然后 45S rRNA 经剪接后，生成 18S、5.8S 及 28S 的 rRNA（图 11-3-7）。真核细胞的 5S rRNA 基因与其他 rRNA 基因是分开的，当其经过适当的加工后，与 5.8S rRNA、28S rRNA 及多种核蛋白体一起组成核蛋白体的大亚基；18S rRNA 与有关蛋白质组成小亚基，然后一起形成核蛋白体参与翻译。

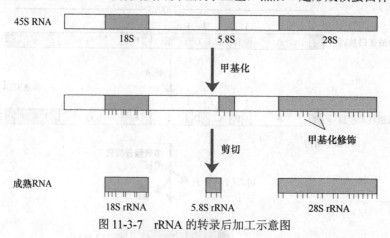

图 11-3-7   rRNA 的转录后加工示意图

（古丽妮尕尔·安外尔）

第四节 蛋白质的合成

将蛋白质的生物合成称为翻译（translation）。在此过程中，mRNA 是指导翻译的直接模板，蛋白质是基因表达的最终产物。

一、蛋白质合成的基本条件

参与蛋白质合成的原料是氨基酸。mRNA 为模板，tRNA 为运载体，核糖体为装配场所，共同协调完成蛋白质的生物合成。此外，翻译过程还需众多的蛋白质因子，如起始阶段需要起始因子（initiation factor，IF），延长阶段需延长因子（elongation factor，EF），终止阶段需要终止因子（termination factor），又称释放因子（release factor，RF）等；翻译过程还需酶、GTP 和 ATP 及无机离子 Mg^{2+} 和 K^+ 参加。

（一）三类 RNA 在蛋白质合成中的作用

1. mRNA 与遗传密码　遗传信息是以碱基排列方式储存在 DNA 分子中，当 DNA 模板链转录生成 mRNA 时，就将遗传信息如实地转抄在 mRNA 分子上。因此，以一定结构的 mRNA 指导合成多肽链的过程，就是将带有遗传信息的核苷酸顺序转变成蛋白质分子中氨基酸顺序的过程。所以 mRNA 是通过其模板作用指导蛋白质合成的：

在 mRNA 分子中，每 3 个核苷酸组成一个三联体，称为密码子（codon）或三联体密码。组成 mRNA 的核苷酸有 4 种，故可形成 64（4^3=64）个密码子，其中，AUG 是起始密码，UAA、UAG 和 UGA 是终止密码（表 11-4-1）。这些密码子不仅代表了 20 种氨基酸，还决定了翻译过程的起始和终止位置。遗传密码有如下特点。

（1）方向性：组成密码子的核苷酸在 mRNA 中的排列具有方向性。翻译时的阅读方向只能为 $5' \rightarrow 3'$，即从 mRNA 的起始密码 AUG 开始，按 $5' \rightarrow 3'$ 的方向逐一阅读，直至终止密码。mRNA 可读框中从 5′ 端到 3′ 端排列的核苷酸顺序决定了肽链中从 N 端到 C 端的氨基酸排列顺序。

（2）连续性：密码子之间没有任何标点加以分隔，阅读的方向是从 5′ 端起点开始，向 3′ 端连续不断地阅读，直至终止密码出现。在阅读过程中，mRNA 链上碱基的插入或缺失，可造成读码框移动，使下游翻译出的氨基酸序列发生改变。

（3）简并性：遗传密码中，除色氨酸和甲硫氨酸仅有一个密码子外，其余氨基酸有 2、3、4 个甚至多至 6 个三联体为其编码。这些编码同一种氨基酸的几种密码子是同义密码，称为密码的简并性。这种有 2 个以上密码的氨基酸，其三联体上第一、二位碱基大多是相同的，只是第三位不同，即第三位碱基如出现了点突变，并不影响所翻译出的氨基酸种类，这对维持生物物种的稳定性有一定意义。

（4）摆动性：翻译过程中氨基酸的正确加入，需靠 mRNA 上的密码子与 tRNA 上的反密码子以碱基配对相互辨认。密码子与反密码子配对，有时会出现不严格遵循沃森 - 克里克（Watson-Crick）碱基配对原则的情况，称为遗传密码的摆动现象。这一现象更常见于密码子的第三位碱基对、反密码子的第一位碱基，两者虽不严格互补，也能相互辨认。

（5）通用性：从低等生物如细菌到人类都使用着同一套遗传密码，这不但为生物同一起源的进化论理论提供了强有力的证据，更重要的是为基因工程等新技术的发展和应用提供了理论依据。但近年来发现，哺乳动物线粒体、植物细胞的叶绿体，都有独立的 DNA 复制系统，而且在翻译过程中，使用的虽是三联体密码，但和目前的通用密码有一些差别。

表 11-4-1   遗传密码表

5′端	第二碱基				3′端
	U	C	A	G	
U	UUU UUC }苯丙氨酸 UUA UUG }亮氨酸	UCU UCC UCA UCG }丝氨酸	UAU UAC }酪氨酸 UAA UAG }终止信号	UGU UGC }半胱氨酸 UGA 终止信号 UGG 色氨酸	U C A G
C	CUU CUC CUA CUG }亮氨酸	CCU CCC CCA CCG }脯氨酸	CAU CAC }组氨酸 CAA CAG }谷氨酰胺	CGU CGC CGA CGG }精氨酸	U C A G
A	AUU AUC }异亮氨酸 AUA AUG* 甲硫氨酸	ACU ACC ACA ACG }苏氨酸	AAU AAC }天冬酰胺 AAA AAG }赖氨酸	AGU AGC }丝氨酸 AGA AGG }精氨酸	U C A G
G	GUU GUC GUA GUG }缬氨酸	GCU GCC GCA GCG }丙氨酸	GAU GAC }天冬氨酸 GAA GAG }谷氨酸	GGU GGC GGA GGG }甘氨酸	U C A G
第一碱基					第三碱基

*AUG 若在 mRNA 翻译起始部位,为起始密码子;不在起始部位,则为甲硫氨酸密码子。

2. tRNA 和氨基酸的搬运   tRNA 是转运氨基酸的工具。作为蛋白质合成原料的 20 种氨基酸都有其特定的 tRNA,tRNA 的 3′端-CCA-OH 是氨基酸的结合位点。各种 tRNA 由 ATP 供能,在酶催化下与特定的氨基酸结合,并将氨基酸转运至蛋白质合成场所。一种氨基酸可以和 2～6 种 tRNA 特异地结合,这种结合是由 mRNA 遗传密码决定的。每种 tRNA 的反密码子环的顶端都有一组由 3 个核苷酸组成的反密码子,反密码子能与 mRNA 上的密码子互补结合,这样由密码-反密码-氨基酸之间的“对号入座”,保证了从核酸到蛋白质信息传递的准确性。密码子和反密码子之间呈反向互补配对结合。

3. 核糖体是肽链合成的场所   rRNA 在蛋白质合成中的作用是通过它和蛋白质结合成核蛋白体的形式来发挥的。核蛋白体是细胞液中存在的一种显微镜下可见的球状小颗粒,它是由几种 rRNA 和几十种蛋白质结合而成,是蛋白质合成的场所,蛋白质合成的酶系大多结合在它上面。核蛋白体由大、小亚基构成,小亚基具有结合模板 mRNA 的完整功能,核蛋白体能沿 mRNA 移动,使遗传密码能逐一地被翻译成氨基酸。原核生物的核糖体上具有 A 位、P 位和 E 位 3 个重要功能部位,在肽链合成中,分别作为结合氨酰-tRNA 进入、肽酰-tRNA 结合和 tRNA 排出的部位,A 和 P 两个位点之间存在肽基转移酶,其本质为 RNA,可催化 P 位与 A 位氨基酸之间形成肽键。核蛋白体的外形及结构见图 11-4-1。

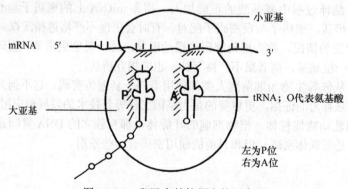

图 11-4-1   翻译中的核蛋白体示意图

（二）蛋白质合成酶类

在蛋白质合成过程中起主要作用的酶有以下两种。

1. 氨酰-tRNA 合成酶　此酶在 ATP 供能的前提下，催化氨基酸的活化。该酶的特异性很高，每一种酶只能催化一种特定的氨基酸与其相应的 tRNA 结合，因此细胞液中有 20 种以上的氨酰-tRNA 合成酶。

2. 肽基转移酶　原核生物该酶的活性存在于核蛋白体大亚基 23S rRNA 中，真核生物存在于核蛋白体大亚基 28S rRNA 中。其主要作用是催化 P 位的肽酰-tRNA 的肽酰基（合成起始时是甲硫氨酰-tRNA 中的甲硫氨酰基），与 A 位的氨酰-tRNA 的氨基酰基形成肽键。

二、蛋白质的生物合成过程

蛋白质的生物合成包括：氨基酸的活化、肽链的合成和多肽链合成后的加工修饰等。以原核生物为例介绍该过程。

（一）氨基酸的活化

分散在细胞液中的各种氨基酸，需经活化并由 tRNA 运载至核糖体，才能参与蛋白质的合成。氨基酸的活化就是氨基酸与 tRNA 在氨酰-tRNA 合成酶的催化下合成氨酰-tRNA 的过程。其反应如下：

$$氨基酸 + tRNA + ATP \xrightarrow{\text{氨酰-tRNA 合成酶}} 氨酰\text{-}tRNA + AMP + PPi$$

氨酰-tRNA 合成酶具有绝对专一性，对氨基酸、tRNA 两种底物都能高度特异地识别。氨基酸和 tRNA 结合，tRNA 又和 mRNA 的密码子准确相互辨认，这样就能使核酸、蛋白质之间的信息传递互相衔接、互相沟通。

（二）肽链的合成

多肽链的合成是蛋白质合成的中心环节。此过程从核糖体大、小亚基在 mRNA 上的聚合开始，至核糖体解聚为两个亚基离开 mRNA 而告终，解聚后的大、小亚基又可重新聚合，开始另一条肽链的合成。因此，又将此过程称为核糖体循环。核糖体循环包括肽链合成的起始、延长和终止 3 个阶段。

1. 肽链合成的起始　肽链合成的起始阶段主要由核糖体的大小亚基、模板 mRNA 及甲酰甲硫氨酰-tRNA 共同构成起始复合物。这一过程需要 Mg^{2+}、GTP、ATP 及几种起始因子（IF）参与反应。起始复合物的形成是蛋白质合成过程中的关键步骤，这一步骤一旦完成，肽链就能很快延伸下去。该阶段具体包括如下内容。①核糖体大、小亚基解离：起始时，完整核糖体在 IF 的帮助下，使大、小亚基解离。② mRNA 与小亚基结合：mRNA 的起始密码前有一段相当保守的序列，称 S-D 序列，又称为核糖体结合位点，靠这一序列与 16S rRNA 碱基互补的精确识别，30S 小亚基与 mRNA 结合。③甲酰甲硫氨酰-tRNA 与 mRNA 的起始密码结合：在 IF2 的促进下，由 GTP 供能，先形成甲酰甲硫氨酰-tRNA-IF2-GTP 复合物，再由 tRNA 分子上的反密码子与 mRNA 上的起始密码配对结合。由于这一结合，推动了 mRNA 的前移，也保证了 mRNA 就位的准确性。④ 70S 起始复合物的形成：mRNA 与 30S 小亚基及甲酰甲硫氨酰-tRNA 结合后，复合物中的 GTP 水解，释放 GDP 与 Pi 的同时，3 种 IF 脱落，这有利于 50S 大亚基结合到小亚基上，形成 70S 起始复合物而完成起始过程（图 11-4-2）。这时，核糖体的 P 位已被甲酰甲硫氨酰-tRNA 和 mRNA 上的 AUG 所占据，但 A 位是留空的，而且 mRNA 上仅次于 AUG 的第二个密码子已对应于 A 位上，所对应的氨酰-tRNA 即可进入 A 位而进入延长阶段。

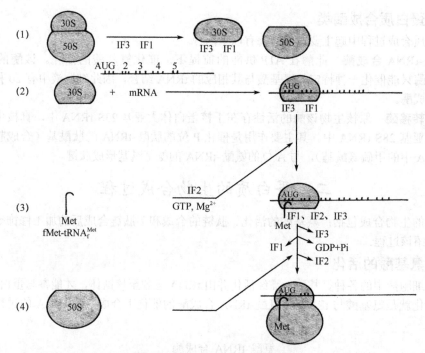

图 11-4-2　70S 起始复合物的形成

2. 肽链合成的延长　翻译过程的肽链延长，也称为核糖体循环（ribosomal cycle）。广义的核糖体循环可指多肽链合成的全过程，因为这一过程也全是在核糖体上连续循环式地进行着。延长过程的核糖体循环又可分为进位、成肽和转位三个连续步骤。每循环一次，肽链延长一个氨基酸，如此不断重复，直至肽链合成终止。

（1）进位：指氨酰-tRNA 根据遗传密码的指引，进入核蛋白体 A 位的过程。起始复合物形成后，核蛋白体 P 位已为甲酰甲硫氨酰-tRNA 占据，但 A 位留空，而且对应 mRNA 的第二位密码子，即紧接 AUG 的三联体密码。需加入的氨酰-tRNA 即为该密码子所决定的氨基酸，此时需延长因子 EF-T 的协助。EF-Tu 和 EF-Ts 是延长因子 T 上的 2 个亚基。EF-T 与 GTP 结合后，释放出 Ts；Tu-GTP 的复合物可结合氨酰-tRNA（AA-tRNA）。AA-tRNA-Tu-GTP 复合物被送至核蛋白体与小亚基上的 mRNA 结合，密码子与反密码子对应。然后，GTP 分解释放出 Pi。最后，Tu-GDP 与 Ts 又利用 GTP 的能量重新结合成 EF-T。这样，延长因子又可催化另一个 AA-tRNA 的进位过程。

（2）成肽：这个过程由肽基转移酶催化。成肽的过程是 P 位上的甲酰甲硫氨酰-tRNA 的甲硫氨酰基与 A 位上氨酰-tRNA 的氨基酰基进行反应，并形成第一个肽键，反应在 A 位上进行，这一步需要 Mg^{2+} 及 K^+ 参与。此时，在核蛋白体 A 位上生成一个二肽酰-tRNA，P 位留下一个无负载的 tRNA 从核蛋白体上脱落下来。从第三个氨基酸开始，肽基转移酶催化的是 P 位上 tRNA 所连接的肽酰基与 A 位氨基酰基之间肽键的形成。

（3）转位：核蛋白体向 mRNA 的 3′端移动相当于一个密码子的距离，二肽酰-tRNA 转移到 P 位，使空出的 A 位准确定位在 mRNA 的下一个密码子，此步需要肽链延长因子 EFG、GTP 与 Mg^{2+} 参与，这是第一次核蛋白体循环的情况。随着移位的发生，留空的 A 位对应着 mRNA 第三位密码子，于是，第三个氨基酸就按密码子的指引进入 A 位，开始下一次循环。

核糖体阅读 mRNA 密码子是从 5′→3′ 方向进行，肽链合成是从 N 端向 C 端方向进行的。每一次核蛋白体循环，肽链延长一个氨基酸，每延长一个氨基酸都需要直接从 2 分子 GTP（移位和进位时各 1 分子）获得能量，加上活化生成氨酰-tRNA 时消耗的 2 个高能磷酸键，所以在蛋白质合成过程中，肽链每延长一个氨基酸，共需消耗 4 个高能磷酸键。核蛋白体循环过程总结见图 11-4-3。

3. 肽链合成的终止　当核蛋白体的 A 位出现 mRNA 的终止密码时，因无 AA-tRNA 与之对应，只有释放因子（RF）能识别终止密码而进入 A 位，这一过程需要水解 GTP。RF 的结合可触发核蛋白体构象改变，将肽基转移酶活性转变为酯酶活性，水解 P 位上的肽链与 tRNA 之间的酯键，释出合成的肽链，促使 tRNA、mRNA 及 RF 均从核糖体脱落。核糖体分出的大、小亚基又可再进入翻译过程，循环使用（图 11-4-4）。

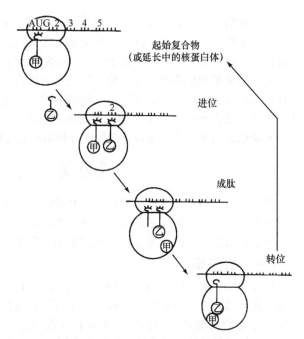

图 11-4-3　核蛋白体循环过程

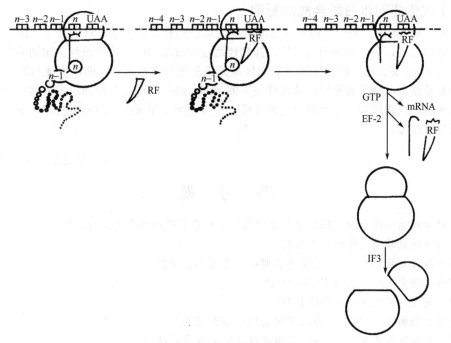

图 11-4-4　肽链合成的终止

（三）多肽链合成后的加工修饰

新生的多肽链不具备生物活性，必须经过各种方式的加工修饰，才能成为具有生物学活性的成熟蛋白质。翻译后加工修饰主要包括以下方面。

1. 切除 N 末端的甲酰甲硫氨酸残基　在蛋白质合成中，原核生物 N 端第一个氨基酸总是甲酰甲硫氨酸，但是天然蛋白质大多数都不是以甲硫氨酸为 N 端的。因此在肽链合成以后，有时是在肽链延伸过程中，在氨基肽酶的催化下水解切除 N 端的甲硫氨酸残基。

2. 切除信号肽　有些分泌型蛋白合成后，要分泌到血液或运输到靶细胞中去发挥作用。这类蛋白质分子中含有一段信号肽。其功能是把合成的蛋白质移向细胞膜并与细胞膜结合，并把合成的蛋白质送到细胞外。而信号肽分子往往在肽链延伸过程中，已由信号肽酶水解切除了。

3. 个别氨基酸的修饰　在结缔组织的蛋白质内常出现羟脯氨酸、羟赖氨酸，这两种氨基酸并无遗传密码与之对应，而是脯氨酸、赖氨酸残基经过羟化而出现的。多肽链内或肽链之间还可由两个半胱氨酸的巯基（—SH）脱氢形成的二硫键。

4. 高级结构的修饰　包括亚基的聚合和辅基的连接等。

三、蛋白质合成与医学的关系

蛋白质合成是一切生命现象的物质基础，蛋白质合成与遗传、分化、免疫、代谢变化以及肿瘤发生和生长都有密切关系，而这些问题都是医学上亟待解决的重要问题。现以分子病、干扰素与抗生素作用原理为例，简述蛋白质合成与医学的关系。

（一）分子病

由于 DNA 分子上基因的遗传性缺陷，引起 mRNA 分子的异常和蛋白质的合成障碍，进而导致功能的异常，由此引起的疾病称为分子病，如镰状细胞贫血。该病患者编码血红蛋白 β 链的基因发生了 T 被 A 置换，进而导致 β 链上 N 端的第 6 个谷氨酸变为缬氨酸。这一变化使其血红蛋白在氧分压较低的情况下容易从红细胞中析出，而使红细胞呈镰刀形并极易破裂。

（二）抗生素对蛋白质合成的影响

抗生素（antibiotic）是一类能够杀灭或抑制细菌的药物。抗生素的种类繁多，药效各异。但其设计制造的原则，多是利用药物干扰、抑制代谢过程或基因信息传递过程。如利福霉素可抑制原核生物的 RNA 聚合酶，因此能通过影响转录来阻抑蛋白质的合成；四环素能与原核生物的核蛋白体小亚基结合，使后者变构，从而抑制氨酰-tRNA 进位；链霉素抑制原核生物蛋白质合成的起始阶段并引起读码错误，干扰蛋白质的合成；氯霉素能与原核生物的核蛋白体大亚基结合，阻断翻译延长过程等。

（古丽妮尕尔·安外尔）

思 考 题

1. 体内合成嘌呤碱和嘧啶碱的原料是什么？它们分解代谢终产物是什么？
2. 举例说明抗肿瘤药物的作用机制。
3. 参与原核生物 DNA 复制的酶类有哪些？各有哪些功能？
4. 何谓逆转录？逆转录酶有哪些功能？
5. 何谓突变？突变主要有哪些类型？
6. 原核生物的三种 DNA 聚合酶有何共同特征和区别？
7. 简述大肠埃希菌 RNA 聚合酶的组成以及它们各自的功能。
8. 真核生物 hnRNA 和 tRNA 的加工过程包括哪些步骤？
9. 何谓依赖 ρ 因子的转录终止？其要点有哪些？
10. 参与蛋白质生物合成的三类 RNA 有何结构特点？各有何作用？
11. 何谓密码子？遗传密码有哪些特点？
12. 请从原料、模板、合成方向、合成方式和产物几个方面来比较 DNA、RNA 和蛋白质合成。
13. 在蛋白质生物合成中每延长一个氨基酸要经过哪些步骤？